HENRY GÜNLO

ANATOMIE

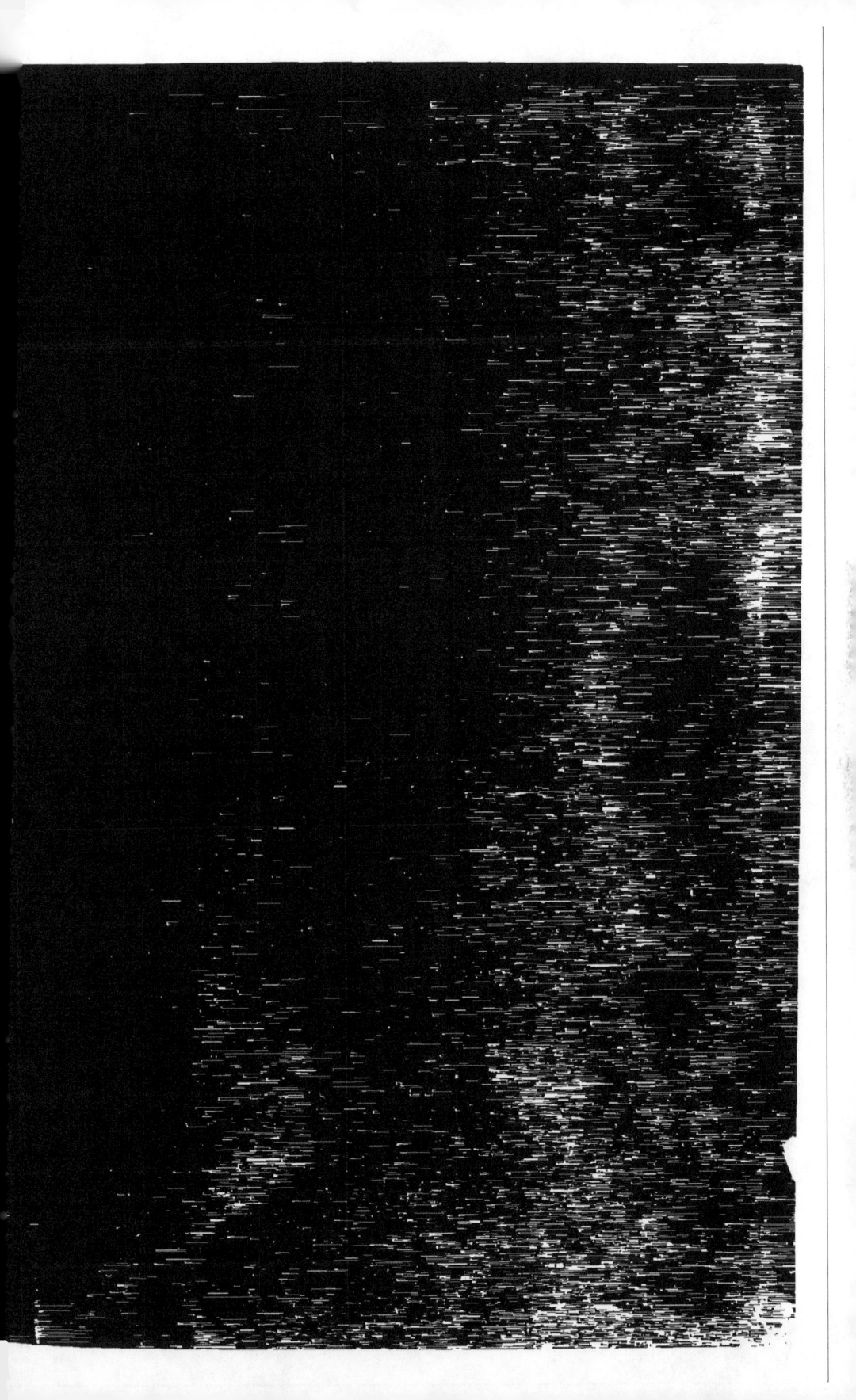

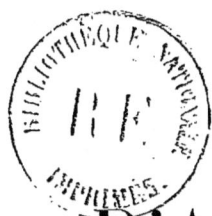

ABRÉGÉ
D'ANATOMIE

II

L'ABRÉGÉ d'ANATOMIE forme trois volumes grand in-8°
ainsi divisés :

Tome I. — EMBRYOLOGIE — OSTÉOLOGIE — ARTHROLOGIE —
MYOLOGIE.

> Un volume in-8° de 560 pages avec 402 figures en noir et en cou-
> leuas, relié toile.

Tome II. — COEUR — ARTÈRES — VEINES LYMPHATIQUES —
CENTRES NERVEUX — NERFS CRANIENS — NERFS RACHIDIENS.

> Un volume in-8° de 500 pages avec 248 figures en noir et en cou-
> leurs, relié toile.

Tome III. — TUBE DIGESTIF ET ANNEXES — ORGANES RESPIRA-
TOIRES — APPAREIL URINAIRE — ORGANES GÉNITAUX DE
L'HOMME ET DE LA FEMME — ORGANES DES SENS.

> Un volume in-8°, avec figures en noir et en couleurs, relié toile.
>
> (*Sous presse*).

57728. — Imp. Lahuré, 9, rue de Fleurus, à Paris.

ABRÉGÉ

D'ANATOMIE

PAR

P. POIRIER
— Professeur d'Anatomie —
à la Faculté de Médecine de Paris

A. CHARPY
= Professeur d'Anatomie à la =
Faculté de Médecine de Toulouse

B. CUNÉO
Professeur agrégé à la Faculté
=== de Médecine de Paris ===

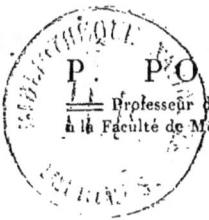

=== TOME II ===

CŒUR — ARTÈRES — VEINES
LYMPHATIQUES — CENTRES
NERVEUX — NERFS CRANIENS
=== NERFS RACHIDIENS ===

AVEC 248 FIGURES EN NOIR ET EN COULEURS

MASSON ET Cⁱᵉ, ÉDITEURS
LIBRAIRES DE L'ACADÉMIE DE MÉDECINE
120, BOULEVARD SAINT-GERMAIN, PARIS
1908

ABRÉGÉ
D'ANATOMIE HUMAINE
II

DU CŒUR

Organe central de la circulation, le cœur constitue un muscle creux dont les contractions rythmiques chassent le sang qui remplit ses cavités pendant les périodes de repos.

Nous étudierons successivement :

1° La configuration extérieure ;
2° La configuration intérieure ;
3° Les rapports ;
4° La structure du cœur.

CONSIDÉRATIONS GÉNÉRALES

Forme. — Sur le vivant, elle varie suivant l'état physiologique ; sur le cadavre, cette forme doit être appréciée sur l'organe en place, en connexion avec les gros vaisseaux ; sur l'organe isolé, mais préalablement injecté ; par l'examen des coupes de sujets congelés.

Le cœur apparaît sous la forme d'une pyramide triangulaire aux angles arrondis, dont le sommet, répondant au ventricule gauche, regarde en avant et à gauche ; dont la base, représentée par la face postérieure des oreillettes, regarde en arrière et à droite.

Orientation. — L'axe du cœur, c'est-à-dire la ligne qui joint le sommet de l'organe au centre de sa base, oblique en avant, à gauche et en bas se rapproche beaucoup de l'*horizontale*. Une coupe horizontale du thorax peut ouvrir les quatre cavités du cœur.

Coloration. — Rougeâtre ; autour des vaisseaux et dans les sillons se détachent en jaune des amas graisseux plus ou moins abondants suivant les sujets et les états pathologiques. Sur le cadavre, les cavités droites, surtout l'oreillette, imbibées de sang veineux, prennent une coloration noirâtre.

Consistance. — Plus dure chez le vieillard que chez l'enfant, sur les cœurs arrêtés en systole. Le ventricule gauche, à cause de l'épaisseur de ses parois, est plus consistant que les autres cavités du cœur.

Volume. — Bouillaud a donné les chiffres suivants : La *circonférence* du cœur, mesurée au niveau de la base des ventricules chez l'adulte, est de 268 millimètres; sa *longueur*, de l'aorte à la pointe du cœur, est de 98 millimètres; sa *largeur*, mesurée du bord droit à la face gauche, au niveau du sillon auriculo-ventriculaire, est de 107 millimètres; son *épaisseur*, de la face sterno-costale à la face diaphragmatique, à ce même niveau, est de 52 millimètres.

Bizot a complété ces mensurations et montré que les dimensions du cœur augmentent graduellement avec l'âge, et sont plus considérables chez l'homme que chez la femme.

Peacock a mesuré isolément les différentes parties du cœur :

```
Longueur moyenne du ventricule gauche . . . . .   80 millim.
Circonférence à la base. . . . . . . . . . . . .  103   —
Longueur moyenne du ventricule droit . . . . . .   91   —
Circonférence. . . . . . . . . . . . . . . . . .  121   —
```

Luschka a trouvé le ventricule gauche plus long que le droit.

Remarquons que les dimensions du cœur varient suivant qu'il s'est arrêté en systole ou en diastole.

Poids. — Varie entre 250 et 300 grammes. Plus considérable chez l'homme que chez la femme ; il augmente avec l'âge ; chez le nouveau-né, il représente 1/120 du poids du corps; chez l'adulte, 1/150 ou 1/160.

Capacité. — Chez l'adulte :

```
Oreillette  droite . . . . . . . . . . . . . . .  110-185 centim. cubes.
   —        gauche. . . . . . . . . . . . . . . .  100-130   —
Ventricule droit. . . . . . . . . . . . . . . . .  160-230   —
   —        gauche. . . . . . . . . . . . . . . .  143-212   —
```

CONFIGURATION EXTÉRIEURE DU CŒUR

La pyramide cardiaque présente à étudier : trois *faces*, trois *bords*, une *base* et un *sommet*.

Faces. — Des trois faces, l'une regarde en avant, en haut et à droite, c'est la face *sterno-costale*; la deuxième regarde en arrière et à gauche, *face pulmonaire*; la troisième est inférieure, *face diaphragmatique*.

a) La *face antérieure* ou *sterno-costale* comprend trois segments disposés en marches d'escalier : un segment inférieur, ventriculaire; un segment moyen, vasculaire; un segment supérieur, auriculaire.

Le *segment ventriculaire*, principal, répond à la face antérieure des ventricules. Il regarde en avant et un peu en haut et présente sur sa partie gauche un sillon longitudinal, *interventriculaire antérieur*, qui loge l'artère coronaire antérieure, la veine et les lymphatiques satellites.

Le *segment vasculaire* répond à l'origine de l'aorte et de l'artère pulmonaire; il regarde en haut et un peu en arrière. L'orifice pulmonaire est situé en avant et à gauche de l'orifice aortique.

Le *segment auriculaire* formé par la face supérieure des oreillettes regarde en haut et en avant. Concave, lisse, la face supérieure des oreillettes se recourbe autour des gros vaisseaux et se continue avec la face interne ou concave des auricules qui prolongent les oreillettes.

b) La *face inférieure* ou *diaphragmatique* est presque horizontale avec une légère obliquité en bas et en avant. Elle est constituée par la face inférieure des oreillettes et des ventricules. Le champ auriculaire et le champ ventriculaire sont séparés par un sillon horizontal *auriculo-ventriculaire* où chemine la grande veine coronaire. Le champ ventriculaire est divisé par le *sillon interventriculaire postérieur* en deux parties inégales, la plus grande appartenant au ventricule droit, l'autre au ventricule gauche. Dans le sillon interventriculaire cheminent l'artère coronaire postérieure et la veine satellite. Le champ auriculaire est divisé en deux par un sillon curviligne, le *sillon interauriculaire*.

Face ster.-cost.
Face g.
Face inf.
Bord dr.

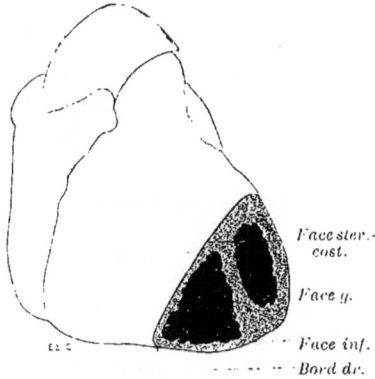

Fig. 403. — Schéma des faces du cœur.

Seg. aur.
Seg. vasc
Seg. vent.
Base.
Face diaph.

Fig. 404. — Coupe antéro-postérieure schématique du cœur, montrant les trois segments de la face antérieure.

c) La *face gauche* ou *pulmonaire* regarde à gauche et en arrière. Fortement convexe dans le sens vertical, elle est formée par un segment ventriculaire et par un segment auriculaire séparés par l'extrémité gauche du sillon auriculoventriculaire.

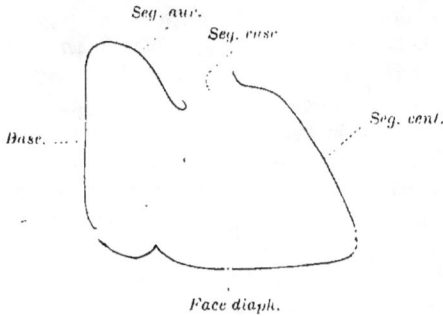

Bords. — Le *bord droit* mince se dirige horizontalement en avant et à gauche. Le *bord gauche et supérieur* et le *bord gauche et inférieur* répondent à l'union de la face gauche et des faces antérieure et inférieure.

Base. — Regarde en arrière et à droite; elle est formée par la face postérieure des oreillettes. Plane dans le sens vertical, convexe dans le sens transversal, elle présente : 1° un léger sillon interauriculaire masqué par l'origine des veines pulmonaires droites; 2° au niveau de l'oreillette gauche, les orifices des quatre veines pulmonaires; 3° au niveau de l'oreillette droite, ceux des veines caves supérieure et inférieure.

Sommet. — Forme la pointe du cœur divisée en deux parties par un sillon joignant les sillons interventriculaires antérieur et postérieur. La partie gauche appartenant au ventricule gauche, plus saillante, constitue la presque totalité de la pointe.

Configuration extérieure des différentes portions du cœur.

A. *Ventricules.* — La portion ventriculaire du cœur constitue la partie la plus importante de cet organe. Elle affecte la forme d'une pyramide triangulaire. Le *sommet* est formé par la pointe du cœur. La *base*, débarrassée des oreillettes qui la masquent, se compose de deux segments : un segment antérieur portant les orifices aortique et pulmonaire; un segment postérieur entourant le précédent et présentant les orifices auriculo-ventriculaires.

Les trois *faces* sont antérieure ou *sternale*, inférieure ou *diaphragmatique*, gauche ou *pulmonaire*. Les faces antérieure et inférieure sont parcourues par le *sillon interventriculaire* qui divise aussi la pointe et répond à la cloison interventriculaire.

Les ventricules diffèrent l'un de l'autre : 1° par leur *forme* : le *ventricule droit* a la forme d'une pyramide triangulaire, dont l'une des faces répond à la cloison interventriculaire, et les deux autres aux faces sterno-costale et diaphragmatique du cœur. Le *ventricule gauche* est arrondi et a une forme conique ; 2° par leur *dimension*. Le ventricule gauche est plus long et trois fois plus épais que le ventricule droit.

B. *Oreillettes.* — Les oreillettes sont séparées l'une de l'autre par la *cloison interauriculaire*, qui répond à un sillon extérieur peu marqué, le *sillon interauriculaire*. On admet, conventionnellement, que chaque oreillette a une forme cubique et six faces.

L'*oreillette droite* a : une *face supérieure* qui à sa jonction avec la face postérieure, présente l'orifice de la veine cave supérieure; une *face inférieure* que traverse l'orifice de la veine coronaire; une *face interne* formée par la cloison; une *face externe*; une *face postérieure* présentant l'orifice de la veine cave inférieure; une *face antérieure*, qui répond à l'orifice auriculo-ventriculaire droit.

L'oreillette droite affecte, en réalité, la forme d'une masse globuleuse coiffant la base du ventricule. Une encoche, ou sillon vertical,

sulcus terminalis de His, la divise en deux parties : une partie postérieure lisse, intermédiaire aux deux veines caves, dérivant du sinus
veineux primitif; une partie antérieure, d'aspect strié.

De l'oreillette droite se détachent deux prolongements : l'un né de la
partie antéro-supérieure, volumineux, conique, *l'auricule droite* ;
l'autre détaché de la partie inférieure de l'oreillette, moins important,
l'appendix auricularis posterior de His.

L'oreillette gauche est un sac allongé transversalement. On lui considère, comme à l'oreillette droite, six faces. La *face postérieure* reçoit
les quatre veines pulmonaires; la *face interne* est formée par la cloison ;
la *face externe* donne naissance à *l'auricule gauche*, comparée à une
crête de coq ou à une oreille de chien (Winslow); dilatée à son extrémité libre et pédiculée sur l'oreillette, elle s'avance en avant de l'aorte.

C. *Sillon auriculo-ventriculaire.* — Sur toute la circonférence de
la pyramide cardiaque, le sillon auriculo-ventriculaire sépare les ventricules des oreillettes. Dans sa moitié droite, il contient l'artère coronaire droite ou postérieure; dans sa moitié gauche, l'artère auriculo-
ventriculaire gauche, branche de l'artère coronaire gauche et antérieure
et la grande veine coronaire.

CONFIGURATION INTÉRIEURE DU CŒUR

A. VENTRICULES

Caractères communs. — Cavités conoïdes dont la base postérieure
répond aux orifices auriculo-ventriculaires et aux orifices artériels, le
sommet à la pointe du cœur. Leurs axes, *sensiblement parallèles à
l'axe du cœur*, s'inclinent de 35° sur l'horizon pour le ventricule droit,
de 45° pour le ventricule gauche.

On leur considère des *parois*, une *base* et un *sommet*.

Les **parois** irrégulières présentent des saillies musculaires ou *colonnes charnues* de trois ordres :

Les *colonnes de premier ordre* ou muscles papillaires, en forme de
cône, adhèrent par leur base à la paroi ventriculaire et donnent naissance par leur sommet aux cordages tendineux des valvules auriculo-
ventriculaires.

Les *colonnes de second ordre*, aplaties, insérées sur la paroi ventriculaire par leurs deux extrémités, sont libres à leur partie moyenne
(très abondantes au sommet, surtout dans le ventricule droit).

Les *colonnes de troisième ordre* adhèrent à la paroi sur toute
l'étendue de l'une de leurs faces.

Le **sommet** arrondi est occupé par un système caverneux formé de nombreuses colonnes charnues du second ordre.

La **base** est occupée par deux orifices : l'orifice auriculo-ventriculaire et l'orifice artériel.

Orifices auriculo-ventriculaires. — Ils mettent en communication la cavité du ventricule avec celle de l'oreillette correspondante. Arrondis sur le cœur injecté, ovalaires sur le cœur flasque, ils sont munis d'un système obturateur, les valvules *auriculo-ventriculaires*.

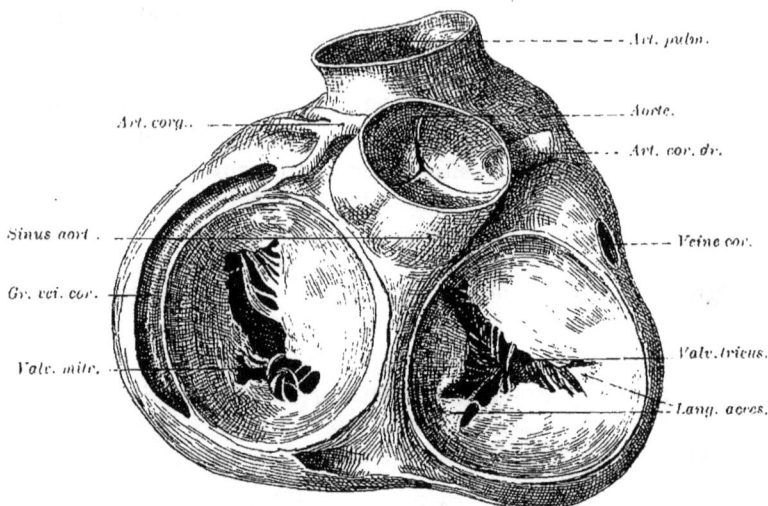

FIG. 405. — Base des ventricules.

Celles-ci ont la forme d'un entonnoir membraneux, dont la base se fixe sur le pourtour de l'orifice et dont le sommet échancré en plusieurs valves pend dans la cavité du ventricule. Leur face *axiale* ou *auriculaire* est lisse; leur face *pariétale* ou *ventriculaire* est irrégulière et présente les saillies des cordages tendineux des muscles papillaires, insérés sur les valvules. Ces cordages forment trois groupes. Les *cordages de premier ordre* parcourent la face externe de la valve, y adhèrent ou non et vont s'insérer sur l'anneau fibreux auriculo-ventriculaire. Ils s'anastomosent quelquefois au-dessus du bord libre de la valve par des anastomoses en arcade. Les *cordages de deuxième ordre* se fixent sur la face externe de la valve, à une distance variable du bord libre. Les *cordages de troisième ordre* s'insèrent sur le bord libre en formant de petites arcades.

Orifices artériels. — Ils sont circulaires, munis de valvules. les *valvules sigmoïdes*, au nombre de trois pour chaque orifice. Chacune d'elles, formée par un repli membraneux à concavité supérieure en forme de nid de pigeon, présente : un *bord adhérant* au contour de l'orifice; un *bord libre* contenant dans son épaisseur un *nodule* d'*Arantius* pour l'orifice aortique, de *Morgagni* pour l'orifice pulmonaire; une *face axiale*, ventriculaire, inférieure; une *face pariétale*, vasculaire, supérieure.

Les valvules sigmoïdes ferment l'orifice artériel pendant la diastole ventriculaire, en s'écartant de la paroi artérielle et en s'adossant par leurs faces axiales.

CARACTÈRES PROPRES A CHAQUE VENTRICULE

1° *Ventricule droit.*

Sur une coupe perpendiculaire à l'axe du cœur, la cavité du ventricule droit est triangulaire et présente trois parois : antérieure, interne, inférieure, un sommet et une base.

Parois. — L'*antérieure*, la plus étendue, présente de nombreuses colonnes charnues, dont un pilier de premier ordre, le muscle *papillaire antérieur*, cylindrique ou conique, qui donne des cordages à la valve antérieure de la valvule tricuspide, et une colonne charnue de deuxième ordre, la *bandelette ansiforme*, qui va se perdre sur la paroi interne. Celle-ci présente un bord concave libre regardant en arrière et à droite; un bord convexe adhérant au ventricule par des fibres charnues.

La *paroi interne* ou droite présente trois segments : *a*) un segment postérieur caché par la valve postérieure de la tricuspide; *b*) un segment moyen qui donne naissance à un nombre variable de cordages tendineux destinés à la valve interne de la tricuspide et au *papillar Muskel des Conus arteriosus* de Luschka ; *c*) un segment antérieur où abondent les colonnes charnues de second et de troisième ordre,

La *paroi inférieure*, riche en colonnes charnues constituant un ou deux muscles papillaires destinés aux valves inférieure et interne de la tricuspide.

Sommet. — Le sommet du ventricule droit est occupé par un véritable système caverneux formé par les anastomoses multiples de nombreuses colonnes charnues de deuxième ordre.

Base. — Occupée par l'orifice auriculo-vasculaire droit et l'orifice de l'artère pulmonaire.

Orifice auriculo-ventriculaire droit. — De forme ovalaire. il est

placé dans un plan sensiblement vertical ; son axe presque horizontal
se dirige en avant, à droite et un peu en bas. Circonférence 123 mm.,
chez l'homme ; 107, chez la femme (Bizot).

Il est muni d'un appareil valvulaire à trois valves, la valvule *tricus-*
pide ou triglochine. Ces valves sont *antérieure, inférieure* et *interne,*
répondant chacune à une des parois du ventricule. Entre la valve
antérieure et la valve inférieure d'une part, entre la valve inférieure et
la valve interne d'autre part, il existe souvent deux *languettes valvu-*

Art. pulm.

Valv. sigm.
Infundibu-
*   lum*
Eperon de
*   Wolff.*
Muscle pap.

Paroi int.

Bande ansif.

Pil. inf.
Pilier ant.

Valve a. e.   *Paroi inf.*

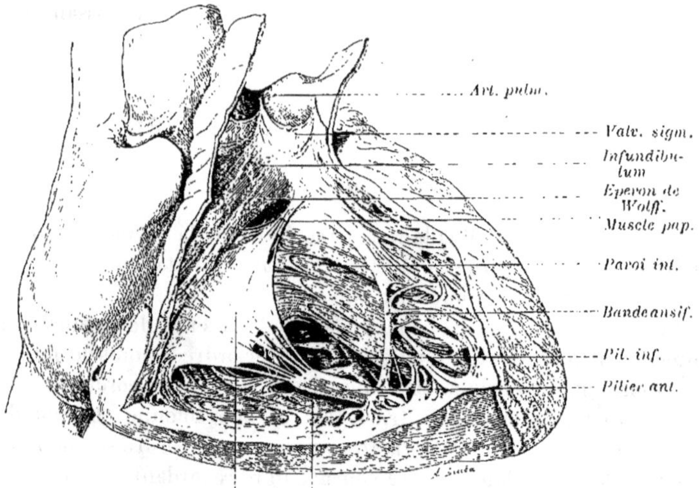

Fig. 406. — Ventricule droit ; aspect intérieur.
La paroi antérieure a été réséquée en ménageant le pilier antérieur.

laires accessoires. Chacune des trois valves principales est triangulaire
et reçoit des cordages tendineux venus des parois ventriculaires ou des
muscles papillaires. La valve antérieure reçoit presque tous les
cordages tendineux du muscle papillaire antérieur et trois ou quatre
petits cordages du petit muscle papillaire. La valve inférieure reçoit
ses cordages des piliers inférieurs et quelques cordages du pilier antérieur. La valve interne peu mobile reçoit de nombreux cordages courts,
détachés de la cloison et quelques cordages du plus interne des piliers
inférieurs.

Orifice de l'artère pulmonaire. — Régulièrement circulaire, est
muni de trois valvules sigmoïdes dont l'une est *antérieure*, les deux
autres *postérieures*, l'une droite et l'autre gauche.

La cavité du ventricule droit est divisée en 2 chambres : l'une antérieure ou *pulmonaire* répond à *l'infundibulum de Wolff*, et communique avec l'artère pulmonaire; l'autre *postérieure*, *auriculaire*, est en large communication avec l'oreillette droite par l'orifice auriculo-ventriculaire. Les deux chambres auriculaire et pulmonaire communiquent entre elles par un large orifice ovalaire limité en bas, en avant et à gauche par la bandelette ansiforme, en haut et à gauche par le papillar Muskel des Conus, en haut et à droite par l'*éperon de Wolff*, grosse saillie musculaire, arciforme, concave en avant, étendue de la cloison à la paroi antérieure du ventricule, immédiatement en avant de l'orifice auriculo-ventriculaire.

1° La *chambre pulmonaire* est beaucoup plus petite que la chambre aortique du ventricule gauche, ce qui est en rapport avec ce fait qu'elle dessert un champ circulatoire beaucoup moins étendu (Poirier). Elle est limitée en avant par la partie gauche de la paroi ventriculaire antérieure, à gauche par la cloison; elle présente à droite l'orifice qui fait communiquer les deux chambres. Sa surface est très lisse, si on la compare à la surface réticulée de la portion auriculaire; elle présente seulement quelques grosses trabécules. A remarquer surtout un gros faisceau, qui se détache au-dessous de la valve sigmoïde postérieure, se dessine en relief sur la paroi antérieure. Curviligne, à concavité supérieure, ce faisceau qui est quelquefois double, doit, par sa contraction, raccourcir l'infundibulum.

2° La *chambre auriculaire* est limitée en avant par les deux tiers droits de la paroi antérieure, en arrière par toute la paroi ventriculaire postérieure et à gauche par les deux tiers postérieurs de la cloison; elle se termine en bas par un cul-de-sac conoïdal répondant au sommet du ventricule, en haut par l'orifice auriculo-ventriculaire duquel se détache la valvule qui descend dans la cavité.

2° Ventricule gauche.

Parois. — La coupe le montre circulaire, aplati transversalement.

Décomposons sa périphérie en 2 *parois* concaves, la paroi *septale*, la paroi *gauche*. Les deux sinus ou angles dièdres formés par la jonction de ses parois sont l'un antérieur, l'autre postérieur. C'est de ces sinus que naissent deux énormes colonnes charnues de premier ordre, les *piliers de la mitrale* distingués en *antérieur* et *postérieur*. Ceux-ci ont la forme d'un cône tronqué et présentent une face axiale, une face pariétale, une base et un sommet. La face axiale par laquelle ils se regardent est *longue* et *libre*, la face pariétale est *courbe* et reliée à la paroi par de nombreuses colonnes charnues, donc la contraction rapproche le pilier de la paroi. Ces piliers naissent à leur *base*, par la convergence d'un certain nombre de racines musculaires qu'il est facile de suivre jusqu'au sommet du cœur.

De leur sommet arrondi, divisé en deux mamelons ou deux séries de mamelons, partent les cordages tendineux qui se *distribuent aux deux valves* de la mitrale. Les cordages du pilier antérieur vont à la moitié antérieure des deux valves ; ceux du pilier postérieur, à la moitié postérieure des deux valves.

Sur une coupe transversale du ventricule on voit que les piliers

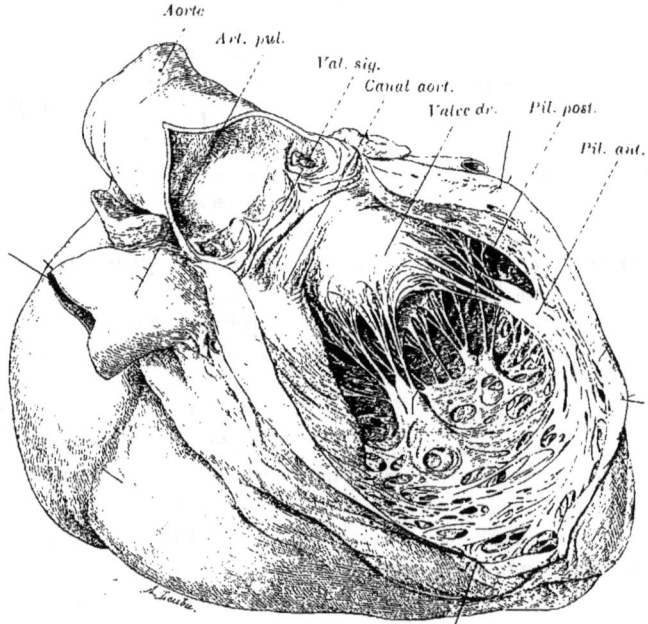

Fig. 407. — Ventricule gauche, ouvert le long du bord antérieur.

s'emboîtent réciproquement : le pilier postérieur reçoit le pilier antérieur dans sa concavité antérieure.

Sommet. — Riche en colonnes charnues de deuxième et troisième ordre.

Base. — Présente l'orifice auriculo-ventriculaire gauche et l'orifice aortique.

Orifice auriculo-ventriculaire gauche. — Régulièrement arrondi, mesure 110 mm. de circonférence chez l'homme, 92 mm. chez la femme. Son axe est oblique en avant, en bas et à gauche et moins horizontal que celui de l'orifice droit. Il est muni d'un appareil valvulaire, *valvule bicuspide ou mitrale* à deux valves : l'une interne, l'autre externe.

La *valve interne* (*droite, aortique*), plus étendue, est quadrilatère. Ses deux faces. l'une tournée en arrière et à gauche, axiale ; l'autre en avant et à droite, septale, sont lisses. La *valve externe*, plus petite que l'autre, est de même forme. Sa face antérieure, droite ou axiale, est lisse ; sa face postérieure, gauche. est parcourue par un grand nombre de cordages tendineux de premier et deuxième ordre et est de ce fait très irrégulière. Entre les deux valves de la mitrale on rencontre parfois de *petites languettes accessoires*.

Orifice aortique. Arrondi, mesure 70 mm. de circonférence chez l'homme, 64 mm. chez la femme (Bizot). Son axe se dirige en haut à droite et en avant. Trois valvules sigmoïdes sont annexées à cet orifice. L'une placée en avant et à droite, l'autre en avant et à gauche, la troisième, en arrière. Les schémas de Gegenbauer expliquent par le développement la situation respective des valvules sigmoïdes. Les valvules aortiques sont plus résistantes que les valvules pulmonaires, plus épaisses dans leur moitié inférieure que dans leur moitié supérieure percée de trous ; à l'union de ces deux parties, sur la face pariétale des sigmoïdes aortiques, on voit, à l'examen sous l'eau, de petits prolongements villeux qui, connus de Santorini, ont été longuement décrits par Lambl.

Comme le ventricule droit, le ventricule gauche est divisé en deux chambres, *aortique* et *auriculaire*.

1° La *chambre aortique* plus spacieuse, de forme ovoïde, longue, se continue en haut avec l'aorte, en bas finit par un cul-de-sac conoïdal. Elle est limitée à droite par la cloison lisse, excepté dans son tiers inférieur, à gauche par la grande valve mitrale que continue en bas la saillie des piliers engrenés. Les sinus ou angles dièdres antérieur et postérieur qui réunissent ces deux parois sont creusés de vacuoles circonscrites par des travées musculaires.

2° La chambre auriculaire, moins spacieuse. est occupée par les piliers.

B. CLOISON INTERVENTRICULAIRE

De forme triangulaire avec une base postérieure et un sommet antérieur, elle présente deux faces, l'une droite, convexe, appartenant au ventricule droit ; l'autre gauche, concave, regardant en arrière et à gauche.

Elle se compose de deux parties, l'une *musculaire* la plus étendue. épaisse de 10 mm. ; l'autre *membraneuse*, bien décrite par Thurmann. ne dépasse pas 15 à 20 mm. carrés ; triangulaire ou elliptique elle est située aux confins de la cloison interventriculaire et interauriculaire. Blanchâtre, transparente, épaisse de 1 mm. et demi à 2 mm., elle répond à la partie la plus élevée de la paroi interne du ventricule gauche, et à droite en partie à l'oreillette droite.

C. OREILLETTES

Elles ont des parois minces. Leur cavité irrégulière, dépourvue] de colonnes charnues de premier ordre, peut être considérée comme cubique à 6 faces.

Oreillette droite. — 6 parois.

1° *Paroi externe ou droite* très irrégulière.

2° *Paroi interne ou gauche* formée par le septum interauriculaire, présente une dépression, la *fosse ovale* délimitée par un relief arrondi

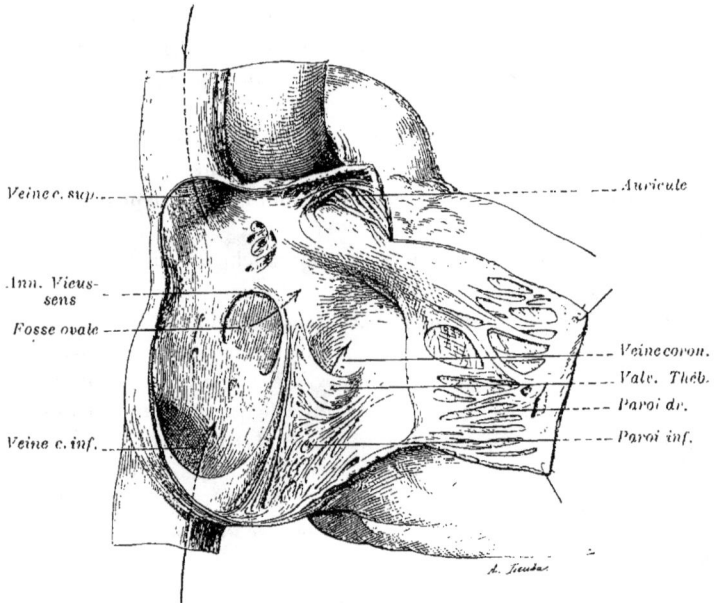

Fig. 408. — Oreillette droite; la paroi droite a été incisée et réclinée.

l'*anneau de Vieussens* en forme de croissant dont la concavité regarde en bas et en arrière. Sous l'arc de l'anneau de Vieussens, le stylet pénètre dans un sillon qui s'enfonce à 3 ou 4 mm. de profondeur et arrive quelquefois mais rarement dans l'oreillette gauche. En outre cette paroi présente les orifices des veines auriculaires.

3° *Paroi supérieure* présente l'orifice de la veine cave supérieure, circulaire, de 18 à 22 mm. de diamètre, dépourvu de valvule.

4° *Paroi inférieure* finement réticulée, présente deux orifices veineux : 1°) l'orifice de la grande veine coronaire située en avant de la veine cave inférieure, régulièrement arrondi, de 12 mm. de diamètre, muni d'une valvule très mince, la valvule de Thébésius, qui a la forme d'un croissant avec un bord inférieur adhérant à la moitié externe de la circonférence de l'orifice veineux et deux faces externe et interne. 2°) L'orifice de la veine cave inférieure, situé à l'union de la paroi inférieure avec la paroi postérieure, circulaire, d'un diamètre de 27 à 36 mm. Placé dans un plan oblique en bas et en avant, cet orifice est pourvu de la valvule d'Eustachi. Celle-ci, en forme de croissant, présente un bord libre concave, supérieur, un bord convexe prolongeant la paroi interne de la veine, une face antéro-externe, une face postéro-interne. L'extrémité antérieure du croissant se perd sur la paroi interne de l'oreillette immédiatement en avant de la fosse ovale, l'extrémité postérieure sur la paroi postérieure de l'oreillette. La valvule d'Eustachi est épaisse dans son tiers inférieur et quelquefois percée de trous dans ses deux tiers supérieurs.

5° *Paroi postérieure*, lisse. A sa jonction avec la paroi interne, presque à égale distance de l'embouchure des deux veines caves est le *tubercule de Lower* dont la saillie sur la paroi est très variable et qui manque souvent. Lower lui a assigné pour rôle de dévier, vers le centre de l'oreillette, les colonnes sanguines qui débouchent des veines caves.

6° *Paroi antérieure* présente l'orifice auriculo-ventriculaire. A sa jonction avec la paroi supérieure est l'orifice qui conduit dans l'auricule dont la cavité a la forme d'un entonnoir aux parois sillonnées de colonnes charnues.

Oreillette gauche. — On lui considère également 6 parois :

1°) *Paroi postérieure*, présente les orifices des 4 veines pulmonaires, arrondis, d'un diamètre de 14 à 15 mm., au nombre de 4,5 ou 3, et un foramen constant (Lannelongue).

2°) *Paroi antérieure* ; orifice auriculo-ventriculaire gauche.

3°) *Paroi externe ou gauche* : orifice de l'auricule gauche.

4°) *Paroi interne* formée par la cloison interauriculaire, présente quelquefois une dépression en avant de laquelle existe un repli semilunaire à concavité dirigée en haut et en avant.

5° et 6°) *Paroi supérieure et paroi inférieure* concaves, lisses.

La cavité de l'*auricule gauche* a des parois très irrégulières et de nombreuses colonnes charnues.

D. CLOISON INTERAURICULAIRE

Elle est orientée obliquement de façon que ses deux faces regardent, l'une en avant et à droite; l'autre en arrière et à gauche. Elle est plus étendue du côté de l'oreillette droite que du côté de l'oreillette gauche. Elle est épaisse en moyenne de 2 mm. et demi. Son épaisseur atteint son minimum au niveau de la fosse ovale.

RAPPORTS DU CŒUR

Le plan médian sagittal laisse à *droite* : l'oreillette droite, sauf l'extrémité de son auricule, la moitié droite de l'oreillette gauche, la partie postérieure du ventricule droit; à *gauche* : la moitié gauche de l'oreillette gauche, la partie antérieure du ventricule droit, la totalité du ventricule gauche.

La *face antérieure* du cœur est en rapport : 1° avec le plastron sterno-costal. La *projection* du cœur sur ce plastron est un quadrilatère déterminé comme suit : le bord supérieur horizontal coupe la partie moyenne de l'extrémité sternale des 2es espaces intercostaux et dépasse de 1 centimètre le bord droit et le bord gauche du sternum ; le bord inférieur, oblique en bas et à gauche, s'étend de l'extrémité sternale du 5e espace intercostal à la pointe du cœur, laquelle est sous la 5e côte un peu en dedans du mamelon. Les bords droit et gauche joignent les extrémités des bords supérieur et inférieur. Le premier est vertical et déborde de 3 à 4 centimètres le bord droit du sternum ; le bord gauche est fort oblique en bas et à gauche. Sur le plastron sterno-costal, les *orifices du cœur* se projettent de la manière suivante : l'orifice *pulmonaire* est situé mi-partie derrière l'insertion sternale du 3e cartilage costal gauche, mi-partie derrière le sternum, sur une ligne horizontale. L'orifice *aortique* est situé au-dessous et en dedans du précédent, sur une ligne oblique en bas et à droite, étendue du 3e cartilage costal gauche à la ligne médiane; les orifices *auriculo-ventriculaires* sont sur une ligne oblique allant du bord inférieur du 3e cartilage costal gauche à un doigt du sternum, à l'extrémité sternale du 5e cartilage costal droit. La moitié droite de cette ligne répond à l'*orifice tricuspide*, la moitié gauche à l'*orifice mitral*.

2° Le plan sterno-costal est doublé en arrière par le triangulaire du sternum, en avant duquel les *vaisseaux mammaires internes* descendent à 10 ou 15 millimètres des bords du sternum.

Entre le plastron sterno-costal et la face antérieure du cœur, s'interposent : les restes du thymus, les culs-de-sac pleuraux antérieurs, les bords antérieurs des poumons.

Le *trajet des culs-de-sac pleuraux* est variable. On peut admettre trois portions dans ce trajet. Dans la première portion étendue de l'interligne sterno-claviculaire au 2ᵉ cartilage costal, les culs-de-sacs droit et gauche se rapprochent pour se toucher au niveau du 2ᵉ cartilage costal ; du 2ᵉ au 4ᵉ cartilage costal, les culs-de-sac restent accolés ; dans leur 3ᵉ segment, ils se séparent ; le cul-de-sac droit se dirige obliquement vers l'extrémité sternale du 6ᵉ espace ; la plèvre gauche, plus oblique, s'écarte du sternum de plus en plus ; elle est à 3 cm. 5 au niveau du 7ᵉ cartilage costal. Dans leur trajet inférieur, les plèvres limitent un espace triangulaire dont la base inférieure est au niveau de la racine de l'appendice xiphoïde. Dans cet espace, le péricarde répond directement à la pa-

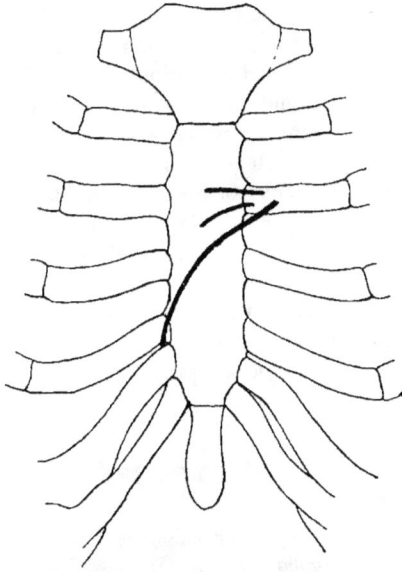

FIG. 409. — Projection des orifices du cœur sur le plastron sterno-costal (d'après Merkel).

roi. Dans l'inspiration, les *bords antérieurs des poumons* suivent le trajet des plèvres ; le bord antérieur du poumon gauche présente une *incisure cardiaque* entre le 4ᵉ et le 6ᵉ cartilage costal, au niveau de laquelle le poumon est notablement en dehors du bord gauche du sternum et de la plèvre ; dans l'expiration, les poumons suivent les bords du sternum ; le gauche s'en écarte beaucoup au niveau de l'incisure cardiaque.

Face inférieure. — Repose sur la foliole moyenne du centre phrénique qu'elle déborde et qui la sépare du lobe gauche du foie et du grand cul-de-sac de l'estomac.

Face gauche. — Se creuse une dépression – lit du cœur — dans la face interne du poumon gauche et est en rapport avec le nerf phrénique et les vaisseaux diaphragmatiques supérieurs gauches.

Base. — Présente deux segments ; l'un appartient à l'oreillette gauche, l'autre à l'oreillette droite. Le premier segment, *médiastinal*, se met en rapport, par l'intermédiaire du cul-de-sac de Haller, avec les organes du médiastin postérieur (œsophage, nerfs pneumogastriques, aorte thoracique, grande azygos, nombreux ganglions lymphatiques). Le *segment pulmonaire* répond à la face interne du poumon droit, aux vaisseaux et nerfs diaphragmatiques supérieurs droits.

D'après Giacomini, le cœur répond aux apophyses épineuses des 4e, 5e, 6e, 7e, 8e vertèbres dorsales. La 4e apophyse est supra-cardiaque; la 5e répond à l'infundibulum et au tronc aortique; la 6e vertèbre, *basale*, répond aux quatre cavités cardiaques; la 7e, ventriculaire, à la base des ventricules; la 8e est la vertèbre de la pointe.

Pointe. — Répond au 5e espace intercostal gauche. Au niveau de la pointe du cœur existe une abondante couche graisseuse prépéricardique recouverte par la plèvre. Cette graisse se dispose en trois grosses franges : supérieure, droite et inférieure, qui se rapprochent par leur bord libre, de façon à masquer toute la portion du péricarde qui répond à la pointe du cœur. Cette disposition est en rapport avec les mouvements de la pointe du cœur, qui s'éloigne et se rapproche de la paroi thoracique successivement (Poirier).

STRUCTURE DU CŒUR

Le cœur est essentiellement formé par un système de fibres musculaires (*myocarde*) qui prennent insertion sur des zones ou anneaux fibreux (*squelette fibreux*); de vaisseaux et de nerfs, et de deux tuniques séreuses : le *péricarde*, enveloppe extérieure, et l'*endocarde*, qui revêt les cavités cardiaques.

Squelette fibreux.

Représenté par quatre anneaux fibreux, ou *centres tendineux de Lower*, qui entourent les deux orifices auriculo-ventriculaires et les deux orifices artériels. Les deux anneaux auriculo-ventriculaires et l'anneau aortique sont situés sur un même plan; l'anneau pulmonaire est situé en avant des précédents et sur un plan supérieur.

Les *anneaux artériels* sont formés par la juxtaposition de trois arcs fibreux, concaves supérieurement, répondant à l'insertion des valvules sigmoïdes. Le bord concave de ces arcs répond à la tunique moyenne de l'artère pulmonaire et de l'aorte. Leur bord convexe reçoit l'insertion des fibres musculaires du myocarde. L'arc gauche et l'arc postérieur de l'orifice aortique sont unis intimement à l'anneau fibreux auriculo-ventriculaire gauche au niveau de deux nodules fibreux.

Les arcs fibreux envoient des prolongements membraneux dans les valvules sigmoïdes.

Les *anneaux auriculo-ventriculaires* ont la forme d'une bande fibreuse circulaire; aplatis de dedans en dehors, ou de haut en bas, ou obliquement, ils donnent insertion aux fibres musculaires des oreillettes et des ventricules et aux valvules auriculo-ventriculaires. L'anneau droit est plus mince que le gauche. Aux points où les anneaux auriculo-ventriculaires gauche et droit touchent l'anneau aortique, il y a fusion et deux épaississements fibreux, l'un au niveau de l'arc fibreux gauche aortique et l'autre, peu important, au niveau de l'arc fibreux droit postérieur aortique.

Structure. — Les anneaux fibreux sont formés par du tissu fibreux très dense entremêlé de fibres élastiques fines, avec quelques cellules cartilagineuses au niveau des zones de fusion des anneaux auriculo-ventriculaires et aortique. En ces points, rarement chez l'homme, normalement chez certains animaux, le tissu fibreux s'infiltre de sels calcaires (*os du cœur*, cheval, bœuf).

Myocarde (d'après Gerdy).

« Le cœur est composé de deux sacs musculaires contenus dans un troisième également musculaire. » (Winslow.)

Fibres musculaires des ventricules. - Elles sont de trois ordres : les unes sont *propres* à chacun des ventricules, les autres sont *communes* aux deux ventricules; le caractère commun des deux ordres de fibres est de s'insérer par leurs deux extrémités sur les zones ou anneaux fibreux.

A. Fibres propres. — Forment des anses dont les extrémités se fixent sur les zones fibreuses. D'autant plus courtes qu'elles sont plus profondes, elles s'emboîtent à la façon de cornets de papier (Gerdy); les autres sont obliques en bas et à gauche pour le ventricule gauche, en bas et à droite pour le ventricule droit; leur obliquité est d'autant plus marquée qu'elles sont plus profondes. Toutes ces fibres forment deux sacs musculeux, comparés aux deux canons juxtaposés d'un fusil à deux coups, sacs ouverts à leur extrémité inférieure.

B. Fibres communes. — Revêtent et réunissent les fibres propres; elles se divisent en : 1° fibres unitives superficielles, et 2° en fibres unitives profondes.

1° Les *fibres unitives superficielles* forment deux groupes : les antérieures, les postérieures.

a) Les *fibres unitives antérieures* viennent de la demi-circonférence antérieure des quatre zones fibreuses et surtout de la zone auriculo-ventriculaire droite; elles se portent en bas et à gauche, convergent vers la pointe du ventricule; là, elles s'enroulent, formant le tourbillon de

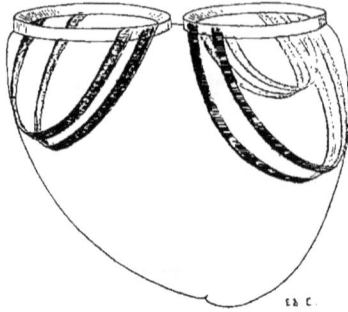

FIG. 410. — Schéma des fibres propres des ventricules.

Bleu, ventricule droit. — Rouge, ventricule gauche.

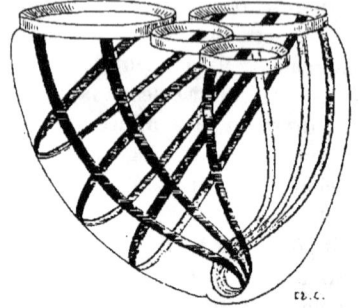

FIG. 411. — Schéma des fibres unitives superficielles.

En rouge, les fibres unitives antérieures, *fibres en huit*; en bleu, les fibres unitives postérieures, *fibres en anse*.

Gerdy (étoile de Sténon, rose tournante de Sénac) et pénètrent dans l'intérieur du ventricule gauche).

b) Les *fibres unitives postérieures* naissent de la partie postérieure des anneaux fibreux, surtout de l'anneau auriculo-ventriculaire gauche. Elles se portent en bas et à droite, et, arrivées au niveau du bord droit du cœur, s'engagent sous les fibres unitives antérieures et se réfléchis-sent, pour pénétrer à l'intérieur du ventricule, sur les deux tiers inférieurs du bord droit du cœur et sans former de tourbillon.

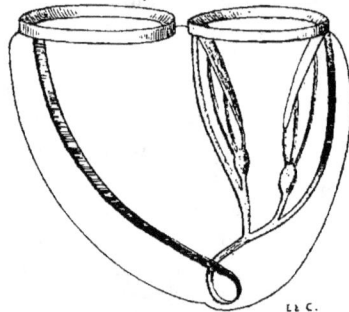

FIG. 412. — Schéma des modes de termi-naison des fibres unitives superficielles dans le cœur gauche

Arrivées dans l'extérieur du ventricule, les fibres unitives constituent les unes les muscles papillaires, les autres restent ap-pliquées aux parois des ventri-cules et de là gagnent les an-neaux fibreux.

2° Les *fibres unitives profondes* forment la couche profonde de la paroi interne du ventricule droit; elles naissent de l'orifice auriculo-ventriculaire droit et vont se confondre avec les fibres propres du ventricule gauche. Elles soudent les deux cœurs et méritent le nom de *fibres suturales*.

En *résumé*, sur une coupe des ventricules perpendiculaire à leur axe, on trouve trois couches de fibres musculaires : 1° une couche externe formée par la portion descendante des fibres unitives superficielles; 2° une couche moyenne formée par les fibres propres; 3° une couche profonde formée par la portion réfléchie ou ascendante des fibres unitives superficielles et, à droite, par les fibres unitives profondes.

La cloison interventriculaire est formée au niveau de sa portion musculaire par la juxta-position des deux sacs musculaires formés par les fibres propres de chaque ventricule. Ces deux sacs sont unis par les fibres unitives superficielles antérieures et postérieures et par les fibres unitives profondes.

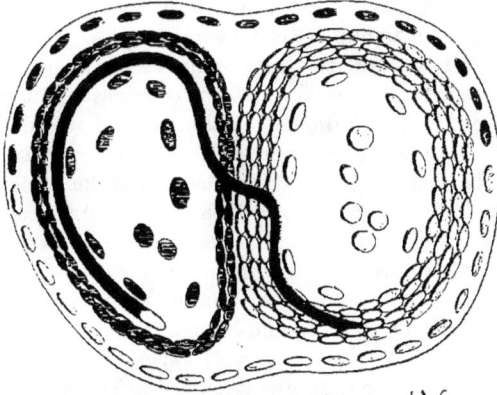

Fig. 413. — Coupe transversale schématique indiquant la superposition des plans du myocarde.

En rouge, fibres unitives superficielles antérieures et fibres propres du ventricule gauche. — En bleu, fibres unitives superficielles postérieures et fibres propres du ventricule droit. — En noir, fibres unitives profondes, *suturales*.

Oreillettes. — La formule de Winslow peut aussi s'appliquer aux oreillettes, mais la musculature des oreillettes est peu développée.

Les *fibres communes* forment une couche musculaire mince, nette surtout au niveau du sillon auriculo-ventriculaire.

Les *fibres propres* comprennent : 1° deux faisceaux assez fins appliqués l'un à l'oreillette droite, l'autre à l'oreillette gauche (fibres propres fondamentales); 2° des *fibres circulaires propres*, n'existant qu'au niveau de l'oreillette gauche; 3° des *fibres annulaires sphinctériennes* autour des orifices des veines pulmonaires et de la veine cave supérieure; 4° des *faisceaux irréguliers* longitudinaux, obliques, circulaires autour des auricules.

VAISSEAUX DU CŒUR

1° Les *artères du cœur* viennent des *artères coronaires*, branches de l'aorte ascendante. Elles sont au nombre de deux : l'une *antérieure ou gauche*, l'autre *droite ou postérieure*. Elles se terminent dans le muscle cardiaque par un réseau capillaire dont les mailles enlacent les faisceaux musculaires primitifs. Les capillaires ne présentent pas de dilatation ampullaire et sont très fragiles.

2° Les *veines du cœur* viennent aboutir aux oreillettes : 1° par la grande veine coronaire ; 2° par les veines coronaires accessoires.

3° Les *lymphatiques* constituent deux réseaux : l'un profond, *sous-endocardique* ; l'autre superficiel, *sous-péricardique*.

Le réseau profond n'a pu être injecté chez l'homme. Le réseau superficiel, beaucoup plus développé sur les ventricules que sur les oreillettes, aboutit à des collecteurs gauches ou antérieurs et à un collecteur droit ou postérieur. Les *collecteurs gauches*, d'abord au nombre de deux, cheminent dans le sillon inter-ventriculaire antérieur, se fusionnent ensuite au niveau du sillon auriculo-ventriculaire en un tronc qui monte à la face postérieure de l'artère pulmonaire et se termine dans un des ganglions du groupe inter-trachéo-bronchique.

Le *collecteur droit* longe le sillon inter-ventriculaire inférieur, puis la partie droite du sillon auriculo-ventriculaire, monte entre l'aorte et l'artère pulmonaire et se jette dans un des ganglions inter-trachéo-bronchiques.

Nerfs du cœur[1].

Les nerfs du cœur viennent du *plexus cardiaque* formé par les trois nerfs cardiaques du pneumogastrique et les trois nerfs cardiaques du sympathique. Le plexus cardiaque se dispose en deux plans ; le plan antérieur est situé dans la concavité de l'aorte en haut, la branche droite de l'artère pulmonaire en bas, la portion ascendante de l'aorte à droite, le canal artériel à gauche. Il présente un ganglion : *ganglion de Wrisberg*. Le plan postérieur, plexus cardiaque profond, plus important, est situé au-devant de la bifurcation de la trachée. La plupart des filets issus du plexus cardiaque, pour se distribuer au cœur, suivent les artères coronaires qu'ils enveloppent d'un plexus. D'autres filets se portent directement sur les oreillettes.

Distribution. — Les filets nerveux forment un plexus très riche sous le péricarde viscéral, le *plexus sous-péricardique* composé de fibres rectilignes. De ce plexus partent des filets superficiels pour la séreuse, des filets profonds pour les couches externes du myocarde et des filets ascendants pour les oreillettes. Les filets profonds des plexus coronaires se ramifient les uns directement dans les assises moyennes

---

1. Le chapitre NERFS DU CŒUR a été rédigé par le *Traité d'Anatomie humaine*, par M. le Dr P. Jacques.

des parois ventriculaires et du septum; les autres traversent le myocarde et forment un plexus sous-endocardique. De celui-ci émanent des branches internes pour la membrane interne du cœur, des branches externes pour les parties profondes du myocarde.

Terminaisons motrices. — Dans le myocarde, les fibres de Remak dominent; elles se résolvent en un réseau de fibrilles extrêmement fines enveloppant les fibres musculaires. Sur le trajet de ces fibrilles, existent des nodosités qui, appliquées directement sur l'élément musculaire, lui transmettent l'incitation motrice.

Terminaisons sensitives. — Dans l'endocarde, le péricarde et aussi dans le tissu conjonctif interstitiel, les filets sensitifs présentent, à leur terminaison, une plaque granuleuse.

Ganglions du cœur. — Il existe sur les mailles du plexus cardiaque des ganglions microscopiques. Tandis que chez les batraciens les ganglions forment trois amas, l'un sur le sinus veineux (ganglion de Remak), le deuxième sur la cloison inter-auriculaire (ganglion de Ludwig) et le troisième au niveau du sillon auriculo-ventriculaire (ganglion de Bidder), chez l'homme et chez les mammifères, ces ganglions sont disséminés sur toute la surface des oreillettes et le tiers supérieur des ventricules. Ils se condensent cependant autour des orifices veineux et sur les sillons du partage du cœur, intra-musculaires au niveau des oreillettes, et sous-péricardiques sur les ventricules.

L'existence de ganglions dans l'intimité du tissu ventriculaire n'est pas démontrée.

Chez les mammifères et probablement chez l'homme, les divers amas ganglionnaires sont mixtes, quant à la morphologie de leurs éléments cellulaires : ils contiennent à la fois des cellules semblables à celles des ganglions spinaux et des cellules semblables à celles des ganglions sympathiques.

PÉRICARDE[1]

Le péricarde est une poche fibro-séreuse qui renferme le cœur. Le feuillet viscéral de la séreuse tapisse la face externe du muscle cardiaque; le feuillet pariétal s'unit à une épaisse lame conjonctive pour former le *sac fibreux péricardique.*

1° SAC FIBREUX PÉRICARDIQUE

A) **Caractères morphologiques.** — *a*) *Forme.* En dehors de toute affection pathologique, le péricarde, immédiatement appliqué à

---

[1]. Le chapitre Péricarde, a été rédigé dans le *Traité d'Anatomie humaine*, par M. le D' A. Soulié.

la surface du cœur, reproduit la configuration générale de cet organe et ne possède pas de forme propre. Sur le vivant, c'est une membrane flaccide très molle qui se moule constamment sur le cœur et se prête à ses variations physiologiques de volume. Insufflé ou distendu, il peut être comparé à un tronc de cône aplati d'avant en arrière (Soulié) ou à une pyramide quadrangulaire dont la base est inférieure, le sommet supérieur, et les faces antérieure, postérieure, latérales droite et gauche.

b) **Dimensions**. — Le *diamètre vertical* mesure sur la face antérieure, depuis la base de l'appendice xiphoïde jusqu'à 15 ou 18 mm. de la fourchette sternale, 13 à 14 cm. ; sur la face postérieure 11 à 12 cm. seulement. Le *diamètre antéro-postérieur* mesure 10 cm. au niveau de la base et 7 cm. au voisinage du sommet. Le *diamètre transversal*, très variable, atteint son maximum, 14 cm., au niveau du 4ᵉ espace intercostal.

c) **Capacité**. — A l'*état physiologique*, elle atteint le volume du cœur dilaté au maximum. Dans la *distension brusque* par une hémorragie chez le vivant, la cavité péricardique n'admet que 200 à 250 grammes de liquide. Dans la *distension chronique*, la séreuse peut contenir 500 grammes et plus.

B) Rapports. — 1ᵘ La *face antérieure* du péricarde a les mêmes rapports que la face antérieure du cœur. Convexe, très étendue, elle présente deux segments : un segment central compris entre les bords antérieurs des deux poumons et un segment latéral recouvert par le poumon correspondant.

La *portion centrale* correspond en clinique à la zone de matité absolue. Elle a la forme d'un triangle à base inférieure dont la hauteur et la largeur n'excèdent pas 5 cm. L'étendue de cette surface varie : 1° selon les phases de la respiration ; 2° selon la conformation individuelle, variable, des poumons. Le trajet des plèvres et des bords antérieurs des poumons qui limitent ce triangle a été étudié avec le cœur.

2° *Face postérieure* ou médiastinale. Il suffit de signaler ses rapports avec l'œsophage, les nerfs pneumogastriques, la grande veine azygos, l'aorte descendante et le canal thoracique.

3° Les *faces latérales* répondent à la face interne des poumons ; à leur limite postérieure descendent, au-dessous du hile pulmonaire, les ligaments triangulaires du poumon ; à leur limite antérieure, entre la plèvre et le péricarde, cheminent les nerfs phréniques accompagnés par les artères et les veines diaphragmatiques supérieures.

4° La *base* adhère à la foliole antérieure du centre phrénique et s'étend un peu latéralement sur les folioles droite et gauche. Cette surface d'union avec le diaphragme se présente sous la forme d'un triangle curviligne à base antérieure, dont l'angle postérieur et droit répond à la veine cave inférieure et à plusieurs ganglions lymphatiques.

5° Le *sommet* tronqué répond aux gros troncs artériels dont les fibres péricardiques renforcent les parois. Son point le plus élevé, *corne supérieure du péricarde*, correspond à la partie postérieure de l'origine du tronc artériel brachio-céphalique sur le milieu du manubrium.

C) **Moyens de fixité.** — Le sac fibreux du péricarde envoie des expansions sur les organes et les pièces squelettiques qui l'entourent. Ces expansions appelées *ligaments* forment cinq systèmes :

1° Le ligament *phréno-péricardique antérieur.*

2° Les ligaments *sterno-péricardiques antérieurs* ou de Luschka.

3° Les ligaments *vertébro-péricardiques* ou de Béraud-Teutleben.

4° Les ligaments *phréno-péricardiques latéraux* ou de Teutleben.

5° Le ligament *trachéo-broncho-péricardique.*

1° *Ligament phréno-péricardique antérieur.* — Le centre phrénique et le sac péricardique entrent en contact suivant une surface ovoïde ; il n'y a union intime et échange de fibres que sur le bord antérieur et sur le bord droit de cette zone de contact ; sur le reste de la surface, du tissu conjonctif lâche s'interpose entre les deux organes.

2° *Ligaments sterno-péricardiques antérieurs ou de Luschka.* — Ils sont au nombre de deux, l'un supérieur, l'autre inférieur.

a) Le ligament supérieur ou *sterno-costo-péricardique* est une lame fibreuse triangulaire formée de trois parties, une partie centrale et deux parties latérales. La partie centrale s'insère sur la face postérieure du manubrium et contracte des connexions intimes avec l'aponévrose moyenne du cou ; la portion latérale, bien décrite par Le Dentu et Lannelongue, se fixe sur les articulations du sternum avec la première côte. Le faisceau moyen et les faisceaux latéraux convergent à leur extrémité inférieure sur le sac fibreux péricardique immédiatement en avant de l'aorte ascendante.

Ce ligament, appelé *cervico-péricardique* par Richet, est considéré à tort comme suspenseur du péricarde.

b) Le ligament inférieur ou *xipho-péricardique*, peu distinct, diffus, naît de la base de l'appendice xiphoïde et se termine sur l'extrémité inférieure de la face antérieure du péricarde au voisinage de la ligne médiane.

3° *Ligaments vertébro-péricardiques ou de Béraud-Teutleben.* — Teutleben a décrit deux aponévroses placées dans le sens sagittal, l'une droite et l'autre gauche, étendues de l'aponévrose cervicale profonde, entre la quatrième vertèbre cervicale et la cinquième vertèbre dorsale, au sommet et aux bords latéraux du péricarde.

La partie gauche de ces formations a seule été décrite par Béraud en 1862 comme un ligament étendu du péricarde à la troisième vertèbre

37.

dorsale et passant sur la partie latérale gauche de la crosse aortique au point d'émergence du tronc artériel brachio-céphalique. Dupuy n'a jamais rencontré le ligament vertébro-péricardique droit, et pense que le ligament de Béraud est vertébro-aortique et non vertébro-péricardique.

4° *Ligaments phréno-péricardiques latéraux* ou de Teutleben. Ils se détachent du centre phrénique au niveau du trou quadrilatère et montent à droite et à gauche de la veine cave inférieure. Le ligament droit, le plus net, falciforme, pourrait être suivi jusqu'au niveau du hile pulmonaire. Le ligament gauche est très réduit. Ces formations, difficiles à démontrer, ne méritent pas le nom de ligaments.

5° Lagoutte et Durand ont décrit en outre, sous le nom de ligament *trachéo-broncho-péricardique*, un large ligament, très résistant, de forme triangulaire, qui part de la face postérieure du péricarde pour aller s'insérer sur la bifurcation de la trachée et les bronches.

Pour Dupuy (Th. P. 1906) les ligaments du péricarde ne sont que des portions épaissies, artificiellement isolées de l'*aponévrose endothoracique* de Luschka. Celle-ci se réfléchit de la face supérieure du diaphragme autour du péricarde en un sac fibro-aponévrotique.

2° SÉREUSE PÉRICARDIQUE

La séreuse péricardique se compose de deux feuillets, un feuillet viscéral et un feuillet pariétal. Le feuillet *pariétal*, tout autour de l'insertion diaphragmatique du péricarde, s'adosse à lui-même pour former un sinus presque circulaire, *sinus phréno-péricardique inférieur*. De même en haut, autour des gros vaisseaux, il s'applique à lui-même. Le feuillet *viscéral* tapisse les oreillettes et les ventricules et se continue au niveau des gros vaisseaux de la base du cœur avec le feuillet pariétal suivant une ligne irrégulière.

Cette *ligne de réflexion* part de l'origine du tronc brachio-céphalique, se porte en bas, en arrière et en dehors sur la face antérieure de la veine cave supérieure qu'elle entoure sur les trois quarts de sa circonférence, longe la face externe des deux veines pulmonaires droites, constitue à la veine cave inférieure une gaine à peu près complète, et de la face interne de la veine cave inférieure remonte jusqu'au bord supérieur de l'oreillette gauche, contourne la veine pulmonaire gauche inférieure, la veine pulmonaire gauche supérieure dont elle enveloppe les trois quarts externes, parvient sur la branche gauche de l'artère pulmonaire, croise obliquement la face antérieure du tronc de l'artère pulmonaire près de sa bifurcation et gagne enfin l'origine du tronc brachio-céphalique sur la face antérieure de l'aorte ascendante.

La séreuse enveloppe dans une gaine commune l'aorte et l'artère pulmonaire, remonte sur l'aorte à 7 cm., jusqu'au niveau du tronc brachio-céphalique, à 4 cm. sur l'artère pulmonaire. En arrière du pédicule artériel le doigt pénètre librement dans une sorte de canal triangulaire, *sinus transverse de Theile*, limité en avant par l'artère pulmonaire et l'aorte, en arrière par l'auricule et l'oreillette droites,

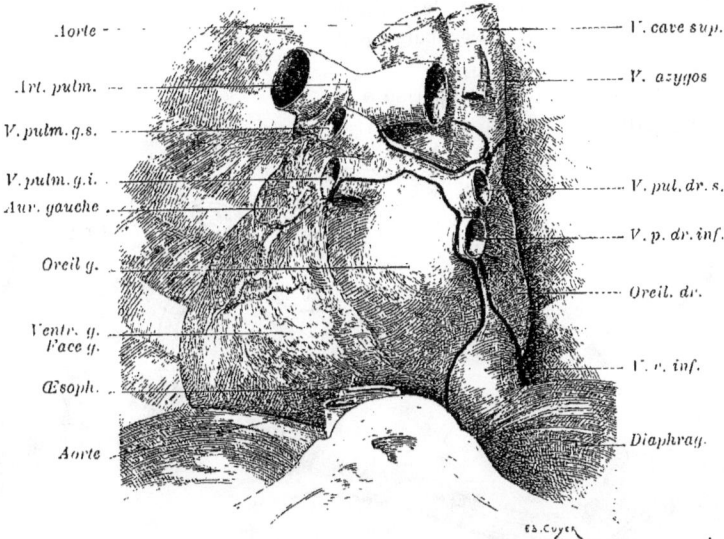

Fig. 414. — Base du cœur en place.
Le trajet du péricarde est indiqué en rouge.

l'oreillette et l'auricule gauches. La base ou voûte du sinus répond à la réflexion du péricarde fibreux sur la face antérieure des oreillettes et à la branche droite de l'artère pulmonaire.

Au niveau des veines caves et des veines pulmonaires, la séreuse forme des gaines incomplètes. Elle tapisse les trois quarts externes ou droits de la circonférence de la veine cave supérieure, s'élève à 3 cm. sur sa face antérieure, à 2 cm. sur sa face postérieure. La gaine de la veine cave inférieure, haute de 2 cm. en avant, de 26 mm. en arrière, est complète, sauf en haut du côté de la veine pulmonaire droite inférieure. Les deux veines caves placées dans le prolongement l'une de l'autre forment un premier *pédicule veineux vertical*, comprenant aussi les veines pulmonaires droites.

Les deux veines pulmonaires gauches tapissées de péricarde sur une longueur de 5 mm. et sur les trois quarts antérieurs de leur circonférence, gaine plus complète sur la veine pulmonaire inférieure, forment un *pédicule veineux transversal* qui se branche en T sur le pédicule vertical. Entre le pédicule veineux vertical droit et le pédicule transverse, il existe à la face postérieure de l'oreillette gauche un diverticule, *diverticule de Haller*, profond de 4 à 5 cm., qui répond en arrière à l'œsophage. Outre le canal de Theile et le cul-de-sac de Haller, la séreuse présente cinq autres diverticules peu importants :

1° Entre la veine cave supérieure et la veine pulmonaire droite supérieure ;

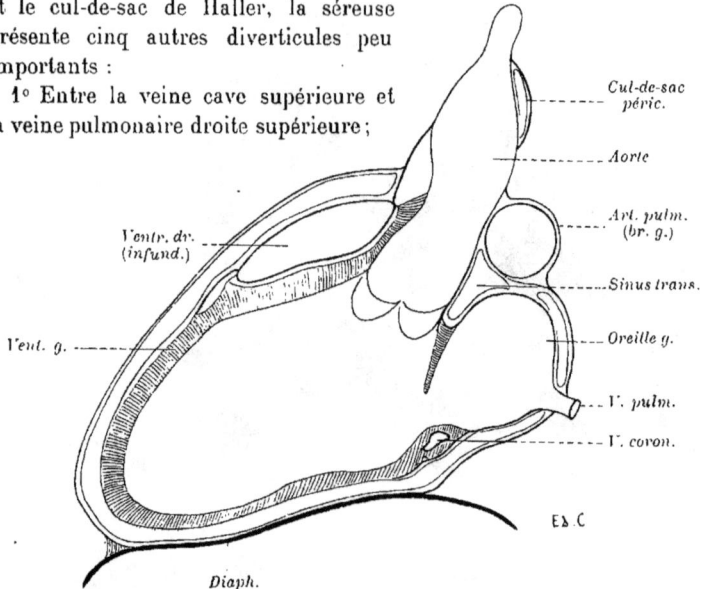

FIG. 413. — Trajet de la séreuse péricardique (en rouge).
Coupe verticale passant par le grand axe du cœur.

2° entre la veine pulmonaire droite supérieure et la veine pulmonaire droite inférieure ;

3° entre la veine pulmonaire droite inférieure et la veine cave inférieure ;

4° entre les deux veines pulmonaires gauches ;

5° entre la veine pulmonaire gauche supérieure et la branche gauche de l'artère pulmonaire.

A noter encore sur le feuillet séreux péricardique :

1) Le *pli vestigial*, repli semi-lunaire étendu de la branche gauche de l'artère pulmonaire à la face postérieure de l'oreillette gauche, vers le sinus coronaire; il est très nettement accusé à gauche du toit du sinus transverse. Dans sa partie supérieure il contient un cordon fibreux et dans sa partie inférieure la veine oblique de l'oreillette, restes atrophiés de la veine cave supérieure gauche de l'embryon.

2) Les *plis semi-lunaires de Rindfleisch* devant la convexité de l'aorte.

3) Les *vincula aortæ* d'aspect cicatriciel, formations rayonnées en forme de crampons unissant l'artère pulmonaire à l'aorte.

4) Le *repli préaortique* de Concato et Bacelli, concave, répondant au bord supérieur de l'auricule droite.

Liquide péricardique. — La surface de la séreuse est humidifiée par un liquide jaune citrin existant en faible quantité.

3° STRUCTURE DU PÉRICARDE

Elle diffère légèrement pour le feuillet pariétal et le feuillet viscéral.

1° *Feuillet pariétal.* — Intimement soudé au sac fibreux, sauf aux points de réflexion de la séreuse, et épais de 0,5 à 1 millimètre, il est formé par l'assemblage d'un nombre variable de lames conjonctives entremêlées de fibres élastiques et revêtues d'un endothélium. Feuillet fibreux et feuillet séreux intimement unis d'après Toldt, distincts d'après Lacroix, sont séparés, de distance en distance, par des traînées adipeuses.

L'endothélium supporté par une mince membrane se compose de cellules larges, à gros noyau et finement dentelées. Celles-ci se groupent, par places, autour d'un centre commun et figurent de petites rosettes.

2° *Feuillet viscéral.* — Doublé de graisse à partir de la vingtième année. Il se compose d'un endothélium, d'une membrane vitrée et d'un tissu propre formé de fibres conjonctives et élastiques moins abondantes et plus fines que dans le feuillet pariétal (Toldt).

4° VAISSEAUX ET NERFS

a) **Vaisseaux.** — Sur le *sac fibreux* les **artères** proviennent des thymiques, bronchiques, œsophagiennes supérieures et diaphragmatiques supérieures. Les *veines* de la face antérieure vont aux diaphragmatiques supérieures, au tronc innominé, à la veine cave supérieure; celles de la face postérieure à la grande azygos.

Les veines de la base vont à la mammaire interne.

Les *lymphatiques*, peu nombreux, aboutissent aux ganglions voisins de la veine cave supérieure et de la bifurcation de la trachée.

Les vaisseaux du *feuillet viscéral* appartiennent au système du muscle cardiaque.

b) **Nerfs.** — Pour le *sac fibreux* viennent du phrénique, du récurrent droit, et surtout du pneumogastrique gauche et des nerfs du plexus cardiaque.

Pour le *feuillet viscéral*, ils viennent du plexus cardiaque.

ENDOCARDE[1]

L'endocarde revêt la face interne des cavités cardiaques et se continue au niveau des orifices vasculaires avec la tunique interne des gros vaisseaux sanguins. Il se moule sur toutes les saillies et toutes les dépressions de la paroi cardiaque à laquelle il communique un aspect lisse et brillant. Son *épaisseur* varie suivant les points — maxima dans l'oreillette gauche (350 à 500 µ), minima dans le ventricule droit (15 à 50 µ).

En s'adossant à lui-même l'endocarde contribue à former les valvules cardiaques et sigmoïdes.

Constitution histologique. — 1° *L'endocarde proprement dit*, comme la tunique interne des gros vaisseaux, est formé d'une assise conjonctivo-élastique supportant un revêtement endothélial. Les éléments de l'endothélium sont aplatis, de forme polygonale irrégulière. Dans la couche conjonctivo-élastique, les fibres élastiques se condensent en un réseau fin et serré au-dessous de l'endothélium, réseau qui acquiert son maximum d'importance dans l'oreillette gauche; les fibres conjonctives, à la face profonde de l'endocarde, forment une assise lâche, continue avec le tissu conjonctif du myocarde et parcourue par les nerfs, les lymphatiques et les réseaux de Purkinje : les vaisseaux sanguins manquent. Dans l'oreillette, l'endocarde renferme quelques fibres musculaires lisses. Sur les cordages tendineux des valvules, il se réduit à l'endothélium doublé du réseau élastique sous-endothélial.

2° *Les valvules auriculo-ventriculaires et sigmoïdes* sont formées d'une lame fibreuse émanée des anneaux fibreux, et revêtue par l'endocarde sur ses deux faces. Chez l'enfant nouveau-né, au voisinage des anneaux fibreux, dans les valvules mitrale et tricuspide, on rencontre quelques fibres musculaires qui disparaissent chez l'adulte.

Les *cordages tendineux* ont la structure des tendons.

La majeure partie des valvules auriculo-ventriculaires de l'enfant et la portion toute supérieure de la grande valve de la mitrale renferment des *vaisseaux* (Darier).

Les valvules cardiaques renferment des *nerfs* d'ailleurs rares, et issus du réseau sous-endocardique.

---

1. Le chapitre ENDOCARDE a été rédigé dans le *Traité d'Anatomie humaine*, par M. le Dr P. Jacques.

DES ARTÈRES

Les *artères* sont des conduits membraneux, qui portent dans tout l'organisme le sang chassé du cœur à chaque systole ventriculaire. Toutes les artères naissent de deux troncs, l'*aorte* et l'*artère pulmonaire*. A mesure qu'elles s'éloignent du cœur, elles se divisent, par des ramifications divergentes, en troncs de calibre de plus en plus réduit, qui prennent le nom de *branches, rameaux* et *ramuscules*. Le diamètre de ces derniers s'atténue progressivement jusqu'à la ténuité des *capillaires* dans lesquels ils se résolvent.

Conformation extérieure. *Forme et calibre.* — Les artères sont régulièrement cylindriques. La naissance des branches réduit plus ou moins le calibre du tronc d'origine. D'autres causes influent sur le calibre du tronc artériel; parmi celles-ci, une des plus intéressantes est le changement brusque de direction. En effet, on note un rétrécissement sur le point culminant de toute courbe artérielle, surtout si cette dernière est de petit rayon (aorte, sous-clavières, etc....). D'une façon générale, il y a décroissance continue du calibre, si on considère le système artériel dans son ensemble, mais cette décroissance n'est pas soumise à des règles régulières.

Épaisseur. — Elle est en général proportionnelle au calibre. Cependant dans quelques régions, au cou par exemple, l'épaisseur est moindre qu'aux membres. Cela dépend de la facilité avec laquelle s'effectue la circulation. On a remarqué aussi que l'épaisseur augmentait à la bifurcation des troncs artériels.

Consistance et aspect. — Sur le vivant, l'artère est d'un blanc rosé et apparaît comme un conduit cylindrique dépressible, animé de battements isochrones à ceux du cœur. Sur le cadavre, l'artère est d'un blanc mat et donne au doigt la sensation d'un cordon aplati, plus épais sur ses bords. A la section, en raison de sa structure, l'artère reste béante.

Direction. — L'artère a tendance à toujours suivre le trajet le plus court. Elle est parallèle à l'axe des membres et se place du côté de la flexion. Si le vaisseau se rend à un organe mobile ou sujet à des modifications de volume (rate, estomac, utérus, etc...), il présente des flexuosités variables comme nombre et comme importance. On note ces mêmes flexuosités sur le trajet des artères se rendant à un organe à texture délicate, et qui doit être soustrait à un choc artériel trop violent (ex. : artères du cerveau).

Chez le vieillard, et au cours de certaines diathèses ou infections (arthritisme, syphilis), les artères présentent des sinuosités dues à une diminution de l'élasticité de leurs parois. Avec l'âge également, ces dernières peuvent s'incruster de sels calcaires. Les artères sont alors dites athéromateuses.

Situation. — Les artères sont d'ordinaire profondément situées, et sont le plus souvent accompagnées de nerfs et de veines satellites. Le tout, contenu dans une *gaine celluleuse* spéciale, constitue le *paquet vasculo-nerveux*. L'artère présente des *rapports immédiats* avec les veines et nerfs qui s'accolent à elle, et des *rapports médiats* avec les régions voisines (os, muscles, etc.). Au contact d'un os, l'artère se creuse une gouttière ou un sillon aux dépens de ce dernier (ex. : gouttière de la sous-clavière sur la première côte).

Les artères cheminent le plus souvent dans les interstices musculaires. Si elles traversent un muscle, un anneau aponévrotique les protège contre la contraction de ce dernier (ex. : orifice aortique du diaphragme). Les muscles, que l'on a l'habitude d'appeler satellites, croisent plutôt qu'ils ne suivent le trajet du vaisseau.

Branches collatérales. — On appelle *branches collatérales* les branches que donnent les artères aux territoires organiques qu'elles traversent. Les *collatérales* se détachent du tronc générateur sous un angle aigu ou, plus rarement, sous un angle droit. Elles sont dites *artères récurrentes*, quand, après leur naissance, elles se rendent à un territoire situé en amont de leur point d'origine.

Anastomoses. — Les artères communiquent souvent entre elles. On donne aux canaux qui établissent ces communications le nom d'*anastomoses*. On les divise en : A) anastomoses simples et B) anastomoses en réseau.

A) Anastomoses simples. — Elles sont formées par la réunion de deux branches, d'un calibre assez considérable, venant de deux artères voisines : elles comprennent plusieurs variétés : 1° *Anastomose transversale.* — Les deux branches se détachent à angle droit du tronc dont elles naissent, se réunissent bout à bout et constituent une communication transversale. 2° *Anastomose par inoculation.* — C'est une variété de la précédente. Les deux branches forment une arcade anastomotique. 3° *Anastomose par convergence.* — Elle est formée par deux artères se fusionnant pour constituer un tronc unique. 4° *Anastomoses par vas aberrans.* — Dans ce cas, un vaisseau de petit calibre se détache d'un tronc artériel, le suit un certain temps et s'abouche de nouveau avec lui ou avec une de ses branches terminales (ex. : *vasa aberrantia* de l'artère humérale).

B) Anastomoses rétiformes. — On nomme ainsi les anastomoses qui s'établissent par la réunion de fins ramuscules, branches terminales de collatérales de deux artères. Ce sont les plus intéressantes et les plus nombreuses. Il en résulte la formation d'une voie secondaire qui double la première et peut la suppléer.

Terminaison des artères. — Le mode de ramescence terminale est des plus variables. Les ramifications ultimes peuvent se faire en treillage, en pinceaux, en étoiles, etc... et finalement les derniers ramuscules se continuent avec les capillaires.

Anomalies. — Les artères peuvent varier dans leur origine, leur volume, leur trajet, leurs rapports et dans la disposition de leurs branches collatérales ou terminales. Ces anomalies sont relativement fréquentes. Certaines d'entre elles présentent une importance considérable au point de vue chirurgical.

Injection du système artériel. — L'étude anatomique des artères est singulièrement facilitée lorsque ces vaisseaux sont distendus par une injection replétive. On emploie à cet effet les masses les plus diverses. Pour la dissection courante, on se sert généralement de la masse au suif. La formule la plus souvent employée est la suivante.

Suif.	600
Cire jaune.	280
Huile.	160
Cinabre	100
Essence de térébenthine.	30

La gélatine donne des injections plus fines, mais a l'inconvénient de se ratatiner, si l'on ne fixe pas la pièce injectée, par le formol. Les masses à froid (masse de Teichmann, plâtre, collodion) donnent des injections beaucoup plus délicates.

On peut pratiquer l'injection totale du sujet par l'aorte, la carotide primitive ou la fémorale. Mais, lorsqu'on désire une injection bien pénétrante, il est préférable d'avoir recours aux injections partielles.

L'injection au suif se pratique généralement ainsi : le sujet ou la portion de sujet que l'on veut injecter est chauffé par immersion dans un bain à 50° environ. On découvre alors le tronc artériel sur lequel doit porter l'injection et on pratique sur lui une fente longitudinale, par laquelle on introduit une canule, que l'on fixe par un fil circulaire placé autour du vaisseau ; la canule porte à son extrémité une saillie qui l'empêche de glisser. On remplit alors la seringue par aspiration, en ayant la précaution de la vider et de la remplir à plusieurs reprises, afin de l'échauffer.

Cette seringue est alors adaptée à la canule ; entre les deux s'interpose un embout mobile, muni d'un robinet. On pousse l'injection avec une certaine force, mais sans violence. Il faut s'arrêter dès que l'on sent une certaine résistance élastique, qui indique que le territoire artériel que l'on désire injecter est rempli. On ferme alors le robinet de l'embout et on retire la seringue. La masse est prise au bout d'une heure environ.

L'emploi des masses à froid et plus particulièrement de la masse de Teichmann réclame une technique et une instrumentation spéciales, que nous ne pouvons indiquer ici.

Nous ne ferons que signaler l'emploi de masses spéciales, que l'on utilise lorsqu'on veut employer la méthode des corrosions ou la radiographie. Dans le premier cas, on injecte des masses telles que la colophane, qui résiste à l'acide par lequel on détruit les tissus. Dans le second, on emploie généralement les alliages fusibles ou des pommades mercurielles, imperméables aux rayons X.

Structure des artères[1]. — Une artère doit être envisagée comme constituée par un *tube endothélial* (partie essentielle) revêtu d'une *enveloppe conjonctive* (partie accessoire). Dans celle-ci on trouve, en outre, du *tissu musculaire* et du *tissu élastique*. Le premier l'emporte sur le second dans les artères de petit et de moyen calibre (*artères à type musculaire*). C'est le contraire dans les gros troncs artériels (*artères à type élastique*).

I) **Artères à type musculaire**. — C'est le type le plus répandu dans l'économie. On décrit à une artère musculaire (ex. : radiale, linguale) un *endothélium*, et trois couches séparées par des lames élastiques et appelées *tunique interne, tunique moyenne, tunique externe*.

a) *Endothélium*. — Il est constitué par une assise unique et continue de cellules plates, transparentes, fusiformes, allongées suivant l'axe du vaisseau, et à noyau proéminent.

b) *Tunique interne* (endartère). — Elle est située entre l'endothélium et la *lame élastique interne*. Cette dernière, très apparente sur les coupes, paraît constituer toute la tunique interne. Il y a cependant en dedans d'elle une assise de nature connective et d'aspect strié, c'est la *couche sous-endothéliale ou striée*.

c) *Tunique moyenne* (musculaire). — C'est la tunique la plus épaisse. Elle est limitée en dedans par la *lame élastique interne* et séparée de la tunique externe par la *lame élastique externe*. (Ces lames se nomment aussi membranes limitantes interne et externe.)

L'espace ainsi limité est occupé par une *trame conjonctive*, par des *formations élastiques* et par *les fibres musculaires lisses*. Ces dernières constituent de puissants faisceaux fusiformes s'enroulant plus ou moins exactement autour de l'axe du vaisseau. C'est cette tunique qui assure au type artériel musculaire sa propriété essentielle, la *contractilité*.

d) *Tunique externe* (adventice). — Assez bien limitée en dedans (lame élastique externe), l'adventice se continue en dehors, sans ligne de démarcation précise avec le tissu conjonctif ambiant (gaine des vaisseaux). Cette tunique est formée de *faisceaux conjonctifs* entre-croisés et d'un riche *réseau élastique* qui se condense pour constituer la lame élastique externe. De plus, il existe dans cette tunique quelques éléments musculaires isolés.

II) **Artères à type élastique**. — Dans ce type, il faut ranger l'*aorte*, le *tronc de la pulmonaire*, le *tronc brachio-céphalique*, etc....

1, Le chapitre Structure des artères a été rédigé dans le *Traité d'Anatomie humaine*, par M. le Dr P. Jacques.

L'*endothélium* est constitué dans ces vaisseaux par des cellules moins allongées et plutôt polygonales.

La *tunique interne* est épaisse et montre une double assise conjonctive striée : une longitudinale et une transversale. La lame élastique interne, elle aussi, se clive en deux ou plusieurs membranes.

La *tunique moyenne* est très renforcée (1 millimètre environ), et presque totalement constituée par du tissu élastique, qui se présente sous forme de lames perforées, de plaques ramifiées, de membranes fenêtrées, concentriquement disposées autour du vaisseau, et réunies entre elles par des fibres à direction radiaire. Dans leur intervalle, on rencontre quelques fibres musculaires lisses.

La *tunique externe* (1/2 millimètre environ) est analogue au type précédemment décrit, mais considérablement épaissie.

Dans les *artérioles*, au contraire, il y a simplification des tuniques, mais il subsiste dans la tunique moyenne une ou deux assises de fibres lisses circulaires.

Vaisseaux des artères. — Sous le nom de *vasa vasorum*, on réunit les vaisseaux sanguins artériels, veineux et capillaires, qui concourent à la nutrition des parois vasculaires. Ils naissent des vaisseaux de voisinage et n'existent que dans les artères et veines de quelque importance. On connaît mal la terminaison des vasa vasorum, mais il paraît probable qu'ils ne pénètrent qu'exceptionnellement au delà de la partie la plus externe de la tunique moyenne.

Nerfs des artères. — Ce sont les *nerfs vaso-moteurs* ou vasculaires, de nature sympathique. Ils naissent des cellules ganglionnaires et des plexus qui entourent les vaisseaux. Ces nerfs constituent dans l'adventice un premier plexus dit *fondamental*. De celui-ci se détachent des rameaux qui constituent le *plexus intermédiaire*, situé à la limite externe de la tunique moyenne. Du plexus intermédiaire naissent des ramuscules qui donnent un plexus *intra-musculaire*, origine des fibres motrices terminales. (Ranvier.) En outre, des *fibres sensitives* s'épanouissent dans l'adventice sous forme de plaques sensibles terminales.

DISPOSITION GÉNÉRALE DU SYSTÈME ARTÉRIEL

Deux troncs artériels se détachent de la base des ventricules : l'un, l'*artère pulmonaire*, né du ventricule droit, se porte vers les deux poumons, l'autre, l'*aorte*, né du ventricule gauche, constitue le tronc d'origine des artères se distribuant à toutes les parties du corps autres que le poumon.

SYSTÈME DE L'ARTÈRE PULMONAIRE

ARTÈRE PULMONAIRE (*A. pulmonalis BNA*)

Préparation. — On injecte l'artère pulmonaire par le bout central de la veine cave inférieure, après ablation du sternum. La dissection de la portion extra-pulmonaire ne présente aucune difficulté. Il n'en est pas de même de la portion intra-pulmonaire. La méthode des corrosions donne de bonnes préparations de cette dernière.

L'artère pulmonaire naît de l'infundibulum du ventricule droit. Au-dessous de la crosse de l'aorte, elle se divise en deux branches transversales, qui se dirigent chacune vers le poumon correspondant. Au niveau du hile, l'artère pulmonaire droite se subdivise en trois branches, l'artère pulmonaire gauche en deux; ces dernières ramifications, se subdivisant de plus en plus, finissent par donner naissance aux capillaires du lobule pulmonaire.

Le système de l'artère pulmonaire présente ainsi une portion extra-pulmonaire que nous allons étudier, et une portion intra-pulmonaire (voir *Poumon*).

Trajet et Rapports. — **Tronc.** — D'une longueur de 4 cm. 5 à 5 cm. 5, d'un diamètre de 3 cm. 5 et d'une épaisseur de 1 millimètre, sa direction générale est très oblique, en haut, à gauche, et en arrière. Il comprend une *portion intra-péricardique* et une *portion extra-péricardique*.

La *portion intra-péricardique* est entourée d'une gaine séreuse commune avec l'aorte. Elle répond : *en avant*, à la paroi antérieure du péricarde ; *à gauche*, à l'auricule gauche qui s'avance sur sa face antérieure et à la portion initiale de l'artère coronaire gauche ; *à droite*, à la crosse de l'aorte, située un peu en arrière d'elle ; *en arrière*, à la face antérieure de l'oreillette gauche, dont elle est séparée par le double feuillet séreux du canal de Theile.

La *portion extra-péricardique* répond : *en avant*, au tissu cellulo-adipeux reliquat du thymus, à la plèvre et au poumon gauches ; *en arrière*, à la bifurcation de la trachée ; *à droite*, à la portion ascendante de la crosse aortique ; *à gauche*, à la face interne du poumon correspondant.

Projetée sur le plastron sterno-costal, l'artère pulmonaire répond au bord gauche du sternum, entre le bord supérieur du troisième cartilage costal et le bord supérieur du deuxième.

Artère pulmonaire droite. — D'une longueur de 5 à 6 centimètres, l'artère pulmonaire droite se dirige transversalement et un peu d'avant

en arrière vers le hile du poumon correspondant. Elle répond : *en bas*,
au bord supérieur de l'oreillette droite ; *en haut*, à la crosse de l'a-
orte et à la crosse de la veine azygos ; *en avant*, à la portion ascendante de l'aorte et à la veine cave supérieure ; *en arrière*, à la bronche droite.

Artère pulmonaire gauche. — Plus courte que la droite, elle mesure
environ 3 centimètres. Elle se dirige obliquement en haut et en arrière,
pour gagner le hile du poumon gauche. Elle répond : *en bas*, à l'oreillette gauche ; *en
avant*, à la plèvre
médiastine gauche ;
en haut, à la crosse
aortique ; *en ar-
rière*, à la bronche
gauche.

*Canal artériel et
ligament artériel.* —
Chez le fœtus, dont les
poumons ne fonction-
nent pas, le sang de
l'artère pulmonaire est
conduit d i r e c t e m e n t

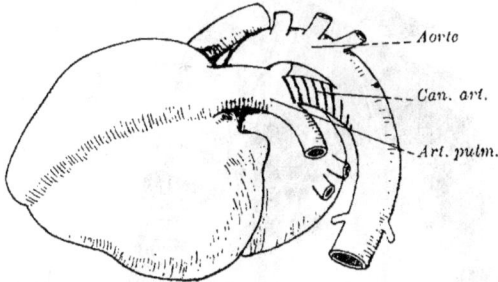

Fig. 416. — Le canal artériel.

dans l'aorte par un conduit spécial, le *canal artériel*, qui s'étend du tronc pulmonaire à l'origine de l'aorte thoracique.

Après la naissance, le canal artériel s'atrophie, cesse d'être perméable et se transforme en un cordon fibreux, le *ligament artériel.*

SYSTÈME DE L'ARTÈRE AORTE

AORTE (A. *aorta* BNA)

Préparation. — Pour injecter la portion initiale de l'aorte, il faut pousser
l'injection dans une des veines pulmonaires. Mais cette injection est inutile pour
l'étude des rapports de la crosse. Aussi est-ce généralement dans celle-ci que
l'injection est poussée, dans le but de remplir les artères qui en émanent.

L'*aorte* est le tronc originel de toutes les artères du corps. Né du
ventricule gauche, ce vaisseau se divise en ses branches terminales
au niveau de la 4ᵉ vertèbre lombaire. On lui décrit : 1° un segment
initial, la *crosse de l'aorte* ; 2° un segment thoracique, l'*aorte thoracique* ; 3° un segment abdominal, l'*aorte abdominale.*

Crosse de l'aorte. — On donne ce nom au premier segment de
l'aorte, en raison de la vaste courbe que décrit le vaisseau autour du
hile du poumon gauche.

La *crosse de l'aorte* présente à étudier une *portion ascendante* et une *portion horizontale*.

Portion ascendante. — Cette portion est d'abord un peu oblique, en haut, en avant et à droite, puis devient verticalement ascendante.

Logée dans le péricarde qui lui forme une gaine commune avec l'artère pulmonaire, l'aorte affecté avec ce dernier vaisseau des rapports intimes, qui sont les suivants : L'A. P., née en avant de l'aorte, se termine en arrière de sa portion verticalement ascendante. Elle la contourne en passant sur son côté gauche.

L'aorte, à ce niveau, répond en outre : *à gauche*, à l'auricule gauche ; *à droite*, à l'auricule droite ; *en arrière*, à la face antérieure des oreillettes (principalement l'oreillette gauche), mais elle en est séparée par le canal de Theile.

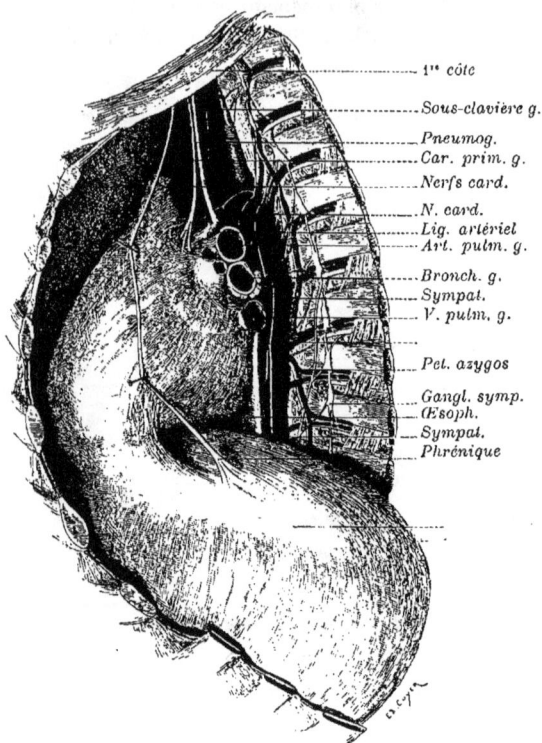

1ʳᵉ côte
Sous-clavière g.
Pneumog.
Car. prim. g.
Nerfs card.
N. card.
Lig. artériel
Art. pulm. g.
Bronch. g.
Sympat.
V. pulm. g.
Pet. azygos
Gangl. symp.
OEsoph.
Sympat.
Phrénique

Fig. 417. — La crosse aortique et ses rapports.

Un peu plus haut, l'aorte répond à du tissu cellulaire qui la sépare du sternum, et aux vestiges de thymus. A droite et un peu en arrière, elle répond à la veine cave supérieure.

Portion horizontale. — Cette portion décrit une légère courbe à concavité droite et postérieure pour gagner la 4ᵉ vertèbre dorsale (limite conventionnelle).

Par sa *face antérieure et gauche* et d'avant en arrière, l'aorte répond aux vaisseaux diaphragmatiques, au nerf phrénique, aux nerfs cardiaques antérieurs, au pneumogastrique. Tous ces organes sont plongés dans une masse graisseuse qui sépare le vaisseau du sternum. Plus en arrière, l'aorte est recouverte par la plèvre. Son relief détermine une dépression sur le tissu pulmonaire, et au-dessus d'elle existe une fosse pleurale, dite sus-aortique. Entre la plèvre et l'aorte cheminent des filets du sympathique, allant au plexus cardiaque.

Par sa *face postérieure et droite*, la crosse répond, d'avant en arrière : à la veine cave supérieure, à la trachée, à l'œsophage qu'elle repousse à droite, à la colonne dorsale et à quelques filets cardiaques du sympathique droit.

Par sa *face inférieure* qui embrasse le pédicule du poumon gauche, la crosse répond d'avant en arrière : à la branche droite de l'A. P., au ligament artériel, au ganglion de Wrisberg, au nerf récurrent gauche qui contourne le ligament artériel, à la bronche gauche.

Par sa *face supérieure*, la crosse donne naissance à ses branches, *tronc brachio-céphalique, carotide gauche, sous-clavière gauche.*

Topographie. — La partie ascendante de la crosse de l'aorte répond au plastron sterno-costal sur un espace quadrilatère limité : *en haut*, par une ligne unissant les deux extrémités sternales des premiers cartilages costaux ; *en bas*, par une ligne traversant obliquement de gauche à droite et de haut en bas l'extrémité sternale du deuxième espace intercostal gauche ; *à gauche*, par une ligne allant du deuxième espace intercostal gauche à l'articulation sterno-claviculaire gauche, *à droite* par une ligne allant de l'extrémité sternale du troisième cartilage costal gauche, à l'articulation sterno-claviculaire droite.

Aorte thoracique. — L'A. T. commence au niveau du flanc gauche de la 4ᵉ vertèbre dorsale et finit sur la face antérieure de la 10ᵉ. Dans sa partie supérieure, elle répond au flanc gauche de la colonne dorsale; peu à peu, elle se rapproche de la ligne médiane, qu'elle atteint presque au niveau de sa partie inférieure. Dans l'ensemble, elle se dirige en bas, à droite et en avant.

Rapports. — *En arrière*, l'A. T. répond à la colonne vertébrale et au ligament vertébral commun antérieur. Entre ces organes et l'artère, il existe du tissu cellulaire dans lequel cheminent : 1º la terminaison de la petite azygos et du tronc des veines intercostales supérieures gauches; 2º le canal thoracique; 3º les artères intercostales qui naissent de la face postérieure de l'aorte. *A gauche*, l'A. T. répond à la plèvre gauche, à quelques veinules et à quelques nerfs provenant du sympathique. *En avant*, l'A. T. répond à l'œsophage, qui est d'abord sur son côté droit, puis qui passe en avant d'elle pour la déborder à gauche. Les deux organes sont séparés par la plèvre gauche qui s'insinue entre eux en formant le cul-de-sac aortico-œsophagien gauche. Au-dessus du point où la face antérieure de l'A. T. est croisée par l'œsophage, cette face répond au pédicule du poumon gauche. Au-dessous du point de croisement, l'A. T. répond au pneumogastrique droit qui vient s'étaler au-devant d'elle, et aux piliers du diaphragme.

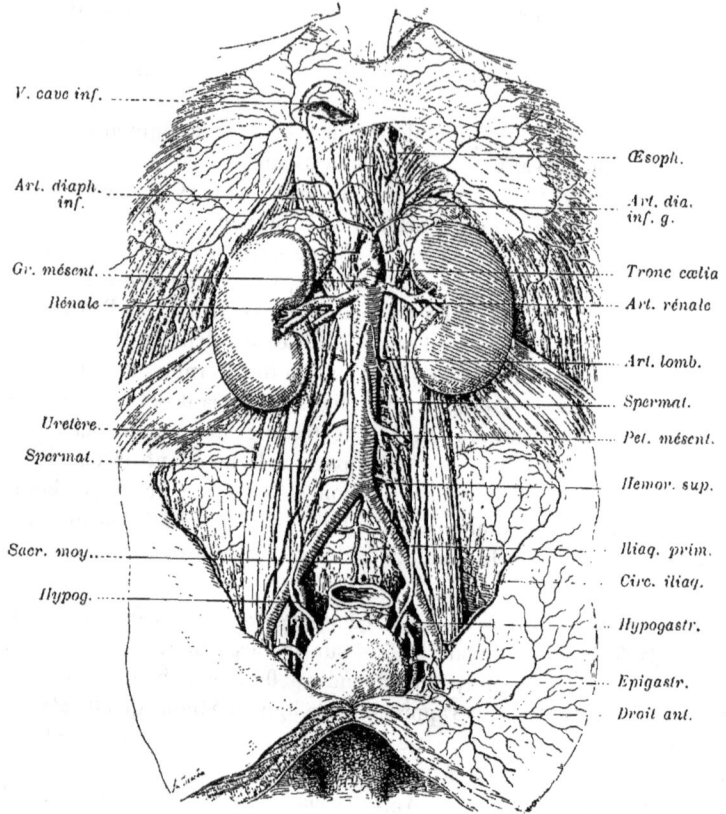

FIG. 418. — Aorte abdominale.

A droite, l'A. T. répond à la plèvre droite ; entre l'œsophage et l'artère, s'insinue le cul-de-sac pleural aortico-œsophagien droit ; un peu en arrière de l'artère, appliquée sur la colonne vertébrale, passe la grande veine azygos. — *Dans le canal diaphragmatique*, l'aorte, accompagnée du canal thoracique, s'engage dans le tunnel aponévrotique formé par la réunion des deux piliers.

Aorte abdominale. — L'A. A. s'étend du canal diaphragmatique à l'origine des iliaques primitives. Elle descend verticalement, un peu à gauche de la colonne vertébrale, et ne devient médiane qu'au niveau de la 4ᵉ vertèbre lombaire (niveau de la bifurcation).

Rapports. — *En avant*, l'A. A. répond au plexus solaire qui l'entoure, à ses branches collatérales qui se détachent d'elle très obliquement, à la veine rénale gauche qui la croise perpendiculairement et qui passe entre elle et l'artère mésentérique supérieure, au pancréas (union de la tête et du corps), à la troisième portion du duodénum, au mésentère qui la croise obliquement et qui contient les vaisseaux mésentériques supérieurs et de nombreux ganglions lymphatiques. *A droite*, l'A. A. répond à la veine cave qui lui est très intimement unie en bas, mais qui en est séparée au niveau de la 2ᵉ lombaire par le pilier droit du diaphragme et le lobule de Spiegel. *A gauche*, l'A. A. répond au bord interne du rein et à la capsule surrénale gauche. Au-dessous du bassinet, l'uretère descend parallèlement à l'aorte. *En arrière*, l'A. A. répond aux 2ᵉ, 3ᵉ et 4ᵉ vertèbres lombaires revêtues du grand ligament vertébral commun antérieur et de chaque côté aux arcades du psoas (passage des artères et veines lombaires et des rami communicantes). Le tronc du grand sympathique suit la face antérieure de la colonne vertébrale, de chaque côté de l'aorte.

Au niveau de la 4ᵉ vertèbre lombaire, l'aorte donne ses deux branches terminales, les *artères iliaques primitives*.

Variétés de la crosse de l'aorte et variétés d'origine des deux carotides et des deux sous-clavières.

Pour bien comprendre et bien diviser les anomalies que nous allons énumérer et qui ont été surtout étudiées dans un mémoire de Krause, il faut rappeler en quelques lignes le développement normal de cette partie du système artériel.

A un certain moment du développement, un tronc unique, *le tronc artériel primitif*, émane de la base du cœur. Ce tronc se divise en deux branches, qui montent verticalement dans le cou, jusqu'au premier arc branchial, où elles se recourbent pour redescendre ensuite dans le thorax, et donner, en se fusionnant, l'aorte descendante. Cette courbe prend le nom de *premier arc aortique* et on lui considère une partie ascendante, une partie transversale et une partie descendante.

Des anastomoses transversales, au nombre de cinq, réunissent les portions ascendantes et descendantes. Ce sont les 2ᵉˢ, 3ᵉ, 4ᵉ, 5ᵉ et 6ᵉ *arcs aortiques*. On nomme *segments intermédiaires* antérieurs ou postérieurs, les segments des portions ascendante et descendante, comprises entre l'abouchement dans ces portions de deux arcs aortiques différents.

Voyons maintenant comment ces arcs aortiques évoluent pour donner le type normal. Un cloisonnement qui apparaît dans l'intérieur du tronc artériel primitif donne : l'artère pulmonaire et la *portion ascendante de la crosse de l'aorte*. Le 6ᵉ arc aortique gauche donne le *canal artériel* qui s'atrophie à la naissance. Le 5ᵉ arc disparaît des deux côtés sans laisser de trace. Le 4ᵉ arc aortique droit donne naissance à la *sous-clavière droite*, le gauche à la *crosse de l'aorte* (cette dernière provient en outre du tronc artériel primitif, des quatrièmes segments intermédiaires antérieur et postérieur gauches, et de la racine gauche de l'aorte descendante). Les 3⁴ˢ arcs aortiques donnent naissance à une partie de la *carotide interne*. Les autres arcs aortiques disparaissent.

Les deux premiers segments intermédiaires antérieurs donnent la *carotide externe*, les postérieurs, la portion terminale de la *carotide interne*. Le troisième segment intermédiaire antérieur donne la *carotide primitive*. Le quatrième segment intermédiaire antérieur droit donne le *tronc brachio - céphalique*, le gauche, une partie de la *crosse de l'aorte*. Les autres segments s'atrophient. Quant aux deux racines de l'aorte descendante, la droite s'atrophie, la gauche constitue la *portion initiale de l'aorte thoracique*.

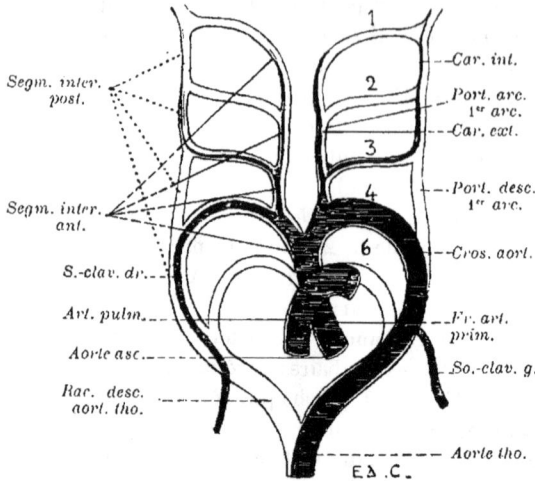

Fig. 419.

Développement des artères de la base du cou. Le 5ᵉ arc aortique, dont la disparition est très précoce, n'a pas été représenté.

Les déviations de ce type de développement donnent naissance aux anomalies. On peut classer les principales en :

I. **Anomalies de développement du tronc artériel commun.** — L'aorte et l'artère pulmonaire ne forment qu'un seul tronc. Le trou de Botal persiste. — Il y a inversion des rapports des deux vaisseaux. Ces anomalies, très rares, sont incompatibles avec la vie.

II. **Anomalies dans le développement des arcs, des segments et des racines de l'aorte descendante :**

a) *Persistance à droite des arcs, segments, etc., qui donnent à gauche la crosse de l'aorte.* Dans ce cas il existe deux crosses.

b) *Persistance à droite et atrophie à gauche des portions donnant normalement la crosse de l'aorte.* Dans ce cas, la crosse de l'aorte est à droite, et il existe de nombreuses variantes dans l'origine des gros troncs artériels.

c) *Atrophie à gauche des portions donnant normalement la crosse, persistance à droite des portions analogues et persistance du 6ᵉ arc et de la racine descendante gauche.* Dans ce cas la crosse est à droite, le canal artériel persiste et va se jeter dans l'aorte thoracique.

d) *Mêmes anomalies et en plus atrophie de la racine descendante gauche.* Le canal artériel se continue alors directement avec l'artère sous-clavière gauche.

e) *Atrophie du 4ᵉ arc aortique et du 4ᵉ segment postérieur droits. Persistance du 4ᵉ segment intermédiaire antérieur droit et de la racine descendante de l'aorte thoracique.* Dans ce cas la sous-clavière droite est anormale et naît de l'aorte thoracique pour gagner le creux sus-claviculaire par un trajet rétro-œsophagien.

f) *Rétrécissement de la racine descendante gauche.* Il en résulte un rétrécissement congénital de l'aorte thoracique.

g) *Persistance du 6ᵉ arc aortique gauche.* Dans ce cas le canal artériel persiste.

h) *Persistance du 6ᵉ arc aortique droit*. Dans ce cas il existe un canal artériel droit.

III. **Anomalies numériques des branches** :

a) *Le nombre des branches est diminué*. Il ne naît qu'une branche qui donne toutes les autres. — Il naît deux branches, soit deux troncs brachio-céphaliques, soit un gros tronc donnant toutes les artères, sauf la sous-clavière gauche qui naît isolément. — Enfin, il y a les cas où certaines artères naissent de l'aorte thoracique (voir plus haut).

b) *Le nombre de branches est normal*. Dans ce cas, c'est l'ordre de naissance qui varie et on peut observer toutes les anomalies.

c) *Le nombre des branches est augmenté*. Il peut exister quatre, cinq ou six troncs, soit à cause du dédoublement du tronc brachio-céphalique, soit à cause de la naissance sur la crosse de l'une ou des deux vertébrales. Enfin, dans certains cas, il s'agit de l'adjonction aux branches normales, d'une artère peu importante, comme la thyroïdienne inférieure de Neubauer, une artère thymique, une artère mammaire ou une artère coronaire.

BRANCHES DE LA CROSSE DE L'AORTE

ARTÈRES CORONAIRES

Les artères coronaires, artères du cœur, sont au nombre de deux. Elles naissent de chaque côté de l'aorte, au niveau et un peu au-dessous du bord supérieur des valvules sigmoïdes.

Artère coronaire gauche ou antérieure. — L'artère coronaire gauche se détache du flanc gauche de l'aorte, et chemine entre l'artère pulmonaire et l'oreillette gauche, sur le segment moyen de la face antérieure du cœur. Elle arrive ainsi dans le sillon interventriculaire qu'elle suit jusqu'à la pointe. Dans son trajet, la coronaire gauche émet les *collatérales* suivantes : 1° *Quelques artérioles* à l'auricule gauche, à la paroi gauche de l'aorte, et à la paroi de l'artère pulmonaire. Une d'entre elles, plus considérable, *l'artère graisseuse gauche de Vieussens*, se perd dans la graisse située en avant de l'artère pulmonaire ; 2° *l'artère auriculo-ventriculaire* qui se porte à gauche dans le sillon auriculo-ventriculaire, contourne la face gauche du cœur et s'anastomose avec l'artère coronaire droite au niveau de l'origine du sillon inter-

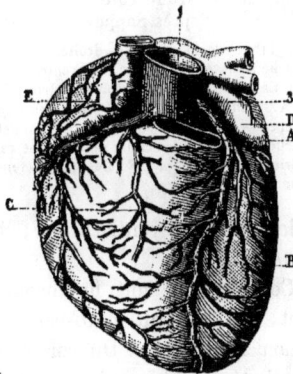

Fig. 420. — Artère coronaire gauche.
(D'après Sappey.)

1. Aorte. — 2. Origine de l'artère coronaire droite ou postérieure. — 3. Artère coronaire gauche ou antérieure. — A. Infundibulum transversalement divisé à son sommet pour laisser voir l'origine des artères cardiaques. — B. Ventricule gauche. — C. Ventricule droit. — D. Oreillette gauche. — E. Oreillette droite.

ventriculaire postérieur. Elle fournit des petites branches ascendantes à l'auricule gauche et aux parois de l'oreillette gauche, et des descendantes aux parois ventriculaires; 3° *les branches ventriculaires*, qui naissent au niveau du sillon interventriculaire.

Artère coronaire droite ou postérieure. — Plus volumineuse en général que la gauche, cette artère naît du flanc droit de l'aorte. Elle chemine d'abord sur le segment moyen ou vasculaire de la face antérieure du cœur, s'engage dans le sillon auriculo-ventriculaire, contourne le bord droit de l'organe et arrivée au sillon interventriculaire postérieur, elle le parcourt jusqu'à la pointe du cœur où elle se termine.

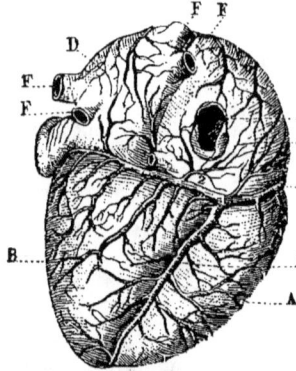

Fig. 421. — Artère coronaire droite.
(D'après Sappey.)

1. Tronc de la coronaire droite. — 2. Sa branche transversale ou auriculo-ventriculaire. — 3. Sa branche descendante ou ventriculaire. — A. Ventricule droit. — B. Ventricule gauche. — C. Oreillette droite. — D. Oreillette gauche. — E. Embouchure de la veine cave inférieure. — F, F, F, F. Les quatre veines pulmonaires.

La coronaire droite émet les collatérales suivantes : 1° *Quelques artérioles* à l'auricule droite, aux parois droites de l'aorte et de l'artère pulmonaire, et une artère qui chemine dans la graisse située en avant de l'artère pulmonaire, l'*artère graisseuse droite de Vieussens*; 2° l'*artère de la cloison interauriculaire*; 3° l'*artère du bord droit du cœur*, qui naît au niveau du sillon auriculo-ventriculaire; 4° *quelques artérioles pour les parois ventriculaires*.

Comme on le voit, les coronaires entourent le cœur d'un cercle complet, le *cercle auriculo-ventriculaire*, auquel est appendue une *anse interventriculaire*. Du cercle artériel partent des rameaux ascendants (oreillettes) et descendants (ventricules), et de l'anse, des rameaux droits et gauches pour les ventricules et des rameaux profonds pour la cloison.

Quand cette disposition typique existe, les coronaires s'anastomosent largement entre elles. Cependant, quelques auteurs admettent que dans la majorité des cas, il y a indépendance des deux territoires.

TRONC BRACHIO-CÉPHALIQUE (A. anonyma BNA)

Le tronc B. C. se détache de la crosse de l'aorte au point de jonction de la portion ascendante et de la portion horizontale de celle-ci. Il naît en avant et à droite des deux autres branches de la crosse et se termine au niveau de l'articulation sterno-claviculaire, où il se bifurque en carotide primitive et sous-clavière droites. Sa longueur est d'environ 3 centimètres; son diamètre de 14 à 15 millimètres; sa direction oblique de bas en haut, et de dedans en dehors.

Rapports. — Le tronc B. C. répond : en *avant*, à la face postérieure du sternum, dont il est séparé par les filets cardiaques venus de la portion cervicale du pneumogastrique, par le tronc veineux brachio-céphalique gauche, par le thymus ou son reliquat chez l'adulte, par les insertions inférieures des muscles sterno-hyoïdiens et sterno-thyroïdiens droits; en *arrière*, à la trachée qu'il croise obliquement, aux filets cardiaques du récurrent et du sympathique; *en dehors*, à la plèvre qui le sépare du poumon droit, *en dedans*, à la carotide primitive gauche.

Le tronc B. C. ne fournit aucune branche collatérale.

Sur le plastron sterno-costal, il se projette derrière la partie droite et supérieure du manubrium.

ARTÈRES CAROTIDES PRIMITIVES (*A. carotis communis* BNA)

Les carotides primitives sont au nombre de deux; elles s'étendent, la droite, de la bifurcation du tronc brachio-céphalique, la gauche, de la crosse de l'aorte, au bord supérieur du cartilage thyroïde, où elles se divisent en deux branches terminales : la *carotide externe* et la *carotide interne*. La bifurcation peut se faire au niveau de l'os hyoïde ou même au-dessus.

La carotide droite, naissant du tronc brachio-céphalique, est plus courte que la gauche de toute la hauteur de ce dernier. De même, elle se trouve à son origine sur un plan plus antérieur. Pour Richet, la carotide g. serait plus éloignée de la ligne médiane. — Leur calibre est sensiblement uniforme. Il existe quelquefois un rétrécissement à la partie moyenne, et presque toujours à la bifurcation une dilatation, le *bulbe carotidien*, qui n'existe pas chez le nouveau-né et augmente avec l'âge.

Rapports. — A leur origine, les deux carotides se dirigent en haut et un peu en dehors, pour devenir verticales et cheminer parallèlement entre elles dans tout le reste de leur trajet. Les rapports des deux carotides sont identiques dans la région cervicale, mais la carotide primitive gauche présente en plus une *portion intra-thoracique*.

Dans le thorax, la carotide primitive gauche répond : en *avant*, aux nerfs cardiaques supérieurs du pneumogastrique, au tronc veineux brachio-céphalique gauche; en *arrière*, à l'artère sous-clavière gauche; *en dehors*, à la plèvre et au poumon gauches, ainsi qu'au pneumogastrique qui passe sur son côté externe pour descendre en avant de la portion horizontale de la crosse aortique; *en dedans*, à l'origine du tronc brachio-céphalique, à la trachée et au récurrent.

Au *cou* les deux carotides répondent : *en avant*, sur un premier plan, à la branche descendante de l'hypoglosse, aux nerfs cardiaques supérieurs du pneumogastrique, au bord postérieur des lobes latéraux du corps thyroïde, à de nombreux ganglions lymphatiques, au muscle omoplato-hyoïdien qui passe en écharpe devant l'artère. Plus superficiellement, au muscle sterno-cléido mastoïdien engainé dans un dédoublement de l'aponévrose cervicale superficielle (muscle satellite). Ce dernier étant oblique, l'artère verticale, celle-ci répond en bas à l'interstice compris entre le chef sternal et le chef claviculaire; à la partie moyenne du cou, l'artère est recouverte par le bord antérieur du muscle (Voir St.-Cl. M.) ; — *en arrière*, aux apophyses transverses, des vertèbres cervicales un peu en dedans des tubercules antérieurs : (le tubercule de la 6ᵉ cervicale, *tubercule de Chassaignac*, plus facile à percevoir, sert de point de repère dans la ligature du vaisseau). Le plan osseux est doublé par les muscles long du cou et droit antérieur, recouverts par l'aponévrose prévertébrale. L'artère carotide répond aussi au grand sympathique et à l'artère thyroïdienne inférieure qui la croise perpendiculairement au niveau du tubercule de Chassaignac; — *en dedans*, à la trachée, à l'œsophage et aux nerfs récurrents; plus haut, au larynx, au pharynx et à la thyroïdienne supérieure; — *en dehors*, à la veine jugulaire interne, qui, distendue, recouvre en partie l'artère. Dans l'angle ouvert en arrière entre l'artère et la veine se place le nerf pneumogastrique.

La veine jugulaire interne, le pneumogastrique et la carotide sont contenus dans une gaine commune spéciale, dépendant des aponévroses du cou.

Les carotides primitives ne fournissent aucune branche collatérale.

Corpuscule intercarotidien (ganglion intercarotidien). On donne ce nom à un petit ganglion de structure mal définie, de coloration rougeâtre, de 6 à 7 millimètres de longueur, situé plutôt en arrière de la bifurcation de la carotide primitive qu'entre ses branches, et fixé à l'artère par un petit trousseau fibreux. Son origine est discutée et son rôle physiologique est mal établi.

CAROTIDE EXTERNE (A. *carotis externa BNA*).

Préparation. — Injection par la carotide primitive ou la crosse aortique. Il est impossible d'avoir une préparation d'ensemble complète de la carotide externe et de ses branches. Pour étudier toutes les branches sur un seul côté, on procédera dans l'ordre suivant, dissection du tronc et des branches superficielles (thyroïdienne supérieure, faciale, occipitale, auriculaire postérieure, temporale superficielle); — ablation de la moitié correspondante du corps de la mâchoire et dissection de la linguale; — ablation de l'arcade zygomatique et de l'apophyse coronoïde, et dissection de la maxillaire interne. L'hémisection de la tête et la coupe du pharynx permettent de suivre le trajet des artères méningées, des artères des fosses nasales et de la pharyngienne postérieure, que ne pouvaient mettre en évidence les préparations antérieures.

Branche de bifurcation de la carotide primitive, la carotide externe s'étend du bord supérieur du cartilage thyroïde, au col du condyle du maxillaire, point où elle se divise en deux branches terminales : l'*artère temporale superficielle* et la *maxillaire interne*.

Trajet : Rapports. — Un peu en avant et en dedans de la carotide interne à son origine, la C. E. se porte en haut et en dehors vers l'angle

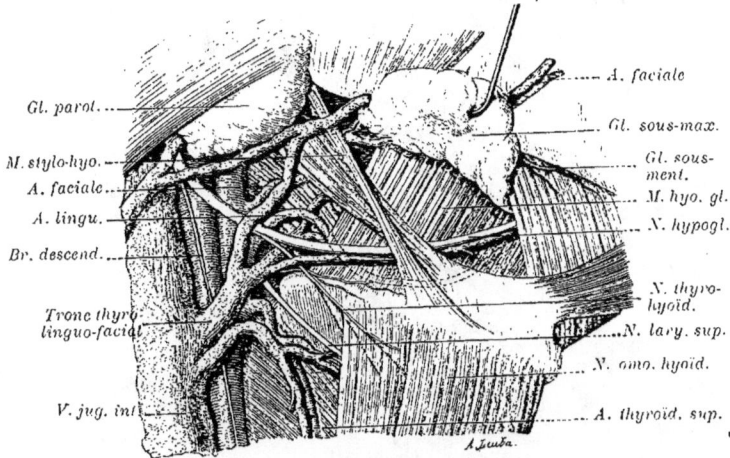

Gl. parot....

M. stylo-hyo.--
A. faciale...
A. lingu.--

Br. descend....

Tronc thyro-
linguo-facial

V. jug. int.

.A. faciale

Gl. sous-max.

Gl. sous-
ment.
M. hyo. gl.
N. hypogl.

N. thyro-
hyoïd.
N. lary. sup.

N. omo. hyoïd.

A. thyroïd. sup.

A.Luba

Fig. 422. — Rapports de la carotide externe dans la région sus-hyoïdienne.
(D'après Farabeuf.)

Le trajet de l'artère linguale au-dessous du muscle hyoglosse est indiqué en pointillé.

de la mâchoire ; à ce niveau, elle devient verticalement ascendante jusqu'à sa bifurcation.

Au point de vue des rapports, on peut lui considérer deux portions : Une *inférieure*, s'étendant jusqu'au digastrique, et dans laquelle l'artère est relativement superficielle ; une *supérieure*, où l'artère s'engage sous le digastrique et pénètre dans la loge parotidienne.

Au-dessous du digastrique, la C. E. répond : *en dehors*, au nerf grand hypoglosse qui la croise près de son origine et donne à ce niveau sa branche descendante, à la terminaison des veines linguale, faciale, thyroïdienne supérieure (tronc thyro-linguo-facial). Plus superficiellement, elle est recouverte par le bord antérieur du sterno-cléido mastoïdien ; — *en dedans*, la C. E. répond au constricteur inférieur du pharynx et au nerf laryngé supérieur ; — *en arrière*, elle croise obli-

quement la carotide interne pour passer en dehors; — *en avant*, elle
répond à l'extrémité postérieure de la grande corne de l'os hyoïde.

Au-dessus du digastrique, la C. E. chemine entre le stylo-hyoïdien en

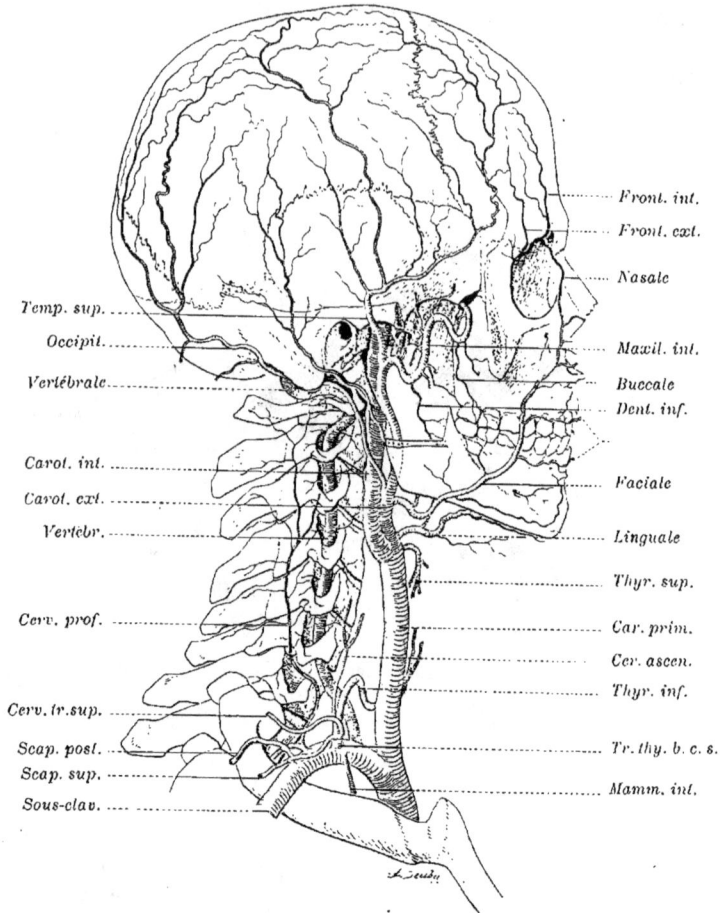

Front. int.
Front. ext.
Nasale
Temp. sup.
Occipit.
Vertébrale
Maxil. int.
Buccale
Dent. inf.
Carot. int.
Carot. ext.
Faciale
Vertébr.
Linguale
Thyr. sup.
Cerv. prof.
Car. prim.
Cer. ascen.
Thyr. inf.
Cerv. tr. sup.
Scap. post.
Tr. thy. b. c. s.
Scap. sup.
Mamm. int.
Sous-clav.

Fig. 423. — Les carotides, la sous-clavière et ses branches.

dehors, et la paroi du pharynx en dedans, puis entre cette dernière et
la parotide, dans laquelle elle pénètre à la jonction du 1/3 inférieur et
des 2/3 supérieurs de la glande. Au-dessous de la parotide, elle décrit
une courbe à convexité postérieure et interne qui peut se rapprocher
beaucoup de l'amygdale. Normalement, la distance qui existe entre la

glande et l'artère, est d'environ 2 centimètres. Dans la parotide, l'artère adhère fortement à la glande et répond par son côté externe aux autres organes contenus dans la parotide, jugulaire externe, nerf auriculo-temporal, nerf facial et la plupart des ganglions lymphatiques intra-parotidiens.

Distribution. — L'artère carotide externe donne six branches collatérales : la *thyroïdienne supérieure*, la *linguale*, la *faciale*, la *pharyngienne ascendante*, l'*auriculaire postérieure*, l'*occipitale*, et deux branches terminales, la *temporale superficielle* et la *maxillaire interne*.

Artère thyroïdienne supérieure (*A. thyreoidea superior BNA*). — Cette artère, d'un calibre considérable, destinée au larynx et au corps thyroïde, naît au niveau ou un peu au-dessus de la bifurcation de la carotide primitive. Quelquefois elle se détache d'un tronc commun avec la linguale. D'abord transversale, elle croise le nerf laryngé supérieur sur la paroi du pharynx, puis se dirige verticalement en bas, recouverte par l'omo-hyoïdien et le sterno-thyroïdien, pour gagner le lobe latéral correspondant du corps thyroïde où elle se termine.

Branches collatérales. — Dans sa portion horizontale, l'artère thyroïdienne supérieure donne : 1° un *rameau sous-hyoïdien* pour les muscles qui s'insèrent sur l'os hyoïde; 2° la branche *sterno-mastoïdienne moyenne*, pour la partie antérieure du muscle. Au niveau de sa courbure et de sa partie descendante, la T. S. donne : 3° l'*artère laryngée supérieure* qui accompagne le nerf laryngé supérieur, traverse la membrane thyro-hyoïdienne et se distribue en rameaux ascendants et descendants aux muscles et à la muqueuse du larynx, de l'épiglotte, et de la base de la langue; 4° l'*artère laryngée externe* ou crico-thyroïdienne, qui perfore la membrane de ce nom et se distribue à la partie sous-glottique du larynx.

Branches terminales. — Elles sont au nombre de trois, une *externe*, pour la face externe du lobe latéral, une *interne* pour le bord interne, une *postérieure* pour la face postérieure. Elles donnent des ramuscules qui s'anastomosent dans le corps thyroïde avec des ramifications de la thyroïdienne inférieure et avec les artères du côté opposé.

Artère linguale (*A. lingualis BNA*). — L'artère linguale naît en général à 1 centimètre au-dessus de la thyroïdienne supérieure, quelquefois par un tronc commun avec cette dernière. Elle se porte en haut et en dedans, passe sous le muscle hyoglosse et, arrivée au bord antérieur de ce dernier, se bifurque en ses branches terminales, l'*artère sublinguale* et l'*artère ranine*. Dans ce trajet, elle répond, en dehors, au ventre postérieur du digastrique, au nerf grand hypoglosse, aux veines linguales, à la glande sous-maxillaire, *en dedans* au génio-glosse et au constricteur moyen du pharynx.

Elle donne : 1° un *rameau sus-hyoïdien*; 2° la *dorsale de la langue*, artère importante, naissant sous le muscle hyoglosse et destinée à la muqueuse de la base de la langue, à l'épiglotte et aux piliers.

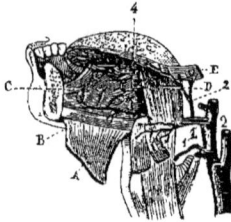

Fig. 424.

1. Origine de l'artère linguale. — 2. Artère dorsale de la langue. — 3. Rameau sus-hyoïdien. — 4. Artère ranine. — A. Muscle mylo-hyoïdien. — B. Muscle génio-hyoïdien. — C. Muscle génio-glosse. — D. Muscle hyoglosse dont la partie antérieure a été divisée et rabattue pour montrer l'artère linguale. — E. Muscle styloglosse.

Les deux branches terminales sont : la *ranine* (voir langue) et l'artère *sublinguale*, qui située en dehors du canal de Warthon, gagne la glande sublinguale, en croisant les rameaux du nerf lingual, et se termine dans les lobules glandulaires, dans le génio-glosse et dans la muqueuse gingivale. Un rameau traverse le mylo-hyoïdien et s'anastomose avec un rameau analogue du côté opposé.

Artère faciale ou maxillaire externe (*A. maxillaris externa B.N.A*). — Cette artère volumineuse et flexueuse naît de la face antérieure de la C. E. au-dessus de la précédente, ou d'un tronc commun avec la linguale. Elle se porte en avant et en haut sous le digastrique et le stylo-hyoïdien et arrive presque au contact de la paroi du pharynx. A ce niveau, elle décrit une courbe plus ou moins accentuée, à concavité inférieure, qui l'amène sous le maxillaire inférieur en suivant le bord supérieur de la glande sous-maxillaire (encoche). Arrivée sur le bord inférieur du maxillaire, elle monte parallèlement au bord antérieur du muscle masséter, recouverte par le peaucier et la peau, puis elle se dirige obliquement vers le sillon naso-labial et la vallée naso-génienne, où elle se termine en s'anastomosant avec une branche de l'ophtalmique. Dans cette dernière partie, elle repose sur le buccinateur, le canin et le transverse du nez; elle est recouverte par le triangulaire des lèvres, le grand et le petit zygomatique, l'élévateur de la lèvre supérieure, et quelques rameaux du facial. La veine faciale est en arrière et en dehors. Entre les deux vaisseaux se trouvent les ganglions lymphatiques géniens.

Branches collatérales. — L'artère faciale donne de bas en haut : 1° la *palatine inférieure ou ascendante*, qui se rend au voile du palais, à l'amygdale et à la trompe d'Eustache (voir voile du palais); 2° l'*artère sous-mentale*, qui naît sous le bord inférieur du maxillaire inférieur, suit le bord supérieur de la glande sous-maxillaire en donnant des rameaux à cet organe et au muscle mylo-hyoïdien, et se termine en avant des insertions du digastrique. Elle donne aussi des rameaux au

peaucier et à la peau de la région mentonnière. Ces derniers s'anastomosent avec des branches terminales de la dentaire inférieure ; 3° des
branches ptérygoïdiennes pour le ptérygoïdien interne ; 4° des *branches
massétérines* pour le masséter ; 5° *deux artères coronaires labiales*,
une supérieure et une inférieure, constituant avec celles du côté opposé
le cercle artériel de l'orifice buccal (voir lèvres) : 6° les *rameaux faciaux*
qui vont aux muscles et téguments de la face et s'anastomosent avec
les branches de la temporale superficielle et de la maxillaire interne ;
7° l'*artère de l'aile du nez*, qui se divise en un rameau supérieur pour
le bord supérieur de l'aile du nez, et en un rameau inférieur pour le
bord externe de l'orifice de la narine. De ce dernier, naît l'*artère de la
sous-cloison*, quand elle ne provient pas du cercle artériel labial. L'artère
de l'aile du nez s'anastomose avec l'artère nasale (ophtalmique) et avec
la coronaire supérieure. Elle constitue quelquefois la branche terminale
de la faciale.

Branche terminale. — C'est l'*artère angulaire*. Très grêle, elle monte
sur les faces latérales du nez et se termine en s'anastomosant avec la
branche nasale de l'ophtalmique et avec la sous-orbitaire.

Artère pharyngienne ascendante (*A. pharyngea ascendeus BNA*). —
Cette artère naît de la face interne et postérieure de la carotide au
voisinage de la faciale. Elle monte appliquée sur le pharynx et se
distribue à cet organe (voir pharynx). Elle donne une collatérale, le
rameau méningien destiné à la dure-mère et qui pénètre dans le crâne
par le trou déchiré postérieur.

Artère auriculaire postérieure. — L'artère auriculaire postérieure
naît de la face postérieure de la carotide, un peu au-dessous de l'occipitale ou par un tronc commun avec cette dernière. Elle pénètre alors
dans la glande parotide (dans quelques cas elle reste en dehors) et en
ressort au niveau de l'apophyse mastoïde, où elle se divise en ses
branches terminales, l'*auriculaire* et la *mastoïdienne*.

Branches collatérales. — L'artère auriculaire postérieure donne :
1° l'artère *stylo-mastoïdienne*, qui naît dans la parotide, gagne avec le
facial l'aqueduc de Fallope, donne des rameaux au muscle de l'étrier,
à la caisse du tympan, aux canaux demi-circulaires, et s'anastomose
avec les rameaux auriculaires de la méningée moyenne ; 2° des *rameaux
parotidiens* ; 3° des *rameaux auriculaires* pour le pavillon ; 4° des
rameaux musculaires ; 5° des *rameaux mastoïdiens*.

Branches terminales. — Ce sont : 1° une *branche supérieure ou
auriculaire*, qui monte dans le sillon auriculo-crânien, se distribue à la
face crânienne du pavillon et donne des rameaux perforants pour

l'hélix et l'anthélix ; 2° *une branche postérieure ou mastoïdienne* qui se distribue aux téguments de la région, au muscle occipital, et dont les branches s'anastomosent avec des rameaux de la temporale superficielle et de l'occipitale.

Artère occipitale (*A. occipitalis B.N.A*). — Cette artère naît de la face postérieure de la C. E., au même niveau que la faciale. Elle se dirige obliquement en haut et en arrière jusqu'au niveau de l'apophyse transverse de l'atlas, et répond dans ce trajet à la jugulaire interne qu'elle croise obliquement. Le nerf grand hypoglosse embrasse dans sa concavité l'origine de l'occipitale. Plus haut, l'artère répond au nerf spinal. Devenant horizontale au niveau de l'apophyse transverse de l'atlas, elle passe entre cette dernière et l'occipital, recouverte par les insertions du sterno-cléido-mastoïdien et du digastrique. Elle s'enfonce ensuite sous le splénius et le petit complexus, émerge sous le bord postérieur du premier de ces muscles, et apparaît sur l'occipital dans l'espace laissé libre entre les insertions du trapèze et du sterno-cléido-mastoïdien. L'artère devient alors verticale, ascendante et superficielle. Recouverts par l'aponévrose et la peau, ses rameaux se distribuent au cuir chevelu de la région occipito-pariétale postérieure, et s'anastomosent avec les rameaux de l'occipitale du côté opposé ainsi qu'avec ceux de l'auriculaire postérieure et de la temporale superficielle.

Branches collatérales. — L'occipitale donne : 1° *l'artère sterno-mastoïdienne supérieure* pour le muscle sterno-mastoïdien; 2° *l'artère stylo-mastoïdienne*, qui le plus souvent naît de l'auriculaire postérieure. Quand elle naît de l'occipitale, elle suit le stylo-hyoïdien et rejoint le nerf facial au niveau du trou stylo-mastoïdien ; 3° *des branches musculaires* pour les muscles de la nuque. Ces branches s'anastomosent avec des rameaux de la cervicale ascendante; 4° *l'artère cervicale postérieure* pour les téguments de la partie supérieure du cou ; 5° *une artère méningée postérieure* qui pénètre dans le crâne par le trou déchiré postérieur ou le trou occipital.

Branches terminales. — Elles sont au nombre de deux : 1° *une externe* dont les rameaux se dirigent vers l'auriculaire postérieure; 2° *une interne* qui monte sur la ligne médiane vers le sommet du crâne et donne un *rameau pariétal* qui passe par le trou du même nom et se distribue à la dure-mère.

Artère maxillaire interne (*A. maxillaris interna B.N.A*). — Cette artère, branche de bifurcation profonde de la carotide externe, s'étend du col du condyle au fond de la fosse ptérygo-maxillaire.

Trajet et rapports. — La maxillaire interne, accompagnée du nerf auriculo-temporal, s'engage dans une boutonnière formée par le bord interne du condyle et l'aponévrose ptérygoïdienne (*boutonnière rétro-condylienne*). Elle se dirige alors en avant et en dedans, dans la fosse zygomatique, le long du ptérygoïdien externe (muscle satellite); elle peut suivre deux voies : une *voie profonde* en passant en dedans du muscle et une *voie externe* en passant en dehors de ce dernier.

Variété profonde. — La M. I., appliquée au bord inférieur de la face interne du ptérygoïdien externe, croise perpendiculairement les nerfs

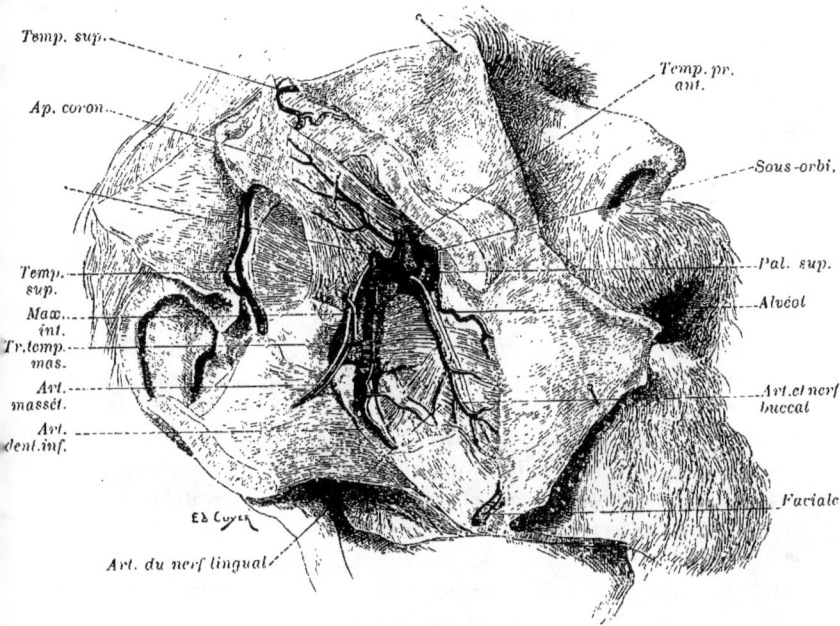

Fig. 425. — La maxillaire interne, variété externe.

dentaire inférieur et lingual, et décrit une première courbe à concavité inférieure; puis elle monte vers la base de l'apophyse ptérygoïde, s'applique à son aile externe, passe entre les deux faisceaux du ptérygoïdien externe avec le nerf buccal, et décrit une nouvelle courbe à concavité supérieure. Elle répond alors à la partie supérieure de la tubérosité maxillaire, arrive dans l'arrière-fond de la fosse ptérygo-maxillaire, et s'engage dans le trou sphéno-palatin où sa terminaison prend le nom d'*artère sphéno-palatine*.

Variété externe. — La M. I., dans cette variété, suit la face externe du ptérygoïdien externe et passe entre ce dernier muscle et le muscle temporal. Elle croise ensuite le nerf buccal qui passe au-devant d'elle, et arrivée à la tubérosité maxillaire suit le même trajet que dans la variété précédente.

Branches. — La M. I., émet quatorze collatérales :

a) Cinq supérieures ou ascendantes : la *tympanique*, la *petite méningée*, la *méningée moyenne*, la *temporale profonde postérieure*, la *temporale profonde antérieure* ;

b) Cinq descendantes : la *dentaire inférieure*, la *massétérine*, la *buccale*, les *ptérygoïdiennes*, la *palatine supérieure* ;

c) Deux antérieures : l'*alvéolaire*, la *sous-orbitaire* ;

d) Deux postérieures : la *vidienne*, la *ptérygo-palatine*.

La M. I. donne, en outre, une branche terminale : l'*artère sphéno-palatine*.

Nous les décrirons, de préférence, en suivant l'ordre dans lequel elles se détachent du tronc.

1) *Artère tympanique.* — De petit volume, cette artère naît près du condyle et s'engage avec la corde du tympan dans un conduit spécial qui l'amène dans l'oreille moyenne. Elle donne des rameaux à l'articulation temporo-maxillaire, se distribue à la muqueuse de la caisse et s'anastomose avec la stylo-mastoïdienne.

2) *Artère méningée moyenne.* — De volume important, elle naît en dedans du ptérygoïdien externe, et s'engage dans le trou petit rond ou sphéno-épineux, souvent après avoir passé dans une boutonnière nerveuse formée par l'auriculo-temporal. Dans le crâne, elle parcourt la fosse cérébrale moyenne où elle se divise en deux *branches terminales*, dont l'*antérieure* gagne l'extrémité externe de la petite aile du sphénoïde et arrive à l'angle du pariétal, tandis que la *postérieure* se dirige en haut et en arrière sur la portion écailleuse du temporal et la portion inférieure et postérieure du pariétal.

Ses branches collatérales sont :

a) *En dehors du crâne* : quelques rameaux pour le muscle ptérygoïdien externe ; une petite branche qui accompagne le nerf lingual ; quelquefois la petite méningée ou l'artère tympanique ; b) *dans le crâne* : quelques rameaux à la dure-mère de la fosse sphénoïdale et au ganglion de Gasser ; un rameau qui pénètre avec le nerf pétreux supérieur dans l'aqueduc de Fallope et s'anastomose avec la stylo-mastoïdienne ; des rameaux orbitaires qui s'anastomosent avec l'ophtalmique ; des rameaux qui pénètrent dans l'oreille moyenne par la suture pétro-squameuse et qui s'anastomosent avec la tympanique et la stylo-mastoïdienne.

3) *Petite méningée.* — Inconstante, elle naît souvent de la précédente, entre dans le crâne par le trou ovale et se distribue au ganglion de Gasser et à la paroi externe du sinus caverneux.

4) **Artère dentaire inférieure.** — De volume important, elle naît au moment où la M. I. contourne le bord inférieur du ptérygoïdien externe ; elle suit alors la face interne du maxillaire inférieur, et en dedans de l'épine de Spix pénètre avec le nerf dentaire inférieur dans le canal dentaire qu'elle parcourt en entier.

Au niveau des petites molaires elle se divise en

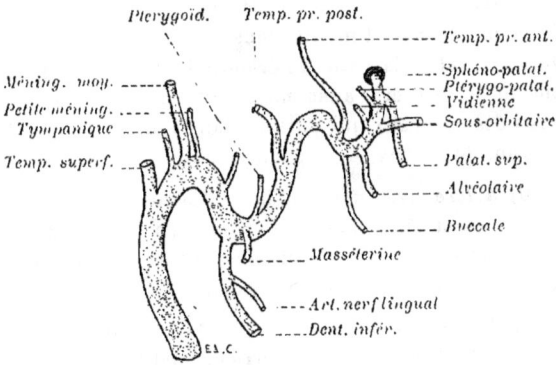

Fig. 426.—Schéma de la maxillaire interne et de ses branches.

une *branche mentonnière*, qui émerge par le trou mentonnier et qui s'anastomose avec des rameaux de la sous-mentale, et une *branche incisive* qui va jusqu'à la symphyse.

Ses collatérales sont, avant son entrée dans le canal dentaire : l'artère *du nerf lingual*, et le rameau *mylo-hyoïdien* pour le muscle du même nom. Dans le canal dentaire, elle donne des *rameaux dentaires* en nombre égal à celui des racines, et des rameaux diploïques pour le diploé du maxillaire inférieur.

5) **Artère massétérine.** — Cette artère peut naître d'autres branches de la M. I. (buccale, temporale profonde postérieure, dentaire inférieure). Elle se porte en bas et en dehors, passe dans l'échancrure sigmoïde avec le nerf massétérin. Ses rameaux se distribuent au masséter et s'anastomosent avec la transverse de la face.

6) **Artères ptérygoïdiennes.** — De volume et de nombre variable, elles se distribuent aux muscles ptérygoïdiens, surtout à l'externe.

7) **Artère temporale profonde postérieure.** — Elle peut naître d'un tronc commun avec la dentaire (tronc temporo-dentaire). Elle monte verticalement sur la face externe du ptérygoïdien externe, atteint la crête du sphénoïde et se divise en deux branches destinées au temporal. Ces branches s'anastomosent avec la temporale profonde antérieure et la temporale moyenne.

8) **Artère buccale** (*A. buccinatoria* BNA). — Elle naît au niveau de la tubérosité maxillaire, passe avec le nerf buccal dans la partie antérieure de l'espace ptérygo-temporal et atteint le buccinateur. Elle se distribue aux parois buccales, aux glandes situées sur la face interne

du buccinateur, et s'anastomose avec la faciale, l'alvéolaire et la sous-orbitaire.

9) *Artère temporale profonde antérieure.* — Cette artère naît à côté de la précédente et monte dans la graisse qui sépare le bord antérieur du temporal de la paroi antérieure de la fosse temporale. Elle se distribue au muscle et s'anastomose avec les autres temporales. Elle émet aussi des rameaux qui passent dans l'orbite par les trous du malaire et s'anastomosent avec la lacrymale.

10) *Artère alvéolaire.* — Elle naît à côté de la précédente, se dirige en bas et en avant, émet des *rameaux dentaires postérieurs* et des *rameaux gingivaux*, et contribue à former avec la buccale un plexus sur la face externe du buccinateur.

11) *Artère sous-orbitaire.* — De volume important, elle naît au moment où l'artère va gagner l'arrière-fond de la fosse ptérygo-maxillaire. Elle se dirige horizontalement en avant, pénètre dans la gouttière creusée sur la paroi inférieure de l'orbite et émerge par le trou sous-orbitaire avec le nerf maxillaire supérieur. Là, elle s'épanouit en branches ascendantes, palpébrales ; en branches descendantes pour les muscles et la peau des joues; en branches internes, nasales pour les téguments du nez; et en branches externes pour la pommette. Elle émet, au niveau de la fente sphéno-maxillaire, une branche orbitaire qui se divise en deux rameaux, un pour la paupière inférieure, un pour la glande lacrymale. Dans le canal sous-orbitaire, elle donne une branche qui descend dans le conduit dentaire supérieur et antérieur et qui se rend à la pulpe des incisives et des canines.

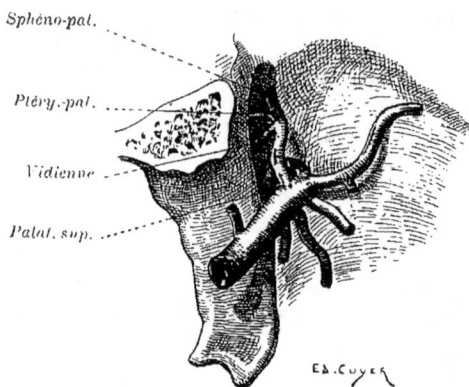

Fig. 427.—L'artère maxillaire interne dans l'arrière-fond de la fosse ptérygo-maxillaire.

12) *Artère vidienne* (*A. canalis pterygoidei* BNA). —Très grêle, elle naît de la M. I., près du trou sphéno-palatin. Elle se dirige en arrière, passe en dehors du ganglion sphéno-palatin, pénètre avec le nerf vidien dans le canal vidien et gagne, en cheminant sous la muqueuse du pharynx, les parties latérales de la voûte et la trompe où elle se distribue. Ses

rameaux s'anastomosent avec la branche postérieure de la palatine supérieure ou ascendante et avec l'artère ptérygo-palatine.

13) *Artère palatine supérieure*. — Elle naît au fond de la fosse ptérygo-maxillaire et gagne la voûte palatine, en passant par le canal palatin postérieur. Elle donne, avant de s'engager dans ce dernier, des *rameaux staphylins* qui vont au voile du palais et jusqu'à la trompe où ils s'anastomosent avec l'artère vidienne. Sa branche principale antérieure, longe le bord alvéolaire, jusqu'au canal palatin antérieur, où elle envoie un rameau nasal qui s'anastomose avec la sphéno-palatine.

14) *Artère ptérygo-palatine*. — (Pharyngienne supérieure). Très grêle, elle naît à côté de la vidienne et s'anastomose avec elle sous la muqueuse de la voûte, après avoir traversé le conduit ptérygo-palatin.

La branche terminale de la M. I., ou mieux sa portion située au delà du trou sphéno-palatin prend le nom d'*artère sphéno-palatine* : cette artère pénètre dans la fosse nasale correspondante. A l'extrémité postérieure du méat supérieur, elle se divise en deux branches : l'une interne, l'*artère de la cloison* s'anastomose dans le conduit palatin antérieur avec la palatine supérieure; l'autre, externe, l'artère des *cornets et des méats*, se distribue à la muqueuse des cornets.

En résumé, on voit que la maxillaire interne et ses nombreuses branches se distribuent aux organes de la mastication, aux organes de la déglutition, aux fosses nasales, à l'oreille, à la face, aux os du crâne et à la dure-mère.

Artère temporale superficielle (*A. temporalis superficialis BNA*). — Branche de bifurcation externe et superficielle de la carotide externe, elle naît au niveau du col du condyle dans l'épaisseur de la parotide. Elle monte ensuite verticalement au-devant du tragus et croise l'apophyse zygomatique; devenue sous-cutanée elle repose sur l'aponévrose temporale qui la sépare du temporal. En arrière d'elle et l'accompagnant, on trouve une veine et le nerf auriculo-temporal. A trois ou quatre centimètres au-dessus de l'apophyse zygomatique, elle se divise en deux branches terminales.

Branches collatérales. — Elles sont *antérieures ou faciales*; *postérieures ou auriculaires; interne ou temporale moyenne* :

1) Les *branches antérieures* se distribuent à l'articulation temporo-maxillaire et au masséter. Deux d'entre elles sont plus importantes, ce sont : a) l'*artère transverse de la face*, qui se dirige en avant sur la face externe du masséter, parallèle et sus-jacente au canal de Sténon, et qui

se termine sur le buccinateur. Elle se distribue à la parotide, au canal de Sténon, au masséter, au grand et au petit zygomatique, au canin, au buccinateur, aux téguments de la joue. Tous ces rameaux s'anastomosent avec des rameaux de la faciale, de la buccale, de l'alvéolaire et de la sous-orbitaire; b) l'*artère zygomato-orbitaire* qui suit le bord supérieur de l'apophyse zygomatique et qui se distribue à la partie interne de l'orbiculaire des paupières, où elle s'anastomose avec des rameaux de l'ophtalmique.

2) Les *branches postérieures*, au nombre de quatre ou cinq, se distribuent aux muscles auriculaires et au pavillon de l'oreille.

3) La *branche interne ou artère temporale moyenne*, traverse l'aponévrose temporale, pénètre dans le muscle et s'anastomose avec les deux temporales profondes.

Branches terminales. — Elles sont au nombre de deux, une *antérieure* et une *postérieure*.

L'*antérieure* ou *frontale* se porte en avant et se divise en nombreux rameaux qui se distribuent à la peau du front, au frontal et à la paupière supérieure, s'anastomosant avec la sus-orbitaire et la palpébrale supérieure.

La *postérieure ou pariétale* se divise en : a) *rameaux antérieurs* qui s'anastomosent avec les rameaux de la précédente; b) *rameaux supérieurs* qui vont à la suture sagittale et s'anastomosent avec ceux du côté opposé; c) *rameaux postérieurs* qui s'anastomosent avec l'auriculaire et l'occipitale. Tous ces rameaux se distribuent aux téguments.

CAROTIDE INTERNE (*A. carotis interna BNA*).

Préparation. — Injection par la carotide primitive. On remplit ainsi facilement le tronc et les branches cérébrales dont le mode d'étude sera indiqué plus loin (v. système nerveux, artères du cerveau). Mais l'ophtalmique est assez souvent mal injectée par ce procédé. Nous verrons plus loin comment il convient de la préparer (v. p. 618).

Branche de bifurcation de la carotide primitive, la carotide interne s'étend du bord supérieur du cartilage thyroïde à l'apophyse clinoïde antérieure, où elle se divise en quatre branches terminales : *cérébrale antérieure; cérébrale moyenne; choroïdienne antérieure, communicante postérieure.*

Chez l'adulte et surtout chez l'enfant, son volume est supérieur à celui de la carotide externe.

D'abord située en dehors de la carotide externe, la carotide interne se dirige en haut et un peu en dedans. Elle arrive alors sous la parotide et monte le long du pharynx jusqu'à l'orifice inférieur du canal carotidien. Là, elle suit la coudure du conduit osseux et, après un trajet vertical, elle monte oblique en avant et en dedans, pour gagner les parties latérales de la selle turcique et pénétrer dans l'intérieur du sinus caverneux. Elle y chemine alors d'arrière en avant et de bas en haut, en décrivant une double courbe en *S* italique qui s'accentue avec l'âge. Au niveau de l'apophyse clinoïde antérieure elle redevient verticale, perfore la dure-mère, donne sa seule collatérale importante, l'*ophtalmique*, et se divise presque aussitôt en ses branches terminales.

Rapports. — On distingue trois portions à la C. I. : une *portion cervicale*, une *portion intra-pétreuse*, une *portion intra-crânienne*.

1) *Portion cervicale.* — Jusqu'au digastrique et aux muscles styliens sous lesquels elle s'engage, l'artère présente les mêmes rapports que la C. E. Elle est en contact en avant avec cette dernière, et la veine jugulaire interne la recouvre en dehors ; au-dessus des muscles cités plus haut, la C. I. s'engage dans un espace limité en avant par le plan des muscles styliens, en arrière par les apophyses transverses des premières vertèbres cervicales tapissées par les muscles prévertébraux (espace stylovertébral) ; elle entre en rapport à ce niveau avec le prolongement pharyngien de la parotide, placé en avant d'elle, avec les IXe, X^e, XIe et XIIe paires, avec le ganglion supérieur du grand sympathique. Elle est placée très en arrière et en dehors du pharynx et une distance moyenne de 2 centimètres la sépare de l'amygdale.

2) *Portion intra-pétreuse.* — Dans sa portion intra-pétreuse, l'artère chemine dans le canal carotidien, en compagnie d'un plexus veineux et d'un plexus sympathique. Dans la portion verticale de ce canal elle répond : *en avant*, à la paroi osseuse de la trompe d'Eustache et du conduit du muscle du marteau qui la croise perpendiculairement ; *en arrière*, au limaçon ; *en dehors*, à la jonction de la paroi antérieure ou tubaire de la caisse du tympan et de sa paroi interne ou labyrinthique.

Dans la portion horizontale du canal, l'artère répond : *en bas*, à la paroi inférieure, complétée en dedans par un trousseau fibreux qui oblitère le trou déchiré antérieur ; *en haut*, à la paroi osseuse très mince que double la dure-mère qui la sépare du ganglion de Gasser.

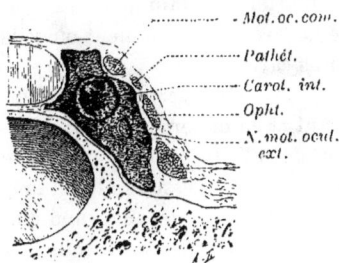

Fig. 428. — Coupe transversale du sinus caverneux. (D'après Langer.)

Mot. oc. com.
Pathét.
Carot. int.
Opht.
N. mot. ocul. ext.

3) *Portion crânienne.* — Dans cette portion la carotide interne occupe

d'abord le sinus caverneux. *En dedans*, elle répond au corps pituitaire; *en dehors*, elle est croisée de haut en bas par le moteur oculaire commun, le pathétique, le moteur oculaire externe et l'ophtalmique. A sa *sortie du sinus*, la carotide interne croise la face externe du nerf optique, traverse l'arachnoïde et se divise au niveau de l'extrémité interne de la scissure de Sylvius en ses quatre branches terminales.

Branches collatérales. — Dans sa portion cervicale, la carotide ne donne pas de branches (exceptionnellement une pharyngienne, ou une occipitale). Dans sa portion intra-pétreuse, elle fournit des *rameaux au périoste* et le *rameau carotico-tympanique*, qui suit le canal de ce nom et se distribue à la muqueuse de la paroi inférieure de la caisse du tympan. Dans sa portion intra-crânienne, la C. I. fournit un rameau anastomotique pour l'artère vidienne, un pour l'artère méningée moyenne, des ramuscules pour la dure-mère et ganglion de Gasser et sa seule collatérale importante, l'*artère ophtalmique*.

ARTÈRE OPHTALMIQUE (*A. ophtalmica B.N.A.*).

Préparation. — Pour obtenir une bonne injection de l'ophtalmique il faut soit pousser l'injection dans le bout cervical de la carotide interne, après avoir lié cette artère au niveau de l'apophyse clinoïde antérieure, soit isoler la portion intra-crânienne de l'artère sur une longueur suffisante, et y placer la canule après en avoir lié les deux bouts. Pour préparer l'ophtalmique, le plus simple est d'enlever en totalité la paroi externe et en partie la paroi supérieure de l'orbite. Il faut autant que possible conserver les muscles et les principaux troncs nerveux.

L'artère ophtalmique, destinée à l'œil et à ses annexes, se détache de la carotide au moment où celle-ci émerge de la paroi supérieure du sinus caverneux.

Trajet et rapports. — L'ophtalmique se dirige horizontalement en avant et en dehors et pénètre dans le canal optique qui la conduit dans l'orbite. Elle se porte alors en avant et en dedans, croise le nerf optique en passant au-dessus de lui et longe la paroi interne de l'orbite jusqu'au niveau de la poulie du grand oblique. Elle passe alors au-dessous du tendon de ce muscle et, sous le nom d'artère nasale, s'anastomose à plein canal avec l'angulaire branche terminale de la faciale.

Dans le canal optique, l'artère est placée au-dessous et en dehors du nerf. — Dans l'orbite d'abord voisine de la paroi externe, elle se rapproche progressivement de la paroi interne. Dans sa traversée oblique de la cavité orbitaire, elle est recouverte par le releveur de la paupière

supérieure, le droit supérieur et le nerf frontal. Elle répond inférieurement au nerf optique. Dans tout ce trajet l'artère est accompagnée à
son côté externe et sur un plan inférieur par la grosse veine ophtalmique supérieure qui sort de l'orbite par la fente sphénoïdale.

Branches collatérales. — 1) *Artère centrale de la rétine.* — Courte et
grêle, elle s'applique sur le nerf optique dans lequel elle pénètre à
15 millimètres en arrière du globe oculaire. Au niveau de l'épanouis-

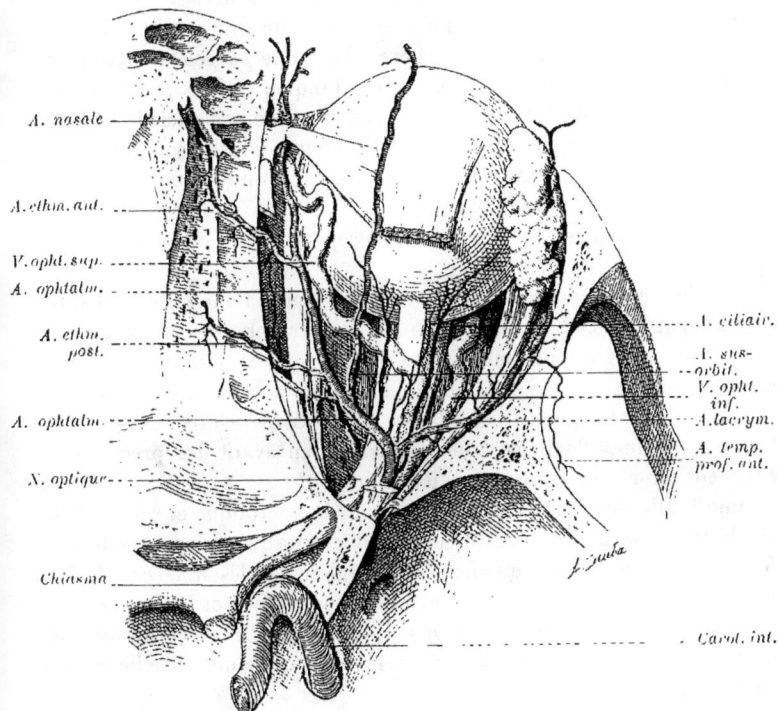

A. nasale
A. ethm. ant.
V. ophl. sup.
A. ophtalm.
A. ethm. post.
A. ophtalm.
N. optique
Chiasma

A. ciliair.
A. sus-orbit.
V. ophl. inf.
A. lacrym.
A. temp. prof. ant.

Carol. int.

Fig. 429. — Rapports du nerf optique avec les vaisseaux de l'orbite.

sement du nerf (rétine), elle donne une branche externe et une
branche interne qui forment, sous la face profonde de la rétine, un réseau à mailles serrées.

2) *Artère lacrymale.* — Volumineuse, elle naît de l'ophtalmique peu
après son entrée dans l'orbite et se dirige en dehors, accompagnée du
nerf lacrymal. Elle suit le bord supérieur du muscle droit externe jusqu'à
la glande lacrymale, qu'elle traverse, en lui abandonnant des rameaux.
Elle se termine dans la paupière supérieure où ses rameaux s'anasto-

mosent avec la palpébrale supérieure, la sus-orbitaire et la temporale superficielle. Elle donne des rameaux au périoste, aux muscles droit externe et releveur, un rameau qui s'anastomose avec la méningée moyenne à travers la fente sphénoïdale, et un rameau qui s'anastomose avec la temporale profonde antérieure à travers un canal osseux de l'os malaire.

3) *Artère sus-orbitaire ou frontale externe.* — Elle naît au niveau du croisement de l'artère et du nerf optique, suit la paroi supérieure de l'orbite entre le releveur et le périoste, ayant le nerf sus-orbitaire à son côté interne. Elle sort de l'orbite avec ce dernier par l'échancrure sourcilière, et se termine par trois branches : une *palpébrale* (paupière supérieure) qui s'anastomose avec l'ophtalmique, et deux *frontales* qui s'anastomosent avec des branches de la temporale superficielle, de l'auriculaire postérieure et de l'occipitale. Elle fournit, dans son trajet, des rameaux périostiques, des rameaux musculaires, un rameau au nerf sus-orbitaire et un rameau diploïque.

4) *Artères ciliaires.* — Ces artères se répartissent en *ciliaires longues* et *ciliaires courtes.*

a) *Ciliaires longues.* — Au nombre de deux, l'une interne, l'autre externe par rapport au nerf optique, elles traversent obliquement la sclérotique, cheminent entre cette dernière et la choroïde jusqu'au cercle ciliaire. Là, en se divisant et en s'anastomosant, elles constituent le *grand cercle artériel de l'iris.* b) *Ciliaires courtes.* — Nombreuses, grêles, flexueuses, elles naissent en avant des précédentes. Elles entourent le nerf optique au voisinage du globe et s'épanouissent en une touffe de ramuscules qui perforent la sclérotique et se ramifient sur la face externe de la choroïde, s'avançant jusqu'aux procès ciliaires. Le système des artères ciliaires est complété par les *artères ciliaires antérieures*, qui naissent des artères musculaires et lacrymale. Ces artères rampent entre la conjonctive et la sclérotique, perforant cette dernière près de la cornée, pour se terminer dans le muscle ciliaire et le grand cercle de l'iris.

5) *Artères musculaires.* — Au nombre de deux, elles naissent le plus souvent par un tronc commun. L'artère musculaire inférieure, plus importante, va aux muscles droit inférieur, droit externe et petit oblique ; la supérieure aux muscles droit supérieur, droit interne, grand oblique et releveur.

6) *Artères ethmoïdales.* — Au nombre de deux, l'une antérieure, l'autre postérieure, ces artères naissent le plus souvent par un tronc commun qui est alors celui de l'ethmoïdale antérieure.

L'ethmoïdale *antérieure*, accompagnée du filet ethmoïdal du rameau nasal de la branche ophtalmique de Willis, pénètre dans le trou correspondant creusé dans l'angle supérieur et interne de l'orbite, s'applique sur la lame criblée de l'ethmoïde, s'engage dans un orifice de cette dernière, sur les côtés de l'apophyse crista-galli et arrive dans les fosses nasales. Là, elle descend obliquement sur la face postérieure des os propres du nez et irrigue la portion correspondante de la pituitaire.

L'ethmoïdale *postérieure*, plus grêle, suit au début un trajet analogue dans le trou ethmoïdal postérieur; accompagnée du nerf sphéno-ethmoïdal de Luschka, filet du nasal, elle s'épuise sur la lame criblée. Les deux artères ethmoïdales donnent des rameaux au bulbe olfactif, au nerf olfactif et à la dure-mère.

7) *Artère palpébrale inférieure.* — Assez grosse, elle naît au niveau de la poulie du grand oblique. Elle se porte dans l'épaisseur de la paupière inférieure et y forme l'arcade palpébrale inférieure qui donne des rameaux à l'orbiculaire, aux glandes de Meibomius, aux glandes ciliaires et à la peau. La palpébrale inférieure se termine vers l'angle externe des paupières où elle s'anastomose avec des rameaux de la transverse de la face. Elle donne un rameau collatéral, qui descend dans le canal nasal : *le rameau du canal nasal.*

8) *Artère palpébrale supérieure.* — Elle naît au niveau de la précédente et quelquefois par un tronc commun avec elle. Elle gagne la paupière supérieure et y constitue l'arcade palpébrale supérieure dont la terminaison s'anastomose avec les rameaux de la temporale superficielle.

9) *Artère frontale interne.* — Décrite quelquefois comme branche de terminaison de l'ophtalmique, elle naît en avant de la poulie du grand oblique et se dirige en haut et en dedans. Elle donne quelques rameaux à la partie interne de la paupière, et se divise bientôt en deux branches terminales : une *superficielle* pour les téguments de la racine du nez; une *profonde* pour le frontal, le pyramidal et le périoste crânien.

Branche terminale. *Artère nasale.* — Branche terminale de l'ophtalmique, la *nasale* se dirige en bas, en avant et en dedans et descend dans l'angle formé par la racine du nez et la paupière inférieure. Là, elle prend le nom d'*artère angulaire* et se continue à plein canal avec la *faciale.* Elle donne un rameau au sac lacrymal, et la *dorsale du nez* qui descend sur le dos de cet organe et s'anastomose avec l'artériole de l'aile du nez, branche de la faciale.

ARTÈRE SOUS-CLAVIÈRE (*A. subclavia BNA*).

Préparation. — Injection par la crosse aortique. La préparation du tronc ne peut s'exécuter qu'après ablation de la clavicule. En extirpant celle-ci, on devra chercher à éviter la section de la sus-scapulaire et de la mammaire interne. On préparera d'abord avec soin la région du dôme pleural et le creux sus-claviculaire, ce qui montrera l'origine des différentes branches et les importants rapports de l'artère. On suivra ensuite la thyroïdienne inférieure et les artères scapulaires. Pour étudier la vertébrale, il faudra procéder à une dissection complète des plans profonds de la nuque et à l'ouverture du crâne. Pour suivre la mammaire interne, il faudra réséquer prudemment le sternum et les cartilages costaux, et ouvrir la gaine du muscle grand droit, afin de voir derrière celui-ci l'anastomose de la mammaire interne et de l'épigastrique.

L'artère sous-clavière s'étend du tronc brachio-céphalique à droite, de la crosse de l'aorte à gauche, jusqu'à la partie moyenne de la clavicule où elle prend le nom d'artère axillaire.

La sous-clavière droite est située sur un plan plus antérieur que la gauche ; elle est aussi plus courte de toute la hauteur du tronc brachio-céphalique. Cervicale dès son origine, elle se dirige en haut et en dehors, s'infléchit ensuite sur le sommet du poumon pour se diriger en bas et en dehors vers la clavicule.

La sous-clavière gauche, d'abord thoracique, monte jusqu'à la base du cou, d'où elle s'infléchit sur le dôme pulmonaire pour gagner ensuite la clavicule. — La sous-clavière droite est ordinairement un peu plus volumineuse que la gauche. — Elles présentent toutes les deux à leur partie moyenne, un peu après les scalènes, un rétrécissement ou isthme décrit par Stahel.

Rapports. — Au point de vue des rapports, on doit diviser la sous-clavière en trois portions : la première, située en dedans des scalènes, *pré-scalénique* ; la deuxième entre les scalènes, *inter-scalénique* et la troisième en dehors des scalènes, *post-scalénique*.

Première portion. — Les rapports diffèrent à droite et à gauche :

Sous-clavière droite. — L'artère répond : *en avant*, aux plans superficiels, à la clavicule, aux insertions du sterno-cléido-mastoïdien, du sterno-cléido-hyoïdien et du sterno-thyroïdien et, au-dessous de ces muscles, à de nombreux ganglions lymphatiques et à un plan veineux constitué par la veine jugulaire, la veine sous-clavière, la veine jugulaire externe, la veine jugulaire antérieure et la veine vertébrale. La veine sous-clavière droite reçoit en outre à ce niveau la grande veine lymphatique. Immédiatement sur l'artère se placent trois nerfs qui sont de dehors en dedans : le *phrénique* qui passe en avant du vaisseau et détache sous l'artère un rameau récurrent qui rejoint le ganglion cervical inférieur du sympathique ; le *sympathique* divisé à ce niveau en deux groupes nerveux, un postérieur au vaisseau et un antérieur ; ce dernier détache un rameau récurrent qui passe sous l'artère et rejoint le ganglion cervical inférieur (anse de Vieussens) ; le *pneumogastrique*, qui croise l'artère tout près de son origine et qui émet à ce niveau la troisième anse nerveuse constituée par le *nerf récurrent*. — *En arrière*, la sous-clavière droite répond à l'apophyse transverse de la 7ᵉ cervicale, dont elle est séparée par la portion verticale du récurrent, le ganglion cervical inférieur du grand sympathique, la première racine antérieure dorsale et le muscle transverso-pleural. — *En bas*, la sous-clavière répond à la plèvre, à des veines qui correspondent au tronc cervico-intercostal. — *En haut,*

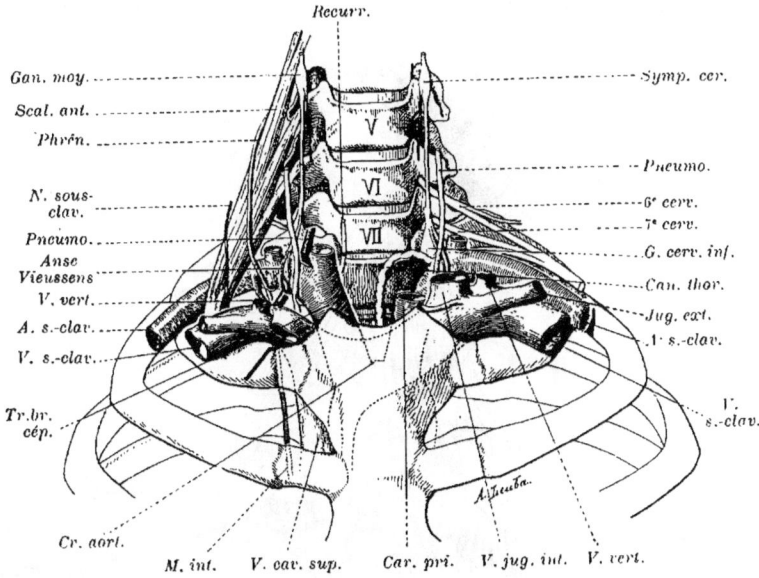

Fig. 430. — Rapports de la sous-clavière (schéma).

l'artère fait angle avec la carotide primitive et donne la plupart de ses branches.

Sous-clavière gauche. — Les rapports de la sous-clavière gauche sont au cou les mêmes qu'à droite, mais le pneumogastrique émet le récurrent sous la crosse de l'aorte. Dans sa portion intra-thoracique, la sous-clavière gauche répond : *en avant*, à la carotide gauche, à la crosse du canal thoracique qui enjambe l'artère pour gagner la veine sous-clavière gauche, et au tronc veineux brachio-céphalique gauche qui la sépare du sternum ; *en arrière*, au muscle long du cou qui la sépare de la colonne dorsale ; *en dedans*, à l'œsophage, à la trachée, au nerf récurrent et à une chaîne de ganglions lymphatiques : *en dehors*, à la plèvre médiastine qui la sépare de la face interne du poumon gauche.

Deuxième portion. — Entre les scalènes, la sous-clavière répond : *en* *avant*, au scalène antérieur; *en bas*, à la première côte excavée en une gouttière que limite en avant le tubercule de Lisfranc; *en arrière et en haut*, aux cordons du plexus brachial qui séparent l'artère des scalènes moyen et postérieur.

Troisième portion. — En dehors des scalènes, l'artère chemine à la base du creux sus-claviculaire. Elle est recouverte par les plans superficiels, les branches sus-claviculaires du plexus cervical superficiel, la

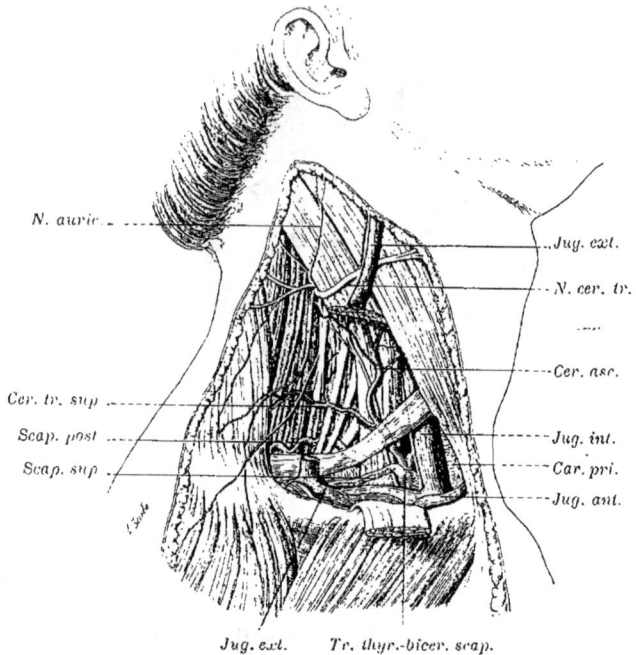

Fig. 431. — Région sus-claviculaire.

veine jugulaire externe, l'aponévrose cervicale moyenne, le muscle omo-hyoïdien, des ganglions lymphatiques et de la graisse. *En bas*, la sous-clavière repose sur le premier espace intercostal; *en avant*, elle répond à la veine sous-clavière et à l'artère sus-scapulaire; *en arrière*, aux nerfs du plexus brachial traversés à ce niveau par l'artère scapulaire postérieure.

Distribution. — La sous-clavière donne naissance à neuf branches qui sont : la *vertébrale*, la *thyroïdienne inférieure*, la *cervicale ascendante*, la *cervicale transverse superficielle*, la *scapulaire supérieure*, la *mammaire interne*, la *cervicale profonde*, l'*intercostale supérieure*, la *scapulaire postérieure*.

Toutes ces artères, moins une, naissent de la portion *pré-scalénique*
de la sous-clavière, le plus souvent par des troncs communs qui sont, de
dedans en dehors : 1° la *vertébrale*, qui naît isolément de la face supérieure de l'artère; 2° la *mammaire interne*, qui se détache de la face
antérieure, au même niveau, mais sur la face postérieure : 3° le *tronc
cervico-intercostal*, qui donne la cervicale profonde et l'intercostale
supérieure; 4° le *tronc thyro-bicervico-scapulaire*. Ce dernier, situé
près du bord interne du scalène antérieur, naît de la face supérieure de
la sous-clavière et donne : la thyroïdienne inférieure, la cervicale transverse superficielle, la scapulaire supérieure.

Seule la dernière collatérale, la *scapulaire postérieure*, naît immédiatement *en dehors des scalènes*.

Nous décrirons les branches de la sous-clavière dans cet ordre, mais
il nous faut ajouter que les anomalies (branches surnuméraires, variétés
d'origine des branches, etc.), sont des plus fréquentes. Il en est de même
des variétés d'origine de l'artère elle-même (Voir Crosse de l'aorte).

Artère vertébrale (*A. vertebralis BNA*). — De volume important,
cette artère naît de la face supérieure du tronc de la sous-clavière, se
porte en haut et en arrière, et monte par le canal des apophyses transverses vers la protubérance, le bulbe, le cervelet et la partie postérieure
du cerveau.

Trajet et Rapports. — De son origine à son entrée dans le canal
osseux (trou de la 6ᵉ cervicale), la vertébrale est située à la partie la
plus profonde de la région sus-claviculaire et répond : *en avant*, à la
veine vertébrale, à l'anse de Vieussens et à la thyroïdienne inférieure
qui la croise perpendiculairement; *en arrière*, à la veine jugulaire postérieure, au ganglion de Neubauer, et aux branches antérieures de la
1ʳᵉ paire dorsale et de la 7ᵉ cervicale; *en dehors*, au muscle transverso-pleural (appareil suspenseur de la plèvre); *en dedans*, à la
jugulaire interne, à la carotide, au pneumogastrique, et plus profondément au muscle long du cou.

Au niveau de la 6ᵉ vertèbre cervicale l'artère, entourée d'un plexus
veineux (plexus vertébral) et accompagnée d'un tronc nerveux (nerf
vertébral de François Frank), pénètre dans un canal mi-osseux, mi-
musculaire. Ce dernier est formé par les trous des apophyses transverses des 6ᵉ, 5ᵉ, 4ᵉ, 3ᵉ et 2ᵉ vertèbres cervicales réunies par les muscles
intertransversaires antérieurs et postérieurs. L'artère répond en arrière
aux nerfs cervicaux. Arrivée au-dessus de l'axis, elle se porte en haut
et en dehors, répondant en arrière au muscle grand oblique et gagne
le trou de l'apophyse transverse de l'atlas. Elle décrit ensuite une
courbe à concavité antérieure qui embrasse les masses latérales de

l'atlas, perfore les ligaments atloïdo-occipitaux postérieurs et la dure-
mère entre l'arc postérieur de l'atlas et l'occipital et pénètre dans la
cavité crânienne. Là, elle chemine entre les masses latérales de l'occipital et le bulbe, et contourne ce dernier pour se placer en avant de lui
sur la gouttière basilaire. Au niveau du bord inférieur de la protubérance, elle s'unit à celle du côté opposé pour donner le *tronc basilaire*.

Branches collatérales. — Elles sont nombreuses et se divisent en
trois groupes :

a) *Branches naissant de la portion cervicale.* — Ce sont, au niveau
des apophyses transverses : les *rameaux spinaux*, qui pénètrent avec
les nerfs rachidiens dans la cavité vertébrale ; des *rameaux musculaires* et des *rameaux articulaires*.

b) *Branches naissant de la portion intra-crânienne.* — Elles sont au
nombre de quatre : 1° l'*artère méningée postérieure*, qui gagne la tente
du cervelet, et se ramifie à la face inférieure de cet organe ; — 2° l'*artère spinale postérieure*, mal nommée, qui contourne les faces latérales
du bulbe, pour passer entre les fibres du spinal et gagner la face postérieure de la moelle. Là, elle donne un rameau *ascendant* pour le
4° ventricule et un rameau *descendant spinal*, grêle. Celui-ci s'épuise
après un court trajet sur les côtés de la face postérieure de la moelle,
mais il est continué par des rameaux venus des branches spinales, cervicales, dorsales et lombaires. Ces dernières s'anastomosent entre elles
par leurs rameaux, les uns ascendants, les autres descendants, et
constituent l'*artère spinale postérieure vraie* ; 3° l'*artère spinale
antérieure* ; plus volumineuse que la précédente, elle se porte en bas et
en dedans au-devant du bulbe, pour s'anastomoser avec celle du côté
opposé, et constituer un tronc médian, l'*artère spinale antérieure* proprement dite. Cette dernière descend jusqu'à la partie terminale de la
moelle en suivant à peu près le sillon médian antérieur ; — 4° l'*artère
cérébelleuse inférieure* (inférieure et postérieure) ; assez considérable,
cette artère contourne les faces latérales du bulbe, passe entre les
racines du grand hypoglosse, du pneumogastrique et du glosso-pharyngien et gagne les côtés du 4° ventricule. Là elle s'enfonce dans la
scissure interhémisphérique du cervelet et s'épuise sur le lobe médian.

Tronc basilaire (*A. basilaris BNA*). — Constitué par les deux vertébrales,
le T. B., impair et médian, chemine entre la face antérieure de la protubérance et la gouttière basilaire. Au niveau du bord supérieur de la
protubérance il se divise en deux branches terminales, les *deux artères
cérébrales postérieures*, qui se portent en arrière et en dehors vers les
lobes occipitaux et qui reçoivent l'artère *communicante postérieure*,
anastomose entre le système de la vertébrale et celui de la carotide
interne (Voir Cerveau).

Les branches collatérales du tronc basilaire sont : 1º des *branches protubérantielles* très grêles ; 2º l'*artère auditive interne*, qui accompagne le nerf auditif et se distribue à l'oreille interne ; 3º l'*artère cérébelleuse moyenne* (cérébelleuse inférieure et antérieure), pour la face antérieure du cervelet ; 4º l'*artère cérébelleuse supérieure*, qui se distribue à la face supérieure du cervelet.

Artère mammaire interne (*A. mammaria interna* B.N.A). — D'un calibre inférieur à celui de la vertébrale, elle naît de la face antérieure de la S. C.

Trajet et Rapports. — L'artère mammaire interne se porte d'abord en bas, en avant et un peu en dedans, et atteint la face postérieure du premier cartilage costal où elle quitte la région du cou. Elle répond à l'extrémité interne de la clavicule et à la veine sous-clavière en avant, au dôme pleural en arrière. Le nerf phrénique, qui l'accompagne, est d'abord situé en avant et en dehors de l'artère. Il la croise ensuite en passant sur sa face antérieure et se place finalement en dedans d'elle. Dans le thorax, la mammaire interne devient verticale, croise perpendiculairement la face postérieure des six premiers cartilages costaux doublés des muscles intercostaux internes. Au niveau de l'extrémité sternale du 6ᵉ espace, elle se divise en ses deux branches terminales. Dans son trajet

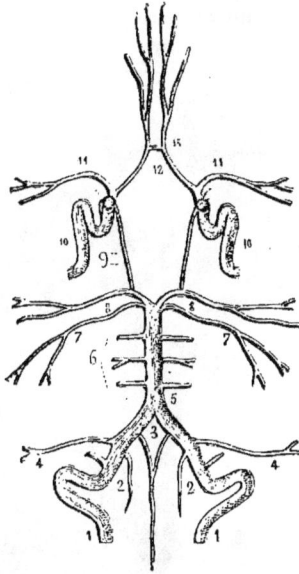

Fig. 432. — Hexagone artériel de la base de l'encéphale.

1, 1. Artères vertébrales. — 2, 2. Spinales postérieures. — 3. Spinale antérieure. — 4, 4. Cérébelleuses inférieures et postérieures. — 5. Tronc basilaire. — 6. Artérioles qui naissent des parties latérales de ce tronc. — 7, 7. Cérébelleuses supérieures. — 8, 8. Cérébrales postérieures. — 9. Communicante postérieure. — 10, 10. Carotide interne. — 11, 11. Cérébrales moyennes. — 12. Cérébrales antérieures. — 13. Communicante antérieure.

intrathoracique, elle longe le sternum à une distance moyenne de 5 à 15 mm. et répond en arrière à la plèvre et au triangulaire du sternum.

La mammaire interne est accompagnée de deux veines et d'une chaîne de ganglions lymphatiques.

Branches collatérales. — Elles sont postérieures, externes et antérieures. a) Les *branches postérieures* sont des *artères thymiques*, des *artères péricardiques* et l'*artère diaphragmatique supérieure*. Cette dernière, plus importante, se place en dedans du nerf phrénique, chemine entre la plèvre et le péricarde. et se termine sur la face supérieure du diaphragme où elle s'anastomose avec la diaphragmatique inférieure.

b) Les *branches externes* sont les *artères intercostales antérieures*, au nombre de deux pour chaque espace, l'une supérieure, l'autre inférieure. De volume variable, d'abord situées entre le triangulaire et l'intercostal interne, elles perforent ce dernier muscle et s'anastomosent à plein canal avec la partie terminale des intercostales aortiques.

c) Les *branches antérieures* ou *perforantes* sont en nombre égal à celui des espaces intercostaux que croise la mammaire interne : perforant la partie la plus interne de l'espace, elles vont à la peau, au muscle grand pectoral et à la glande mammaire.

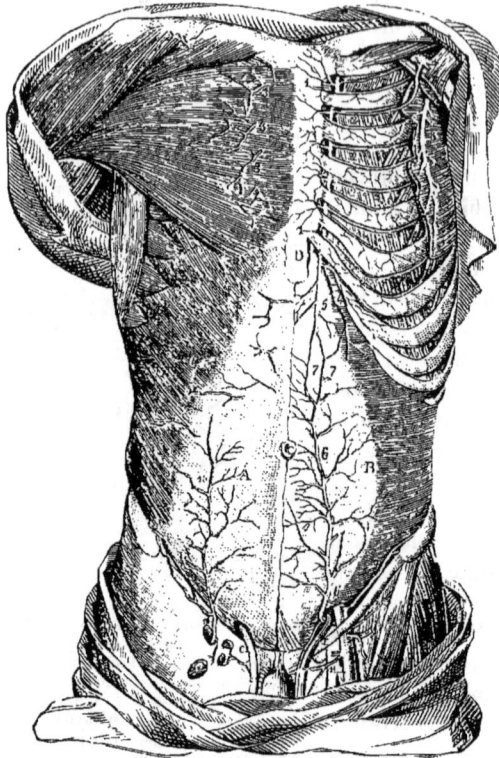

Fig. 433. — Artère mammaire interne.

1. 1. Tronc de la mammaire interne. — 2, 2. 2, 2. Ses branches externes ou artères intercostales antérieures.   3. 3, 3. Ses branches antérieures ou perforantes. — 4. Sa branche terminale externe. — 5. Sa branche terminale interne. — 6. 6. Épigastrique. — 7, 7. Anastomoses de cette artère avec la mammaire interne. — 8. Thoracique longue. — 9. Circonflexe iliaque. — 10. Tégumenteuse de l'abdomen. — 11. Honteuses externes de la fémorale.

Branches terminales. — Sont au nombre de deux. *L'externe* ou *thoracique* se dirige en bas et en dehors. suivant les insertions costales du diaphragme et se termine au niveau du dixième espace, rarement du onzième. Elle fournit des rameaux au diaphragme et des artères intercostales antérieures à chaque espace qu'elle croise. *L'interne* ou *abdominale* suit la direction de la mammaire, sort du thorax par l'interstice celluleux qui sépare les faisceaux sternaux des faisceaux costaux du diaphragme, émet un rameau vers l'appendice xyphoïde et pénètre dans la gaine du grand droit. Là elle chemine entre l'aponévrose et le corps charnu du muscle, et s'anastomose avec l'épigastrique vers la région ombilicale.

Tronc cervico-intercostal (*Truncus costo-cervicalis BNA*). — Ce tronc se détache de la face postérieure de la sous-clavière au même niveau que la mammaire interne, se porte en bas et en arrière, et pénètre dans la fossette sus-rétro-pleurale, limitée en dedans par la bandelette vertébro-pleurale, en dehors par le muscle transverso-pleural et le ligament costo-pleural. Il passe en dehors du ganglion de Neubauer qui occupe cette fossette et se divise après un parcours d'environ 2 centimètres en deux branches terminales : l'*intercostale supérieure*, la *cervicale profonde*.

Artère intercostale supérieure. — Cette artère se dirige verticalement en bas jusqu'au troisième espace intercostal où elle se termine. Elle répond : *en avant*, à la plèvre pariétale ; *en arrière*, au col de la première et de la deuxième côte et aux deux premiers nerfs dorsaux ; *en dedans*, au tronc du grand sympathique. Au niveau de chaque espace elle fournit : 1° un rameau *dorso-spinal* analogue au rameau dorso-spinal des intercostales aortiques ; 2° un *rameau intercostal proprement dit*, qui se comporte comme les intercostales aortiques, s'anastomose avec les intercostales antérieures de la mammaire interne et fournit des branches perforantes qui s'anastomosent avec les branches thoraciques de l'axillaire. Ces *intercostales* des espaces supérieurs sont quelquefois fournies par l'aorte thoracique. Dans ce cas l'intercostale supérieure est très grêle.

Artère cervicale profonde. — Cette deuxième branche de bifurcation du tronc cervico-intercostal se porte en haut et en arrière, contourne le col de la première côte, où elle émet un rameau qui s'anastomose avec la scapulaire postérieure, et monte entre le transversaire épineux et le grand complexus dans lesquels elle s'épuise. Elle donne des rameaux au petit complexus, au splénius et à l'angulaire de l'omoplate.

Tronc thyro-bicervico-scapulaire (Farabeuf) (*Truncus thyreocervicalis BNA*). — Toujours très volumineux, ce tronc se détache de la partie antéro-supérieure de la sous-clavière, à quelques millimètres en dehors de la mammaire interne et du tronc cervico-intercostal. Il se porte en haut et un peu en avant et, après un trajet de 2 à 10 millimètres, se divise en ses quatre branches : la *thyroïdienne inférieure*, la *cervicale ascendante*, la *cervicale transverse superficielle*, la *scapu-*

laire supérieure. Ces quatre artères peuvent naître du tronc isolément, mais le plus souvent le tronc thyro-bi-cervico-scapulaire se divise en deux troncs : l'un, interne, qui donne la thyroïdienne inférieure et la cervicale ascendante ; l'autre, externe, qui se divise en cervicale transverse superficielle et en scapulaire supérieure.

Artère thyroïdienne inférieure (*A. thyreoidea inferior BNA*). — La thyroïdienne inférieure est la plus interne des branches du tronc T. B. S. D'un calibre considérable, elle monte verticalement jusqu'à l'apophyse transverse de la 5e vertèbre cervicale, dont elle est séparée par le muscle long du cou, l'aponévrose prévertébrale, l'artère et la veine vertébrales. A ce niveau, la thyroïdienne inférieure répond en avant au gros paquet vasculo-nerveux du cou et en dehors au scalène antérieur. En regard de l'apophyse transverse de la 5e cervicale, l'artère décrit une courbe autour du tronc du grand sympathique, devient descendante, puis transversale, et de nouveau ascendante jusqu'à l'extrémité inférieure du lobe latéral du corps thyroïde, où elle se divise en trois branches terminales. Dans la dernière partie de son trajet elle répond en dedans à la trachée, à l'œsophage et au nerf récurrent (Voir Récurrent).

Branches collatérales. — Ce sont des *rameaux musculaires* destinés au long du cou, au cléido-thyroïdien, au sterno-thyroïdien ; des *rameaux trachéaux* et *œsophagiens*, et l'*artère laryngée postérieure*, destinée à la partie postérieure du larynx.

Branches terminales. — Elles sont au nombre de trois : 1° une *inférieure*, qui suit le bord inférieur de l'isthme et s'anastomose avec celle du côté opposé ; 2° une *postérieure*, qui monte le long du bord latéral et qui s'anastomose avec une branche analogue de la thyroïdienne supérieure ; 3° une *profonde*, qui s'insinue entre la trachée et la glande où elle se termine.

Artère cervicale ascendante (*A. cervicalis ascendens BNA*). — Deuxième branche du tronc T. B. S., la cervicale ascendante, recouverte par l'omoplato-hyoïdien et l'aponévrose moyenne, se porte en haut, et remonte sur le scalène antérieur en dedans du nerf phrénique. Elle chemine ensuite sur les tubercules antérieurs des apophyses transverses des vertèbres cervicales, entre les insertions du scalène en dehors, les muscles long du cou et droit antérieur en dedans. Elle se termine au niveau de la troisième cervicale. Elle donne des *rameaux musculaires* au long du cou, au scalène, au droit antérieur, et des *rameaux spinaux*. Ces derniers pénètrent par les trous de conjugaison dans la cavité rachidienne.

Artère cervicale transverse superficielle (*A. cervicalis superficialis BNA*). — Troisième branche du tronc T. B. S., la cervicale transverse se porte en bas et en dehors, et traverse la partie inférieure du creux sus-claviculaire à environ 25 millimètres au-dessus de la clavicule. Elle croise successivement le nerf phrénique, le scalène antérieur, le ventre postérieur de l'omoplato-hyoïdien et s'engage sous le trapèze dans lequel elle se termine. Ses *rameaux terminaux* se divisent en *ascendants*, qui s'anastomosent avec les rameaux trapéziens de l'occipitale, et en *descendants*, qui s'anastomosent avec les rameaux de la scapulaire postérieure.

Artère scapulaire supérieure *(A. transversa scapulæ BNA).* — Qua-

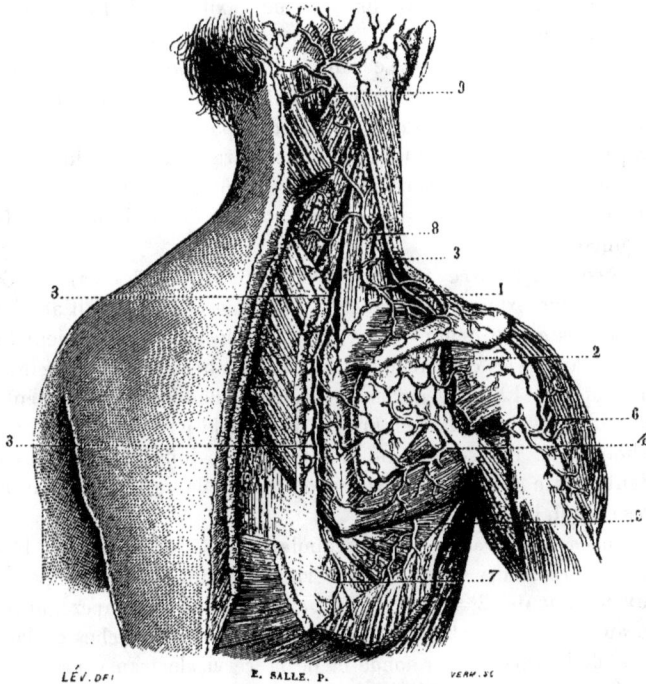

FIG. 434. - Partie terminale des trois scapulaires et de la circonflexe.

1. Scapulaire inférieure traversant la fosse sus-épineuse. — 2. Cette même artère entrant dans la fosse sous-épineuse et se divisant en plusieurs rameaux qui s'anastomosent avec la scapulaire inférieure. — 3, 3, 3. Scapulaire postérieure, longeant le bord spinal de l'omoplate et s'anastomosant aussi avec la scapulaire inférieure. — 4. Scapulaire inférieure. — 5. Une branche de cette artère qui passe sous le grand rond pour se rendre dans le grand dorsal. — 6. Circonflexe postérieure contournant l'humérus, et se ramifiant dans le deltoïde — 7. Extrémité terminale de la scapulaire postérieure pénétrant dans le grand dorsal. — 8. Autre branche de la même artère qui traverse l'angulaire et se distribue ensuite dans le trapèze. — 9. Artère occipitale se réfléchissant sur le bord interne du splénius, pour aller se ramifier dans le cuir chevelu.

trième branche du tronc T. B. S., la scapulaire supérieure se dirige en bas et en dehors, et se place derrière la clavicule dont elle longe le bord postérieur, en répondant en arrière au nerf phrénique, au scalène antérieur, à la veine et à l'artère sous-clavières, et au plexus brachial. Arrivée au bord supérieur de l'omoplate, elle se recourbe en arrière, et passe au-dessus du ligament qui transforme en trou l'échancrure coracoïdienne. Le nerf sus-scapulaire et les veines qui accompagnent l'artère passent sous le ligament. Dans la dernière partie de son trajet la scapulaire supérieure traverse la fosse sus-épineuse entre le muscle et le périoste, et se termine dans la fosse sous-épineuse. Là elle fournit des rameaux périostiques, osseux, musculaires, et s'anastomose en arcade avec la scapulaire inférieure, branche de l'axillaire, et avec la scapulaire postérieure.

Branches collatérales. — Ce sont : 1° un *rameau thoracique* qui naît près de l'origine de la scapulaire et qui se distribue au muscle sous clavier; 2° des *rameaux musculaires* pour le scalène antérieur, le trapèze et le sous-scapulaire. Ce dernier rameau s'anastomose avec le rameau que donne à ce muscle la scapulaire inférieure; 3° des *rameaux* pour le muscle sus-épineux et pour le périoste de là fosse sus-épineuse.

Artère scapulaire postérieure (*A. transversa colli B.N.A*). — Cette artère, la plus externe des branches de la sous-clavière, naît au niveau des scalènes ou en dehors d'eux, se porte en haut, puis devient horizontale, traverse les cordons du plexus brachial et gagne l'angle interne de l'omoplate. Là, elle devient verticale, chemine parallèlement au bord spinal de l'omoplate en arrière du dentelé postérieur, et en avant du rhomboïde. Elle se termine près de l'angle inférieur de l'os en se perdant dans le grand dorsal. Dans son trajet elle s'anastomose avec les autres scapulaires.

Branches collatérales. — La scapulaire postérieure donne : 1° des *rameaux grêles* aux scalènes, au sterno-cléido mastoïdien, au peaucier et aux téguments; 2° *l'artère trapézienne*, qui va au trapèze, au splénius, au sus-épineux et qui s'anastomose avec des branches de la vertébrale, de la cervicale profonde et de la cervicale transverse superficielle; 3° dans sa partie verticale, des *rameaux musculaires* au rhomboïde aux petit et grand dentelés, à la masse commune et au sous-épineux. Ces rameaux s'anastomosent avec les autres scapulaires.

ARTÈRE AXILLAIRE (*A. axillaris B.N.A*).

Préparation. — La préparation de l'artère axillaire est facile. Il suffit d'aborder l'aisselle par sa base et sa paroi antérieure. Il faudra procéder avec prudence à la section des deux pectoraux qui constituent celle-ci pour ménager les branches antérieures de l'aisselle.

L'*artère axillaire* s'étend du milieu du bord postérieur de la clavicule, où elle fait suite à la sous-clavière, au bord inférieur du tendon
du grand pectoral, où elle change de nom et prend celui d'humérale.

Trajet et rapports. — L'artère, dans son trajet, est en rapport avec
les parois et le contenu de l'aisselle.

1) *Rapports avec les parois du creux axillaire.* — Dans une première portion, qui va du sommet de l'aisselle au bord supérieur du
petit pectoral, l'artère axillaire répond : *en dedans*, aux deux premières
digitations du grand dentelé; *en arrière*, à la graisse qui comble l'espace scapulo-thoracique; *en avant*, aux plans antérieurs de l'aisselle,

grand pectoral et
tissu cellulaire,
où se trouvent
les vaisseaux
acromio - thora -
ciques, le nerf
du grand pecto-
ral, la portion
terminale de la
veine céphali-
que; enfin, l'ar-
tère répond éga-
lement, en avant,
au muscle sous-
clavier et à l'a-
ponévrose clavi-
coraco-axillaire.

Dans sa deu-
xième portion,
placée derrière
le muscle petit
pectoral, l'axill-
laire répond : *en
avant*, à ce der-
nier muscle, en-

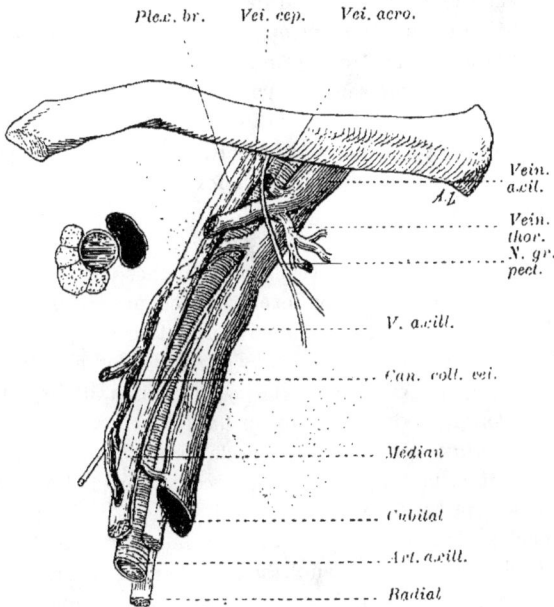

Fig. 435. — Rapports des vaisseaux axillaires et des troncs
nerveux.

La racine du médian est trop petite, ainsi que le nerf musculo-cutané. Le
brachial cutané interne n'a pas été figuré.

gainé dans un dédoublement de l'aponévrose clavi-pectorale; *en dedans*,
à la paroi interne de l'aisselle dont elle commence à s'éloigner; *en
dehors*, à l'insertion coracoïdienne du coraco-brachial et du biceps; *en
arrière*, au tendon du sous-scapulaire soulevé par la tête humérale.

Dans sa troisième portion, au-dessous du petit pectoral, l'artère, devenue partie intégrante de la paroi externe de l'aisselle, répond : *en
avant*, au bord interne du coraco-brachial qui la sépare du grand pec-

toral; *en arrière*, aux tendons du grand dorsal et du grand rond ; *en dehors*, à l'interstice des muscles coraco-biceps et grand dorsal; *en dedans*, à l'aponévrose très amincie.

2) *Rapports de l'artère avec les éléments du paquet vasculo-nerveux contenus dans l'aisselle.* — Dans la région axillaire, que l'artère ne traverse pas en diagonale, mais dont elle suit la paroi antérieure, l'axillaire est entourée des éléments du paquet vasculo-nerveux du membre supérieur (veine, nerfs, lymphatiques).

Dans la *première portion*, la *veine* est en dedans de l'artère et se place en avant de cette dernière, si elle est distendue; elle reçoit à ce niveau, le canal collatéral de la veine axillaire, la céphalique, l'acromio-thoracique. Quelquefois, toutes ces veines débouchent dans la veine axillaire par un tronc commun antérieur à l'artère. Les branches du *plexus brachial* sont en arrière et en dehors de l'artère. Le nerf du grand pectoral passe en avant de l'artère, le nerf du petit pectoral en arrière. Ils s'accolent sur le bord interne du vaisseau et forment une anse qui embrasse dans sa concavité l'embouchure de la veine acromio-thoracique.

A la *partie moyenne de l'aisselle*, la *veine* s'écarte de l'artère; le *plexus brachial* se divise en ses branches terminales. Le tronc commun du radial et du circonflexe passe en arrière de l'artère ; les racines interne et externe du médian bordent de chaque côté le vaisseau.

A la *partie inférieure de l'aisselle*, les éléments vasculo-nerveux sont étagés sur la paroi externe du creux axillaire le bras étant supposé horizontal, on trouve : tout en haut, assez loin de l'artère, le *nerf musculo-cutané* qui perfore le muscle coraco-brachial; plus bas, sus-jacent à l'artère, le *tronc du médian*, constitué par les deux racines étudiées plus haut, et le canal collatéral veineux de l'axillaire; au-dessous de l'artère, le nerf *brachial cutané interne* et le *nerf cubital*; plus superficiellement, un peu au-dessous de l'artère la grosse veine axillaire, et dans la profondeur, au même niveau que le cubital, le *nerf radial*.

Le long de la veine et parallèlement à elle, se trouvent les ganglions lymphatiques (groupe huméral).

Branches collatérales. — Elles sont au nombre de 6 ou de 7 : trois sont antérieures : la *thoracique supérieure*, l'*acromio-thoracique* et les *petites thoraciques;* deux sont externes : la *circonflexe postérieure* et la *circonflexe antérieure;* une est interne, la *thoracique inférieure;* une est postérieure, la *scapulaire inférieure*.

Nous suivrons, pour les étudier, leur ordre d'origine.

1) **A. Thoracique supérieure** (*A. thoracalis superior B.N.A*). — Les classiques en font une branche de l'acromio-thoracique. Elle naît cependant

le plus souvent isolément, au niveau du bord inférieur du sous-clavier.
Elle fournit des rameaux aux premières digitations du grand dentelé,
perfore l'aponévrose clavi-pectorale et se distribue aux muscles pectoraux et à la peau de la région mammaire.

2) **A. Acromio-thoracique** (*A. thoraco-acromialis B.N.A*). — Assez grosse,
elle naît au niveau du bord supérieur du petit pectoral qu'elle contourne,

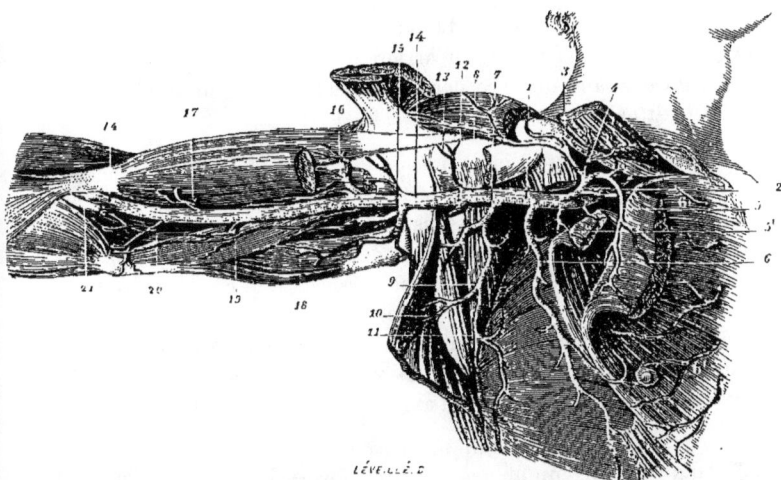

FIG. 436. — Artères axillaire et humérale.

1. Tronc de l'artère axillaire. — 2. Artère acromio-thoracique. — 3. Branche externe ou acromiale
de cette artère. — 4. Rameau qu'elle donne à la portion claviculaire du grand pectoral. — 5. Branche
antérieure ou thoracique de la même artère. — 5'. Thoracique postérieure. — 6. Thoracique inférieure,
ou longue. — 6', 6'. Branches antérieures ou perforantes de la mammaire interne. — 7. Scapulaire inférieure se divisant en deux branches, l'une postérieure ou scapulaire, l'autre antérieure ou thoracique,
— 8. Branche postérieure de cette artère se subdivisant en trois gros rameaux destinés au grand rond,
au sous-scapulaire, et au sous-épineux. — 9. Branche antérieure de la même artère se partageant en
deux rameaux qui se rendent l'un au grand dorsal, l'autre au grand dentelé. — 10. Rameau qui se
ramifie dans le grand dorsal. — 11. Rameau qui se distribue au grand dentelé. — 12. Origine de la
circonflexe postérieure. — 13. Circonflexe antérieure. — 14, 14. Artère humérale. — 15. Humérale
profonde, ou collatérale externe. — 16. Branche externe de l'humérale cheminant entre le brachial
antérieur et le biceps auxquels elle se distribue. — 17. Autre branche externe qui pénètre dès son origine dans l'épaisseur du biceps. — 18. Branche superficielle de la portion interne du biceps. —
19. Branche superficielle du brachial antérieur. — 20. Collatérale interne. — 21. Nerf médian dont la
portion brachiale a été excisée.

avant de perforer l'aponévrose. Sous le grand pectoral, elle se bifurque
et donne : une *branche interne* ou *thoracique*, une *branche externe* ou
acromiale.

La *branche thoracique* se dirige en bas et en dedans. Elle se divise
en rameaux, qui se distribuent au sous-clavier, au petit et au grand
pectoral, à la mamelle, et qui s'anastomosent avec les perforantes de la
mammaire interne.

La *branche acromiale* se porte en haut et en dehors, s'engage sous le deltoïde, passe au-dessus du ligament acromio-coracoïdien et se termine au voisinage de l'articulation acromio-claviculaire, en s'anastomosant avec la sus-scapulaire. Elle fournit des branches musculaires au sous-clavier, au petit pectoral, à la portion claviculaire du deltoïde ; des rameaux à l'articulation de l'épaule et à ses ligaments ; et un rameau descendant qui se place dans l'interstice delto-pectoral, au-dessous de la veine céphalique.

3) **A. Petites thoraciques.** — Le plus souvent au nombre de deux, ces artères, très grêles, naissent en arrière du muscle petit pectoral. Elles fournissent des rameaux à ce dernier et aux muscles intercostaux voisins du petit pectoral.

4) **A. Thoracique inférieure** (*A. thoracalis lateralis BNA*). — (Mammaire externe.) Volumineuse et longue, cette artère naît de la face interne du tronc principal, un peu au-dessous du bord inférieur du petit pectoral. Elle suit la paroi interne de l'aisselle et descend en longeant le bord antérieur du grand dentelé jusqu'au septième espace intercostal environ. Ses branches se distribuent au grand pectoral, au grand dentelé, à la glande mammaire, aux intercostaux, aux ganglions lymphatiques de l'aisselle (groupe antéro-interne) qui l'accompagnent. Elle s'anastomose avec les autres thoraciques fournies par l'axillaire, et avec les intercostales.

5) **A. Scapulaire inférieure** (*A. subscapularis BNA*). — Elle provient quelquefois d'un tronc commun avec les circonflexes. Généralement, elle naît de l'axillaire au-dessous du petit pectoral et se dirige en bas, en arrière et en dedans. Elle chemine quelques millimètres sur la face antérieure du sous-scapulaire et donne ses deux branches terminales : l'une *interne* ou *thoracique*, l'autre *externe* ou *scapulaire*.

La *branche thoracique* descend sur la paroi interne de l'aisselle, en arrière et au-dessous de la mammaire externe. Ses branches vont au grand dentelé, aux intercostaux, aux téguments, et s'anastomosent avec les autres thoraciques et avec les intercostales.

La *branche scapulaire* passe dans le triangle limité *en dehors*, par le tendon de la longue portion du triceps ; *en haut*, par le bord inférieur du sous-scapulaire et du petit rond ; *en bas*, par le bord supérieur du grand rond, et contourne le bord externe de l'omoplate, où elle se divise en trois branches : une antérieure pour le sous-scapulaire, une postérieure pour le sous-épineux et le petit rond, une inférieure pour les muscles ronds. Ces branches s'anastomosent avec les autres scapulaires.

6) **A. Circonflexe postérieure** (*A. circonflexa humeri posterior BNA*). — Cette artère se détache de l'axillaire au niveau du bord supérieur du grand rond. Elle se porte en dehors, contourne le col chirurgical de

l'humérus et, accompagnée du nerf circonflexe, passe dans un espace quadrilatère formé par le col de l'humérus en dehors, par la longue portion du triceps en dedans, par le bord inférieur du petit rond en haut; par le bord supérieur du grand rond en bas. Elle fournit des rameaux aux muscles précédents, à l'articulation de l'épaule, aux téguments, et se termine sous la face profonde du 'deltoïde. Là, elle s'anastomose avec la circonflexe antérieure.

7) **A. Circonflexe antérieure** (*A. circonflexa humeri anterior BNA*). — Moins considérable que la précédente, elle naît au niveau du bord supérieur du tendon du grand dorsal. Elle contourne en avant le col chirurgical de l'humérus, et donne au niveau de la coulisse bicipitale un *rameau ascendant* pour la séreuse du tendon, le périoste et la capsule de l'articulation, et un *rameau descendant* qui se dirige sous le deltoïde, donne des rameaux à ce muscle et au brachial antérieur, et s'anastomose avec la circonflexe postérieure.

ARTÈRE HUMÉRALE (*A. brachialis BNA*).

L'artère humérale s'étend du bord inférieur du grand pectoral au pli du coude, au-dessous duquel elle se divise en ses branches terminales : la radiale et la cubitale.

Le bras étant pendant le long du corps, l'artère est très légèrement oblique en bas, en avant et en dehors. Son trajet est indiqué par une ligne étendue du sommet du creux de l'aisselle au milieu du pli du coude.

Rapports. — *Au bras*, l'artère répond : *en avant*, au bord interne du coraco-brachial, remplacé plus bas par le bord interne du biceps. L'humérale est en outre croisée en avant, à la partie moyenne du bras par le nerf médian, qui d'externe, lui, devient interne; *en arrière*, l'artère répond à la cloison intermusculaire interne, derrière laquelle se trouvent le nerf cubital et le vaste interne; *en dedans*, l'artère, très superficielle, est en contact avec l'aponévrose brachiale recouverte des téguments, en haut elle répond en outre au nerf brachial cutané interne; *en dehors*, l'humérale répond en haut au coraco-brachial, dans l'épaisseur duquel chemine le musculo-cutané, et plus bas à l'interstice qui sépare le biceps du brachial antérieur.

Au pli du coude, l'artère chemine entre le tendon du biceps et le faisceau coronoïdien du rond pronateur qui la sépare du médian. Elle est recouverte par l'aponévrose, renforcée par l'expansion aponévrotique du biceps, qui la sépare de la veine médiane basilique et des filets du brachial cutané interne.

L'artère humérale est entourée, dans tout son trajet, de deux veines collatérales, l'une située à son côté antéro-externe, l'autre à son côté postéro-interne, et de deux troncs lymphatiques profonds présentant sur leur trajet trois ou quatre ganglions.

Branches collatérales. — L'humérale fournit de nombreux *rameaux musculaires* (deltoïde, biceps, coraco-brachial et brachial antérieur), une *artère nourricière de l'humérus*, provenant le plus souvent du rameau du brachial antérieur, et quatre collatérales principales : le *rameau deltoïdien*, la *collatérale externe* ou *humérale profonde*, la *collatérale interne supérieure* et la *collatérale interne inférieure*.

1) Rameau deltoïdien. — Cette branche se détache un peu au-dessous du bord inférieur du grand pectoral. Elle se porte en dehors sous la courte portion du biceps et se termine dans la partie inférieure du deltoïde et la partie supérieure du brachial antérieur.

2) Collatérale externe (*A. collateralis radialis* BNA). — (Humérale profonde). Elle naît de la partie postérieure de l'humérale, au niveau du bord inférieur du grand rond. D'un volume important, elle se dirige en bas, en dehors et un peu en arrière, et descend en spirale avec le nerf radial, dans la *gouttière radiale* de l'humérus. Elle longe les insertions supérieures du vaste interne et arrive au niveau du bord externe de l'humérus, où elle donne ses deux branches terminales, antérieure et postérieure. La *branche terminale antérieure* descend entre le long supinateur et le premier radial en dehors, et le brachial antérieur en dedans ; elle se termine au

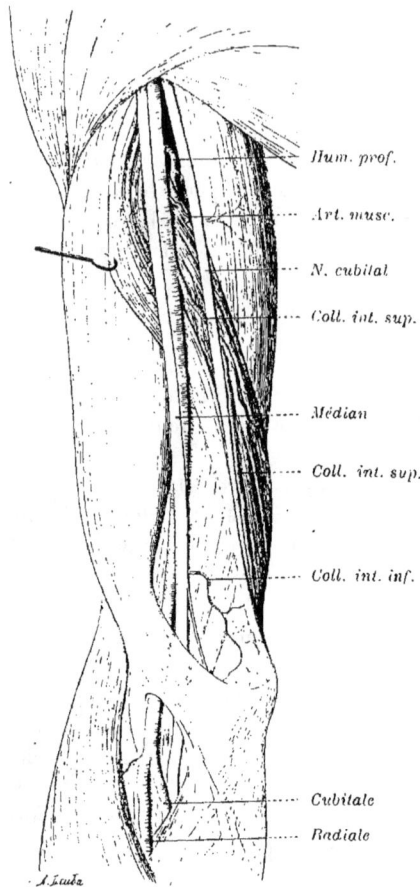

Hum. prof.

Art. musc.

N. cubital

Coll. int. sup.

Médian

Coll. int. sup.

Coll. int. inf.

Cubitale

Radiale

Fig. 437. — L'artère humérale.

niveau de l'épicondyle, en s'anastomosant avec la récurrente radiale antérieure. La *branche terminale postérieure* descend dans l'épaisseur du vaste interne, donne des rameaux à ce dernier et à l'articulation du coude, et s'anastomose avec les récurrentes radiale et cubitale postérieures. L'humérale profonde fournit dans son trajet des rameaux au grand rond, au grand dorsal et surtout au triceps, des **rameaux périostiques** et osseux, et quelquefois l'artère **nourricière** de l'humérus.

3) **Collatérale interne supérieure** (*A. collateralis ulnaris superior BNA*). — (Branche superficielle de la portion interne du triceps). Elle naît au-dessous de l'humérale profonde. Elle se dirige en bas et en dedans, perfore la cloison intermusculaire interne, et se place à côté du nerf cubital. Elle descend avec ce dernier dans la loge postérieure du bras et se termine au voisinage de l'épitrochlée, en s'anastomosant avec les récurrentes radiales et cubitales, et avec la collatérale interne et inférieure. Elle donne un rameau collatéral, qui provient quelquefois de l'humérale elle-même : la *branche superficielle du brachial antérieur*.

4) **Collatérale interne inférieure** (*A. collateralis ulnaris inferior BNA*.— Cette artère naît à environ quatre centimètres au-dessus de l'interligne du coude, et se dirige en bas et en dedans vers la région de l'épitrochlée, où elle s'anastomose avec la précédente et les récurrentes cubitales. Elle fournit des rameaux au brachial antérieur, au rond pronateur, et une artère anastomotique qui semble la continuer. Cette dernière se porte transversalement en dedans, perfore la cloison intermusculaire, et s'anastomose avec la terminaison de la branche postérieure de l'humérale profonde.

Anomalies. — Parmi les *anomalies de trajet* de l'humérale, il faut citer le passage de l'artère sous une apophyse sus-épitrochléenne ou dans un conduit osseux spécial, creusée dans l'humérus au niveau de cette apophyse.

Les *anomalies de terminaison* sont très fréquentes. La bifurcation prématurée, souvent constatée, se fait à différentes hauteurs. Il peut y avoir deux bifurcations, celle du pli du coude, et une première située plus haut, qui donne un gros tronc artériel superficiel au niveau du bras ou trois artères antibrachiales. En outre, l'artère humérale peut donner au niveau du bras, une artère qui vient remplacer • à l'avant-bras, la radiale atrophiée ; on peut observer la même disposition pour la cubitale. Enfin, quand l'humérale se bifurque en radiale et cubitale à la partie moyenne du bras, le tronc principal devenu très grêle se continue le plus souvent avec l'interosseuse commune.

ARTÈRE RADIALE (*A. radialis BNA*.

Branche de bifurcation de l'humérale, la radiale s'étend du pli du coude à la paume de la main.

Trajet et rapports. — On considère à la radiale trois portions : *antibrachiale, carpienne, palmaire*.

1) *Portion antibrachiale.* — Dans le tiers supérieur de l'avant-bras, la radiale profonde se dirige en bas et en dehors sur le bord interne du long supinateur, qui la recouve plus ou moins. En arrière, elle repose sur le court supinateur et plus bas sur le rond pronateur. Dans les tiers moyen et inférieur de l'avant-bras, l'artère est verticale, superficielle et répond : *en avant*, à l'aponévrose antibrachiale; *en arrière*, au fléchisseur commun superficiel des doigts, puis au fléchisseur propre du pouce et au carré pronateur qui la sépare du radius. Tout en bas, l'artère bat sous la peau et se place dans l'intervalle qui sépare les tendons long supinateur et grand palmaire (*gouttière du pouls*).

2) *Portion carpienne.* — A ce niveau, l'artère contourne l'apophyse styloïde du radius et s'engage entre le ligament latéral externe de l'articulation radio-carpienne et les tendons accolés du long abducteur et du court extenseur du pouce, pour gagner la *tabatière anatomique*. Cette dernière est une région losangique limitée en dehors par les tendons du long abducteur et du court extenseur, en dedans par le tendon du long extenseur, et dont le fond est formé par le trapèze. La radiale traverse obliquement la tabatière, recouverte par la peau, le tissu cellulaire où cheminent la veine céphalique du pouce et des ramifications du radial, et l'aponévrose. Elle s'engage alors sous le tendon du long extenseur du pouce et s'enfonce dans l'extrémité supérieure du premier espace interosseux.

3) *Portion palmaire.* — Au niveau de la paume la radiale chemine profondément, appliquée sur les métacarpiens et les interosseux, recouverte par le paquet des fléchisseurs. Elle se termine dans cette région, et y constitue, en s'anastomosant avec une branche de la cubitale, l'*arcade palmaire profonde* (Voir Artères de la main).

Branches collatérales :

1) **Portion antibrachiale.** — Dans cette région, l'artère fournit de nombreuses branches innominées, se divisant en : *antérieures*, pour les téguments; *externes*, pour le long supinateur, les radiaux, le long abducteur du pouce, le long extenseur; *internes*, pour le grand palmaire et le fléchisseur superficiel; *postérieures*, pour le court supinateur, le rond pronateur, le fléchisseur propre du pouce, le carré pronateur et le radius. La radiale fournit en outre à l'avant-bras trois branches plus importantes : la *récurrente radiale antérieure*, la *transverse antérieure du carpe* et la *radio-palmaire*.

a) **Récurrente radiale antérieure.** — Elle naît à l'origine de la radiale, se porte en bas et en dehors, se réfléchit, monte obliquement entre le long supinateur et le brachial antérieur, et se termine en s'anastomosant avec la branche terminale antérieure de l'humérale profonde. Elle donne des rameaux au long et au court supinateur, aux deux radiaux, au brachial antérieur et à l'articulation du coude.

b) **A. Transverse antérieure du carpe** (*Ramus carpeusvolaris BNA*). — De faible volume, cette artère naît au niveau du bord inférieur du carré pronateur. Elle se dirige transversalement en dedans, et s'anastomose avec une branche analogue venue de la cubitale, avec l'interosseuse antérieure et avec les récurrentes de l'arcade palmaire profonde. Toutes ces artères constituent le réseau carpien antérieur et donnent des rameaux musculaires, articulaires, périostiques et osseux.

c) **A. Radio-palmaire** (*Ramus volaris superficialis BNA*). — Elle naît de la radiale au moment où celle-ci va contourner le poignet (au niveau de l'intervalle radio-carpien). Elle se dirige en bas et en dedans, suivant la base de l'éminence thénar, recouverte seulement par l'aponévrose, à moins qu'elle ne chemine dans l'épaisseur du court abducteur du

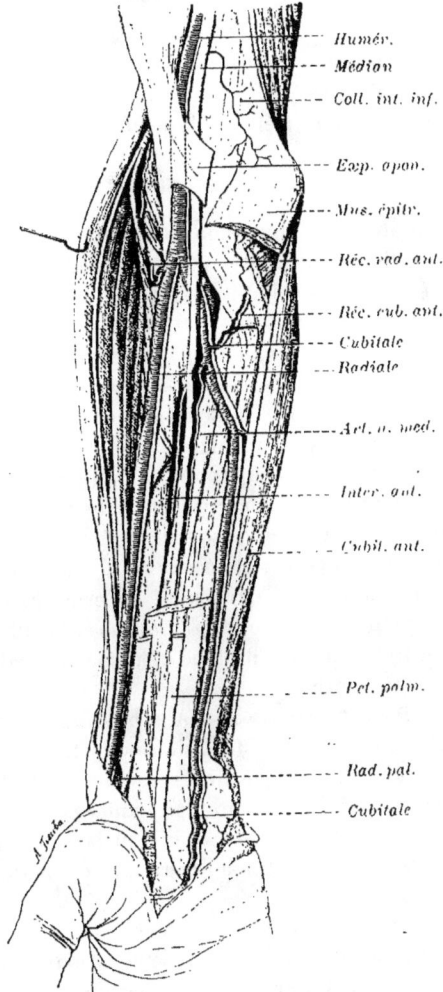

FIG. 438. — Artères de l'avant-bras.

pouce. Arrivée à la paume elle se jette ordinairement à angle droit dans la partie terminale de la cubitale, ou s'anastomose à plein canal avec cette dernière (*arcade palmaire superficielle*).

2) **Portion carpienne.** — Dans cette région la radiale fournit trois branches : la *dorsale du pouce*, la *transverse postérieure du carpe*, l'*interosseuse dorsale du premier espace*. (Voir artères du dos de la main.)

3) **Portion palmaire.** — A la paume de la main, la radiale forme l'arcade palmaire profonde, d'où naissent les *quatre interosseuses antérieures*. (Voir artères de la paume de la main.)

ARTÈRE CUBITALE (*A. ulnaris* BNA).

Branche de bifurcation interne de l'humérale, la cubitale s'étend de la partie inférieure de la région du coude à la paume de la main. Cette artère est plus volumineuse que la radiale.

Trajet et rapports. — On considère à la cubitale trois portions : *antibrachiale, carpienne, palmaire.*

1) *Portion antibrachiale.* — Dans le tiers supérieur de cette portion, la cubitale, oblique en bas et en dedans, répond : *en avant*, au médian et aux muscles épitrochléens; *en arrière*, au tendon du brachial antérieur et au fléchisseur commun profond. Dans les deux tiers inférieurs de l'avant-bras, l'artère est verticale et répond : *en dedans*, au cubital antérieur qu'elle suit jusqu'au pisiforme; *en dehors*, au bord interne du fléchisseur superficiel; *en avant*, elle n'est recouverte superficiellement que par la peau, l'aponévrose superficielle et l'aponévrose du fléchisseur commun des doigts; *en arrière*, la cubitale est en rapport avec le fléchisseur commun profond et le carré pronateur. Le nerf cubital occupe son côté interne.

2) *Portion carpienne.* — A ce niveau, l'artère flexueuse se place immédiatement en dehors du pisiforme et traverse un conduit fibreux constitué en avant par les fibres supérieures du ligament dorsal du poignet qui vont au ligament annulaire antérieur; et en arrière, par ce ligament lui-même. Elle se meut à ce niveau dans une atmosphère séreuse, entourée de gros pelotons adipeux qui permettent ses mouvements et la protègent.

3) *Portion palmaire.* — Plus bas l'artère, recouverte par le palmaire cutané, pénètre dans la paume de la main où elle répond en arrière au plan tendineux, en avant à l'anastomose du médian et du cubital et aux branches terminales de ces nerfs. C'est à ce niveau qu'elle reçoit à angle droit la radio-palmaire, en constituant ainsi ce que l'on a coutume d'appeler l'*arcade palmaire superficielle*. Le plus souvent cette dénomination est fausse, comme nous allons le voir (V. artères de la main).

Dans tout son trajet l'artère est accompagnée des deux veines cubitales profondes et de troncs lymphatiques.

Branches collatérales :

I. Portion antibrachiale. — A l'avant-bras la cubitale fournit : des *rameaux innominés* pour les muscles de la région antéro-interne et les branches suivantes :

a) *Récurrente cubitale antérieure.* — Elle naît de la partie supérieure de la cubitale, souvent par un tronc commun avec la récurrente cubitale postérieure. (Tronc commun des récurrentes cubitales). Elle monte vers l'épitrochlée, en cheminant entre le brachial antérieur et le rond pronateur, et s'anastomose avec la collatérale interne inférieure de l'humérale. Elle fournit des rameaux musculaires (muscles épitrochléens) et articulaires (capsule de l'articulation du coude).

b) *Récurrente cubitale postérieure.* — Plus volumineuse que la précédente, elle naît immédiatement au-dessous. Elle se dirige en arrière, contourne l'extrémité supérieure du cubitus, monte dans la gouttière olécrânienne interne, où elle rencontre le cubital, et se termine à la face postérieure de l'épitrochlée en s'anastomosant avec la collatérale interne inférieure (rameau postérieur). Elle donne des rameaux musculaires (partie profonde des muscles épitrochléens), articulaires (partie postéro-interne de l'articulation) et cutanés (peau de la région postérieure du coude).

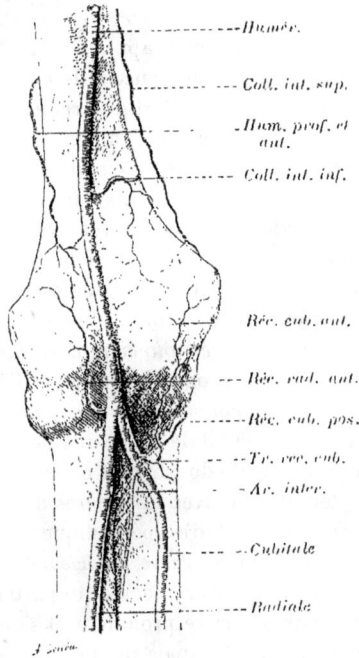

Fig. 439. — Réseau péri-articulaire du coude, face antérieure.

c) *Tronc commun des interosseuses.* — Ce tronc volumineux naît de la face postérieure de la cubitale au-dessous des récurrentes. Il se dirige en bas, en arrière et un peu en dehors, pour gagner l'extrémité supérieure de l'espace interosseux, après un trajet variable (5 millimètres à 2 centimètres). Là il se divise en : *interosseuse antérieure* et *interosseuse postérieure*.

1) *Interosseuse postérieure.* — Cette artère se dirige en arrière, passe au-dessus du ligament interosseux, entre les deux os de l'avant-bras, et pénètre dans la loge postérieure. Elle descend alors entre le court supinateur et le long abducteur du pouce, puis entre les couches

musculaires superficielle et profonde, et arrivée au niveau de l'interligne radio-carpien, se termine dans le réseau carpien dorsal.

Elle fournit des rameaux musculaires et une branche importante : la *récurrente radiale postérieure* qui monte entre l'anconé et le court supinateur, fournit des rameaux musculaires, articulaires et cutanés, et se termine derrière l'épicondyle en s'anastomosant avec les autres branches qui constituent le *réseau péri-articulaire du coude*.

2) *Interosseuse antérieure.* — Plus volumineuse que la postérieure, cette artère descend, appliquée sur le ligament interosseux entre le fléchisseur propre du pouce et le fléchisseur commun profond. A quelques centimètres de l'interligne radio-carpien, l'interosseuse antérieure traverse obliquement le ligament interosseux et se termine dans le réseau carpien dorsal. Elle fournit des *rameaux musculaires antérieurs* (cubital antérieur, fléchisseur superficiel, carré pronateur) ; l'*artère du nerf médian*, qui, très grêle, chemine entre les fibres nerveuses ; des *rameaux postérieurs*, pour les muscles de la loge postérieure de l'avant-bras, rameaux qui s'anastomosent avec les branches de l'interosseuse postérieure ; des *rameaux internes* pour le fléchisseur commun profond, et l'*artère nourricière du cubitus*; des *rameaux externes* pour le fléchisseur propre du pouce, et l'*artère nourricière du radius*.

d) *Artère dorsale du carpe, cubito-dorsale.* — Très grêle, cette artère naît de la cubitale au-dessus de l'interligne radio-carpien, et passe à la face dorsale du poignet où elle s'anastomose avec le réseau carpien postérieur ou avec les artères du dos de la main. Elle fournit des rameaux musculaires, périostiques et cutanés.

e) *Artère transverse antérieure du carpe.* — On désigne sous ce nom le rameau ou les rameaux qui partent de la cubitale au niveau du bord inférieur du carré pronateur et s'anastomosent avec la branche radiale du même nom ; mais ils sont si grêles que c'est à peine s'ils méritent un nom spécial.

II. **Portion carpienne.** — Au niveau du carpe, la cubitale fournit quelques rameaux au palmaire cutané, à la peau, et une branche : la *cubito-palmaire*.

Cubito-palmaire. — Cette artère naît soit au niveau du pisiforme, soit plus bas au-dessous de l'os crochu. Dans le premier cas, elle est satellite de la branche profonde du cubital, et passe au-dessus du bord supérieur du court fléchisseur et de l'opposant. Dans le deuxième cas, nerf et artère suivent un trajet différent, et cette dernière contourne le bord inférieur ou externe de ces muscles. Elle fournit quelques rameaux aux muscles de l'éminence hypothénar. Elle se termine en s'anastomosant avec la portion palmaire de la radiale et constitue avec cette dernière l'*arcade palmaire profonde*.

III. **Portion palmaire.** — A la paume de la main, la cubitale fournit quatre troncs (collatérales du petit doigt, de l'annulaire, du médius, et collatérale interne de l'index) et deux branches anastomotiques qui vont, l'une au tronc commun de la collatérale externe de l'index et interne du pouce; l'autre à la collatérale externe du pouce.

(Voir Artères de la main.)

ARTÈRES DE LA MAIN

Les artères de la main sont fournies par l'artère radiale et l'artère cubitale. Elles sont remarquables par leur extrême variabilité. Nous décrirons successivement les *artères de la face palmaire* et les *artères de la face dorsale*.

I. Artères de la face palmaire.

Elles sont fournies par l'arcade palmaire superficielle, essentiellement formée par la *cubitale*, et l'arcade palmaire profonde surtout constituée par la *radiale*.

A. Arcade palmaire superficielle. — L'arcade palmaire superficielle est formée par l'anastomose de la portion palmaire de la cubitale avec la radio-palmaire. Mais le plus souvent, le segment cubital très volumineux paraît se continuer directement avec la quatrième digitale, et le segment radial, très grêle, se jette dans le segment cubital en formant soit un U, soit un V.

Rapports — Le point le plus déclive de l'anse artérielle répond sur la main à l'intersection de deux lignes dont l'une représente la bissectrice de l'angle formé par le pli cutané supérieur de la paume et le pli moyen et dont l'autre continue dans la paume le bord interne du pouce, quand ce doigt est dans l'abduction forcée. Cette arcade accompagnée de deux veines répond: *en avant*, à l'aponévrose palmaire, à la peau et au filet anastomotique unissant le médian et le cubital; *en arrière*, aux nerfs collatéraux, aux tendons des fléchisseurs et aux lombricaux.

Branches. — L'arcade palmaire superficielle n'émet aucune branche par sa concavité. Le *segment radial* fournit par sa convexité des ramuscules aux muscles de l'éminence thénar, des rameaux qui s'anastomosent directement ou indirectement avec la collatérale externe du pouce, et quelquefois des ramuscules qui vont aux anastomoses qu'envoie la cubitale aux collatérales externe de l'index, interne et externe du pouce. Le *segment cubital* donne quatre branches volumineuses: les *artères digitales*, et des branches anastomotiques.

Artères digitales. — On les distingue en 1re, 2e, etc., en allant du bord cubital au bord radial. Leur volume augmente de dedans et en dehors. Les digitales naissent le plus souvent isolément, quelquefois deux d'entre elles naissent par un tronc commun. Elles descendent sous l'aponévrose, sur les muscles lombricaux, entre les tendons des fléchisseurs, séparées de ces derniers par des cloisons sagittales qui dépendent

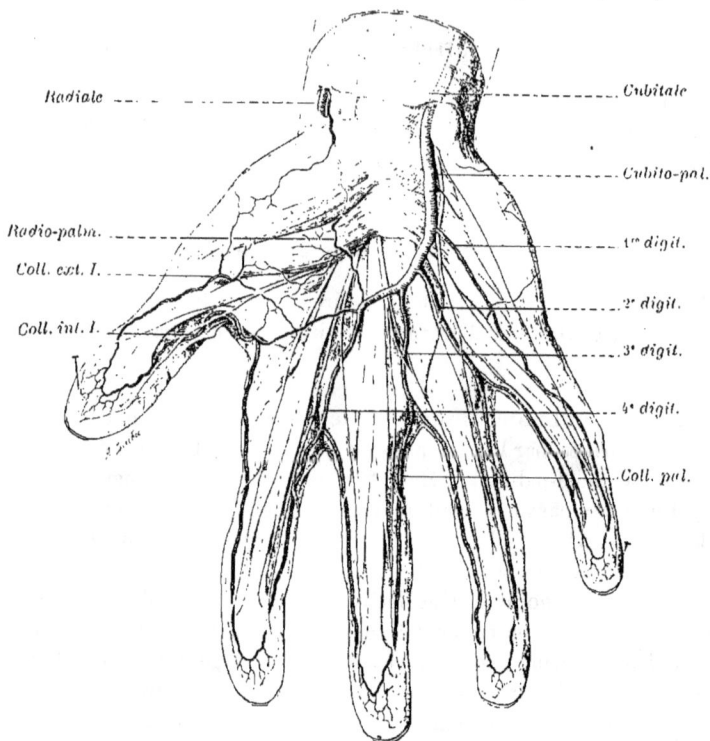

Radiale — Cubitale

Cubito-pal.

Radio-palm.

Coll. ext. I.

1re digit.

2e digit.

Coll. int. I.

3e digit.

4e digit.

Coll. pal.

FIG. 440. — Artères de la main : arcade palmaire superficielle.
(Les nerfs, desséchés sur la préparation qui a servi de modèle, n'ont point leur volume.)

de l'aponévrose palmaire moyenne. Elles sont accompagnées des branches terminales du médian et du cubital.

Au-dessous du bord inférieur du ligament transverse superficiel, chaque artère digitale se divise en deux branches qui constituent les deux collatérales des doigts. Seule, la *première* ne se divise pas et donne la collatérale interne du petit doigt. La *deuxième* donne les collatérales externe du petit doigt et interne de l'annulaire. La *troisième*, les collatérales externe de l'annulaire et interne du médius. La *quatrième*, les collatérales externe du médius et interne de l'index.

Au niveau de leur bifurcation, les digitales reçoivent les perforantes inférieures (voir artères du dos de la main) et s'anastomosent avec les interosseuses antérieures.

Rameaux anastomotiques. — Les rameaux anastomotiques fournis par le segment cubital de l'arcade sont au nombre de deux. Ils naissent par un tronc commun. Le *premier* va se porter dans la collatérale externe

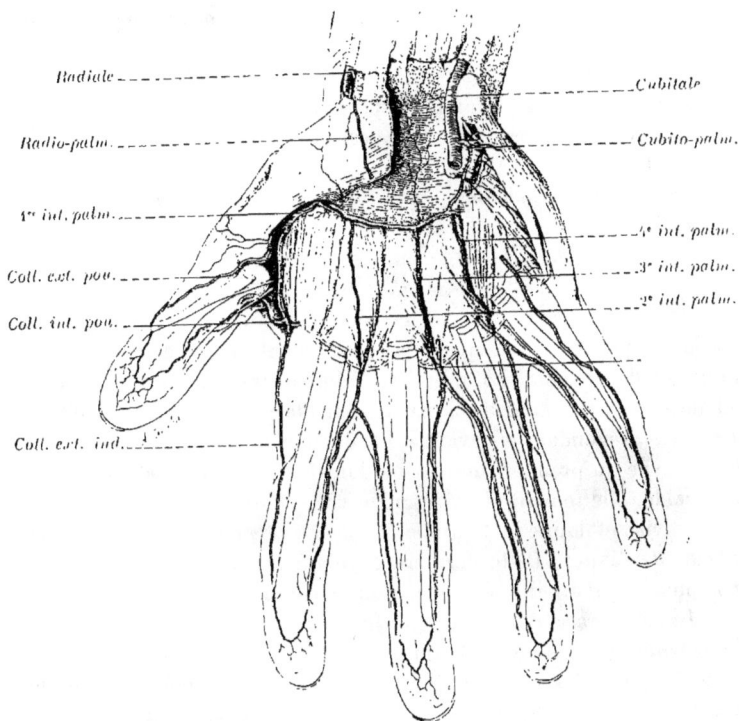

Fig. 441. — Artères de la main, *arcade palmaire profonde.*

du pouce, le *deuxième* dans le tronc commun de la collatérale externe de l'index et interne du pouce, ou dans l'une de ses branches terminales.

B) **Arcade palmaire profonde.** — L'arcade palmaire profonde est formée par la portion palmaire de la radiale, qui s'anastomose à plein canal avec la cubito-palmaire, branche de la cubitale. Le calibre de l'arcade diminue régulièrement de dehors en dedans.

Rapports. — L'arcade palmaire profonde a une direction transversale. Elle repose sur les bases des quatre derniers métacarpiens, et est recouverte par le paquet des tendons fléchisseurs profonds. A sa partie

externe, elle passe ordinairement entre le chef métacarpien et le chef
carpien de l'abducteur du pouce. L'arcade est flanquée de deux veines
et croisée par la branche profonde du cubital.

Branches. — Elle fournit des *branches ascendantes*, des *branches
postérieures*, des *branches descendantes*.

Les *branches ascendantes*, très grêles, se distribuent aux os de la
deuxième rangée du carpe et aux articulations médio-carpiennes et
carpo-métacarpiennes.

Les *branches postérieures* sont les *perforantes*. Très courtes, au
nombre de trois, elles perforent l'espace interosseux et vont à l'interosseuse postérieure correspondante. Elles peuvent même fournir les interosseuses dorsales.

Les *branches descendantes* sont les *artères interosseuses palmaires*.
Elles se divisent en :

1) *Première interosseuse palmaire ou tronc commun des collatérales du pouce et de la collatérale externe de l'index.* — Cette artère,
dans les classiques, n'est pas considérée comme une interosseuse ;
cependant, par sa situation, elle est absolument l'homologue des autres
vaisseaux de ce nom. La première interosseuse palmaire naît de la
radiale au moment où celle-ci pénètre dans la paume. Elle descend verticalement, répondant en avant à l'adducteur du pouce, en arrière au
chef externe du premier interosseux dorsal. Après un trajet assez court
et variable, elle fournit la *collatérale externe du pouce*, puis plus bas
elle se divise et donne la *collatérale interne du pouce*, et la *collatérale
externe de l'index*. Cette dernière envoie à la quatrième digitale une
anastomose qui atteint ce vaisseau au niveau de sa bifurcation.

2) *Interosseuses des deuxième, troisième et quatrième espaces.* —
Moins volumineuses que celle du premier espace, ces interosseuses descendent, appliquées sur les muscles interosseux par l'aponévrose qui les
recouvre. Elles se terminent un peu au-dessus des articulations méta-
carpo-phalangiennes soit librement, soit en s'anastomosant avec les
digitales. Elles donnent des ramuscules aux muscles interosseux, aux
tendons fléchisseurs, aux lombricaux, aux os, et aux articulations.

II. Artères de la face dorsale.

Les artères qui cheminent sur la face dorsale de la main viennent de
la radiale soit *directement*, soit *indirectement*, par l'intermédiaire de
l'*arcade dorsale*. Ces artères sont remarquables par leur petit volume.

A) Artères venant directement de la radiale. — Elles sont au nombre
de deux : la *dorsale du pouce*; l'*interosseuse dorsale du premier
espace*.

Artère dorsale du pouce. (*Collatérale dorsale externe du pouce*). — Très grêle, cette artère se détache de la radiale avant le passage de cette dernière dans la tabatière anatomique. Elle descend sur la face postérieure du premier métacarpien, longe la partie externe de la face pos-

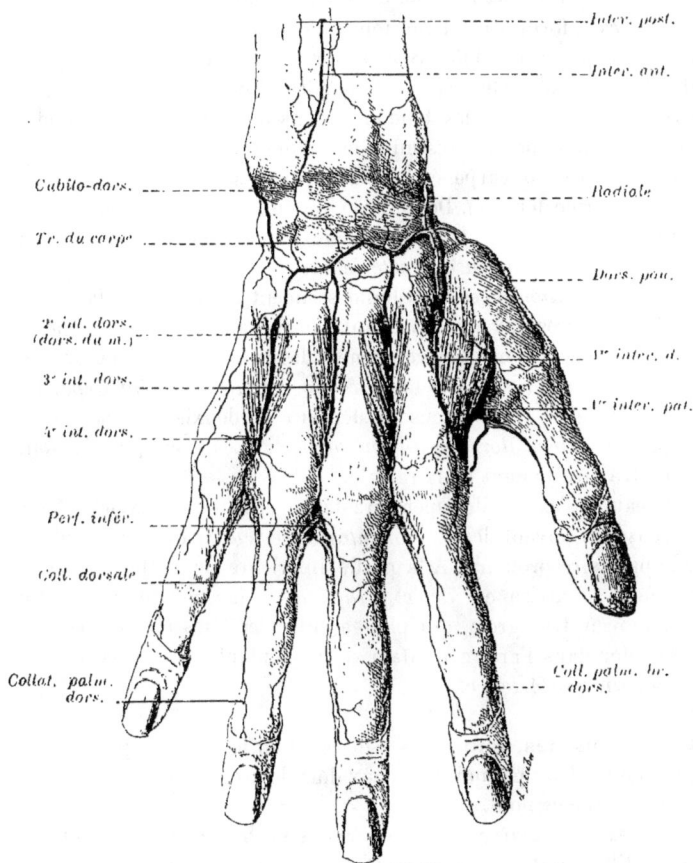

Fig. 442. — Artères de la main, face dorsale.

térieure de la première phalange du pouce, et se termine au niveau de l'articulation de la première et de la deuxième phalange.

Interosseuse dorsale du premier espace. (*Tronc commun des collatérales dorsales interne du pouce et externe de l'index*). — Courte, cette artère naît de la radiale au moment où cette dernière pénètre entre les deux chefs de l'interosseux dorsal. Très grêle, à moins qu'elle *ne supplée l'interosseuse palmaire correspondante*, elle descend sur la face postérieure

du premier espace interosseux, et, après un trajet de quelques millimètres, se bifurque en : collatérale dorsale interne du pouce; collatérale dorsale externe de l'index.

B) **Artères naissant de l'arcade dorsale.** — Dans les cas types, l'arcade dorsale est formée par l'anastomose à plein canal de la dorsale du
carpe fournie par la cubitale, avec la dorsale du carpe fournie par la
radiale. Transversale, elle est située sur les os de la deuxième rangée
du carpe, recouverte par les tendons extenseurs. Chez certains sujets,
elle est remplacée par un réseau plus ou moins régulier, formé par
les deux dorsales du carpe et les deux interosseuses de l'avant-bras
(réseau carpien postérieur). De l'arcade, ou du réseau qui la remplace,
naissent : la collatérale dorsale interne du petit doigt, très grêle et
inconstante; les interosseuses postérieures.

Interosseuses postérieures. — Elles descendent toutes sur la face postérieure de l'interosseux correspondant; au niveau de la base des métacarpiens, elles s'envoient réciproquement des anastomoses transversales
qui constituent assez souvent une arcade dorsale du métacarpe. La
plus importante est l'interosseuse postérieure du deuxième espace, souvent appelée artère dorsale du métacarpe. (Les classiques la font
même naître directement de la radiale.)

Au niveau de l'extrémité supérieure de l'espace interosseux, les artères
interosseuses reçoivent les perforantes supérieures qui viennent de
l'arcade palmaire profonde. A la partie inférieure de l'espace, chaque
interosseuse se divise en deux collatérales dorsales, et donne un
rameau moyen très grêle, qui plonge entre les têtes métacarpiennes
pour se jeter dans l'artère digitale correspondante, constituant ainsi
une perforante inférieure.

Collatérales des doigts. — Elles sont au nombre de quatre pour
chaque doigt : deux palmaires et deux dorsales; ces dernières, si grêles,
méritent à peine ce nom.

Collatérales palmaires. — Nous avons vu leur origine et leur distribution. Elles sont volumineuses et cheminent sur la face latérale du
doigt dans le tissu cellulo-adipeux superficiel. Elles sont situées en
arrière des nerfs collatéraux palmaires; le rameau dorsal de ceux-ci
croise obliquement l'artère en cheminant sur un plan plus superficiel.

Branches et terminaisons. — Ces artères fournissent des ramuscules aux téguments, nerfs, tendons et os de la région, et un rameau
dorsal qui contourne le doigt et qui supplée à l'insuffisance des collatérales dorsales. Elles s'unissent entre elles par des anastomoses transversales, au nombre de quatre. La première répond à la partie moyenne

de la première phalange; la deuxième à l'extrémité supérieure de la deuxième phalange ; la troisième à l'extrémité inférieure de cette même phalange; et la quatrième à la partie moyenne de la troisième phalange. C'est de cette dernière anastomose que naissent, irradiés dans la pulpe, des troncules assez volumineux et nombreux pour donner l'apparence d'un véritable plexus.

Collatérales dorsales. — Nous avons vu leur origine. La *collatérale dorsale externe du pouce* provient directement de la radiale ; la *collatérale dorsale interne du pouce* et l'*externe de l'index* constituent les deux branches de bifurcation de la première interosseuse dorsale; les *collatérales interne de l'index et externe du médius* proviennent de la deuxième interosseuse dorsale; les *collatérales interne du médius et externe de l'annulaire*, de la troisième interosseuse ; les *collatérales internes de l'annulaire et externe de l'auriculaire*, de la quatrième interosseuse; la *collatérale dorsale interne du petit doigt*, quand elle existe, naît directement de la partie interne de l'arcade dorsale.

Ces collatérales dorsales sont très grêles, manquent souvent et n'atteignent que la deuxième phalange. C'est le rameau dorsal des collatérales palmaires qui irrigue la face dorsale des deux dernières phalanges.

Anomalies. — Les anomalies des artères de la main sont d'une extrême fréquence, mais elles peuvent tenir dans une formule assez simple : il s'agit presque toujours *de la réduction de l'une des arcades avec suppléance compensatrice par l'autre*.

Les anomalies des artères de la main peuvent se diviser en deux grands groupes: le premier comprend les anomalies des artères de la main. indépendantes des anomalies des artères de l'avant-bras; le deuxième, les anomalies de la main, qui dépendent de celles des artères de l'avant-bras.

Premier groupe. — a) *Atrophie de l'arcade palmaire superficielle :* cette atrophie peut porter sur la radio-palmaire ou sur le segment cubital. Dans le premier cas, si la radio-palmaire n'atteint pas la cubitale, il y a suppléance assurée par une branche récurrente de la cubitale, qui s'anastomose avec la radio-palmaire au niveau de l'abducteur du pouce. Dans le deuxième cas, le segment cubital, atrophié, est remplacé : par le segment radial de l'arcade; par l'arcade palmaire profonde; par le système dorsal. Quand la radio-palmaire est hypertrophiée (arcade palmaire superficielle classique inversée), elle peut donner directement les *digitales*, ou suppléer à l'atrophie de l'arcade palmaire profonde, en donnant les collatérales de l'index et du pouce. Si c'est l'arcade palmaire profonde qui supplée l'arcade superficielle, elle peut donner les digitales, ou bien une ou plusieurs de celles-ci peuvent être suppléées par des interosseuses. Enfin, il existe une anomalie exceptionnelle, où la suppléance se fait par une ou plusieurs branches de l'arcade dorsale. b) *Atrophie de l'arcade palmaire profonde :* nous avons vu que la radio-palmaire pouvait donner les collatérales de l'index et du pouce. La suppléance de l'arcade profonde par l'arcade superficielle peut aussi se faire par développement anormal des anastomoses. c) *Atrophie du système dorsal :* l'atrophie de ce système est normale. Elle peut s'accentuer, et alors les interosseuses dorsales sont fournies par les perforantes supérieures.

Deuxième groupe. — Les anomalies de la main sont alors la conséquence d'une disposition atypique des artères de l'avant-bras. Le plus souvent, il s'agit de l'existence d'un gros tronc supplémentaire, dû au développement anormal de l'interosseuse antérieure, de l'interosseuse postérieure, ou de l'artère du nerf médian. Ces artères peuvent se jeter à la main dans une des arcades et ne pas modifier beaucoup la disposition générale du réseau de la main. Dans d'autres cas, elles prennent part à la formation de ces arcades, ou donnent directement naissance aux digitales, en suppléant la radiale ou la cubitale plus ou moins atrophiées.

BRANCHES DE L'AORTE THORACIQUE

L'aorte thoracique dont nous avons étudié le tronc, donne un grand nombre de branches collatérales. On peut les diviser en branches viscérales (*a. bronchiques, a. médiastines, a. œsophagiennes*) et en branches pariétales (*a. intercostales aortico-thoraciques*).

Artères bronchiques. — Elles sont le plus souvent au nombre de trois : une droite et deux gauches. Elle naissent en général de la face inférieure de la crosse aortique, au point où l'artère se recourbe pour devenir thoracique. La bronchique droite naît souvent par un tronc commun avec une des bronchiques gauches.

La bronchique droite, qui naît à gauche de la ligne médiane, passe en avant de l'œsophage, donne des rameaux à ce dernier, au péricarde, à la trachée, aux nombreux ganglions de la région, et, après un trajet de 2 à 3 centimètres, s'applique à la face postérieure de la bronche droite. La bronchique gauche, plus courte, s'applique, dès son origine, à la face postérieure de la bronche gauche.

Les deux bronchiques se ramifient avec les bronches, et donnent des rameaux à ces dernières, ainsi qu'aux parois des vaisseaux pulmonaires. Leur terminaison sera étudiée avec le poumon. (Voir Poumon.)

Artères médiastines. — Ce sont des artérioles qui naissent de la face antérieure de l'aorte et qui vont aux ganglions du médiastin, au tissu cellulaire sous-pleural, à la paroi postérieure du péricarde, et à la face supérieure des piliers du diaphragme. Ces artérioles s'anastomosent avec des rameaux venus des intercostales et de la mammaire interne.

Artères œsophagiennes. — Ces artères, de petit volume, au nombre de quatre à dix, se détachent de l'aorte au niveau des points où le vaisseau est en contact avec l'œsophage. Après un trajet très court, elles se terminent dans cet organe. (Voir Œsophage.)

Artères intercostales aortiques. — Le nombre des intercostales varie de 3 à 12. En général, on en compte neuf, les trois premières étant fournies par l'intercostale supérieure, branche de la sous-clavière.

Elles se détachent de la face postérieure de l'aorte, tout près de la ligne médiane. Les deux artères d'un même segment naissent quelquefois par un tronc commun; en général elles naissent isolément, au même niveau. Elles se dirigent en dehors et en haut; cette direction ascendante est d'autant moins marquée, que l'on examine des rameaux plus inférieurs. Ces derniers sont horizontaux et quelquefois descendants.

Trajet et rapports. — Les artères intercostales droites, qui naissent à gauche de la ligne médiane, répondent en arrière à la face antérieure des vertèbres et à leur face latérale droite. A gauche, les intercostales répondent en arrière à la face latérale gauche des vertèbres et au canal thoracique. Les intercostales sont entourées de tractus fibreux et d'un plexus veineux dépendant du système azygos. Elles répondent en avant au grand sympathique, à des ganglions lymphatiques et à la plèvre. Elles distribuent des ramuscules aux vertèbres, aux ganglions, à la plèvre et à l'œsophage. Arrivée à l'extrémité vertébrale de l'espace intercostal, chaque artère se divise en deux branches : une branche externe, *artère intercostale proprement dite;* une branche postérieure, *tronc dorso-spinal.*

Artère intercostale proprement dite. — Cette artère suit l'espace intercostal jusqu'à son extrémité antérieure. Elle est située au-dessous de la veine et au-dessus du nerf intercostal. L'artère repose d'abord sur la face profonde du muscle intercostal externe, puis, à la partie moyenne de l'espace, elle se glisse entre les deux intercostaux et répond à la gouttière sous-costale. Enfin, à la partie antérieure de l'espace, elle se place entre les deux couches du muscle intercostal interne, et se termine en s'anastomosant avec les intercostales de la mammaire interne. L'artère intercostale donne : 1) de *petits rameaux musculaires;* 2) l'*artère inférieure* de l'espace, qui suit le bord supérieur de la côte sous-jacente et qui s'anastomose avec l'artère intercostale par des anastomoses verticales. Cette branche se termine en s'anastomosant avec des rameaux des intercostales antérieures; 3) *la branche perforante latérale,* qui se détache au niveau de la ligne axillaire, perfore l'intercostal externe, et s'anastomose avec des branches de la mammaire externe et des petites thoraciques.

Tronc dorso-spinal. — Cette branche forme avec la précédente un angle droit. Elle se dirige en arrière et arrive en regard du trou de conjugaison, où elle se divise en deux rameaux : un rameau spinal et un rameau dorsal.

Le *rameau spinal ou vertébro-médullaire* pénètre avec le nerf rachidien dans le trou de conjugaison. Il donne : des rameaux au tissu cellulaire extra dure-mérien, une branche médullaire qui va aux artères spinales antérieure et postérieure, et un rameau qui pénètre dans le corps de la vertèbre.

Le *rameau dorsal* ou *musculo-cutané* continue la direction du tronc primitif, et passe dans l'espace intertransversaire, où il donne des rameaux aux lames vertébrales et aux ligaments jaunes. Il se divise ensuite en une branche externe musculaire, pour le sacro-lombaire et le long dorsal, et une branche interne, qui passe entre le long dorsal et le transversaire épineux et qui perfore le trapèze à quelques centimètres de la crête épineuse (*rameaux perforants postérieurs*). Il devient alors cutané et s'épuise dans les téguments du dos.

BRANCHES DE L'AORTE ABDOMINALE

L'aorte abdominale donne des branches viscérales et des branches pariétales que nous allons étudier, en suivant leur ordre d'origine. En outre, l'aorte abdominale donne des rameaux innominés pour le tissu cellulaire et les ganglions qui l'entourent.

Artères diaphragmatiques inférieures (*A. phrenica inferior* B.N.A). — Les artères diaphragmatiques inférieures se détachent le plus souvent de l'aorte au-dessous de l'orifice aortique du diaphragme et au-dessus du tronc cœliaque. La droite naît, presque toujours, un peu plus bas que la gauche. Elles peuvent provenir du tronc cœliaque ou de la coronaire stomachique. Elles se portent en haut, en dehors et en avant, appliquées par le péritoine sur les piliers du diaphragme. Elles donnent *quelques rameaux* à ces derniers, et *l'artère capsulaire supérieure* à la capsule surrénale dont elles longent le côté interne.

Au niveau de l'entre-croisement des piliers, chaque diaphragmatique se bifurque et donne : une *branche externe* et une *branche interne*. La *branche externe* se ramifie sous la face inférieure du diaphragme. Elle fournit des rameaux externes, qui s'anastomosent, au niveau des insertions costales du muscle, avec les intercostales inférieures, des rameaux de la mammaire interne et des rameaux internes, qui vont au centre phrénique, et s'anastomosent autour de l'orifice de la veine cave avec ceux du côté opposé. *La branche interne* monte vers l'orifice œsophagien, où elle s'anastomose avec la branche interne du côté opposé. Elle donne des rameaux à l'œsophage et aux portions vertébrales et lombaires du diaphragme. Les artères diaphragmatiques inférieures s'anastomosent encore avec les diaphragmatiques supérieures et les péricardiques, par de fins rameaux qui traversent le centre aponévrotique du diaphragme.

TRONC CŒLIAQUE (*A. cœliaca BNA*).

Préparation. — Sur les sujets injectés par la crosse aortique, le tronc cœliaque et ses branches sont ordinairement bien pénétrés par la masse. Pour disséquer ces artères, il faut d'abord effondrer le petit épiploon, et commencer par dégager le tronc et l'origine de ses trois branches. On dissèque ensuite la coronaire stomachique, puis le tronc hépatique. En sectionnant le ligament gastro-colique au-dessous de l'arc des gastro-épiploïques, on peut relever l'estomac et terminer l'étude du tronc cœliaque par la dissection de la gastro-duodénale et de la splénique.

Le tronc cœliaque naît de la face antérieure de l'A. a., sur la ligne médiane, immédiatement au-dessous des diaphragmatiques, en un point

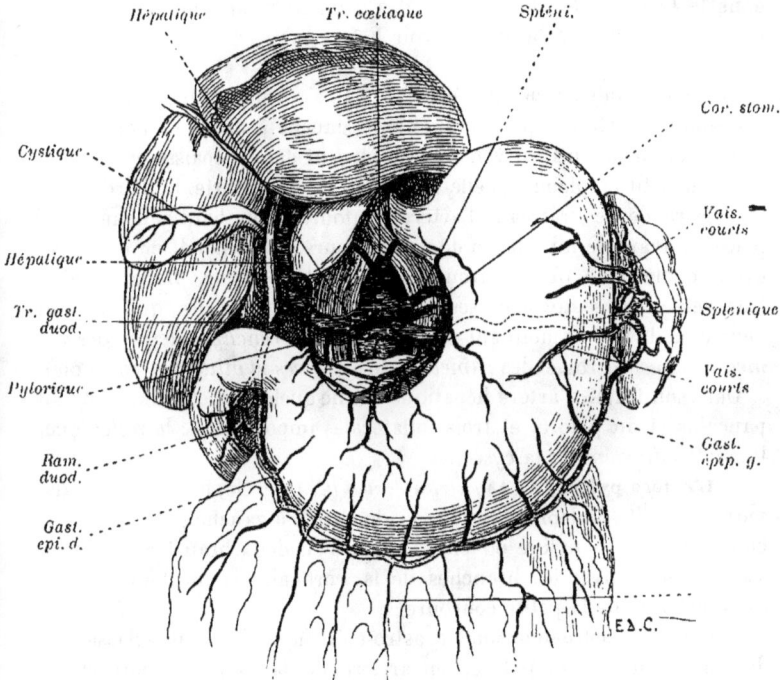

Fig. 443. — Tronc cœliaque.

qui correspond au disque qui unit la 12e dorsale à la 1re lombaire. De volume considérable, le tronc cœliaque se dirige en avant et un peu en bas, sur une longueur de 10 à 15 millimètres. Dans son trajet, il est entouré d'un tissu fibreux dense, qui contient de nombreux filets nerveux du plexus solaire et des fibres musculaires allant à l'angle duodéno-jéjunal (muscle de Treitz). Il est en rapport, à gauche et en avant, avec le lobule de Spiegel, en bas, avec le bord supérieur du pancréas.

Le tronc cœliaque se divise en trois branches terminales : *coronaire stomachique, hépatique, splénique.*

1) **Artère coronaire stomachique** (*A. gastrica sinistra B.N.A.*. — Légèrement ascendante à son origine, la coronaire stomachique se porte à gauche et en avant vers le cardia et la petite courbure de l'estomac. Au milieu de cette dernière, elle se divise en deux branches, qui suivent la petite courbure jusqu'au pylore, où elles s'anastomosent avec les rameaux de la pylorique. Dans ce trajet, l'artère est logée entre les deux feuillets de l'épiploon gastro-hépatique. La coronaire stomachique donne des *rameaux cardio-œsophagiens*, un *rameau hépatique* qui va dans le lobe gauche du foie, et des *rameaux gastriques*. (Pour les terminaisons de ces branches, voir Estomac.)

2) **Artère hépatique** (*A. hepatica B.N.A*). — Plus volumineuse que la précédente, l'artère hépatique monte de gauche à droite et d'arrière en avant vers le sillon transverse en se plaçant dans l'épaisseur du bord droit du petit épiploon, où elle rencontre la veine porte. D'abord située en arrière de ce vaisseau, l'artère contourne son bord gauche, et se place en avant de lui à la fin de son parcours. Elle répond, en outre, au canal cholédoque qui se trouve à son côté externe. Dans le sillon transverse, elle se divise en ses deux branches terminales, qui se ramifient dans le foie en donnant des *rameaux parenchymateux*, des *rameaux capsulaires*, et des *rameaux vasculaires et biliaires* (Voir Foie).

Dans son trajet, l'artère hépatique donne quelques petits rameaux au pancréas et au pylore, et trois collatérales importantes : la *pylorique*, la *gastro-duodénale*, la *cystique*.

a) **L'Artère pylorique** (*A. gastrica dextra B.N.A*, grêle, naît dans l'épaisseur du petit épiploon et se dirige de droite à gauche pour gagner le bord supérieur du pylore où elle se divise en deux branches, qui vont s'anastomoser avec les branches de la coronaire stomachique sur le tiers inférieur de la petite courbure.

b) **L'Artère gastro-duodénale** (gastro-épiploïque droite des classiques) descend à droite du pylore, en arrière de la première portion du duodénum, au-dessous de laquelle elle se divise en deux branches : la *gastro-épiploïque droite*, qui suit la grande courbure de l'estomac, au milieu de laquelle elle s'anastomose avec la gastro-épiploïque gauche (Voir Estomac); la *pancréatico-duodénale*, qui suit la concavité de l'anneau duodénal et qui se distribue au duodénum et au pancréas.

c) **Artère cystique.** — Grêle, cette artère naît souvent de la branche terminale droite de l'hépatique. Elle gagne le col de la vésicule biliaire et se distribue à cette dernière et au parenchyme hépatique voisin.

3) **Artère splénique** (*A. lienalis B.N.A*). — Grosse, longue et flexueuse, l'artère splénique suit le bord supérieur du pancréas de droite à gauche. Elle croise ensuite la face antérieure de la queue de cet organe pour aborder le hile de la rate, où elle pénètre, après s'être divisée en un grand nombre de branches (6 à 12).

Dans son trajet, la splénique donne : *a*) des *rameaux pancréatiques*, qui descendent dans le tissu de la glande ; *b*) la *gastro-épiploïque gauche*, qui naît à 3 ou 4 centimètres de la rate, et qui descend sur la face postérieure de l'estomac, pour gagner la grande courbure au niveau de laquelle elle s'anastomose avec la gastro-épiploïque droite ; *c*) les *vaisseaux courts* (3 à 6), qui se détachent de la portion pancréatique de la splénique, et se rendent sur le fond et la partie postérieure de l'estomac, où ils s'anastomosent avec les artères de la grande et de la petite courbure.

ARTÈRE MÉSENTÉRIQUE SUPÉRIEURE (*A. mesenterica superior B.N.A*).

Préparation. — Rejeter à gauche les anses grêles, en haut le côlon transverse. Exposer les vaisseaux en enlevant le feuillet droit du mésentère et le feuillet inférieur du mésocôlon transverse.

La mésentérique supérieure naît de la face antérieure de l'aorte, sur la ligne médiane, à 2 centimètres au-dessous de l'origine du tronc cœliaque. Dès son origine, elle se porte en avant et en bas, au-devant de l'aorte, en arrière du pancréas ; entre elle et l'aorte passe la veine rénale gauche. A droite, elle est en contact avec la tête du pancréas. A gauche, elle suit le bord droit de l'angle duodéno-jéjunal. Plus bas, elle émerge au-dessous du bord inférieur du pancréas, croise perpendiculairement la face antérieure de la troisième partie du duodénum, et s'engage dans l'épaisseur de la racine du mésentère, qu'elle suit jusqu'au voisinage de l'embouchure de l'iléon dans le gros intestin. Là, elle s'anastomose avec la branche iléale de l'artère iléo-colique. Dans son long trajet (23 à 25 centimètres), la mésentérique supérieure décrit une arcade à convexité gauche et antérieure.

Branches. — Par la convexité de son arcade, l'artère émet les *artères intestinales* grêles. Ces artères se divisent en 10 ou 12 supérieures, et en 8 à 12 inférieures plus petites. Elles cheminent entre les deux feuillets du mésentère et donnent, après un trajet variable (plus long pour les supérieures), des ramifications qui s'anastomosent avec celles des artères intestinales voisines, d'où il résulte *une première série d'arcades*. De ces arcades partent de quarante à cinquante branches parallèles, qui se bifurquent à leur tour, et forment, en s'anastomosant, *une deuxième série d'arcades*. Des ramuscules naissent de ces nouvelles

arcades. et constituent en s'unissant entre eux une *troisième série
d'arcades*, d'où partent les rameaux terminaux qui vont aux parois
de l'intestin. (Voir Intestin grêle).

Par la concavité de son arcade. la M. S. donne : 1° *l'artère pancréatico-duodénale gauche* (pancréatico-duodénale inférieure des classiques),
qui naît au niveau de la portion ascendante du duodénum, et qui se distribue à cet organe et au pancréas; 2° les *artères coliques droites*. Ces

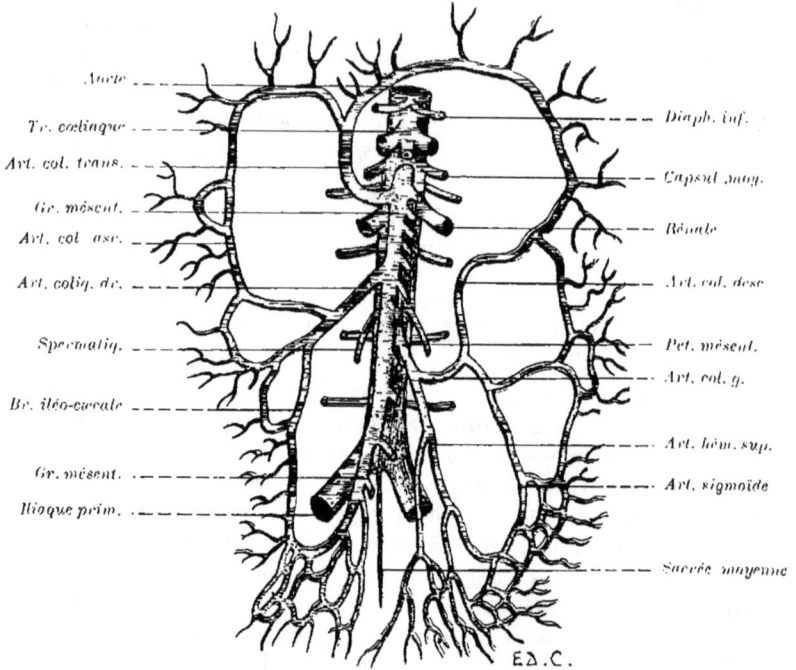

Fig. 444. — Les artères mésentériques, en partie d'après Luschka.

artères, au nombre de trois, vont à la moitié droite du gros intestin et se
distinguent en : a) *artère du côlon transverse* (colique supérieure), qui
naît dans la concavité de l'anneau duodénal, pénètre dans le mésocôlon transverse et se divise en deux branches : une droite, qui
s'anastomose avec l'artère du côlon ascendant et une gauche, avec celle
du côlon descendant; b) *artère du côlon ascendant* (colique moyenne).
Cette artère qui fait assez souvent défaut, se dirige en bas et à droite.
et se divise. avant d'arriver au côlon ascendant, en deux branches,
dont la supérieure s'anastomose avec l'artère du côlon transverse, et l'inférieure avec l'iléo-colique; c) *artère iléo-colique* (colique inférieure).

Cette artère descend à droite vers l'angle iléo-colique, où elle se divise en branches allant au cœcum et à l'iléon (Voir Cœcum). Elle s'anastomose dans cette région avec la terminaison de la M. S.

Artères capsulaires moyennes (*A. suprarenales mediæ B.N.A*). — Les artères capsulaires moyennes naissent des faces latérales de l'aorte, à quelques millimètres au-dessus des artères rénales. Elles se dirigent vers l'extrémité interne des capsules surrénales, en passant en avant des piliers du diaphragme. — Un plexus nerveux très serré entoure ces artères. Au niveau de l'extrémité interne de la capsule surrénale, l'artère donne des branches antérieures et postérieures pour les deux faces; ces branches s'anastomosent avec les capsulaires supérieures venues de la diaphragmatique supérieure, et avec les capsulaires inférieures fournies par la rénale. De tout ce réseau partent des rameaux pour le parenchyme de la capsule et pour le tissu graisseux environnant.

Artères rénales (*A. renalis B.N.A*). — Les artères rénales naissent de l'aorte au-dessous des précédentes, au niveau de la deuxième vertèbre lombaire.

De volume considérable, ces artères se détachent au même niveau; parfois cependant la gauche naît plus haut que la droite. Elles se dirigent obliquement en bas, et en dehors présentent une courbe à concavité postérieure qui s'adapte à la convexité de la vertèbre, et gagnent le hile du rein. Dans ce trajet, plus long d'un centimètre pour l'artère droite, les rénales répondent : *en avant*, à la veine rénale gauche, pour l'artère du côté gauche; à la veine rénale droite plus courte, et à la veine cave inférieure, pour l'artère du côté droit. *En arrière*, les artères rénales sont en rapport avec les piliers du diaphragme, la colonne lombaire, une couche celluleuse où se trouvent un plexus nerveux abondant, des ganglions, une veine lombaire ascendante à droite, le tronc réno-azygo-lombaire à gauche. A quelque distance du hile, les artères rénales se divisent en plusieurs branches qui pénètrent isolément dans le parenchyme rénal. (Voir Rein.)

Dans leur trajet, les rénales donnent des *rameaux à la capsule adipeuse péri-rénale*, au *bassinet*, à *la partie supérieure de l'uretère*, et *l'artère capsulaire inférieure*. Cette branche passe en dedans du ganglion semi-lunaire et gagne la face postérieure de la capsule surrénale, où elle s'anastomose avec les capsulaires supérieure et moyenne.

Artères spermatiques. Utéro-ovariennes (*A. spermatica interna B.N.A*). — Ces artères se rendent au testicule, ou à l'ovaire et à la trompe.

Au nombre de deux, les *spermatiques* naissent de la face antérieure

42.

de l'aorte, à quelques millimètres l'une de l'autre, entre les artères rénales et l'artère mésentérique inférieure.

Les artères spermatiques quittent l'aorte à angle très aigu et se portent en bas et légèrement en dehors. Jusqu'à la fosse iliaque, les rapports sont identiques chez l'homme et chez la femme : la spermatique droite repose sur la veine cave, la gauche sur la face antérieure du psoas. Des deux côtés elles coupent très obliquement la face antérieure de l'uretère. En avant les spermatiques sont croisées, la droite par les artères coliques droites, la gauche par les artères coliques gauches.

Au niveau de la fosse iliaque, les artères spermatiques se comportent différemment chez l'homme et chez la femme.

Chez l'homme, l'artère testiculaire croise très obliquement les vaisseaux iliaques externes et gagne l'orifice profond du canal inguinal. Elle parcourt ce dernier avec les autres éléments du cordon, et descend dans les bourses. Au niveau du testicule, elle donne trois ou quatre rameaux, dont l'un s'anastomose avec l'artère déférentielle. (Voir Testicule.)

Chez la femme, l'artère utéro-ovarienne croise le détroit supérieur au niveau de la bifurcation de l'iliaque primitive, passe dans le ligament large et atteint l'extrémité externe de l'ovaire. Là elle donne : un *rameau à l'ovaire*, un *rameau à la partie externe de la trompe* et un *rameau anastomotique* qui passe sous le bord adhérent de l'ovaire et s'unit à l'artère utérine. (Voir Organes génitaux de la femme.)

ARTÈRE PETITE MÉSENTÉRIQUE (*A. mesenterica inferior* BNA).

Préparation. — Rejeter à droite les anses grêles, en haut le côlon transverse, en bas le côlon pelvien. Enlever le péritoine intermédiaire entre ces différentes portions de l'intestin et le feuillet supérieur du mésocôlon pelvien.

C'est la plus basse des collatérales de l'aorte. Elle naît sur la face antérieure de l'artère, un peu à gauche de la ligne médiane, à 4 ou 5 centimètres au-dessus de la bifurcation du tronc aortique. Moins volumineuse que la mésentérique supérieure, la petite mésentérique se dirige en bas et très légèrement à gauche, passe en arrière de la portion horizontale du duodénum et émerge sous le bord inférieur de cet organe. Au niveau de l'iliaque primitive gauche, elle donne deux branches d'égal volume :

1) Le *tronc des artères coliques gauches* qui s'engage dans l'épaisseur du mésocôlon pelvien, devient ascendant, passe en avant de l'uretère et des vaisseaux spermatiques, et se divise en deux ou trois branches : les *artères coliques gauches*. Ces dernières forment, comme à

droite, des arcades, d'où partent des rameaux pour la moitié gauche du gros intestin. La plus élevée des coliques gauches s'anastomose avec l'artère du côlon transverse (colique supérieure droite); la moyenne, l'artère sigmoïde, se rend à l'anse sigmoïde du côlon pelvien; l'inférieure s'anastomose avec l'hémorroïdale supérieure.

2) L'*artère hémorroïdale supérieure*, véritable branche terminale de la mésentérique inférieure, descend dans l'épaisseur du mésocôlon pelvien et se place sur la paroi postérieure du rectum. Au niveau de l'ampoule, elle se divise en deux branches qui descendent jusqu'à l'anus, et s'anastomosent avec les autres artères du rectum. (Voir Rectum.)

Artères lombaires (*A. lumbalis BNA*). — Au nombre de quatre de chaque côté, ce sont les *branches pariétales* de l'aorte. Elles continuent la série des artères intercostales, mais elles sont plus volumineuses que celles-ci. Elles naissent par paire de la face postérieure du tronc aortique, et se dirigent en dehors, soit horizontalement, soit un peu en bas. Les droites sont à peine plus longues que les gauches, car à ce niveau l'aorte est presque sur le plan médian. Elles présentent une concavité postérieure s'adaptant à la forme des vertèbres. Ces artères s'engagent sous les arcades fibreuses du psoas avec les rami communicantes et cheminent dans l'intérieur du muscle, en avant du plexus lombaire. Elles gagnent ensuite le trou de conjugaison, au niveau duquel elles donnent deux branches terminales : 1° l'*intercostale lombaire;* 2° le *tronc dorso-spinal*.

1) L'*intercostale lombaire* se dirige en dehors, entre le carré des lombes et l'aponévrose du muscle transverse, puis entre ce dernier muscle et le petit oblique. Plus loin, elle s'insinue entre les deux muscles obliques, et arrive au bord externe du muscle grand droit dans lequel elle s'épuise. A ce niveau, elle donne des rameaux perforants à la peau. Elle donne aussi dans son trajet des rameaux musculaires, et s'anastomose avec l'ilio-lombaire, la circonflexe iliaque et l'épigastrique.

2) Le *tronc dorso-spinal* se comporte comme la branche postérieure d'une intercostale thoracique. Il donne un *rameau spinal*, *vertébro-médullaire*, qui va à la vertèbre et à la queue de cheval, et un *rameau musculo-cutané* pour la masse commune et la peau.

Outre leurs branches terminales, les artères lombaires donnent des rameaux grêles au psoas, aux parois des vaisseaux, aorte, veine cave, derrière lesquels elles passent; aux ganglions et surtout aux vertèbres.

BRANCHES TERMINALES DE L'AORTE ABDOMINALE

On décrit généralement comme branches terminales de l'aorte abdominale les deux artères iliaques primitives. En réalité, il s'agit là d'une simple apparence, due au volume énorme de ces troncs artériels. La véritable branche terminale de l'aorte est l'artère sacrée moyenne.

ARTÈRE SACRÉE MOYENNE (*A. sacralis media* B.N.A).

L'artère sacrée moyenne est la branche terminale de l'aorte abdominale. C'est la véritable aorte pelvienne. Elle se détache de la face postérieure de l'aorte un peu au-dessus de sa bifurcation, ou au niveau de cette dernière, et se termine au-dessous du sommet du coccyx. Là, elle se perd dans l'épaisseur de la glande coccygienne, petite masse glandulaire arrondie, très vasculaire, située dans une fossette que ménagent les insertions coccygiennes du releveur de l'anus.

Trajet et rapports. — A son origine, l'artère est recouverte par la bifurcation de l'aorte et par la veine iliaque commune gauche; puis elle contourne le promontoire, et descend sur la paroi antérieure du sacrum en suivant sa courbure. Elle répond *en arrière*, à l'os: *en avant*, au rectum. Au niveau du coccyx, l'artère est recouverte par le double faisceau en sautoir du ligament sacro-coccygien antérieur.

Branches. — La S. M. donne des collatérales transversales qui continuent la série des intercostales thoraciques et lombaires. La *première* constitue la 5ᵉ lombaire. Bien développée, cette artère se comporte comme les autres lombaires. Elle peut être suppléée par un rameau qui se détache de l'iliaque primitive ou de l'ilio-lombaire. Les *autres collatérales* se portent transversalement vers les trous sacrés antérieurs. Là elles s'anastomosent avec le rameau correspondant de la sacrée latérale. La dernière collatérale transversale naît au niveau de l'interligne sacro-coccygien, et s'anastomose avec la branche transverse de la sacrée latérale inférieure. La S. M. donne aussi des rameaux au rectum. Toutes ses branches terminales se perdent dans la glande coccygienne.

ARTÈRES ILIAQUES PRIMITIVES *A. iliaca communis* B.N.A.

Les iliaques primitives, branches de bifurcation de l'aorte, s'étendent du bord inférieur de la 4ᵉ vertèbre lombaire à l'interligne de l'articulation sacro-lombaire, où elles se divisent en deux branches terminales: l'*iliaque externe*, l'*iliaque interne*.

Les iliaques primitives se dirigent obliquement en bas et en dehors, interceptant un angle de 65° chez l'homme, de 75° chez la femme. La droite mesure, en longueur, près d'un centimètre de plus.

Rapports. — Les *iliaques primitives*, recouvertes par le péritoine, répondent : *en avant*, au tissu cellulaire sous-péritonéal où cheminent, en dehors d'elles, l'uretère et les vaisseaux spermatiques ou utéro-ovariens ; ces derniers croisent très obliquement l'artère pour gagner le petit bassin. A gauche l'uretère croise l'iliaque près de sa terminaison ; à droite, le conduit, situé plus bas, répond à la bifurcation de l'artère, ou même à l'iliaque externe. *En arrière*, les artères iliaques primitives reposent sur les parties latérales du corps de la 5e lombaire, puis sur le bord interne du psoas. Quant aux veines iliaques, la droite répond à la face postérieure de l'artère, la gauche à la face interne de l'artère correspondante, puis à la face postérieure de l'iliaque droite, où les deux veines réunies constituent la veine cave inférieure.

Les ganglions lymphatiques de la chaîne iliaque sont ordinairement placés sur la face antérieure des deux artères.

Dans leur trajet, les iliaques primitives ne fournissent que des rameaux innominés à l'uretère, aux ganglions, au psoas et au péritoine.

ARTÈRE ILIAQUE INTERNE (*A. hypogastrica* BNA).

Préparation. — La préparation, qui donne la meilleure vue d'ensemble de l'hypogastrique, est celle qui consiste à pratiquer une coupe sagittale du bassin. La coupe devra passer un peu latéralement, et les viscères devront rester attenants au côté que l'on veut disséquer (v. fig. 446). Après avoir examiné sur cette pièce les artères viscérales et les branches intra-pelviennes pariétales, il faut suivre la fessière et l'ischiatique sur une dissection de la fesse et de la cuisse, et la honteuse interne sur une préparation du périnée.

Branche de bifurcation interne de l'iliaque primitive, l'iliaque interne ou hypogastrique distribue de nombreuses branches aux viscères intra-pelviens, aux organes génitaux et aux muscles qui tapissent la cavité pelvienne ou revêtent le bassin extérieurement.

Trajet et rapports. — L'artère hypogastrique naît sur l'angle sacro-vertébral, au niveau du bord inférieur de la 5e vertèbre lombaire, à 3 cm. 5 de la ligne médiane, un peu plus en dehors toutefois, à gauche.

Elle se porte d'abord directement en bas, parallèle à l'aileron sacré qui regarde en avant et accolée à l'artère iliaque externe. Elle se sépare ensuite de celle-ci, se recourbe bientôt sur le bord antérieur de l'aileron, c'est-à-dire sur le détroit supérieur, pour se porter en arrière et en bas, et s'épanouir dans la cavité pelvienne.

Dans son segment initial, supra-pelvien, long d'environ 3 centimètres en moyenne, l'H. répond, par sa face profonde, à la fosse lombo-sacrée que limitent, en dehors, le psoas, en dedans, la saillie du corps vertébral. L'artère est séparée du fond de la fosse par les veines iliaque interne et iliaque primitive, le tronc lombo-sacré et un groupe ganglionnaire. Superficiellement, l'artère répond au péritoine pariétal. Mais à gauche la présence du mésocôlon iliaque complique les rapports en raison de la variabilité des insertions pariétales de ce méso. Sous le péritoine pariétal descend l'uretère. A droite, il chemine en avant des vaisseaux hypogastriques; à gauche, il les croise très obliquement.

Dans son segment terminal, intra-pelvien, l'H. se divise en un grand nombre de branches.

Rien de plus variable que le mode de ramescence de l'hypogastrique.

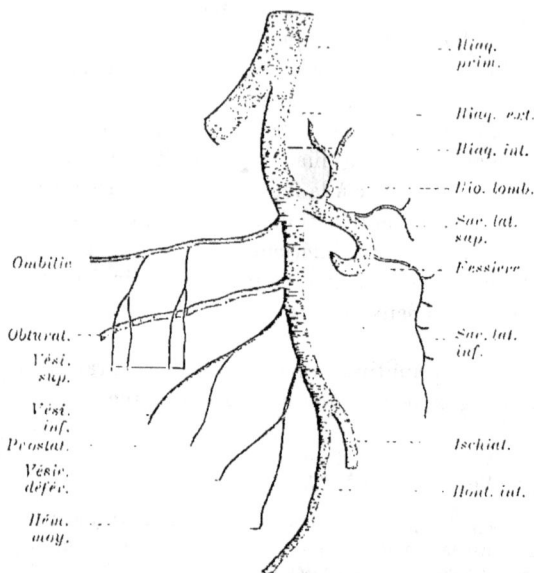

Fig. 445. — Schéma de l'hypogastrique.

Labels on figure: Iliaq. prim. / Iliaq. ext. / Iliaq. int. / Ilio. lomb. / Sac. lat. sup. / Fessière / Sac. lat. inf. / Ischiat. / Hont. int. / Ombilic / Obturat. / Vési. sup. / Vési. inf. / Prostat. / Vésic. défér. / Hém. moy.

Mais on rencontre le plus souvent la disposition suivante. Après un court trajet (2 à 4 cm.), l'artère iliaque interne se divise en deux gros troncs, un *antérieur*, un *postérieur*. Ce dernier se dirige en bas et en arrière et donne, dans le bassin, l'*ilio-lombaire* et la *sacrée latérale supérieure;* il sort ensuite par la grande échancrure sciatique et, devenu extra-pelvien, prend le nom d'*artère fessière*. Le tronc antérieur, vertical, continue la direction de l'hypogastrique, et, arrivé au bord inférieur de l'échancrure sciatique, il se divise en deux branches terminales : l'*ischiatique* et la *honteuse interne*; dans son trajet il fournit l'*artère obturatrice* et les *branches intra-pelviennes viscérales*.

Nous étudierons successivement : 1° les *branches intra-pelviennes viscérales;* 2° *intra-pelviennes pariétales;* 3° les *branches extra-pelviennes*.

1° Branches intra-pelviennes viscérales de l'hypogastrique.

Nous avons vu que ces branches naissent de la branche antérieure de bifurcation de l'hypogastrique. Si le tronc antérieur se bifurque préma-

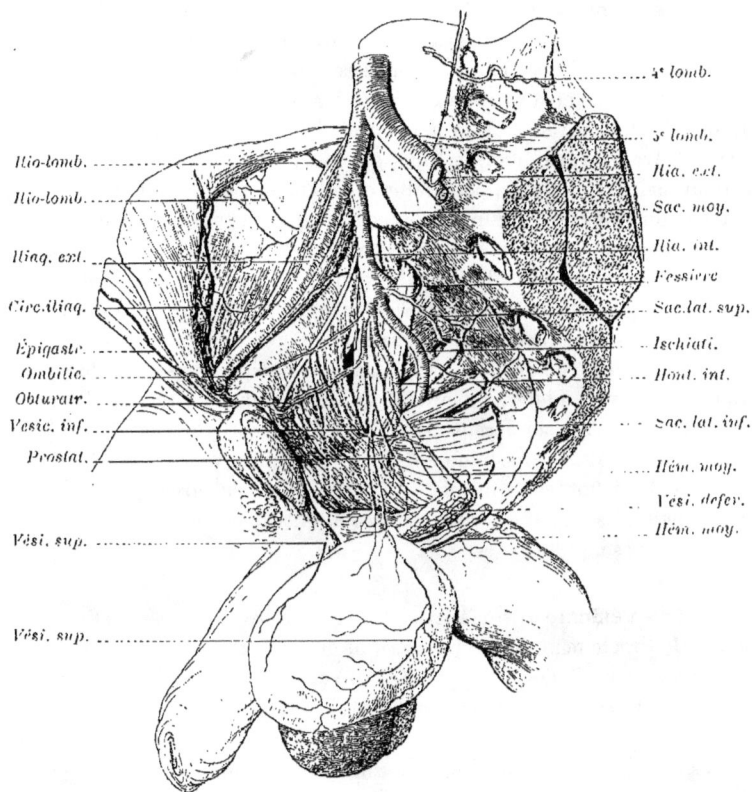

Fig. 446. — L'hypogastrique.

turément en ischiatique et honteuse interne, les branches viscérales peuvent naître en partie de cette dernière, ou quelquefois d'un bouquet terminal constitué par l'épanouissement du tronc antérieur.

La meilleure classification que l'on puisse donner de ces branches est celle qui est basée sur leur distribution. A ce point de vue, on peut les classer de la façon suivante :

1° *Groupe antérieur ou vésical* { *a. ombilicales donnant les vésicales supérieures.*
{ *a. vésicale inférieure.*

2° *Groupe moyen ou génital* { chez l'homme { *a. prostatique.*
                                              { *a. vésiculo-déférentielle.*
                              { chez la femme { *a. utérine.*
                                              { *a. vaginale.*

3° *Groupe postérieur ou rectal* . . . . *a. hémorroïdale moyenne.*

Artère ombilicale. — Chez le fœtus, l'artère ombilicale est la principale artère de la partie inférieure du corps. L'iliaque externe et toutes les branches de l'hypogastrique sont ses collatérales. Elle passe sur les côtés de la vessie et de l'allantoïde, et se rend au placenta par l'orifice ombilical et le cordon. A la naissance, elle s'atrophie. Chez l'adulte, elle est transformée dans la plus grande partie de son trajet en un cordon plein, et ne reste perméable que dans sa partie initiale. Elle se détache du tronc antérieur de l'hypogastrique, se porte en haut et en avant, longe les parois latérales de la vessie et, devenue cordon fibreux, se réfléchit sur la paroi abdominale, pour se terminer avec l'ouraque et la veine ombilicale dans le noyau fibreux qui occupe la partie inférieure de la cicatrice ombilicale. Elle donne naissance à deux branches : les *artères vésicales supérieures*. Celles-ci se dirigent en bas et en dedans, abordent la vessie latéralement, et se divisent en : *branches descendantes*, qui s'anastomosent avec l'artère prostatique; en *branches antérieures*, qui s'anastomosent avec la petite vésicale antérieure, branche de la honteuse interne; en *branches supérieures*, principales, qui s'épanouissent sur la calotte vésicale, et s'anastomosent avec celles du côté opposé.

Artère vésicale inférieure. — Cette artère n'est pas constante. Elle naît directement de l'hypogastrique ou de l'hémorroïdale moyenne, donne des ramuscules à la prostate, au vagin, aux vésicules séminales, et distribue ses branches terminales au bas-fond et au col de la vessie.

Les **branches génitales** *chez l'homme* sont au nombre de deux : l'*artère vésiculo-déférentielle;* l'*artère prostatique.*

Artère vésiculo-déférentielle. — Cette artère naît souvent par un tronc commun avec la prostatique ou l'hémorroïdale moyenne. Elle se porte en bas et en avant vers la vésicule séminale, et s'épanouit sur sa face antéro-supérieure. Elle donne quelquefois un rameau urétéral, et toujours un *rameau déférentiel*. Ce dernier aborde le canal déférent près de sa terminaison, et donne une branche descendante qui accompagne le canal jusqu'à la prostate, et une branche ascendante ou récurrente (*artère déférentielle* des auteurs) très longue, qui atteint l'épididyme, au niveau duquel elle s'anastomose. avec les autres artères du testicule.

Artère prostatique. (*Branche prostatique de la vésicale inférieure ou de l'hémorroïdale moyenne*). — Volumineuse et constante, cette artère naît du tronc antérieur de l'hypogastrique, quelquefois isolément, le plus souvent par un tronc qui lui est commun avec la vésicale inférieure, l'hémorroïdale moyenne ou même l'ombilicale. Elle se porte en bas, en avant et en dedans, aborde la prostate par sa face latérale, et se distribue à cette glande. Elle donne des rameaux ascendants, vésicaux, qui s'anastomosent avec la vésicale inférieure.

Chez la femme, les branches génitales, beaucoup plus développées, sont au nombre de deux : l'*utérine;* la *vaginale*.

Artère utérine. — Cette artère, très volumineuse, naît du tronc de bifurcation antérieur de l'hypogastrique, et se rend à l'utérus qu'elle longe latéralement jusqu'à l'*angle interne de l'ovaire*. Là elle s'anastomose avec un rameau de l'utéro-ovarienne en constituant une anastomose sous-ovarienne.

Ce point de terminaison, longtemps discuté, paraît être admis aujourd'hui par tous. Certains auteurs cependant soutiennent encore l'opinion classique qui faisait se terminer l'utérine vers la *partie moyenne du corps utérin*, où elle s'anastomosait avec l'utéro-ovarienne. D'autres la font se terminer entre l'utérus et l'ovaire.

Trajet et Rapports. — L'artère utérine se dirige d'abord en bas, en avant et en dedans, appliquée à la paroi pelvienne, sur une longueur de 6 à 7 centimètres (*portion pariétale*). Puis elle suit une direction transversale sur une longueur d'environ 2 centimètres (*portion intraligamenteuse*), et se relève, en décrivant une crosse au-dessus du cul-de-sac latéral du vagin (*portion sus-vaginale*). Elle longe enfin le bord latéral de l'utérus, et, au niveau de l'angle supérieur de ce dernier, devient horizontale et se termine sous l'ovaire (*portions latéro-utérine et sous-ovarienne*).

Dans sa portion pariétale, l'artère répond au muscle obturateur doublé de son aponévrose. Dans sa portion intraligamenteuse, l'utérine entourée de nombreuses veines entre en rapport avec l'uretère. Ce dernier, qui se dirige en bas, en dedans et en avant, croise très obliquement la face postérieure de l'artère. Quelquefois, il est entouré par une des flexuosités de cette dernière. Le point de croisement se trouve à environ 2 centimètres du col utérin. Il est d'ailleurs très variable suivant les sujets. — Dans sa portion sus-vaginale, l'artère décrit une crosse dont la convexité se trouve à environ 15 millimètres au-dessus et en dehors du fond du cul-de-sac latéral du vagin. Entre ce dernier et l'utérine, on trouve les branches vaginales de l'artère et l'uretère, qui cheminent dans du tissu cellulaire très dense. — Enfin, dans ses portions latéro-utérine et sous-ovarienne, l'artère chemine entre les deux

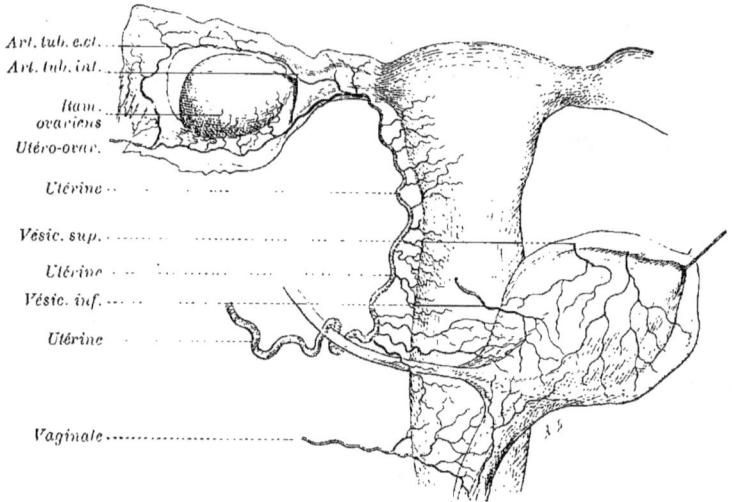

Art. tub. ext.
Art. tub. int.
Ram. ovariens
Utéro-ovar.
Utérine
Vésic. sup.
Utérine
Vésic. inf.
Utérine
Vaginale

Fig. 447. — L'artère utérine (schéma).

feuillets du ligament large, englobée dans les larges plexus veineux et lymphatique qui l'accompagnent.

Branches. — L'artère utérine fournit de nombreuses collatérales : 1° *un ou deux rameaux urétéraux*, qui se détachent au niveau du point où l'uretère croise l'artère ; 2° *cinq ou six rameaux vésicaux et vaginaux*, qui forment deux groupes : un groupe antérieur dont les rameaux, assez volumineux, vont au cul-de-sac antérieur du vagin et au bas-fond de la vessie ; un groupe postérieur, dont les ramuscules vont au cul-de-sac postérieur du vagin ; 3° *les rameaux utérins* : ces derniers donnent des rameaux longs et flexueux qui vont *au col*, où ils se divisent en rameaux antérieurs et postérieurs, et des rameaux courts destinés au *corps utérin* ; ces derniers s'enfoncent dans le tissu utérin (Voir Artères de l'utérus) ; 4° *deux ou trois rameaux tubaires*, dont l'un, plus volumineux, mérite le nom d'*artère tubaire interne*. Cette artère suit le bord inférieur de la trompe, à laquelle elle se distribue et s'anastomose au niveau du pavillon avec l'artère tubaire externe, branche de l'utéro-ovarienne.

La *branche terminale* de l'utérine est constituée par l'*anastomose sous-ovarienne*. Cette dernière est de calibre si uniforme, qu'il est difficile de dire en quel point finit chacune des deux artères qui la constituent. Cette anastomose sous-ovarienne donne des *rameaux ovariens* qui se distribuent à l'ovaire.

Artère vaginale. — Cette artère naît le plus souvent d'un tronc commun avec une des artères précédentes, quelquefois du tronc même de l'hypogastrique. Elle se porte en bas et en avant, et vient aboutir à la partie supérieure du bord correspondant du vagin. Elle se divise là en branches antérieure et postérieure, pour les deux tiers inférieurs des faces du même nom. Elle donne des rameaux vésicaux et urétéraux, et s'anastomose en haut avec les branches vaginales de l'utérine, en bas avec l'artère honteuse interne, en avant avec la vésicale postérieure et la vaginale du côté opposé. (Voir Vagin.)

Artère hémorroïdale moyenne. — Elle naît de l'hypogastrique ou par un tronc commun avec une des artères voisines (vésicale inférieure, prostatique, vésiculo-déférentielle). Cette artère se dirige en bas et en dedans, et se distribue aux parties latérales de l'ampoule rectale ; elle s'anastomose avec les artères hémorroïdales. (Voir Rectum.)

2°) Branches intra-pelviennes pariétales.

A. Ilio-lombaire. — Cette artère se détache du tronc de bifurcation postérieur, rarement du tronc primitif de l'hypogastrique. Elle se porte en haut et en arrière, chemine entre l'iliaque interne et le tronc lombo-sacré, croise le détroit supérieur, s'engage sous le psoas où elle se divise en ses deux branches terminales : *postérieure* et *transversale*, après avoir donné quelques rameaux musculaires.

a) La *branche postérieure* peut être assimilée à la branche postérieure d'une intercostale. Elle donne, au niveau du trou de conjugaison intermédiaire à la cinquième vertèbre lombaire et au sacrum, deux rameaux. L'un, *musculaire*, passe sous le ligament ilio-lombaire et se distribue au carré des lombes et à la masse commune. Il s'anastomose avec la quatrième lombaire, branche de l'aorte, et avec la cinquième, branche de la sacrée moyenne. L'autre, *spinal*, pénètre dans le trou de conjugaison, arrive dans le canal vertébral, où il donne un rameau médullaire et un rameau vertébral.

b) La *branche transversale* se porte directement en dehors, au-dessous du psoas. Au niveau du bord postérieur de l'iliaque, elle donne un *rameau superficiel* pour ce muscle. Ce rameau s'anastomose avec la circonflexe iliaque et avec les lombaires. Cette branche transversale donne en outre un *rameau profond*, qui passe entre le muscle et l'os iliaque, et l'*artère nourricière* de cet os.

Artères sacrées latérales. — Les sacrées latérales, par leur distribution, continuent la série des intercostales. On en distingue deux : une *supérieure* et une *inférieure*. Toutes les deux se détachent du tronc postérieur de bifurcation de l'hypogastrique.

L'*artère sacrée latérale supérieure* se porte directement en dedans, et s'engage dans le premier trou sacré, après avoir émis un rameau descendant qui s'anastomose avec la sacrée latérale inférieure et avec la sacrée moyenne. — Dans le trou sacré antérieur, l'artère donne un *rameau interne, spinal*, pour la queue de cheval, et un *rameau postérieur, musculaire*, qui sort par le trou sacré postérieur et qui va à la partie inférieure de la masse commune et à la peau.

L'*artère sacrée latérale inférieure* descend verticalement sur le sacrum, recouvert du pyramidal, en avant des trous et des nerfs sacrés. Elle se termine au niveau de l'articulation sacro-coccygienne, en s'anastomosant avec une branche latérale de la sacrée moyenne. Elle donne des rameaux *antérieurs ou internes*, au nombre de quatre, qui s'anastomosent avec les branches latérales de la sacrée moyenne, et des *rameaux postérieurs ou externes*. Ces derniers s'engagent dans les trous sacrés antérieurs et se comportent comme le rameau correspondant de la sacrée latérale supérieure.

3°) Branches extra-pelviennes.

Artère fessière (*A. glutæa superior B.N.A*). — La fessière, la plus volumineuse des branches de l'hypogastrique, continue hors du bassin le tronc terminal postérieur de cette artère. Dès son origine, elle se porte en bas et en arrière ; arrivée au niveau du bord supérieur de la grande échancrure sciatique, elle se recourbe et se dirige directement en arrière, passant d'abord entre le nerf lombo-sacré et le premier nerf sacré ; puis entre le pyramidal et la partie supérieure de la grande échancrure. Arrivée ainsi hors du bassin, elle se divise en ses deux branches terminales.

La fessière est accompagnée de deux grosses veines situées, l'une en avant, l'autre en arrière d'elle. Ces veines échangent dans leur trajet de nombreuses anastomoses.

Le nerf fessier supérieur, né par deux racines du nerf lombo-sacré et de la première sacrée, sort du bassin à côté de l'artère qui lui est un peu postéro-interne.

Branches. — La fessière fournit quelques branches au pyramidal, à l'os iliaque, et à l'articulation sacro-iliaque.

De ses deux branches terminales l'une est *superficielle*, l'autre *profonde*.

La *branche superficielle* chemine entre le moyen et le grand fessier. Elle donne des rameaux volumineux à ce dernier muscle. Un de ces ra-

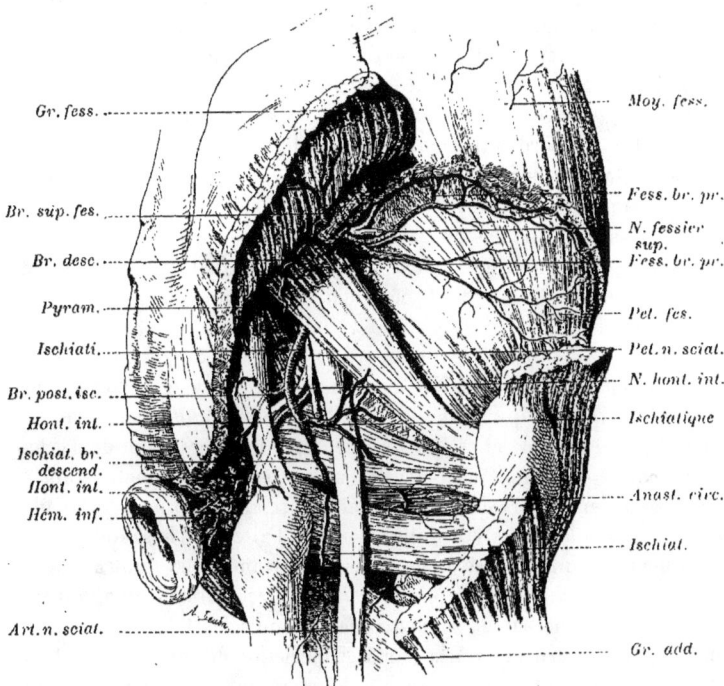

FIG. 448. — Artères fessière et ischiatique.

meaux, assez gros, croise le pyramidal, abandonne quelques rameaux à ce muscle et s'anastomose avec la branche ascendante de l'ischiatique.

La *branche profonde*, plus volumineuse, chemine entre le moyen et le petit fessier. Très courte, elle se divise en deux longs rameaux. L'un, le *rameau supérieur*, suit les insertions iliaques du petit fessier, se distribue à ce muscle, au moyen fessier, à l'os iliaque, et s'épuise dans le tenseur du fascia lata. Il s'anastomose avec l'ilio-lombaire, et, à la fin de son trajet, avec la circonflexe externe. Le *rameau inférieur* chemine au-dessous du précédent, donne des rameaux aux moyen et petit fessiers, à la capsule de l'articulation de la hanche, et s'anastomose avec l'ischiatique, et la circonflexe externe, branche de la fémorale.

Artère ischiatique (*A. glutæa inferior BNA*. — Branche de bifurcation postéro-externe du tronc terminal antérieur de l'hypogastrique, l'ischiatique est, après la fessière, la plus volumineuse des branches de l'iliaque interne.

Trajet et Rapports. — A son origine, l'artère, placée en avant du plexus sacré, ne tarde pas à traverser ce dernier, soit au-dessous du quatrième nerf sacré, soit entre le troisième et le quatrième, pour sortir du bassin par la partie inférieure de la grande échancrure sciatique.

Elle émerge alors dans la région fessière, entre le bord inférieur du pyramidal et le bord supérieur du petit ligament sacro-sciatique, en dedans de la honteuse interne, qui passe sur le sommet de la petite épine sciatique.

L'artère ischiatique descend alors vers l'ischion, se porte en dehors et se rapproche du grand nerf sciatique ; à ce niveau elle est en dehors de la honteuse interne. Dans tout son trajet, l'ischiatique est accompagnée de deux veines.

Branches. — Cette artère donne dans le bassin des ramuscules au plexus sacré, et, dans la région fessière, après un trajet fort court, des branches terminales qui sont : 1° une *branche ascendante*, grêle, qui croise le pyramidal et s'anastomose avec une branche de la fessière ; 2° deux *branches postérieures*, une externe, qui pénètre dans le grand fessier en dehors du grand ligament sciatique, une interne, qui traverse ce dernier, en s'y ramifiant, avant d'atteindre le grand fessier ; ces rameaux donnent des filets sans importance aux jumeaux et à l'obturateur interne ; 3° une *branche inférieure*, qui continue la direction du tronc principal et se distribue aux muscles fléchisseurs de la jambe, au carré crural et à la partie supérieure du grand adducteur. Cette branche donne en outre un long rameau au nerf sciatique (artère du nerf sciatique). Elle s'anastomose avec la circonflexe externe et les perforantes.

Artère obturatrice (*A. obturatoria BNA*). — L'artère obturatrice se détache du tronc terminal antérieur de l'hypogastrique. S'il y a division prématurée de ce tronc en ischiatique et honteuse interne, c'est ordinairement de l'ischiatique que vient l'obturatrice. Cette artère naît, aussi, fréquemment de l'épigastrique.

L'obturatrice se porte en bas et en avant, chemine contre la paroi

latérale du petit bassin formée à ce niveau par l'obturateur interne recouvert de son aponévrose. Elle suit un trajet parallèle au détroit supérieur du bassin à deux centimètres au-dessous de lui, et arrive au canal sous-pubien, dans l'intérieur duquel elle se divise en deux branches terminales. Dans tout son trajet, l'obturatrice est accompagnée du nerf obturateur, qui est au-dessus d'elle, et de la veine qui est au-dessous.

Branches. — Dans la cavité pelvienne l'artère fournit plusieurs branches collatérales :

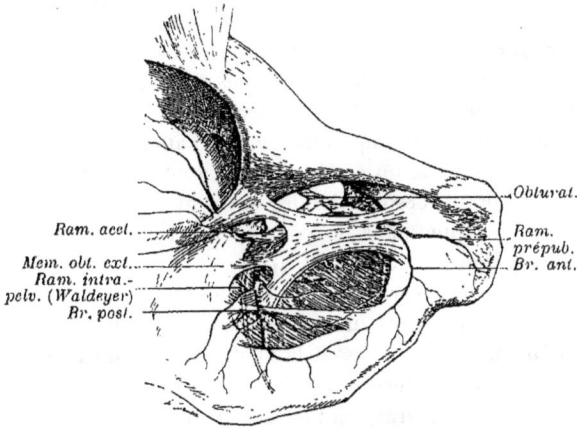

Ram. acet.
Mem. obt. ext.
Ram. intra.
pelv. (Waldeyer)
Br. post.

Obturat.
Ram. prépub.
Br. ant.

Fig. 449. — L'obturatrice.

1° un *rameau iliaque* pour le psoas ; 2° un *rameau aux ganglions iliaques* externes ; 3° des *rameaux musculaires*, pour l'obturateur interne, le releveur de l'anus et l'ischio-coccygien ; 4° *un ou plusieurs rameaux* à la prostate et à la vessie (anastomoses avec les artères de ces organes) ; 5° un *rameau transversal*, qui s'anastomose derrière la symphyse avec celui du côté opposé ; 6° un *rameau anastomotique avec l'épigastrique*. Ce dernier mérite une description spéciale. Il se détache de l'obturatrice, au moment où elle va entrer dans le canal sous-pubien ; il se dirige directement en haut et se jette dans l'épigastrique. Ce rameau peut être très important, et dans certains cas il a pu être considéré comme une racine de l'obturatrice, cette dernière naissant alors de l'hypogastrique et de l'épigastrique. Dans d'autres cas, il a été considéré comme faisant partie du tronc même de l'obturatrice, cette dernière naissant alors de l'épigastrique ou même de l'iliaque externe. Quoi qu'il en soit, ce rameau affecte avec le canal crural des rapports intéressants à connaître. S'il est court, il se place contre la face interne de la veine iliaque externe et passe en dehors de l'anneau crural. S'il est long, il se place en dedans de ce dernier, atteignant le bord externe du ligament de Gimbernat.

Les *branches terminales* de l'obturatrice sont au nombre de deux, une *antérieure*, une *postérieure*.

La *branche antérieure* se dirige en bas et en avant. Elle traverse la membrane obturatrice interne, et chemine entre l'obturateur externe et le cadre osseux qui limite en avant le trou sous-pubien. Elle donne des rameaux musculaires à l'obturateur externe, au moyen et au petit adducteur, et des rameaux périostiques et osseux au pubis. Elle se termine à la partie moyenne de la branche ischio-pubienne en s'anastomosant avec la branche postérieure.— La *branche postérieure* se dirige en bas et en arrière, passe entre les membranes obturatrices, puis sous l'obturateur externe. Elle se termine au niveau de la partie moyenne de la branche ischio-pubienne, et s'anastomose avec la précédente, constituant ainsi un cercle artériel autour du trou sous-pubien. Cette branche donne des collatérales qui sont : a) un *rameau intra-pelvien*, qui se termine dans le périoste de la face interne de l'ischion et pénètre souvent dans l'os; b) un *rameau acétabulaire*, qui pénètre dans la cavité cotyloïde par l'échancrure ischio-pubienne, se distribue à la graisse et donne un ramuscule au ligament rond ; c) des *rameaux perforants*, qui traversent la membrane obturatrice pour se distribuer à l'obturateur interne ; d) des *rameaux musculaires*, pour les adducteurs, le carré crural, l'obturateur externe. Ces rameaux s'anastomosent avec la circonflexe externe et l'ischiatique.

Artère honteuse interne (*A. pudenda interna BNA*). — La honteuse interne représente la branche de bifurcation antéro-interne du tronc terminal antérieur de l'hypogastrique.

Trajet et rapports. — D'abord intra-pelvienne, la H. I. sort du bassin par la grande échancrure sciatique, et y rentre par la petite pour gagner le creux ischio-rectal et le périnée. On peut donc, au point de vue de ses rapports, lui considérer quatre portions : *intra-pelvienne, fessière, ischio-rectale, périnéale.*

1) *Portion intra-pelvienne.* — Cette portion, courte, si la ramescence de l'hypogastrique est normale, atteint 5 à 6 centimètres, si la bifurcation est prématurée. Dans ce cas la H. I. donne naissance à la plupart des artères viscérales. L'artère, dans ce premier trajet intra-pelvien, répond en arrière à l'ischiatique qui est en dedans d'elle, et à la face antérieure du plexus sacré au-devant duquel elle descend. Elle est accompagnée de deux veines situées, l'une en avant, l'autre en arrière d'elle.

2) *Portion fessière.* — La H. I. sort du bassin par la partie inférieure de la grande échancrure sciatique, entre le pyramidal et le petit ligament sciatique, et pénètre dans la région fessière. Là, elle repose sur la face extra-pelvienne de l'épine sciatique, à 2 millimètres de son extrémité, sur les attaches mêmes du petit ligament sacro-sciatique. A ce

niveau le nerf grand sciatique est en avant et en dehors de l'artère:
l'ischiatique, d'abord en dedans et en arrière de la honteuse interne,

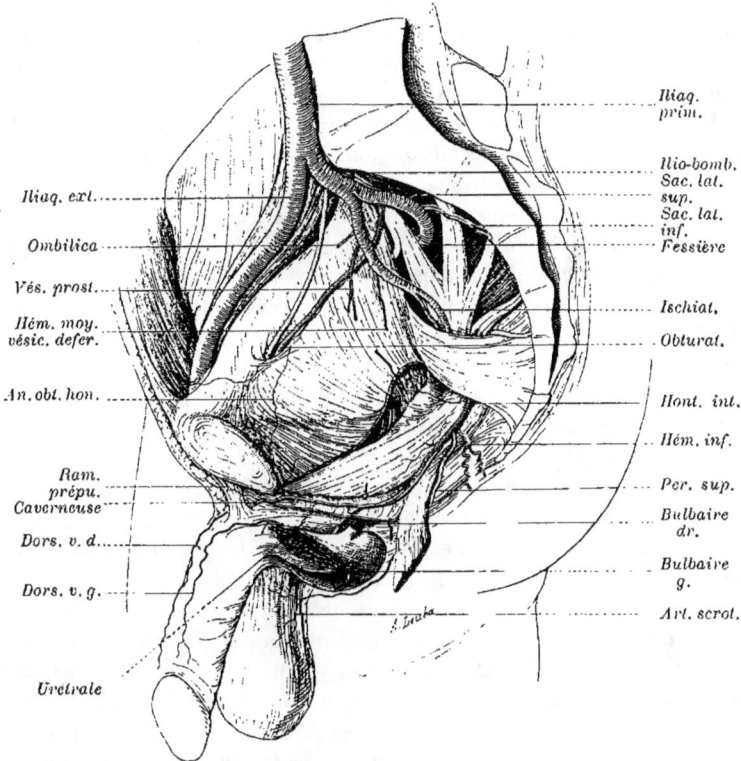

FIG. 450. — La honteuse interne.

croise plus bas l'ischion et se porte en dehors d'elle. Le nerf honteux
interne est postérieur à l'artère qu'il accompagne.

3) *Portion ischio-rectale.* — La H. I., ayant contourné l'épine, entre
dans le plancher pelvien par la petite échancrure. Elle se porte en bas
et en avant, appliquée contre la paroi externe du creux ischio-rectal,
cheminant dans un dédoublement de l'aponévrose de l'obturateur interne. Elle est accompagnée de veines et du nerf honteux interne.

4) *Portion périnéale.* — Située alors dans l'épaisseur du plancher
pelvien l'artère chemine dans l'épaisseur du plancher uro-génital,
appliquée contre la branche ischio-pubienne qu'elle longe. Arrivée
au niveau du bord inférieur du pubis, elle débouche sur la face supérieure du pénis, et se continue par sa branche terminale : *la dorsale
de la verge.*

Branches. — Dans sa *portion intra-pelvienne*, la H. I. donne des rameaux au plexus sacré, à la vessie, à l'obturateur interne et, quelquefois, l'artère hémorroïdale moyenne. Dans sa *portion fessière*, elle donne des rameaux au jumeau supérieur, au pyramidal et à l'obturateur interne. Dans ses portions *ischio-rectale* et *périnéale* elle fournit des collatérales importantes :

1) La *branche fessière*, grêle, contourne le bord inférieur du grand ligament sacro-sciatique, s'anastomose avec les branches postérieures de l'ischiatique, et se distribue au grand fessier.

2) Les *artères hémorroïdales inférieures*, car il en existe le plus souvent deux ou trois, naissent au-dessous de l'épine sciatique. Très flexueuses, elles cheminent dans la graisse de la fosse ischio-rectale et se terminent dans la partie inférieure du releveur, dans les sphincters, et à la peau de la marge de l'anus. Elles s'anastomosent avec les autres hémorroïdales.

3) La *périnéale superficielle* naît au niveau du point où la H. I. passe au-dessus du muscle transverse superficiel du périnée. Elle contourne ou perfore ce dernier près de l'ischion, devient superficielle et horizontale, et se dirige d'arrière en avant et de dehors en dedans, entre l'ischio-caverneux et le bulbo-caverneux. Elle se termine, chez l'homme, à la racine des bourses; chez la femme, dans les grandes et dans les petites lèvres. Dans son trajet elle fournit : 1° des *rameaux postérieurs*, au muscle transverse, au sphincter externe de l'anus; 2° des *rameaux internes*, au bulbo-caverneux et à la peau du périnée; 3° des *rameaux externes* à l'ischio-caverneux et aux téguments de la partie interne de la cuisse. Les *rameaux terminaux* se divisent en superficiels, pour le scrotum et le dartos, et en profonds qui pénètrent dans la cloison médiane du sac scrotal (*artères de la cloison*). Ces rameaux s'anastomosent avec les honteuses externes, branches de la fémorale.

4) L'*artère bulbaire* ou *transverse du périnée* se détache à angle droit de la H. I. au-dessus de la précédente. Elle perfore le plancher uro-génital, se dirige transversalement en dedans vers le bulbe, et pénètre dans ce dernier à 15 millimètres environ en avant de son extrémité postérieure. Là, elle donne une branche récurrente, qui se dirige en arrière; elle-même chemine sur le bulbe près de la ligne médiane, à côté de celle du côté opposé avec laquelle elle s'anastomose. Elle se termine à la partie moyenne du corps spongieux de l'urètre. Elle donne des rameaux au bulbe, au tiers postérieur du corps spongieux, à la muqueuse de l'urètre et aux glandes de Cooper. Elle est moins volumineuse chez la femme.

5) L'*artère urétrale* naît de la H. I., à 5 centimètres en avant de la bulbaire, au niveau de la symphyse. Elle se dirige en dedans, perfore le

plancher pelvien comme la précédente, et pénètre dans le corps spongieux au moment où celui-ci va se placer dans la rainure résultant de la juxtaposition sur la ligne médiane des deux corps caverneux. Elle se distribue à ces formations et s'anastomose avec la bulbaire et la dorsale de la verge. Elle est plus grêle chez la femme.

6) Les *rameaux ascendants*, que fournit la H. I., perforent le feuillet supérieur du plancher uro-génital et pénètrent dans la cavité pelvienne. Trois d'entre eux, plus importants, vont à l'obturateur interne, à la paroi antérieure de la vessie et à la masse graisseuse située en avant de l'aponévrose ombilico-vésicale.

7) L'*artère caverneuse*, souvent regardée comme la 4e branche terminale de la H. I., se détache de cette dernière presque au niveau de l'urétrale. Elle perfore le feuillet inférieur de l'aponévrose moyenne et s'enfonce immédiatement dans le corps caverneux qu'elle aborde par sa partie supéro-interne. Arrivée au centre de ce cylindre érectile, elle donne un rameau postérieur, pour le tiers postérieur du corps caverneux, et un rameau antérieur, pour les deux tiers antérieurs de l'organe.

8) La *dorsale de la verge*, branche terminale de la H. I., n'est que la continuation de ce vaisseau qui change de nom sous le bord inférieur de la symphyse. Elle passe entre les faisceaux externes du ligament suspenseur et vient se placer sur la face dorsale de la verge. Flexueuse, elle chemine parallèlement à la dorsale du côté opposé, dont elle est séparée par la veine dorsale de la verge. Elle est recouverte par l'enveloppe élastique commune aux deux corps caverneux et par la peau. Arrivée à la base du gland, elle donne des rameaux profonds à ce dernier et des rameaux superficiels au prépuce. Dans son trajet, elle fournit des rameaux aux téguments, aux corps caverneux et aux corps spongieux.

Chez la *femme*, la H. I. présente une disposition analogue à celle de l'homme, mais les branches de l'appareil génital, sauf l'artère superficielle du périnée qui va aux grandes lèvres, sont d'un volume moindre.

De plus, la *transverse du périnée* se rend dans le bulbe de la vulve: l'*urétrale* et *la caverneuse*, très réduites de volume, vont à l'urètre et aux corps caverneux du clitoris. Quant à la dorsale de la verge, elle est remplacée par une artère très grêle, *la dorsale du clitoris*.

ARTÈRE ILIAQUE EXTERNE (*A. iliaca externa* BNA).

Branche de bifurcation externe ou antérieure de l'iliaque primitive, l'iliaque externe s'étend du bord inférieur du corps de la Ve lombaire à l'arcade crurale où elle prend le nom de fémorale. Elle est oblique en bas, en avant et en dehors. Elle devient flexueuse avec l'âge et décrit une légère courbe, dont la convexité fait saillie dans la cavité pelvienne.

Rapports. — L'iliaque externe répond : *en avant,* au péritoine qui la sépare, de la portion iléo-cæcale de l'intestin à droite, du segment iliaque du côlon pelvien à gauche, et au tissu cellulaire sous-péritonéal où cheminent : le nerf génito-crural qui croise très obliquement l'artère ; l'uretère qui ne croise cette dernière qu'à droite ; le canal déférent qui croise l'iliaque externe un peu au-dessus de l'arcade crurale ; et les vaisseaux utéro-ovariens. *En dedans,* l'artère répond à sa veine satellite ; dans l'angle que forment les vaisseaux se placent des ganglions et des lymphatiques. *En arrière en dehors,* l'artère répond au psoas dont elle longe le bord interne, et au petit psoas inconstant.

Les vaisseaux iliaques sont entourés d'une gaine celluleuse, dépendance du fascia iliaca.

Branches. — L'iliaque externe donne quelques rameaux sans nom au psoas, aux ganglions, et deux collatérales importantes : l'*épigastrique,* la *circonflexe iliaque.*

Artère épigastrique (*A. epigastrica inferior BNA*). — Cette artère naît à 1 centimètre environ au-dessus de l'arcade crurale.

Trajet et rapports. — Dès son origine, l'épigastrique se porte en dedans, parallèlement à l'arcade crurale, en décrivant une courbe à concavité supéro-externe, dans laquelle se placent le canal déférent chez l'homme, le ligament rond chez la femme. La convexité de la courbe répond à la face supérieure de la veine iliaque externe en arrière ; et à l'arcade crurale en avant ; elle reste toujours à 2 ou 3 centimètres au-dessus de cette dernière. A cette portion initiale, curviligne, fait suite une portion ascendante. En effet, l'artère, à ce niveau, monte sur la face postérieure du muscle grand droit, pénètre dans la gaine de ce dernier au niveau de l'arcade de Douglas, et se termine dans son épaisseur, au niveau de l'ombilic, en s'anastomosant avec la mammaire interne. A l'origine de sa portion ascendante, l'épigastrique répond en arrière au péritoine qu'elle soulève en une légère saillie, qui indique la limite entre la fossette inguinale moyenne et la fossette inguinale externe. En avant, elle répond le plus souvent à l'orifice péritonéal du trajet inguinal, dont elle limite le pourtour interne. Quelquefois, elle est plus interne et répond à la paroi postérieure du trajet.

Au-dessous, l'artère, toujours sous-péritonéale, s'engage sous l'arcade de Douglas, pénètre dans la gaine du muscle droit et finalement dans l'épaisseur de celui-ci.

Branches. — Dans son trajet, l'épigastrique fournit plusieurs collatérales. Ce sont :

1) L'*artère funiculaire*, qui naît de la crosse épigastrique et qui pénètre dans le canal inguinal. Là, elle chemine en arrière du ligament rond, ou du cordon spermatique. Chez l'homme, cette artère se distribue au crémaster, aux enveloppes du cordon et s'anastomose avec l'artère spermatique et l'artère déférentielle. Chez la femme, elle se perd dans l'épaisseur des grandes lèvres, où elle s'anastomose avec la honteuse interne.

2) Le *rameau anastomotique avec l'obturatrice*, qui se détache à quelques millimètres en dedans de la funiculaire. Ce rameau se porte en bas et en dedans, jusqu'à la face postérieure de la branche horizontale du pubis, où il s'anastomose avec un rameau ascendant de l'artère obturatrice.

3) Le *rameau rétro-pubien*, qui se détache de l'artère au début de son trajet ascendant. Ce rameau chemine au-dessus de la branche horizontale du pubis, au périoste duquel il se distribue.

4) *Branches musculaires*. Ces rameaux, en nombre variable, se portent en dedans dans le muscle transverse.

Les *branches terminales* de l'épigastrique se perdent dans le muscle grand droit de l'abdomen, où elles s'anastomosent avec les branches terminales des artères lombaires, intercostales inférieures et avec la branche terminale interne de la mammaire interne. Quelques rameaux perforent le grand droit et vont à la peau. D'autres suivent la grande faux du péritoine jusqu'au foie, et l'ouraque jusqu'à la vessie.

Artère circonflexe iliaque (*A. circumflexa ilium profunda BNA*). — Cette artère naît du côté externe de l'iliaque externe, en regard et un peu au-dessous de l'origine de l'épigastrique. Elle se dirige en haut et en dehors, et un peu en arrière, jusqu'à l'épine iliaque antérieure et supérieure, où elle se divise en deux branches terminales. Dans son trajet elle fournit des rameaux pour les muscles de la paroi antérieure de l'abdomen.

Ses branches terminales sont au nombre de deux : l'une *ascendante ou abdominale*, l'autre *horizontale ou iliaque*.

La *branche abdominale* monte en haut et en dedans, perfore le fascia transversalis, puis le muscle transverse. Elle se perd dans ce muscle, dans les muscles obliques et dans la peau. Elle s'anastomose avec l'épigastrique, la sous-cutanée abdominale et les artères lombaires.

La *branche horizontale ou iliaque* continue le trajet du tronc. Elle chemine d'abord en dedans de la crête iliaque, qu'elle croise ensuite pour se placer en arrière du transverse, puis entre ce dernier et le petit oblique où elle se termine. Elle fournit des rameaux descendants qui s'anastomosent avec la branche iliaque de l'ilio-lombaire, et des rameaux ascendants qui s'anastomosent avec les lombaires.

ARTÈRE FÉMORALE (*A. femoralis BNA*).

L'artère fémorale s'étend de l'arcade crurale, où elle fait suite à l'artère iliaque externe, à l'anneau du troisième adducteur où elle prend le nom de poplitée. Sa *direction* sensiblement verticale est légèrement oblique en bas et en arrière. Répondant à la tête du fémur au niveau du pli de l'aine, elle forme avec la diaphyse de cet os un angle aigu ouvert en haut.

Le sommet de l'angle se trouve à la jonction des deux tiers supérieurs avec le tiers inférieur de la diaphyse, là où l'artère contourne l'os pour passer du côté de la flexion. Le *trajet* de l'artère est indiqué par la dépression verticale que l'on voit sur la face antéro-interne d'une cuisse maigre, et que l'on sent entre le quadriceps crural et la masse des adducteurs sur une cuisse grasse. Superficielle à son origine, elle devient de plus en plus profonde en descendant.

Rapports. — L'artère fémorale occupe tout le long de la cuisse une gaine prismatique et triangulaire, formée par la rencontre des masses musculaires de l'extension et de l'adduction, et complétée par une aponévrose qui va des adducteurs aux extenseurs, en passant au-devant des vaisseaux.

a) *Rapports avec les muscles et les aponévroses*. — 1° *Au niveau de l'orifice supérieur de la gaine des vaisseaux fémoraux (anneau crural)*, l'artère répond : *en avant*, à l'arcade de Fallope ; *en arrière*, à la bandelette de Cooper et à l'insertion pubienne du pectiné ; *en dehors*, à la bandelette ilio-pectinée, qui la sépare du psoas et du nerf crural ; *en dedans*, à la veine fémorale et au ganglion de Cloquet, qui la séparent du ligament de Gimbernat. De plus, à sa sortie de l'anneau, la fémorale contracte des connexions intimes avec le fascia transversalis, qui vient se perdre sur la gaine celluleuse des vaisseaux fémoraux à 2 ou 3 centimètres de l'arcade crurale. 2° *Au niveau de son tiers supérieur (région du triangle de Scarpa)*, l'artère est en rapport : *en dedans*, avec le pectiné recouvert de son aponévrose ; *en dehors*, avec le fascia iliaca et le muscle iliaque ; *en avant*, avec l'aponévrose fémorale, perforée par la veine saphène interne et par des vaisseaux sanguins et lymphatiques (*fascia crebriformis*). Entre cette aponévrose et l'artère s'insinue le prolongement du fascia transversalis décrit plus haut. *En arrière*, l'artère répond à l'interstice qui existe entre le psoas iliaque et le pectiné, mais se trouve située plus près du psoas, qui la sépare de la capsule articulaire et de la tête fémorale. 3° *Au niveau de son tiers moyen*, l'artère répond : *en avant*, au couturier, qui la croise très obliquement ; *en dehors*, au vaste interne ; *en dedans* et *en arrière*, au moyen adducteur. 4° *Au niveau de son tiers inférieur (canal de Hunter)*. — On donne ce nom à la partie inférieure, renforcée en avant, de la gaine des vaisseaux. Prismatique et triangulaire, le *canal de Hunter* est formé en dehors par l'aponévrose d'origine du vaste interne ; en arrière, par la troisième portion du grand adducteur ; en avant, par un plan de fibres aponévrotiques allant du tendon du grand adducteur au vaste interne recouvert de son aponévrose. Cette paroi antérieure présente deux orifices : *un supérieur* livrant passage à la branche superficielle de l'artère grande anastomotique, aux veines et à l'accessoire du saphène interne qui l'accompagne ; et *un inférieur* pour le nerf saphène interne.

b) *Rapports avec les vaisseaux et nerfs (Rapports immédiats)* — 1° *Avec la veine* : à l'anneau crural, la *veine* est en dedans de l'artère et reste ainsi jusqu'à la pointe du triangle de Scarpa où elle commence à devenir postérieure. Plus bas dans le canal de Hunter, elle est nettement en

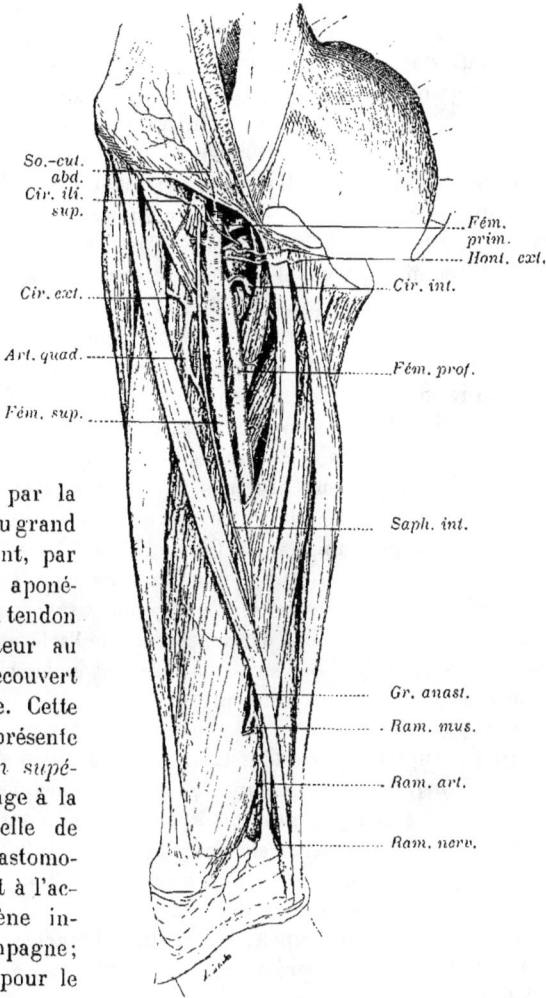

FIG. 451. — Les artères fémorales.

arrière de l'artère. Là, la face antérieure de l'artère est croisée par les veines, qui accompagnent la grande anastomotique et qui la contournent pour se jeter dans la veine fémorale. — 2° *Avec les nerfs* : la *branche crurale du génito-crural* sort de l'abdomen par l'anneau crural, croise la face antérieure de l'artère et perfore l'aponévrose à la partie inférieure du fascia crebriformis. Le *musculo-cutané interne* pénètre dans la gaine des vaisseaux au-dessus du canal crural, et se divise en plusieurs rameaux qui passent transversalement en avant et en arrière de l'artère. Le *rameau fémoral* ou *profond de l'accessoire du saphène interne* accompagne l'artère dans son trajet, et sort de la loge par l'orifice supérieur de la paroi antérieure du canal de Hunter. Le *nerf du vaste interne* est également accolé à l'artère sur une grande longueur. Il en est de même pour le *saphène interne*, qui n'abandonne la fémorale qu'au niveau du canal de Hunter, où il se trouve en avant et en dedans d'elle, après avoir été en dehors dans les deux tiers supérieurs de la cuisse. — 3° *Avec les lymphatiques* : l'artère et surtout la veine sont en rapport avec le groupe profond (2 à 4 troncs) des lymphatiques qui vont des ganglions poplités aux ganglions inguinaux. Au niveau du triangle de Scarpa et de l'anneau crural, l'artère est en rapport avec les ganglions inguinaux profonds, peu importants et peu nombreux ; l'un d'entre eux, situé à la partie interne de l'anneau crural, est désigné sous le nom de ganglion de Cloquet. Par l'intermédiaire du fascia crebriformis, les vaisseaux fémoraux répondent en outre aux cinq groupes que forment les ganglions inguinaux superficiels.

Branches. — Le mode de ramescence de l'artère fémorale présente de grandes variétés. Nous suivrons dans notre description le type qui nous a paru être le plus fréquent.

Nous pouvons considérer à la cuisse trois gros troncs artériels. Un à sa partie supérieure, c'est le tronc principal de l'artère fémorale, la *fémorale primitive* de quelques auteurs. A quelques centimètres au-dessous de l'arcade, ce gros tronc se bifurque en : *artère fémorale superficielle* (artère fémorale des classiques), celle dont nous avons donné le trajet, et *artère fémorale profonde*. Cette dernière s'enfonce dans les masses musculaires de la cuisse.

Ces trois artères principales donnent des branches qui sont :

1) Pour la *fémorale primitive* : la *sous-cutanée abdominale*, la *circonflexe iliaque superficielle*, les *artères honteuses externes supérieure et inférieure*.

2) Pour la *fémorale superficielle* : la *grande anastomotique*.

3) Pour la *fémorale profonde* : les *deux circonflexes interne et externe*, les *trois perforantes*.

Nous allons étudier ces branches dans cet ordre, mais en répétant qu'il peut y avoir de nombreuses anomalies, et que telle artère fournie par la fémorale profonde, par exemple, peut naître de la fémorale superficielle ou de la fémorale primitive.

Fémorale primitive. — **A.** *Sous-cutanée abdominale* (*A. epigastrica superficialis BNA*). — Cette artère se détache à environ 1 centimètre au-dessous de l'arcade, parfois par un tronc commun avec la circonflexe. Elle perfore l'aponévrose, devient ascendante, croise l'arcade de Fallope et monte sous la peau de l'abdomen vers la région ombilicale. Elle donne des rameaux aux ganglions inguinaux, à la peau et au grand oblique. Elle fournit souvent une branche horizontale, qui suit l'arcade et qui n'est autre que la circonflexe iliaque superficielle. Elle s'anastomose avec l'épigastrique, la circonflexe iliaque, la mammaire interne et les lombaires.

A. *Circonflexe iliaque superficielle* (*A. circumflexa ilium superficialis BNA*). — Cette artère naît le plus fréquemment de la fémorale au-dessous de la précédente, dont elle n'est parfois qu'un rameau, perfore l'aponévrose, devient superficielle et longe l'arcade jusqu'à l'épine iliaque antérieure et supérieure. Là elle se termine en s'anastomosant avec l'artère circonflexe iliaque, branche de l'iliaque externe. Elle donne des rameaux aux ganglions inguinaux externes.

Artères honteuses externes (*A. scrotales, labiales anteriores BNA*). — Ces artères, au nombre de deux (quelquefois trois), une supérieure, une inférieure, naissent de la fémorale au-dessous de l'arcade de Fallope, et se distribuent au scrotum ou aux grandes lèvres.

1) *A. honteuse externe supérieure ou sous-cutanée*. — Cette artère perfore l'aponévrose, devient sous-cutanée, se dirige en dedans et se divise bientôt en deux rameaux. L'un ascendant, qui va aux ganglions inguinaux et aux téguments de la région pubienne; l'autre descendant, qui se distribue aux parties latérales du scrotum et aux téguments de la verge. Chez la femme ce rameau s'épuise dans les grandes lèvres.

2) *A. honteuse externe inférieure ou sous-aponévrotique*. — Cette artère naît au-dessous de la précédente, quelquefois par un tronc commun. Elle passe en avant ou en arrière de la veine fémorale, et, après un trajet sous-aponévrotique, perfore l'aponévrose et se distribue comme la précédente.

Ces deux artères s'anastomosent entre elles du côté opposé. Elles s'anastomosent aussi avec l'a. funiculaire, l'obturatrice, l'a. périnéale superficielle et la dorsale de la verge.

Fémorale profonde. — Nous considérerons la fémorale profonde comme branche de bifurcation profonde de l'artère fémorale primitive, et comme le tronc d'origine des artères nourricières de la cuisse. Ces

dernières sont : la *circonflexe externe*, qui donne l'artère du quadriceps ; la *circonflexe interne* et les *perforantes*, qui donnent les artères
des adducteurs et des fléchisseurs.

Disons ici que les classiques font naître le plus souvent l'artère du
quadriceps et la circonflexe externe de la fémorale superficielle.

La fémorale profonde, quand elle possède toutes ses branches, est
sensiblement de même volume, à son origine, que la fémorale superficielle.

Trajet et Rapports. — La F. P. naît le plus souvent de la face postérieure du tronc primitif. Elle peut cependant dévier un peu latéralement. Elle descend en arrière de la fémorale superficielle, en avant du
pectiné, s'insinue entre le moyen adducteur et le petit, puis entre le moyen
et le grand, et perfore enfin ce dernier, constituant la 3e des perforantes.

Branches. — Ce sont : la *Circonflexe externe ou antérieure*. — Cette
artère se détache de la partie supérieure de la fémorale profonde, quelquefois de la fémorale superficielle. Elle se porte en dehors, entre le
droit antérieur et les vastes, et se divise en deux branches : une transversale, *circonflexe proprement dite;* une descendante, *l'artère du
quadriceps*. La *circonflexe* s'enfonce dans l'épaisseur de l'insertion
trochantérienne du vaste externe, contourne la partie inférieure du
grand trochanter, et arrive à la face postérieure de la cuisse, où elle
s'anastomose avec la circonflexe interne, la fessière et l'ischiatique.
Elle donne un rameau ascendant qui se rend au petit fessier, au tenseur du fascia lata et à la capsule de l'articulation de la hanche. *L'artère du quadriceps*, qui naît pour les classiques de la fémorale primitive, se distribue aux quatre portions de ce muscle, au tenseur du
fascia lata et à la peau de la région externe de la cuisse. Un des
rameaux du quadriceps suit la face antérieure du vaste externe, et se
prolonge, le long du bord externe du droit antérieur, jusqu'à la rotule.

Circonfléxe interne ou postérieure. — Cette artère peut naître aussi
de la fémorale. Elle se porte en arrière et en dedans, décrivant une
courbe à concavité supérieure et externe, qui cravate la partie antérieure du col du fémur. Elle croise successivement le bord supérieur du
pectiné, du petit et du grand adducteur, se place sous l'obturateur
externe, suit le bord inférieur de ce dernier, et arrive à la face profonde du carré crural, où elle se divise en deux branches terminales :
l'une, supérieure ou trochantérienne, se termine au niveau de la fossette digitale. Elle donne des rameaux à la partie postérieure de la capsule, au périoste de la face postérieure du col, aux deux jumeaux, au

carré crural et peut même dans quelques cas donner des branches qui perforent les muscles pelvi-trochantériens et vont au grand fessier. Cette branche s'anastomose avec la circonflexe externe et l'ischiatique ; — l'autre, *inférieure*, descend devant le carré crural, contourne son bord inférieur, et se termine en envoyant des filets dans le grand fessier, le demi-membraneux, le demi-tendineux, le biceps et le nerf sciatique. Elle s'anastomose avec la fessière, l'ischiatique et la première perforante.

Dans son trajet, avant de se bifurquer, la circonflexe interne ou postérieure donne, en outre, des collatérales qui sont : 1° de *nombreux rameaux au périoste* du bord inférieur du col du fémur ; 2° un *rameau acétabulaire*, qui pénètre dans la cavité cotyloïde par l'échancrure ischio-pubienne ; 3° des *branches musculaires*, au pectiné, au petit et au grand adducteur, à l'obturateur externe. Dans ce dernier muscle, les rameaux artériels s'anastomosent avec des branches de la circonflexe antérieure et de l'obturatrice.

A. Perforantes. — De nombre variable (de 1 à 6), ordinairement au nombre de trois, les perforantes présentent une disposition à peu près identique. Chacune de ces artères se porte directement en arrière et perfore un des adducteurs, en passant sous les arcades aponévrotiques que leur ménagent ces muscles en s'insérant à la ligne âpre. Avant de s'engager dans ces orifices, elles donnent des rameaux au périoste fémoral, au vaste interne, aux adducteurs. A la face postérieure de la cuisse, la perforante se divise en trois branches : une *supérieure* ou *ascendante*, qui s'anastomose avec la branche descendante de l'artère située au-dessus ; une *inférieure* ou *descendante* s'anastomose de même avec la branche ascendante de l'artère sous-jacente. — Ces deux branches fournissent des rameaux au demi-membraneux, au demi-tendineux, au biceps et au grand nerf sciatique ; — une *branche moyenne* se dirige transversalement en dehors et se distribue au vaste externe.

La *perforante supérieure*, la plus volumineuse, passe entre les deux chefs du petit adducteur et entre les chefs supérieur et moyen du grand. Sa *branche transversale* va à la partie supérieure du vaste externe ; sa *branche ascendante* s'anastomose avec la branche descendante de la circonflexe interne, sa *branche descendante* avec l'ascendante de la deuxième perforante.

La *deuxième perforante*, la plus grêle, répond exactement au type général décrit plus haut. La *troisième perforante* est représentée par le tronc de la fémorale profonde elle-même. Cette dernière perfore le chef moyen du grand adducteur à 3 centimètres en moyenne au-dessus de l'orifice qui livre passage à la fémorale superficielle. Sa branche descendante s'anastomose avec un rameau ascendant que fournit la poplitée au biceps fémoral.

Fémorale superficielle (*A. genu suprema BNA*). — La fémorale superficielle fournit : a) des *rameaux musculaires*; b) une *artère volumineuse*, la *grande anastomotique*.

a) *Rameaux musculaires*. — Ces rameaux, assez grêles, se distribuent au couturier, aux adducteurs et au vaste interne.

Les branches qui vont à ce dernier peuvent être assez volumineuses pour prendre le nom d'*artères accessoires du quadriceps*.

b) *Grande anastomotique* (*A. genu suprema BNA*). — Toujours très volumineuse, cette artère se détache de la partie terminale de la fémorale superficielle en avant et un peu au-dessous de l'anneau du troisième adducteur. Elle peut naître au niveau ou en arrière de ce dernier. Peu après son origine, elle se divise en trois branches : 1° une *branche superficielle* perfore la paroi antérieure du canal de Hunter et va au couturier. Sur le bord postérieur de ce muscle elle se place à côté du saphène interne et peut accompagner le filet jambier de ce nerf jusqu'à la partie moyenne de la jambe. Elle se distribue aux téguments, et, en accompagnant le rameau rotulien du nerf, prend part à la constitution du réseau péri-articulaire du genou; 2° une *branche profonde*, verticale chemine dans la gaine fibreuse qui unit le tendon du grand adducteur au vaste interne. Elle donne des rameaux à ce muscle, s'en dégage ensuite et s'anastomose sur le condyle interne avec l'articulaire supérieure et interne; 3° une *branche profonde*, oblique en bas et en dehors, se distribue au vaste interne, à la partie inférieure du crural, et envoie des filets jusqu'au cul-de-sac sous-tricipital de la capsule.

ARTÈRE POPLITÉE (*A. poplitea BNA*).

L'artère poplitée s'étend de l'anneau du troisième adducteur, où elle fait suite à la fémorale, à l'anneau du soléaire, où elle se bifurque en ses branches terminales : la *tibiale antérieure*; le *tronc tibio-péronier*. Sa longueur moyenne est de 19 centimètres.

Elle est flexueuse dans la flexion de la jambe, rectiligne dans l'extension. Elle descend d'abord un peu obliquement en bas et en dedans, puis verticalement, suivant le grand axe du losange poplité; de plus, elle décrit une légère courbe à concavité antérieure.

Rapports. — 1° *Avec les parois du creux poplité*. En haut la P. est recouverte par le demi-membraneux et le tendon du demi-tendineux; elle chemine entre ces muscles et le fémur. Plus bas, l'artère apparaît au fond du losange poplité, dont les côtés supérieurs ou longs sont formés par les fléchisseurs de la cuisse, biceps en dehors, demi-membraneux et demi-tendineux en dedans, et dont les côtés inférieurs, tout petits, sont constitués par les jumeaux presque contigus. Là, l'artère répond au fémur (bifurcation de la ligne âpre), mais elle est séparée de l'os par une couche graisseuse d'un centimètre. Dans sa partie infé-

rieure, la P. descend derrière l'échancrure intercondylienne, sur le plan fibreux dit ligament postérieur des classiques, et s'enfonce ensuite dans l'interstice des jumeaux.

2° *Avec les éléments du paquet vasculo-nerveux.* En haut, la *veine* est accolée à la face postéro-externe de l'artère et lui adhère intimement. Les deux vaisseaux sont dans une gaine commune très dense, qui rend leur séparation difficile.

Le nerf sciatique poplité interne est plus superficiel et séparé des vaisseaux par une épaisse couche de graisse. Dans la région poplitée

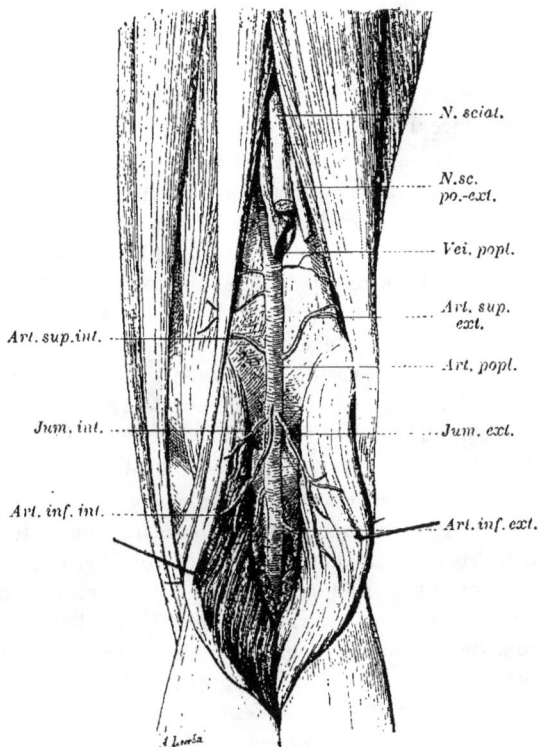

Fig. 452. — L'artère poplitée.

(1/3 moyen de l'artère), le nerf se rapproche des vaisseaux et s'accole à leur partie postérieure. On trouverait donc immédiatement, sous l'aponévrose, le nerf plus profondément et un peu en dedans, la veine collée à l'artère, plus profonde et plus interne encore. Plus bas, le nerf se place immédiatement derrière l'artère et la veine en dedans de cette dernière ou des deux côtés, si elle est double, ce qui est fréquent. Quant à la veine saphène externe, contenue dans un dédoublement de l'aponévrose, elle est plus superficielle, et sa crosse, avant d'atteindre la veine poplitée, contourne la face interne du nerf sciatique poplité interne. L'anastomose qu'elle envoie à la veine saphène interne croise la face postérieure de l'artère. Les ganglions lymphatiques du creux poplité sont situés, les uns au niveau de l'embouchure de la crosse de la saphène externe dans la veine poplitée, les autres sur les parties latérales de cette dernière.

Branches. — L'artère poplitée émet *cinq artères articulaires* : supérieure et interne, supérieure et externe, moyenne, inférieure et externe, inférieure et interne. Elle donne aussi des *artères musculaires* : une supérieure innominée, deux inférieures ou artères jumelles.

A. **Articulaire supérieure et interne** (*A. genu superior medialis BNA*). — Elle naît de la face interne de la poplitée, un peu au-dessous du bord supérieur du condyle interne et à un niveau plus élevé que celui de l'articulaire supérieure et externe. Elle chemine sous les tendons des demi-membraneux et demi-tendineux, puis entre le tendon du grand adducteur et le bord interne du fémur. Arrivée à la face antérieure et inférieure de cet os elle donne : 1° des *rameaux profonds* pour le vaste interne et le périoste; ces derniers s'anastomosent avec la branche profonde, verticale de la grande anastomotique ; 2° des *rameaux superficiels* qui descendent en avant de la capsule doublée de l'aileron interne de la rotule, et prennent part à la constitution du réseau péri-rotulien.

A. **Articulaire supérieure et externe** (*A. genu superior lateralis BNA*). — Cette artère, toujours plus volumineuse que l'interne, naît en général plus bas que cette dernière, quelquefois cependant par un tronc commun avec elle. Elle se dirige en haut et en dehors, et passe entre le biceps et le bord externe du fémur à 2 ou 3 centimètres au-dessous du condyle externe. A ce niveau, après avoir fourni quelques rameaux au jumeau externe, au plantaire grêle, au biceps et au périoste, elle donne ses deux branches terminales qui sont : 1° une *branche supérieure ou musculaire*, qui s'engage sous le crural et s'anastomose avec une branche profonde de la grande anastomotique ; 2° une *branche inférieure ou articulaire* qui se dirige vers le bord externe de la rotule, où elle descend pour s'anastomoser avec l'articulaire inférieure correspondante. De la convexité de cette arcade juxta-rotulienne partent des rameaux pour le réseau péri-rotulien; de la concavité, naissent des rameaux qui forment un réseau sur la face externe du condyle externe et sur l'aileron correspondant.

A. **Articulaire moyenne** (*A. genu media BNA*). — Souvent double, cette artère naît très souvent de l'articulaire supérieure et externe. Dès son origine, elle se porte en avant, traverse le plan fibreux intercondylien et donne, dans le tissu cellulo-adipeux intercondylien, des rameaux aux ligaments croisés, à la partie postérieure de la synoviale et aux condyles fémoraux.

A. Articulaire inférieure et interne (*A. genu inferior medialis BNA*). — Cette artère naît soit au niveau, soit au-dessous de l'interligne articulaire. Elle se porte en bas et en dedans, gagne le bord supérieur du muscle poplité, qu'elle longe jusqu'au niveau du ligament latéral interne de l'articulation du genou. Elle passe ensuite sous ce ligament, et se termine dans le réseau péri-rotulien. Elle donne des rameaux à la partie postérieure de la capsule, aux ligaments croisés, au muscle poplité et aux tendons de la patte d'oie.

A. Articulaire inférieure et externe (*A. genu inferior lateralis BNA*). — Plus petite que la précédente, cette artère se détache au-dessous de l'interligne articulaire. Elle se porte en dehors, chemine en arrière du muscle poplité et du ligament arqué, en avant du plantaire grêle et du jumeau externe. Elle contourne ensuite la tubérosité externe du tibia, passe sous le ligament latéral externe, et se divise, au voisinage de la tubérosité antérieure, en rameaux terminaux qui s'anastomosent avec les autres artères articulaires. Dans son trajet, elle donne des rameaux au poplité, à l'articulation péronéo-tibiale supérieure, à la capsule de l'articulation du genou et au ligament latéral externe. Elle peut, en outre, donner une articulaire inférieure.

Artères musculaires. — La poplitée donne de nombreuses artères musculaires que l'on peut diviser en deux groupes : 1° les *artères musculaires supérieures*, qui vont au biceps, au demi-tendineux, au demi-membraneux et quelquefois aux deux vastes et au grand adducteur ; 2° les *artères musculaires inférieures*, qui vont au poplité et dont deux, les *artères jumelles*, méritent une description spéciale. Ces *artères jumelles* naissent quelquefois de la poplitée par un tronc commun, un peu au-dessus, ou au niveau de l'interligne articulaire. Elles se dirigent très obliquement vers le jumeau correspondant où elles se divisent en : a) *rameaux superficiels*, qui descendent jusque dans le voisinage du tendon d'Achille ; l'un de ces rameaux, satellite de la veine saphène externe, descend dans l'interstice qui sépare les deux jumeaux ; b) *rameaux profonds* qui s'enfoncent dans les jumeaux et dont les plus volumineux s'épuisent dans le poplité, le soléaire et le plantaire grêle.

ARTÈRE TIBIALE ANTÉRIEURE (*A. tibialis anterior BNA*).

La tibiale antérieure fait suite à la poplitée dont elle représente la branche de bifurcation antérieure. Elle s'étend de l'anneau du soléaire au bord inférieur de la branche supérieure du ligament en Y, où elle prend le nom de pédieuse.

Trajet et rapports. — Dans une première portion, l'artère, située dans la région postérieure de la jambe, suit une direction légèrement oblique en bas et en avant. Elle répond alors : en avant, au ligament interosseux ; en arrière, au tronc tibio-péronier. Après un trajet d'environ deux centimètres, l'artère passe dans la loge antérieure de la jambe, traversant la partie supérieure, libre, de l'espace interosseux. Dans cette seconde portion, la tibiale antérieure répond : *en arrière*, dans ses trois quarts supérieurs, au ligament interosseux, auquel elle adhère par des tractus fibreux plus ou moins serrés. Pour certains auteurs même, l'artère chemine dans un dédoublement de la membrane interosseuse. Plus bas, l'artère repose sur la face externe du tibia. *En avant* la tibiale antérieure répond à l'interstice qui sépare le jambier antérieur de l'extenseur commun en haut, du long extenseur propre du gros orteil plus bas. *En dedans*, l'artère répond au jambier antérieur, *en dehors* à l'extenseur commun, puis à l'extenseur propre du gros orteil. *Au niveau de la branche supérieure du ligament en Y*, l'artère repose sur la partie antérieure de la capsule de l'articulation tibio-tarsienne. Les tendons situés en avant d'elle sont séparés du vaisseau par le pilier profond du ligament frondiforme. A ce niveau, le tendon de l'extenseur propre du gros orteil croise la face antérieure de l'artère et lui devient interne. La tibiale antérieure est enserrée par des anastomoses veineuses que s'envoient les deux veines tibiales qui passent, l'une en avant, l'autre en

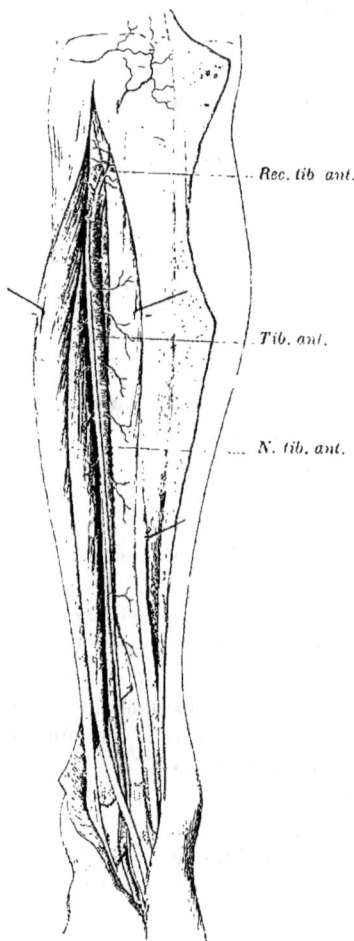

Rec. tib. ant.

Tib. ant.

N. tib. ant.

Fig. 453. — L'artère tibiale antérieure.

arrière de l'artère. Le nerf tibial antérieur, d'abord situé en dehors du vaisseau, croise ce dernier en passant sur sa face antérieure, et se place en dedans de lui à la partie inférieure de la jambe. L'artère est également accompagnée par trois ou quatre troncs lymphatiques profonds.

Distribution. — La tibiale antérieure fournit les branches suivantes :

A. Récurrente tibiale postérieure. — Cette artère naît près de l'origine de la T. A., elle donne des rameaux au poplité et se termine à la partie postérieure de l'articulation péronéo-tibiale supérieure.

A. Récurrente péronière. — Cette artère peut naître de la poplitée ou du tronc tibio-péronier. Elle contourne le péroné, donne des rameaux au long péronier et à l'extenseur commun, et se termine à la partie antérieure de l'articulation péronéo-tibiale. Elle s'anastomose avec l'articulaire inférieure et externe, les récurrentes tibiales postérieure et antérieure.

A. Récurrente tibiale antérieure. — Cette artère naît de la T. A., au moment où celle-ci passe entre les os de la jambe. Elle se dirige en haut, en avant, et en dedans, s'applique sur la tubérosité antérieure du tibia, répondant en avant au jambier antérieur. Elle s'épanouit au niveau de la partie externe de la tubérosité tibiale, en s'anastomosant avec les artères articulaires du genou. Elle fournit des rameaux collatéraux au jambier antérieur, à l'extenseur commun et à l'articulation péronéo-tibiale.

Artères musculaires. — Ces artères, au nombre d'une trentaine, naissent perpendiculairement de la T. A. et vont, en dedans, au jambier antérieur, en dehors aux deux extenseurs et aux péroniers latéraux, en avant au péronier antérieur.

A. malléolaire interne (*A. malleolaris anterior medialis BNA*). — Cette artère naît un peu au-dessus de l'interligne tibio-tarsien. Elle se dirige en dedans, passe sous le tendon du jambier antérieur et arrive au bord antérieur de la malléole interne. Là, elle donne une *branche superficielle*, qui s'anastomose avec des branches de la tibiale postérieure et de la pédieuse, et *une branche profonde* à l'appareil ligamenteux interne de l'articulation tibio-tarsienne.

A. malléolaire externe (*A. malleolaris anterior lateralis BNA*). — Cette artère naît au même niveau que l'interne. Elle se porte en dehors sous les tendons des extenseurs et du péronier antérieur, et arrive au niveau de la malléole externe. Là, elle change de direction et descend verticalement sur le côté externe du tarse, où elle s'anastomose largement avec la péronière antérieure, la dorsale du tarse et la plantaire externe. Elle donne des rameaux aux téguments, aux articulations péronéo-tibiale inférieure et tibio-tarsienne, ainsi qu'à la face externe du calcanéum.

TRONC TIBIO-PÉRONIER (*A. tibio peronæa* BNA).

Ce tronc commence à la bifurcation de la poplitée et finit 4 ou 5 centimètres plus bas, en se divisant en *tibiale postérieure* et *péronière*. Sa direction est verticale et son volume le double de celui de la tibiale antérieure.

Rapports. — Recouvert par le soléaire, il repose sur le jambier postérieur. Il est accompagné de deux veines volumineuses et du nerf tibial postérieur qui est en arrière et un peu en dehors de lui.

Branches. — Il donne deux collatérales :

1) **Artère récurrente tibiale interne**, qui contourne le bord interne du tibia, pour s'anastomoser avec l'artère articulaire inférieure et interne et la récurrente tibiale antérieure. Elle se distribue au périoste et aux téguments.

2) **Artère nourricière du tibia** ; cette artère, la plus volumineuse des nourricières osseuses, se porte en bas et en dedans. Elle donne des rameaux au poplité, au tibial postérieur, au long fléchisseur commun, et pénètre dans le conduit nourricier. Arrivée dans le canal médullaire, elle se divise en deux branches, l'une ascendante, l'autre descendante.

A. TIBIALE POSTÉRIEURE (*A. tibialis posterior* BNA).

Branche de bifurcation interne du tronc tibio-péronier, la T. P. s'étend de la terminaison de celui-ci à la gouttière calcanéenne, où elle se bifurque en plantaire interne et plantaire externe.

Trajet et rapports. — La T. P. se dirige d'abord en bas et en dedans, puis elle descend verticalement jusqu'au pied. *Dans sa portion jambière*, l'artère répond : *en avant*, au jambier postérieur et au long fléchisseur commun. Le feuillet profond de l'aponévrose jambière postérieure l'applique sur ces muscles. *En arrière*, la T. P. répond au soléaire et plus bas au côté interne du tendon d'Achille. — *Dans sa portion malléolaire*, l'artère, devenue plus superficielle, n'est séparée de la peau que par un double feuillet aponévrotique ; elle descend derrière la malléole interne en suivant le fond de la gouttière rétro-malléolaire et répond en arrière au tendon du fléchisseur propre du gros orteil et en avant aux tendons du jambier postérieur et du fléchisseur commun. — *Dans sa portion calcanéenne*, l'artère, recouverte par le ligament annulaire interne du cou-de-pied, repose sur la gaine tendineuse du long fléchisseur propre du gros orteil. La T. P. est accompagnée de deux veines et du nerf tibial postérieur. Ce dernier, situé en dehors d'elle à la jambe, se place en arrière dans la gouttière malléolaire.

Branches. — La T. P. donne un nombre indéterminé de collatérales assez grêles. *A la jambe*, elle fournit des rameaux au soléaire, dont deux sont assez considérables, des rameaux au jambier postérieur et au long fléchisseur commun.

Dans sa portion inférieure, l'artère donne : 1° un *rameau anastomotique* qui passe sous le tendon du long fléchisseur propre et qui s'anastomose avec un rameau de la péronière; 2° l'*artère malléolaire postérieure et interne*; cette artère passe sous le tendon du long fléchisseur commun et du jambier postérieur, et arrive sur la face cutanée de la malléole. Là, elle s'anastomose avec la malléolaire interne et avec les rameaux tarsiens internes de la pédieuse; 3° des *rameaux calcanéens* (2 à 3); ces rameaux se détachent au moment où l'artère s'engage dans le canal calcanéen. Ils se dirigent en bas et en dedans, et se distribuent au périoste du calcanéum, au coussinet cellulo-adipeux du talon, à l'abducteur du gros orteil et au court fléchisseur plantaire.

A. PÉRONIÈRE

Branche de bifurcation externe du tronc tibio-péronier, la péronière descend dans la loge postérieure de la jambe, au bas de laquelle elle se

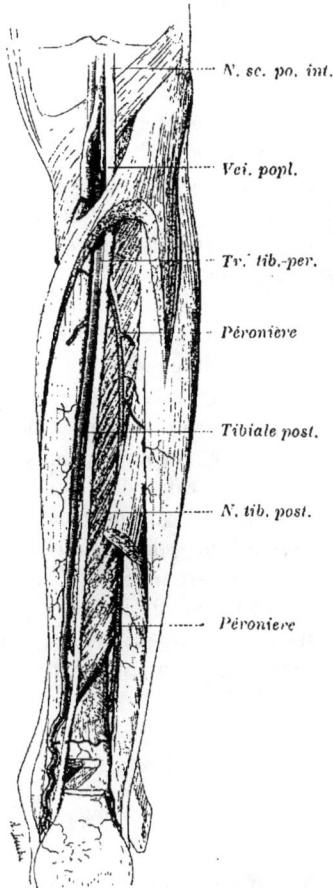

Fig. 454. — Artères de la face postérieure de la jambe.

divise en deux branches terminales : la *péronière postérieure* et la *péronière antérieure*. Le calibre de ce vaisseau est moindre que celui des tibiales, sauf dans le cas où la péronière remplace la tibiale antérieure atrophiée, en donnant la pédieuse.

Rapports. — La péronière chemine profondément dans la loge posté-

rieure de la jambe, le long de la face postérieure du péroné. Elle est
en contact en avant et en haut avec le jambier postérieur; plus bas,
elle repose sur le ligament interosseux. En arrière, elle répond au
soléaire et au long fléchisseur propre.

Distribution. — La *péronière* donne des branches collatérales nombreuses qui se divisent en : 1° *postérieures*, qui vont au soléaire, au fléchisseur propre, et même jusqu'aux péroniers. Une de ces branches
donne l'artère nourricière du péroné; 2° *internes*, qui vont au jambier
postérieur. Une d'entre elles s'anastomose avec le rameau anastomotique
de la tibiale postérieure.

Les branches terminales de la péronière sont au nombre de deux :
la *péronière antérieure* et la *péronière postérieure*.

La **péronière antérieure**, assez grêle, traverse obliquement la partie
inférieure du ligament interosseux et pénètre dans la loge antérieure de
la jambe, où elle descend sous le tendon du péronier antérieur pour
s'anastomoser avec la malléolaire externe, branche de la tibiale antérieure. Elle donne des rameaux à ce muscle, aux articulations tibio-tarsienne et astragalo-calcanéenne, au périoste.

La **péronière postérieure**, plus volumineuse, descend derrière la malléole externe, sur les tendons des péroniers latéraux. Elle se termine sur
les côtés du calcanéum, en fournissant des rameaux au périoste, au
coussinet sous-calcanéen, à l'abducteur du 5ᵉ orteil, à l'origine du
pédieux. Elle s'anastomose avec la plantaire externe, la malléolaire
externe, la péronière antérieure, la dorsale du tarse. Elle donne des rameaux au long fléchisseur propre du gros orteil, aux tendons et à la
gaine des péroniers latéraux, au tendon d'Achille, aux articulations
péronéo-tibiale inférieure et tibio-tarsienne.

ARTÈRES DU PIED

Face dorsale.

A. Pédieuse (*A. dorsalis pedis B.N.A*). — La pédieuse s'étend du bord
inférieur du ligament frondiforme où elle fait suite à la tibiale antérieure, à l'extrémité postérieure du premier espace interosseux. Là, elle
plonge pour se continuer à plein canal avec la terminaison de la plantaire externe.

Rapports. — L'artère pédieuse, superficielle, suit un trajet sensiblement parallèle à l'axe du pied. Elle répond *en haut* : à l'aponévrose
superficielle, à l'aponévrose du pédieux et au chef interne de ce muscle
qui la recouvre et dont le tendon la croise obliquement. En bas, l'artère
passe sur les os du tarse, tête de l'astragale, scaphoïde, deuxième cunéi-

forme. En dedans, la pédieuse **répond** au tendon de l'extenseur propre du gros orteil.

Branches. — La pédieuse donne trois collatérales importantes : 1° la *dorsale du tarse;* 2° la *dorsale du métatarse;* 3° l'*interosseuse dorsale du premier espace.*

1° **La dorsale du tarse**, assez volumineuse, naît au niveau du sca-phoïde. Elle che-mine en avant et en dehors, sous le pédieux, et s'anas-tomose sur le bord externe du pied avec la dorsale du métatarse ou avec une branche de la plantaire externe. Elle se distribue aux os, articula-tions, tendons et téguments de la ré-gion, et quelques-uns de ses rameaux collatéraux s'anas-tomosent avec la péronière antérieu-re et la malléolaire externe.

2° **La dorsale du métatarse**, la plus volumineuse des collatérales de la pédieuse, naît au niveau de l'articu-lation métatarso-cunéenne. Elle se porte en dehors et

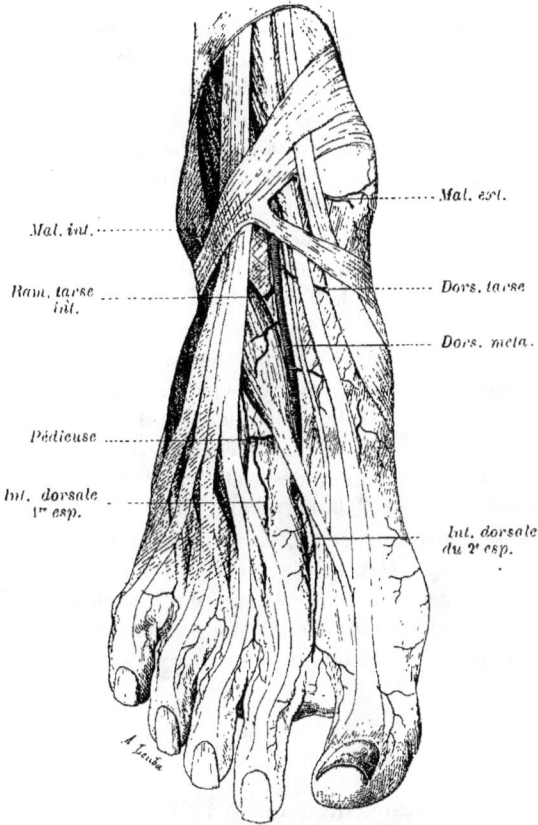

Mal. int. *Mal. ext.*
Ram. tarse int. *Dors. tarse*
Dors. meta.
Pédieuse
Int. dorsale 1er esp. *Int. dorsale du 2e esp.*

FIG. 455. — Les artères de la face dorsale du pied.

suit l'extrémité postérieure des métatarsiens; elle se termine sur le cinquième, en s'anastomosant avec une branche de la dorsale du tarse avec laquelle elle forme l'*arcade dorsale du tarse.* Elle donne des rameaux postérieurs aux os du tarse, aux articulations, au pédieux, et des rameaux antérieurs qui constituent les *interosseuses dorsales des deuxième, troisième et quatrième espaces.* Ces interosseuses dorsales, peu développées, descendent sur la face supérieure des interosseux dorsaux. Un peu en avant de l'articulation métatarso-phalangienne, chacune d'entre elles se bifurque en deux artérioles très atrophiées, les *collatérales dorsales des orteils*. A leur origine, chaque interosseuse communique par une anastomose verticale avec la portion transversale de la plantaire externe. Ces *perforantes postérieures* peuvent être plus volumineuses que le tronc de l'interosseuse correspondante; dans ce cas, cette dernière semble naître de la plantaire externe. A leur terminaison, chaque interosseuse communique par des anastomoses, les *perforantes antérieures*, très variables de volume, avec la partie terminale de l'interosseuse plantaire correspondante.

3° L'interosseuse dorsale du premier espace naît de la partie terminale de la pédieuse, au moment où cette dernière plonge dans le premier espace interosseux. Plus considérable que les autres interosseuses, elle chemine dans le premier espace, sur la face dorsale du muscle interosseux. Arrivée à l'articulation métatarso-phalangienne du gros orteil, elle donne deux branches collatérales : l'une, interne, qui forme le tronc commun des deux collatérales dorsales du gros orteil, l'autre externe, qui constitue la collatérale dorsale interne du deuxième orteil. Après avoir fourni ces branches, l'interosseuse devient verticale, se dirige vers la plante, constituant ainsi la perforante antérieure du premier espace, et se bifurque en deux branches terminales : l'une, interne, est le tronc commun des collatérales plantaires du gros orteil; l'autre externe est la collatérale plantaire interne du deuxième orteil. Au niveau de sa bifurcation, elle reçoit en outre l'interosseuse plantaire du premier espace. Les classiques considèrent l'interosseuse dorsale du premier espace comme ne donnant que des branches dorsales; ils regardent sa portion plongeante comme une anastomose ordinaire, et font provenir les collatérales plantaires de l'interosseuse plantaire du premier espace.

Face plantaire.

A. Plantaire interne. — La P. I., représente la branche de bifurcation interne de la tibiale postérieure.

Trajet et rapports. — Cette artère, assez grêle, se dirige directement en avant, entre l'abducteur du gros orteil qui la recouvre, et les tendons fléchisseurs qu'elle croise obliquement. Elle émerge au niveau du bord externe de l'abducteur et devient superficielle. Sa terminaison dépend de son volume. Si elle est grêle, elle se jette le plus souvent dans une des collatérales du gros orteil ou du deuxième, ou dans les interosseuses plantaires. Elle renforce ainsi ces dernières, et peut constituer avec une de ces artères une véritable *arcade plantaire superficielle*, homologue de celle de la main. Si elle est volumineuse, elle reste fréquemment indivise et fournit la collatérale interne du gros orteil.

Branches. — La P. I. fournit des rameaux à l'abducteur du gros orteil, au court fléchisseur, aux téguments du bord interne du pied, et aux articulations astragalo-scaphoïdienne, scapho-cunéennes et inter-cunéennes. Un de ces rameaux, plus important (*l'a. superficielle moyenne du pied*, de Henle), croise la face profonde de l'abducteur, sur le bord supérieur duquel il chemine, pour se terminer au niveau de l'articulation métatarsophalangienne du gros orteil.

B. Plantaire externe. — La P. E. représente la branche de bifurcation externe de la tibiale postérieure. Beaucoup plus volumineuse que la plantaire interne, elle se termine à l'extrémité postérieure du premier espace interosseux, où elle se continue avec la pédieuse.

Trajet et rapports. — La P. E. se dirige d'abord en avant et en dehors, vers l'extrémité postérieure du

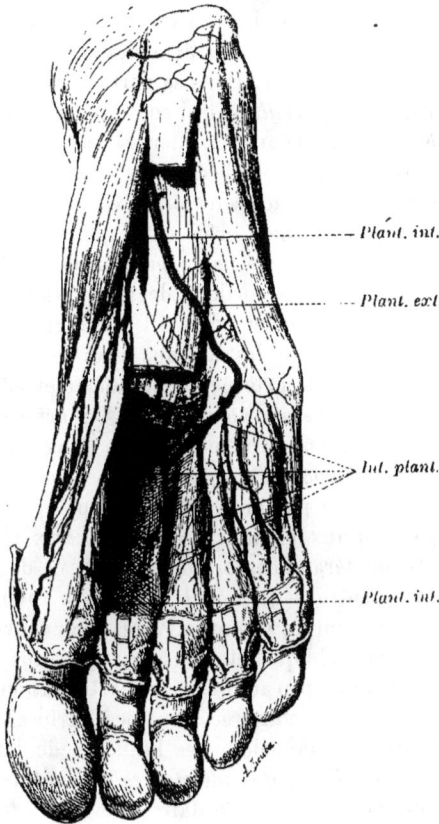

Plant. int.

Plant. ext.

Int. plant.

Plant. int.

·FIG. 456. — Les artères de la face plantaire.

cinquième métatarsien. Dans cette *portion oblique*, elle chemine d'abord entre l'abducteur du gros orteil et le chef interne de l'accessoire du long fléchisseur, puis dans la loge moyenne du pied, entre le court fléchisseur plantaire et la chair carrée. Vers le cinquième métatarsien, elle se dégage du court fléchisseur plantaire et répond alors à l'aponévrose plantaire moyenne. A ce niveau elle change brusquement de direction, et, profonde, gagne *transversalement* le premier espace interosseux, en formant une véritable arcade. Dans *cette portion transversale*, l'artère est appliquée sur la face inférieure des têtes métatarsiennes dont elle est séparée par l'origine des interosseux plantaires. Elle est recouverte par l'abducteur oblique.

Branches. — Dans sa portion oblique, l'artère donne des rameaux qui se divisent : en *inférieurs* qui se rendent dans l'abducteur du gros orteil, le court fléchisseur commun, l'abducteur du petit orteil; et en *supérieurs* qui vont aux articulations du tarse, aux os et à l'accessoire du long fléchisseur. Dans sa portion transversale, l'artère fournit : des *branches supérieures*, qui sont les *perforantes postérieures*. Ces dernières se jettent dans les interosseuses dorsales, qu'elles peuvent fournir, ou dans l'arcade dorsale du tarse; des *branches inférieures* à l'abducteur oblique; des *branches antérieures*, plus importantes, qui sont la collatérale externe du petit orteil et les quatre artères interosseuses.

A. collatérale externe du petit orteil. — Cette artère se détache à la jonction des deux portions de la plantaire externe. Elle longe le bord interne de l'abducteur du petit orteil, croise la face inférieure du court fléchisseur, donne des rameaux à ces deux muscles et aux téguments, et se place au côté externe du cinquième orteil.

A. interrosseuses plantaires. — Ces artères sont au nombre de quatre. Trois présentent la même disposition, ce sont les *interosseuses des deuxième, troisième et quatrième espaces*. Elles naissent de l'arcade formée par la plantaire externe, s'appliquent aux muscles interosseux, répondent aux tendons fléchisseurs, aux lombricaux et aux troncs des nerfs collatéraux des orteils. Au niveau des têtes métatarsiennes, elles passent entre le ligament transverse intermétatarsien et l'abducteur transverse qui les recouvre. Après avoir fourni des rameaux aux muscles abducteurs oblique et transverse du gros orteil, les interosseuses se bifurquent un peu au-dessous des articulations métatarso-phalangiennes. A ce niveau, elles reçoivent les perforantes antérieures venues des interosseuses dorsales. Les branches de bifurcation des interosseuses sont les *collatérales plantaires des orteils*. La deuxième interosseuse donne la collatérale plantaire externe du deuxième orteil et interne du troisième; la troisième donne la collatérale externe du troisième orteil et la collatérale interne du quatrième; la quatrième, enfin, fournit la collatérale externe du quatrième et la collatérale interne du cinquième.

La quatrième interosseuse plantaire, celle du premier espace, ne rentre pas dans le type que nous venons de décrire. L'*interosseuse plantaire* du premier espace naît de la terminaison même de la plantaire externe, au moment où cette dernière se continue à plein canal avec la pédieuse. Elle se dirige en avant, appliquée contre la face externe du premier métatarsien, et se divise un peu en arrière de son extrémité antérieure en deux branches : la *branche interne* émerge entre les deux chefs du court fléchisseur du gros orteil, contourne la face inférieure du sésamoïde interne, ou glisse entre les deux sésamoïdes, et se jette dans la collatérale plantaire interne du gros orteil, *normalement fournie par l'interosseuse dorsale du premier espace*. (Voir interosseuse dorsale du premier espace.) La *branche externe* émerge entre les deux chefs du court fléchisseur du gros orteil, croise la face inférieure du sésamoïde externe et se jette dans la partie terminale de la première interosseuse dorsale, au moment où celle-ci se bifurque en tronc commun des collatérales plantaires du gros orteil et collatérale plantaire interne du deuxième orteil.

Variétés des artères du pied. — Les anomalies des artères du pied sont au moins aussi fréquentes que celles que nous avons étudiées à la main. Nous les distinguerons en anomalies de la face dorsale et anomalies de la face plantaire.

Face dorsale. — Nous avons vu que normalement toutes les artères de cette face proviennent de la pédieuse. En cas d'atrophie de cette dernière, elles peuvent provenir de l'arcade plantaire profonde, par l'intermédiaire des *perforantes postérieures*. Il y a là une sorte d'antagonisme entre le système dorsal et le système plantaire. Enfin, en cas d'atrophie de la pédieuse, tout le territoire de cette dernière, ou une partie seulement, peuvent être fournis par la *péronière antérieure* anormalement développée.

Face plantaire. — Le système plantaire, par le même mécanisme (augmentation de volume de la pédieuse et des *perforantes postérieures*), peut être plus ou moins suppléé par le système dorsal. Mais l'anomalie la plus intéressante est le développement inverse des artères de la plante. Dans ce cas, la plantaire interne, volumineuse, donne toutes les collatérales plantaires des orteils, ou la plus grande partie de ces dernières. Enfin le type de la main peut être reproduit, ou presque, sous forme de deux arcades : la profonde, constituée par la portion transversale de la plantaire externe, et une arcade superficielle constituée par une plantaire interne très développée et s'anastomosant avec une branche de la plantaire externe. Enfin, dans certains cas d'atrophie des artères de la plante, on a vu les interosseuses provenir de la péronière postérieure anormalement développée.

VAISSEAUX CAPILLAIRES[1]

Les vaisseaux capillaires étant invisibles à l'œil nu, leur étude appartient à l'histologie. Nous n'en dirons ici que les quelques mots nécessaires pour faire comprendre comment les artères sont reliées aux veines.

Les *capillaires sanguins* sont des vaisseaux interposés entre la terminaison des artères et l'origine des veines.

Comme nous venons de le dire, on ne les distingue pas à l'œil nu; leur diamètre ordinaire est de 7 μ, le diamètre d'un globule rouge du sang. Il peut s'abaisser à 5 μ et s'élever à 20 μ.

On rencontre les capillaires dans tous les tissus vasculaires. Ils font défaut dans la cornée, l'épiderme, les épithéliums, les cartilages d'encroûtement, les parties dures des dents, tous organes invasculaires. Ils sont au contraire très nombreux dans les organes à grande activité physiologique, les glandes, les muqueuses, la substance grise des centres nerveux, la choroïde, et particulièrement dans le poumon.

Partout ils constituent des systèmes anastomotiques, dont les branches conservent toujours un égal calibre. Ces systèmes revêtent des formes spéciales suivant les organes; les plus remarquables sont les *réseaux* qu'on voit dans les surfaces plates des muqueuses; les *anses*, dans les papilles, les villosités; les *glomérules* dans les corpuscules du rein.

La structure d'un capillaire est celle d'une artère dans laquelle la tunique moyenne a disparu, tandis que les tuniques interne et externe sont réduites au minimum. En d'autres termes, le capillaire se compose d'une paroi endothéliale, qui le constitue essentiellement, et d'une très mince adventice conjonctive (périthélium). Il ne renferme aucune fibre musculaire. Dans certains organes, le glomérule du rein, le lobule du foie, la villosité intestinale, l'endothélium est une masse protoplasmique continue qui contient de nombreux noyaux, mais n'est pas divisée en cellules distinctes. Cette forme embryonnaire porte le nom de *plasmodium* ou de *syncythium*.

Le rôle des capillaires n'est pas un simple rôle de conduction du sang. Bien au contraire, tandis que les artères et les veines sont seulement des organes de transmission, les capillaires sont les vaisseaux nourriciers des tissus, car eux seuls pénètrent dans le milieu intérieur; ils répartissent la masse sanguine, ralentissent son cours, se prêtent à

1. Le chapitre « Capillaires » a été rédigé, dans le *Traité d'Anatomie humaine*, par M. le docteur P. Jacques.

l'osmose du plasma et à la diapédèse des globules blancs à travers leur mince paroi et reprennent les liquides de déchet qu'ils transportent dans les veines.

Canaux dérivatifs. — L'interposition de capillaires entre les artères et les veines n'est pas une loi absolue. Un certain nombre d'artères sont unies aux veines par des vaisseaux relativement volumineux et pourvus de fibres musculaires, qu'on appelle *canaux dérivatifs*. On en distingue deux espèces, les petits et les gros.

1° *Petites anastomoses ou canaux de Sucquet* (1861). — Ce sont des vaisseaux qu'on ne voit qu'à la loupe, car leur diamètre ne dépasse pas 1 dixième de millimètre. On les rencontre dans la pulpe des doigts, les organes génitaux, le diploé du crâne.

2° *Grosses anastomoses artério-veineuses.* — Il s'agit dans cette forme de vaisseaux de gros calibre, visibles à l'œil nu, injectables avec des substances relativement grossières. En raison de leur inconstance et même de leur rareté, on doit les considérer comme des anomalies. Leur structure se rapproche de celle des veines. On en a observé entre les vaisseaux de la face, des doigts, du pli de l'aine, du creux poplité.

VEINES

CONSIDÉRATIONS GÉNÉRALES

Définition. — Les veines sont des vaisseaux qui ramènent au cœur le sang de toutes les parties du corps.

La minceur de leur paroi, leur dépressibilité qui permet leur effacement complet, leur dilatabilité, la rareté des ramifications régulières et indépendantes, la fréquence des anastomoses, la présence de valvules, sont autant de caractères qui les distinguent des artères.

Disposition. — L'ensemble du système veineux est un cône, dont le sommet est au cœur et dont la base s'adosse sur la périphérie à celle du cône artériel à laquelle elle est unie par les vaisseaux capillaires.

Il faut distinguer un *système veineux pulmonaire* qui correspond au territoire de l'artère pulmonaire et s'abouche dans l'oreillette gauche; et un *système veineux général* qui correspond à l'aorte et qui se divise lui-même en 3 systèmes différents : 1° le système des veines du cœur; 2° le système de la veine cave supérieure; 3° le système de la veine cave inférieure, aboutissant tous trois à l'oreillette droite. Au système de la veine cave inférieure se rattachent le système de la veine ombilicale, qui est particulier au fœtus, et le système porte qui comprend les branches de l'intestin et de ses annexes.

Forme. — Pleines, les veines sont cylindriques ; vides ou peu remplies, elle s'aplatissent et présentent une section elliptique. Les grosses veines sont rectilignes, fortement distendues elles sont irrégulièrement moniliformes ou noueuses ; les veinules sont souvent flexueuses.

Nombre. — Le nombre des veines est plus grand que celui des artères ; il y a **deux** veines caves pour une aorte, quatre veines pulmonaires pour l'artère correspondante ; non seulement il existe pour la plupart des artères une ou deux veines satellites, mais encore tout un système veineux sous-cutané n'a pas de correspondant artériel. Généralement, dans le segment distal des membres, il y a deux veines pour une artère ; inversement, mais à titre d'exception, il peut y avoir deux ou plusieurs artères pour une seule veine (capsule surrénale, verge, cœur, cordon ombilical).

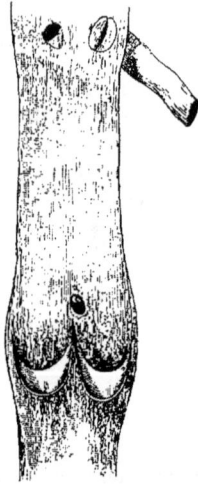

FIG. 457.
Valvules des veines.

On voit en bas des valvules pariétales, en haut des valvules ostiales, sur une veine ouverte et étalée.

Volume. — Le volume total du système veineux est le double de celui du système artériel (Haller, Sappey). Le volume de chaque vaisseau est variable même à l'état normal, se prêtant à des dilatations locales, temporaires. Les veines sont ordinairement grêles chez les sujets gras, volumineuses chez les sujets musclés.

Valvules. — Les valvules sont des replis membraneux qui font office de soupapes et cloisonnent la lumière des veines. Elles sont généralement disposées par paires ; de forme semi-lunaire, elles s'adossent par leur face axiale convexe, l'autre face pariétale concave, en nid de pigeon, étant tournée vers la paroi du vaisseau et du côté du cœur. Le bord adhérent, convexe, est épais et forme une sorte de bourrelet. Au-dessus du bord adhérent la paroi veineuse est amincie et la lumière dilatée. On distingue les valvules en *pariétales*, qui siègent sur le trajet du vaisseau, et en *ostiales* qui occupent l'orifice d'abouchement d'une veine dans une autre (fig. 457).

Le nombre des valvules est en rapport inverse avec le calibre du vaisseau ; il est plus considérable dans les veines profondes que dans les veines sous-cutanées.

Les valvules sont des soupapes contre le reflux, elles favorisent la progression du sang et dirigent le courant dans des sens déterminés.

Origine et terminaison. — Les veines ont pour origine le réseau capillaire et pour terminaison les oreillettes du cœur.

Trajet et rapports. — Nées de réseaux de veinules, elles se constituent en branches et en troncs. Les unes sont superficielles, les autres profondes; les premières, affectées à la circulation tégumentaire, constituent en même temps un système collatéral ou voie de décharge. Les veines profondes sont les unes *solitaires*, sans artère satellite (azygos, sus-hépatiques, sinus crâniens); les autres, en plus grand nombre, sont *satellites* ou comitantes. Les veines sont surtout en rapport de contiguïté avec des artères, nerfs et vaisseaux lymphatiques, et forment avec ces organes des paquets vasculo-nerveux. Au niveau du cou et

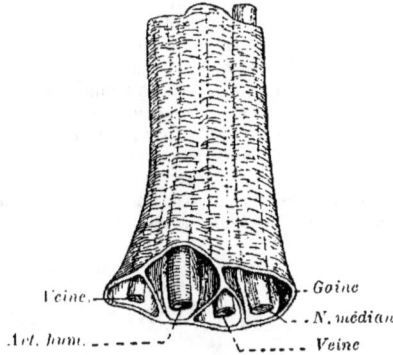

Fig. 458. — Gaine vasculo-nerveuse (Bize).
La gaine commune ouverte montre les gaines secondaires.

de la face elles sont en dehors des artères correspondantes, à la racine des membres elles sont au contraire en dedans de leurs artères. Dans certaines régions les rapports des veines et des aponévroses déterminent leur béance permanente (base du cou).

Toutes les veines qui ne sont pas intra-viscérales sont contenues comme les artères dans une gaine vasculaire conjonctive (fig. 458).

Anastomoses — Les anastomoses caractérisent le système veineux. Elles présentent de nombreux types : inosculation, convergence, anastomose latérale tantôt transversale, tantôt longitudinale.

On donne le nom de *plexus* à des réseaux serrés à mailles étroites qui se disposent autour des orifices naturels, des canaux excréteurs, dans les extrémités des organes.

Les *canaux collatéraux* sont constitués par une branche veineuse marchant parallèlement à une veine plus importante et communiquant avec elle à ses deux extrémités.

Les *cercles veineux de Braune* sont des cercles ou des portions de cercle dans lesquels l'orientation des valvules permet au sang de passer indifféremment à droite ou à gauche, mais s'oppose à ce qu'il reflue des troncs collecteurs vers le vaisseau afférent.

Il existe, en outre, des communications directes entre les veines et les artères; suivant qu'elles se font par des canaux petits ou gros elles constituent les *canaux de Sucquet* ou les *anastomoses artério-veineuses*, que nous avons mentionnés à propos des vaisseaux capillaires.

Structure histologique [1]. — Les veines typiques ont la structure des artères, à quelques différences près, dont la principale consiste dans la discontinuité de leur couche musculaire. Elles possèdent trois tuniques :

1° Une *tunique interne*, l'endoveine, qui comprend une couche endothéliale, à cellules polygonales; et une couche conjonctive, où se voient quelquefois des fibres musculaires lisses longitudinales ;

2° Une *tunique moyenne* qui renferme : des fibres musculaires lisses transversales, discontinues et en réseau ; — des fibres conjonctives ; — et des fibres élastiques, qui forment, du côté de l'endoveine, une membrane *limitante interne* ;

3° Une *tunique externe* ou *adventice*, conjonctivo-élastique, mélangée pour quelques vaisseaux de fibres lisses longitudinales.

Les vaisseaux nourriciers et les nerfs se distribuent aux tuniques externe et moyenne.

Les valvules ne sont pas un simple repli de la tunique interne. Elles possèdent à leur base, c'est-à-dire à leur bord adhérent, un squelette fibreux.

VEINES PULMONAIRES

Préparation. — Enlever un large plastron sternal, écarter les deux poumons de la ligne médiane, exciser la paroi antérieure du péricarde, la crosse de l'aorte et l'artère pulmonaire.

Cette préparation qui met à nu le médiastin antérieur servira à étudier les organes contenus dans ce médiastin, et notamment les veines caves dans leur trajet intra et extra-péricardique, ainsi que les troncs veineux brachio-céphaliques.

Il existe deux veines pulmonaires droites et deux veines pulmonaires gauches; à droite on peut trouver une veine moyenne supplémentaire, par contre à gauche les deux troncs peuvent être fusionnés en un seul.

Chacun des deux troncs résulte de la confluence, au niveau du hile, de branches veineuses qui sont en nombre égal aux branches artérielles. Habituellement ces branches veineuses sont situées au-dessous des bronches, les artères étant placées au-dessus, c'est la disposition observée dans le lobe inférieur; dans le lobe supérieur, les veines sont placées en dehors des bronches.

La longueur des veines pulmonaires est d'environ 15 millimètres, leur diamètre oscille entre 13 et 16 millimètres.

Chaque veine présente une portion extra-péricardique longue de 1 cent. et une portion intra-péricardique qui mesure 5 millimètres. Entre le hile du poumon et le péricarde, les veines pulmonaires supérieures sont placées en avant et au-dessous des branches artérielles correspondantes; les veines inférieures sont adjacentes aux bronches et

---

1. Le chapitre « Structure des Veines », a été rédigé dans le *Traité d'Anatomie humaine* par M. le docteur P. Jacques.

situées en dedans et en arrière de celles-ci. — Quant à la portion péricardique, elle est enveloppée partiellement par la séreuse du cœur.

Les veines pulmonaires se terminent aux angles ou aux extrémités
de la face supérieure de l'oreillette gauche.

Leur territoire est plus étendu que celui des artères correspondantes ;
il comprend tout le territoire de l'artère pulmonaire, et en plus la
partie des artères bronchiques qui répond aux petites bronches.

En dehors du hile, les veines pulmonaires s'anastomosent avec les
veines bronchiques et avec les veines médiastines. Ces veines sont complètement dépourvues de valvules ; elles transportent le sang rouge du
poumon au cœur.

VEINES DU CŒUR

Préparation. — Extirper le cœur. Disséquer avec soin le sillon coronaire postérieur ; puis fendre avec des ciseaux la portion horizontale de la grande veine coronaire pour voir les valvules.

Les veines du cœur comprennent : 1° la grande veine coronaire ;
2° les petites veines du cœur ; 3° les veines de Thébésius.

I. **Grande veine coronaire.** — Cette veine, née à la pointe du cœur,

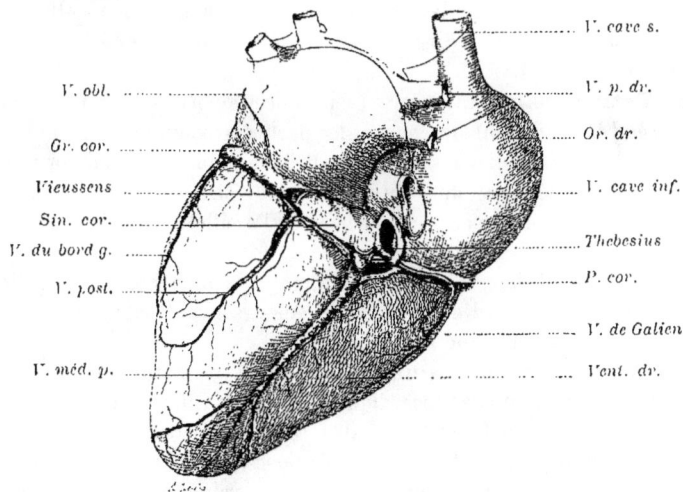

Fig. 459. — Veines du cœur (Henle).
Le cœur est vu par sa face postérieure : le sinus coronaire est ouvert.
La ligne rouge indique le trajet du péricarde.

s'élève dans le sillon ventriculaire antérieur ; arrivée au niveau du

Abrégé d'Anat. — II.   45

sillon auriculo-ventriculaire, elle se recourbe à gauche pour parcourir la partie postérieure de ce sillon en contournant la base de l'oreillette ; elle débouche dans l'oreillette droite, au niveau de son angle inférieur gauche, près de la cloison inter-auriculaire. Au niveau de l'extrémité terminale cette veine présente une dilatation appelée sinus coronaire, longue de 3 centimètres sur 12 millimètres de large. Partout ailleurs . elle a un calibre moyen de 1 centimètre, au moins dans sa portion transversale.

Le *sinus coronaire* représente, en réalité, la partie inférieure persistante de la veine cave inférieure gauche de l'embryon ; sa lumière est séparée de celle de la veine coronaire par la *valvule de Vieussens* ; à son union avec la paroi auriculaire existe la *valvule de Thébésius*, dont le bord libre regarde en haut et à gauche (fig. 459).

Les veines afférentes à la grande veine coronaire proviennent des deux ventricules, des deux oreillettes, du cœur gauche principalement et des cloisons inter-ventriculaire et inter-auriculaire. Parmi ces branches il en est de plus importantes, en particulier la *veine médiane* ou inter-ventriculaire postérieure qui parcourt le sillon médian postérieur, et la *petite veine coronaire* qui suit le bord droit du cœur, puis se dirige dans la partie postérieure et droite du sillon coronaire ou auriculo-ventriculaire pour se jeter dans le sinus coronaire.

On rencontre des valvules dans les veines coronaires, mais elles sont toujours ostiales, c'est-à-dire situées à l'embouchure d'une veine dans un tronc plus gros.

II. **Petites veines du cœur** (veines de Galien). — Leur territoire comprend le bord droit du cœur et les parties avoisinantes. Au nombre de trois ou quatre, elles montent parallèlement au grand axe du cœur, sur la face antérieure du ventricule droit ; arrivées dans le sillon coronaire droit, elles perforent la base de l'oreillette et s'ouvrent dans sa cavité.

La *veine de Galien* est la plus longue et la plus grosse des petites veines ; elle suit le bord droit du cœur. Assez souvent, elle n'est qu'une branche de la petite veine coronaire.

III. **Veines de Thébésius.** — Ce sont de très petites veines, venæ minimæ, les unes sous-endocardiques, les autres intra-musculaires, qui débouchent à la surface des quatre cavités du cœur par de petits orifices, stomates non valvulés, appelés *pores* de Vieussens. Un certain nombre de ces veines communiquent avec les veines superficielles sous-péricardiques.

VEINES CAVES

I. VEINE CAVE SUPÉRIEURE

Préparation. — Dans le médiastin antérieur mis à nu par l'ablation du plastron thoracique, et le péricarde étant ouvert, rechercher les veines caves supérieure et inférieure, à droite de la ligne médiane; observer leur trajet intra et extra-péricardique, l'embouchure de l'azygos au-dessus de la bronche droite, les veines innominées, les veines thyroïdiennes inférieures. Les veines mammaires internes se voient avec l'artère et des ganglions lymphatiques sur la face postérieure du plastron qu'on a enlevé.

La veine cave supérieure est le tronc commun des veines de la tête, du cou, des membres supérieurs et de la poitrine.

Elle est située dans la portion supérieure du médiastin antérieur et

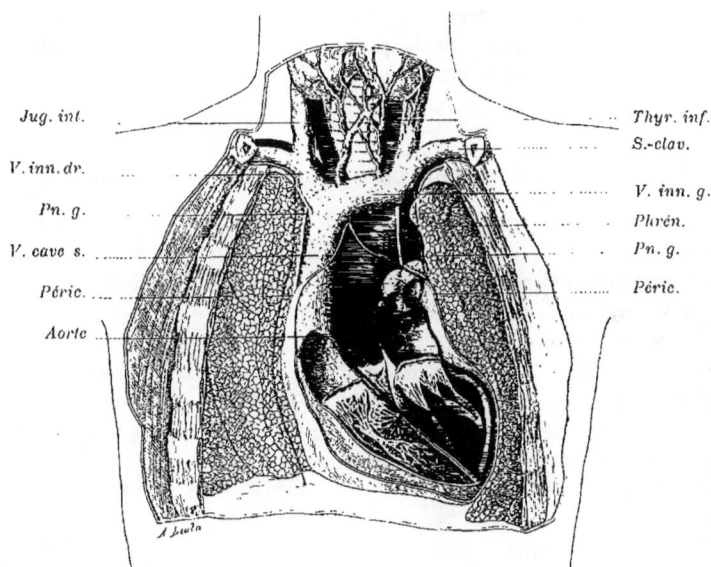

Fig. 460. — Veine cave supérieure et troncs veineux brachio-céphaliques (Rüdinger).
La partie antérieure du péricarde et du cœur a été excisée; les poumons sont écartés.

répond au bord droit du sternum. Elle résulte de l'union des deux troncs veineux brachio-céphaliques droit et gauche qui se fusionnent au-dessous ou au milieu du cartilage de la première côte droite. Dirigée verticalement elle décrit une légère courbure à concavité gauche, moulée sur la saillie de l'aorte; elle est en même temps oblique en bas et en arrière. Sa terminaison a lieu à la partie supérieure de l'oreillette droite ; ce point d'entrée répond en avant au milieu du deuxième espace intercostal, souvent un peu plus bas.

La longueur de la veine cave supérieure est de 7 centimètres, son diamètre à sa terminaison est de 22 millimètres.

Rapports. — La partie supérieure ou extra-péricardique répond en avant au thymus ou au tissu graisseux qui le remplace, au bord droit du sternum et à la plèvre qui recouvre son côté externe ; en arrière, à l'origine de la bronche droite et au nerf pneumogastrique ; à droite, à la face interne du poumon droit avec interposition de plèvre médiastine ; à gauche, à la crosse de l'aorte.

La portion péricardique, aussi longue que la partie supérieure, est en contact à gauche avec l'aorte, en avant avec l'auricule droite, en arrière avec l'artère pulmonaire, la veine pulmonaire supérieure et la bronche droite.

Branches collatérales. — Une seule, la grande *veine azygos*, qui s'abouche au-dessus de la portion péricardique, en passant en crosse au-dessus de la bronche droite. Nous la décrirons avec les veines rachidiennes.

II. TRONCS VEINEUX BRACHIO-CÉPHALIQUES OU VEINES INNOMINÉES

La veine cave supérieure résulte de la réunion des deux troncs veineux brachio-céphaliques. Ceux-ci, formés à leur tour par la réunion de la jugulaire interne avec la sous-clavière, sont situés dans la partie la plus élevée de la cage thoracique.

La veine innominée droite a 3 centimètres de long ; sa direction est verticale, un peu oblique en bas et à gauche. Elle est en rapport : en avant, avec le premier cartilage costal et avec l'extrémité interne de la clavicule ; en arrière avec le sommet du poumon droit et avec le nerf pneumogastrique ; à droite avec la plèvre et le poumon, ainsi qu'avec le nerf phrénique ; à gauche avec le tronc artériel brachio-céphalique droit.

La veine innominée gauche est plus grosse que la précédente et mesure 6 centimètres de long. Sa direction est presque horizontale, faiblement oblique en bas et à droite. Elle est en rapport : en avant avec l'articulation sterno-claviculaire gauche, avec le thymus ou le tissu adipeux qui le remplace ; en arrière avec les nerfs phrénique et pneumogastrique gauches et les trois artères qui se détachent de la crosse de l'aorte (sous-clavière, carotide, tronc brachio-céphalique).

Les veines innominées n'ont pas de valvules.

Branches collatérales. — La veine innominée droite reçoit la grande veine lymphatique, la veine jugulaire postérieure, la vertébrale, le plus souvent la mammaire interne et la thyroïdienne inférieure.

Dans la veine innominée gauche débouchent : le canal thoracique, la veine jugulaire postérieure, la vertébrale, la thyroïdienne inférieure et la mammaire interne, et en plus la veine intercostale supérieure gauche inconstante, les veines diaphragmatiques supérieures, thymiques, péricardiques et médiastines.

1° *Veines thyroïdiennes inférieures.* — Au nombre de deux, elles naissent du *plexus thyroïdien* ou directement du corps thyroïde; elles correspondent à l'artère thyroïdienne inférieure, mais ne sont pas ses satellites. Elles sont situées en avant de la trachée, en arrière de l'aponévrose moyenne.

2° *Veines mammaires internes.* — Au nombre de deux pour chaque artère dont elles sont satellites, elles reçoivent des veines sternales, intercostales antérieures, perforantes, médiastines; elles. se réunissent au niveau du deuxième ou du troisième espace intercostal en un tronc unique, assez volumineux, qui se place en dedans de l'artère. Des ganglions lymphatiques les accompagnent.

3° *Veines diaphragmatiques supérieures.* — Doubles de chaque côté, elles naissent de la face supérieure du diaphragme et remontent sur la face externe du péricarde avec l'artère diaphragmatique et le nerf phrénique dont elles sont satellites.

4° *Veines thymiques.* — Au nombre de deux ou trois, et importantes seulement chez le petit enfant dont le thymus est volumineux, elles se groupent avec les précédentes et se terminent comme elles.

5° *Veines péricardiques.* — Petits vaisseaux en nombre variable, aboutissant en partie aux veines innominées, en partie à l'azygos.

Les veines jugulaire postérieure, vertébrale et intercostale supérieure gauche seront décrites avec les veines du rachis.

VEINES DU MEMBRE SUPÉRIEUR

Préparation. — Les veines superficielles se dissèquent en même temps que les nerfs superficiels, par simple ablation de la peau; ménager le fascia superficialis au pli du coude; constater à ce niveau la veine perforante. Les veines profondes se préparent avec les artères; la veine axillaire et la veine sous-clavière sont des vaisseaux importants qu'il faut étudier avec soin. Observer l'embouchure de la veine céphalique dans la veine axillaire, sous la clavicule.

Les veines du membre supérieur se divisent en veines profondes et veines superficielles.

VEINES PROFONDES

Les veines profondes sont satellites des artères et en nombre double de celles-ci ; elles portent le même nom et ont les mêmes collatérales. Cette loi s'applique aux veines de la main, de l'avant-bras et du bras ; il y a deux arcades palmaires superficielles, deux veines cubitales, deux humérales. Ces veines profondes s'anastomosent largement avec les veines superficielles.

La veine axillaire et la veine sous-clavière sont uniques, comme tous les gros troncs veineux, et méritent une description à part.

Veine axillaire. — Cette grosse veine unique, large de 1 centimètre, qui résulte de la fusion des deux veines humérales, est située en dedans de l'artère dans sa partie inférieure ; sous la clavicule, elle est encore interne, mais en même temps antérieure, et cache en partie le vaisseau artériel auquel elle est immédiatement contiguë. Elle reçoit les mêmes collatérales et en plus la veine céphalique, au-dessus du petit pectoral.

Cette veine est béante, et sa section a occasionné plusieurs fois l'entrée de l'air dans les veines. Sa béance est due à l'adhérence de sa gaine avec le ligament suspenseur de Gerdy ; elle augmente dans l'écartement du bras (attitude d'opération).

Veine sous-clavière. — Cette veine, qui a la grosseur du petit doigt, s'étend de la fin de la veine axillaire (bord inférieur de la clavicule) à l'origine du tronc veineux brachio-céphalique qu'elle constitue en s'unissant à la veine jugulaire interne. Elle passe en dedans de l'artère sous-clavière, séparée d'elle par le muscle scalène antérieur, en dedans par conséquent du tubercule de Lisfranc. Elle est béante en raison de ses adhérences aux aponévroses voisines, et surtout à la gaine du sous-clavier.

Ses branches collatérales sont entièrement différentes de celles de l'artère. Des 7 collatérales de celle-ci, elle ne reçoit que l'intercostale supérieure gauche, et encore à titre anormal. Ses deux autres collatérales sont la veine jugulaire interne et la veine jugulaire antérieure, que nous décrirons plus loin.

VEINES SUPERFICIELLES

Les veines superficielles sont situées dans des gaines formées par le dédoublement du fascia superficialis ; elles sont accompagnées par les vaisseaux lymphatiques superficiels et, dans beaucoup d'endroits, par les nerfs cutanés. Les anastomoses qui les unissent dessinent des réseaux allongés dans le sens du membre. Des veines perforantes avalvulées les font communiquer avec les veines profondes.

Veines de la main. — Au niveau des doigts, les veines naissent dans les parties molles de la dernière phalange, du réseau sous-unguéal et du réseau pulpaire très développé. Ces deux plexus convergent vers le milieu du dos de la deuxième phalange pour former le réseau dorsal des doigts, réseau composé de plusieurs gros troncs parallèles qui se termine dans l'*arcade dorsale* de la première phalange. Celle-ci, concave vers le haut, reçoit les veines *dorsales des doigts* par sa convexité, et de chacune de ses extrémités part une branche qui se dirige vers le sommet de l'espace interdigital; en s'anastomosant par convergence avec celle de l'autre doigt, elle forme une *veine métacarpienne*.

Le réseau palmaire des doigts est formé de vaisseaux plus fins, il se déverse presque entièrement dans le réseau dorsal à l'aide des veines latérales. L'existence de veines collatérales superficielles est niée par certains auteurs, admise par d'autres.

Sur le dos de la main existent un *réseau dorsal* et des veines marginales. Les veines provenant des arcades digitales s'unissent avec celles des doigts voisins pour former les veines *métacarpiennes*, ou veines digitales principales. Elles reçoivent les veines interdigitales qui proviennent du réseau palmaire de la première phalange et d'anastomoses avec les interosseuses profondes. Il existe quatre veines métacarpiennes qui s'unissent en réseau.

Les veines marginales sont indépendantes du réseau. Celle du bord externe ou radial porte le nom de *céphalique du pouce*; elle longe la face dorsale ou le bord externe du premier métacarpien; elle s'unit à la première veine métacarpienne pour former l'origine principale de la veine radiale superficielle.

La veine du bord cubital ou *veine salvatelle* naît de l'extrémité de l'arcade dorsale du petit doigt, longe le bord interne du cinquième métacarpien, puis, s'unissant avec les branches internes du réseau dorsal, constitue la veine cubitale superficielle.

Le réseau palmaire de la main comporte quelques rameaux venus de la peau et du tissu sous-cutané; ils se rendent à une arcade marginale, concentrique au bord inférieur de la main, qui communique par ses deux extrémités avec l'arcade dorsale.

Veines de l'avant-bras. — Les troncs collecteurs sont situés sur la face antérieure de l'avant-bras. Ils comprennent : une veine radiale, une veine cubitale et une veine médiane.

1° *Veine radiale superficielle.* — Née sur la face dorsale de la main, elle monte en contournant le bord externe du radius et se plaçant en avant du long supinateur se termine au milieu du pli du coude.

2° *Veine cubitale superficielle.* — Elle commence sur le dos du poignet au niveau du 4e espace interosseux, contourne la tête du cubitus,

puis remonte le long du cubital antérieur et se termine à la partie
inférieure du bras, au-dessus et en avant de l'épitrochlée où par son
union avec la médiane basilique
elle devient la veine basilique;

3° *Veine médiane.* — Dans
les cas typiques, la veine médiane naît dans la gouttière supérieure de la paume de la main,
monte en avant du grand palmaire et se termine au pli du
coude à la bifurcation des veines
médiane basilique et médiane
céphalique. Mais le plus souvent
il n'existe qu'un tronc insignifiant près du pli du coude; il est
remplacé par plusieurs petites
veines irrégulières.

On voit souvent des veines
radiale et cubitale *accessoires.*

Veines du pli du coude.
— Dans le schéma classique la
veine médiane de l'avant-bras
se bifurque en deux branches
obliques, l'une externe ou *médiane céphalique* qui va s'unir
à la radiale superficielle pour
former la *veine céphalique,*
l'autre interne ou *médiane basilique* qui unie à la cubitale
superficielle forme la *veine basilique.* Cette disposition de l'M
veineux est exceptionnelle. C'est
le plus souvent la radiale superficielle qui aboutit au milieu du
pli du coude pour se bifurquer
en veines médianes basilique et
céphalique. Les jambages verticaux de l'M sont représentés
par la cubitale superficielle ou
la cubitale accessoire, en dehors

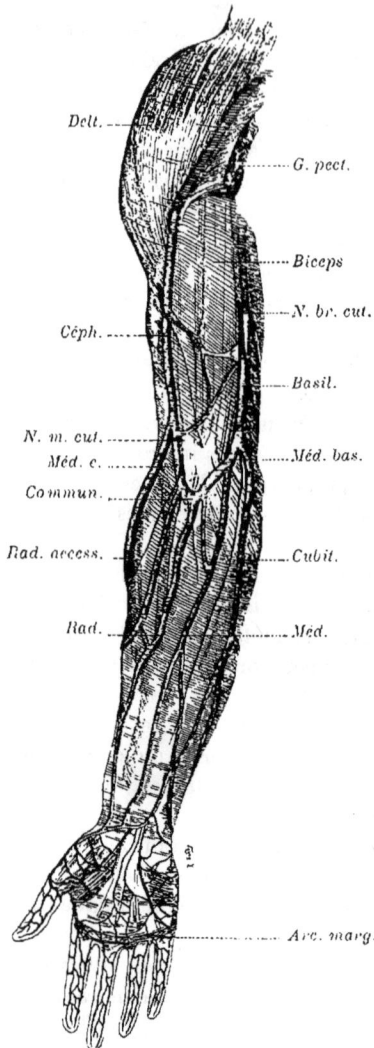

Fig. 461. — Veines superficielles
du membre supérieur (Quain).

par la radiale accessoire. — Quand la veine médiane existe, elle se jette
dans la radiale près de sa bifurcation ou dans la médiane basilique.

La *V. médiane basilique*, la plus grosse, suit le bord interne oblique du biceps ; elle est accompagnée par le nerf brachial cutané interne, elle repose sur l'expansion aponévrotique du biceps qui la sépare de l'artère humérale.

La *V. médiane céphalique* longe le bord externe du biceps ; elle est en rapport avec le nerf musculo-cutané qui passe presque toujours au-dessous d'elle. Ce contact moindre avec les nerfs et l'absence d'artère rapprochée en font la veine de choix dans la saignée.

A la pointe médiane de l'M aboutit la *veine communicante* du coude, ou V. perforante, veine médiane profonde, qui vient des veines radiales ou cubitales profondes.

Veines du bras. — Ce sont les deux veines basilique et céphalique placées sur la face antérieure du bras, l'une en dedans, l'autre en dehors du biceps.

Veine basilique. — Elle naît au-dessus de l'épitrochlée, monte verticalement dans le sillon bicipital interne et, après un trajet sus-aponévrotique dont la longueur est variable, elle se jette dans la veine humérale, vers la partie moyenne du bras ou vers sa partie supérieure ; elle peut même n'aboutir qu'à la veine axillaire. Dans ce dernier cas, elle se place en dedans du paquet vasculo-nerveux et reçoit parfois des veines profondes. Elle est reliée à la céphalique par une anastomose transversale.

Le nerf brachial cutané interne longe ordinairement son bord externe.

Veine céphalique. — Moins grosse, mais beaucoup plus longue que la basilique, elle monte dans le sillon bicipital externe, puis se porte obliquement dans le sillon deltoïdo-pectoral et, sous la clavicule, plonge dans la profondeur pour s'ouvrir dans la veine axillaire. La portion deltoïdienne est sous-aponévrotique, située dans un canal que l'aponévrose musculaire lui fournit en se dédoublant. Parvenue à l'extrémité du sillon deltoïdo-pectoral, elle se recourbe pour devenir perforante, arrive dans le triangle clavi-pectoral, traverse l'aponévrose cribriforme et débouche dans la veine axillaire. Pour aborder le tronc veineux elle croise l'artère en avant de laquelle elle passe. Elle décrit une *crosse* qui correspond à une dépression cutanée de forme triangulaire, à base claviculaire, c'est la fossette sous-claviculaire de Gerdy ou *fossette de Mohrenheim*. La céphalique reçoit des veines du bras et de l'épaule et au niveau de sa crosse le tronc veineux acromio-thoracique.

VEINES DE LA TÊTE ET DU COU

Le sang veineux de la tête et du cou est ramené au cœur par les veines jugulaires et les veines vertébrales, qui aboutissent directement ou indirectement aux veines innominées. Il y a de chaque côté une veine vertébrale et quatre veines jugulaires, qui sont : les jugulaires antérieure, postérieure, externe et interne. La veine vertébrale et la veine jugulaire postérieure, affluents des veines innominées, occupent les parties profondes de la nuque et seront décrites avec les veines rachidiennes.

I. VEINE JUGULAIRE EXTERNE

Préparation. — Chercher la jugulaire externe sous le peaucier, vers le milieu du sterno-mastoïdien qu'elle croise obliquement. La suivre vers ses deux extrémités. Préparer en même temps les nerfs du plexus cervical superficiel.

La jugulaire antérieure descend près de la ligne médiane. En bas, elle devient profonde. Suivre sa branche horizontale, derrière les insertions du sterno-mastoïdien.

La veine jugulaire externe, qui, chez les mammifères autres que les primates et l'homme, est la veine primitive et principale de la tête, s'étend de l'oreille à la clavicule sur la partie latérale du cou. Son diamètre en haut est de 5 millimètres, mais il varie beaucoup, même d'un côté à l'autre; il est en balancement avec celui des jugulaires interne et antérieure.

Elle naît derrière le col du condyle, par la réunion des deux veines temporale superficielle et maxillaire interne. La partie supérieure profonde de la jugulaire externe est verticale; sa partie superficielle, de beaucoup la plus longue, est oblique en bas et en arrière; elle suit le trajet d'une ligne tirée de l'angle maxillaire au milieu de la clavicule. Elle se termine dans la veine sous-clavière, immédiatement en dehors de la jugulaire interne.

Rapports. — Dans la région parotidienne, elle est incluse dans le tissu glandulaire et placée en dehors de la carotide externe; elle est intra-parotidienne.

Devenue superficielle, elle croise la face externe du sterno-cleido-mastoïdien et se place dans un dédoublement de son aponévrose ; elle est recouverte par le peaucier et les branches horizontales du plexus cervical superficiel; ordinairement la branche supérieure de la cervicale transverse lui est sous-jacente.

A un ou deux travers de doigt au-dessus de la clavicule, en arrière du muscle sterno-cleido-mastoïdien, elle perfore les aponévroses cervicales superficielle et moyenne. Au niveau de l'aponévrose superficielle, la partie interne et inférieure de l'ouverture présente parfois un épaississement (repli falciforme), comparé par Dittel au repli falciforme qui

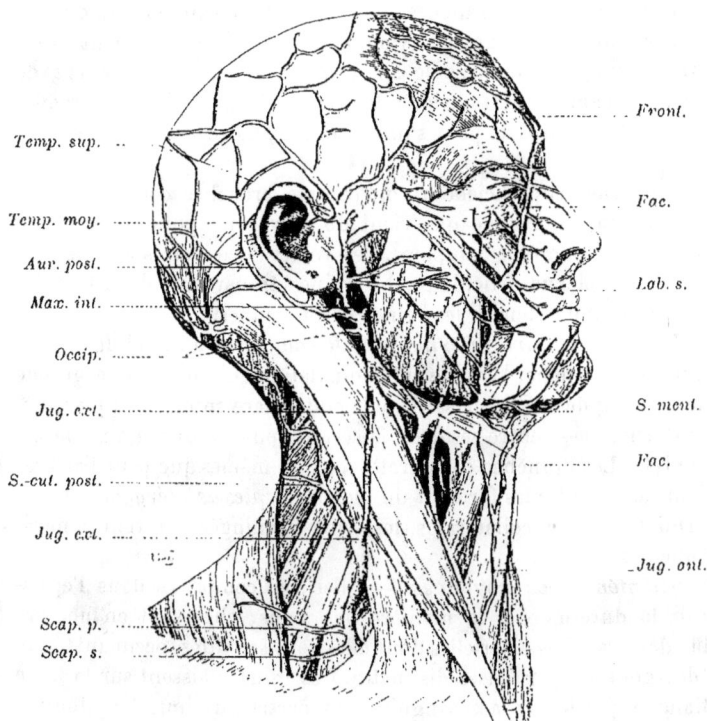

Temp. sup.

Temp. moy.

Aur. post.

Max. int.

Occip.

Jug. ext.

S.-cut. post.

Jug. ext.

Scap. p.

Scap. s.

Front.

Fac.

Lob. s.

S. ment.

Fac.

Jug. ant.

Fig. 462. — Veine jugulaire externe. — Veine faciale (Quain).

entoure la crosse de la saphène interne. Elle se dirige ensuite en dedans et débouche dans la veine sous-clavière.

Remarquons à ce propos qu'au niveau de la base du cou toutes les veines sont *béantes* sur la coupe, à cause de leur incorporation aux aponévroses de la région. De là une tendance au vide et un effet d'aspiration vers le thorax; de là aussi les dangers de l'entrée de l'air dans les veines et dans le cœur, au cours d'une opération. Cette béance augmente considérablement dans l'inspiration qui, soulevant la clavicule et écartant les premières côtes, dilate les aponévroses dans lesquelles ces veines sont incluses.

Branches d'origine. — Les deux branches d'origine de la jugulaire externe sont : la veine temporale superficielle et la veine maxillaire interne.

1° *Veine temporale superficielle.* — Elle naît de branches antérieures ou frontales, moyennes ou pariétales, postérieures ou occipitales ; en s'anastomosant ces branches constituent le réseau veineux du cuir chevelu. Au niveau de l'arcade zygomatique, elles se fusionnent en un seul tronc qui descend dans le sillon pré-auriculaire en arrière de l'artère, en avant du nerf auriculo-temporal, et plonge dans l'extrémité supérieure de la parotide pour s'unir à la maxillaire interne au niveau du col du condyle.

La temporale superficielle reçoit comme branches collatérales : la veine temporale moyenne qui vient du plexus temporal situé sur la face externe du muscle temporal, les veines auriculaires antérieures, les veines du plexus articulaire, les veines transverses de la face, les veines du canal de Sténon, les veines parotidiennes.

2° *Veine maxillaire interne.* — Elle commence au fond de la fosse ptérygo-maxillaire par la veine sphéno-palatine qui amène une grande partie du sang des fosses nasales ; elle suit la face interne du ptérygoïdien externe, passe entre ses deux faisceaux, puis se dirige vers le col du condyle. Les branches collatérales sont les mêmes que pour l'artère ; en s'anastomosant elles forment un plexus dit *plexus ptérygoïdien.*

Parmi les veines collatérales, les veines méningées moyennes méritent une description.

Veines méningées moyennes. — Elles sont comprises dans l'épaisseur de la dure-mère à la manière des sinus ; elles sont en nombre double des branches artérielles dont elles sont satellites, occupant toutefois des gouttières osseuses distinctes. Ces veines naissent sur la ligne médiane en partie des lacs sanguins, en partie du sinus longitudinal supérieur ; elles reçoivent des veines durales, de nombreuses veines diploïques et, à leur partie inférieure, des veines cérébrales ; elles aboutissent au plexus ptérygoïdien.

Plexus ptérygoïdien. — Les diverses branches de la maxillaire interne peuvent conserver leur indépendance comme les branches artérielles ; elles peuvent se réunir en plexus à mailles serrées ou bien former un véritable plexus caverneux ou spongieux. Ce plexus est considérable ; quelle que soit sa disposition, il occupe la fosse zygomatique et son arrière-fond, la fosse ptérygo-maxillaire, et forme une gaine vasculaire au muscle ptérygoïdien externe.

Branches collatérales. — La jugulaire externe reçoit successivement : la veine auriculaire postérieure dans laquelle se jette la branche stylo-mastoïdienne, les veines occipitales superficielles, la veine occipitale profonde où aboutissent les veines émissaires mastoïdiennes ; les

veines parotidiennes et massétérines superficielles, les veines superficielles de la nuque, les veines du sterno-mastoïdien, la veine sous-
cutanée postérieure du cou qui naît du réseau veineux occipital, les
veines scapulaires postérieure et supérieure.

Anastomoses. — La jugulaire externe est anastomosée avec les
veines intracraniennes par les émissaires de Santorini, l'émissaire
mastoïdienne et les veines rachidiennes; avec la jugulaire interne par
la communicante intra-parotidienne.

II. VEINE JUGULAIRE ANTÉRIEURE

Cette veine tire son origine des veines sous-mentales superficielles.
Elle présente une branche verticale qui descend, près de la ligne mé-

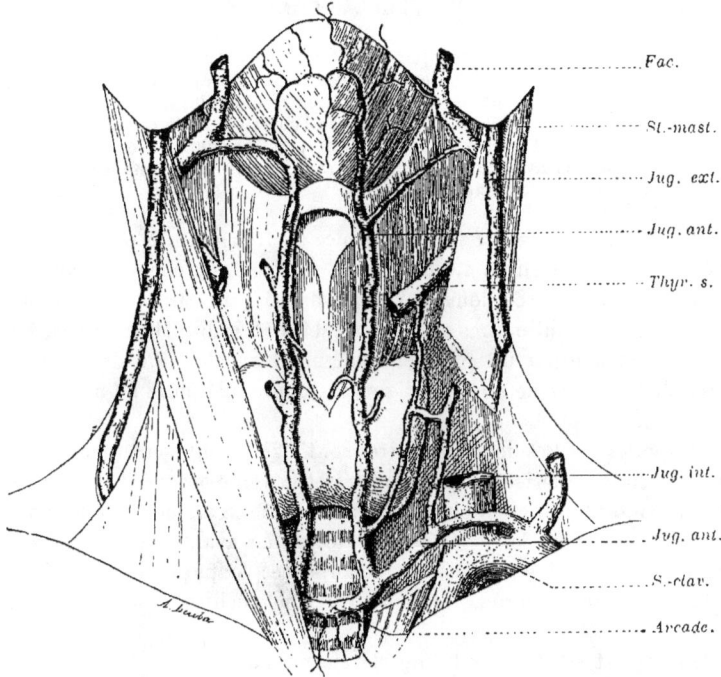

Fig. 463. — Veine jugulaire antérieure.

On a enlevé l'aponévrose cervicale qui recouvre la partie inférieure de la veine jugulaire antérieure.

diane, de l'os hyoïde au bord interne du tendon du sterno-mastoïdien,
et une branche transversale qui se dirige horizontalement en dehors,
de la fourchette sternale à l'embouchure de la jugulaire externe, à
1 centimètre au-dessus de la clavicule.

Elle se termine dans la sous-clavière tantôt isolément, tantôt par un tronc commun avec la jugulaire externe.

Cette veine est de plus en plus profonde ; superficielle dans la région sus-hyoïdienne, engainée par l'aponévrose cervicale superficielle à partir du niveau de l'os hyoïde, et enfin sous-aponévrotique un peu au-dessus de la fourchette sternale. Elle reçoit comme collatérales des rameaux laryngés et des veines sous-cutanées de la région médiane.

Elle est anastomosée avec la faciale, la jugulaire externe, la jugulaire interne, les veines thyroïdiennes, enfin avec la jugulaire antérieure du côté opposé. Cette dernière anastomose s'établit entre les deux branches verticales, à leur terminaison ; c'est l'*arcade des jugulaires*.

III. VEINE JUGULAIRE INTERNE

Préparation. — La jugulaire interne étant satellite de l'artère carotide primitive et de la carotide interne se prépare comme ces artères et avec elles, c'est-à-dire en sectionnant en travers le sterno-mastoïdien et en réclinant les deux chefs en haut et en bas. L'étude des sinus crâniens demande l'ouverture de la cavité crânienne ; ils sont compris dans l'épaisseur de la dure-mère ; on les ouvrira avec des ciseaux. Il est utile aussi de suivre leur trajet sur un crâne sec ; on le reconstitue facilement par les gouttières qui contiennent ces sinus.

La veine *jugulaire interne* commence au trou déchiré postérieur et finit derrière l'extrémité sternale de la clavicule, où elle s'unit avec la veine sous-clavière. Sa longueur varie de 12 à 15 centimètres et son calibre est de 9 millimètres en haut, de 11 à 12 millimètres en bas. La veine commence par un premier renflement appelé *golfe* de la jugulaire, elle se renfle de nouveau à son extrémité inférieure au niveau de son *sinus*.

Rapports. — Les deux jugulaires sont légèrement convergentes par leur extrémité inférieure. Dans son trajet la veine occupe d'abord l'espace maxillo-pharyngien, où elle est en rapport : en arrière avec les apophyses transverses des vertèbres cervicales, en avant avec l'apophyse styloïde, les muscles styliens, en dehors avec la parotide, en dedans avec la carotide interne, les nerfs du trou déchiré postérieur et le pharynx.

Puis elle est située sous le muscle sterno-mastoïdien, dans la même gaine générale que la carotide primitive. Le nerf pneumogastrique est placé entre les deux vaisseaux et en arrière d'eux.

A la base du cou, elle répond à l'interstice qui sépare les deux chefs du sterno-mastoïdien : à ce niveau existe le sinus de la jugulaire. En arrière la jugulaire repose d'abord sur le bord interne du scalène antérieur, plus bas sur l'artère sous-clavière. Dans sa portion terminale, elle possède des valvules qui sont d'ailleurs insuffisantes.

Branches collatérales. — Il y en a dix : 1° Le sinus pétreux inférieur, qui s'ouvre dans le golfe de la jugulaire ; 2° la veine condylienne antérieure émanée du plexus de l'hypoglosse ; 3° le sinus d'Englisch

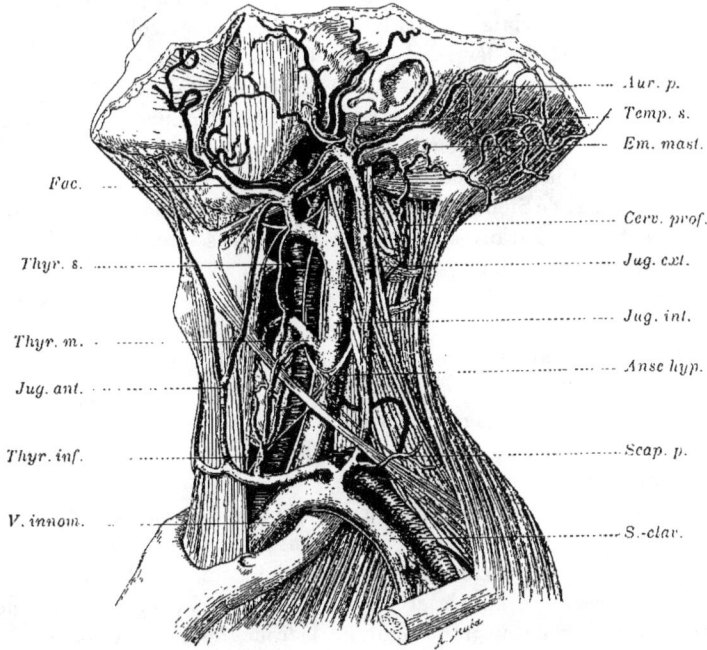

FIG. 464. — Veine jugulaire interne (Luschka).

Le sterno-mastoïdien et le scalène antérieur ont été enlevés. On voit aussi sur cette figure le rapport des trois veines jugulaires entre elles.

ou pétro-occipital ; 4° des veines pharyngiennes ; 5° la veine de l'aqueduc du limaçon ; 6° les veines émissaires du sinus carotidien ;

7° La *veine faciale.* Cette veine importante correspond au territoire de l'artère faciale, à une petite partie de celui de l'ophtalmique et à la partie moyenne de l'artère maxillaire interne. Elle commence à l'angle interne de l'œil et se termine au niveau de l'os hyoïde, le plus souvent par un tronc commun avec la linguale ou avec les veines pharyngée et thyroïdienne supérieure. Son extrémité supérieure, superficielle, visible sous la peau, porte le nom de *veine angulaire.* La veine descend sous l'orbiculaire des paupières, sous les deux zygomatiques et la graisse de la joue, contre le buccinateur, sur le bord antérieur du masséter et coupe perpendiculairement le bord inférieur du maxillaire au niveau de la dépression pré-massétérine. Elle est toujours en arrière de l'artère; celle-ci décrit un arc dont la veine est la corde. Dans sa portion cervicale, elle s'enfonce sous le peaucier; l'aponévrose sous-maxillaire la sépare de l'artère faciale.

Ses branches d'origine sont : les veines frontale ou préparate, dorsale du nez, sus-orbitaire, ophtalmique. Les veines collatérales proviennent du nez, des lèvres, de l'œil et de la joue; ce sont les veines palpébrales internes, les veines du sac lacrymal et du canal nasal, de l'aile du nez, les veines labiales supérieure et inférieure, la veine malaire, la veine faciale profonde qui sert d'anastomose entre le plexus ptérygoïdien et la veine faciale, les veines buccales et massétérines, les veines du canal de Sténon qui forment autour de ce conduit un lacis ou plexus de Sténon. Au niveau du cou, les collatérales sont les veines sous-maxillaire, sous-mentale, palatine inférieure;

8° La *veine linguale.* Son tronc très court reçoit : 1° les veines linguales profondes qui enlacent en plexus les artères linguales; 2° les veines dorsales, satellites de l'artère dorsale de la langue; 3° la *veine ranine*, veine d'abord superficielle et sous-muqueuse, qui, commençant près de la pointe, se dirige en arrière le long du plancher buccal entre la glande sublinguale et la langue; elle est satellite du nerf grand hypoglosse ;

9° La veine thyroïdienne supérieure, qui naît à la partie supérieure de la glande thyroïde et qui reçoit en outre les veines laryngée inférieure, laryngée supérieure et sterno-mastoïdienne. Les veines thyroïdienne supérieure, linguale et faciale, se réunissent souvent près de leur embouchure en un tronc commun, le tronc *thyro-linguo-facial* ;

10° La veine pharyngée, qui naît du plexus pharyngien. Au-dessus du confluent veineux, la jugulaire interne ne reçoit plus que la veine thyroïdienne moyenne issue de la partie inférieure du lobe latéral de la glande thyroïde.

Branches d'origine. — *Sinus craniens.* — Les sinus craniens sont des canaux fibreux de la dure-mère, qui occupent des gouttières de la face interne du crâne et sont logés dans les grandes dépressions de l'encéphale. Leur forme est prismatique ou cylindrique, quelques-uns sont plexiformes et irréguliers. Leur paroi externe fibreuse est formée par un dédoublement de la dure-mère, il n'y a pas de fibres musculaires; en raison de cette structure les sinus restent béants sur la coupe. La tunique interne est un endothélium reposant sur une couche élastique à réseau fin et serré. Les sinus n'ont pas de valvules, on rencontre dans leur cavité des brides ou *cordes de Willis* tendues en sens divers d'une paroi à l'autre.

Aux sinus se trouvent annexées des cavités lacunaires creusées dans l'épaisseur de la dure-mère, ayant la forme d'ampoules rondes ou allongées, ce sont les *lacs sanguins*; ils reçoivent des veines méningées et des veines diploïques dont ils ne sont d'ailleurs qu'une dilatation, et communiquent avec les veines cérébrales et avec les sinus. Les lacs sanguins siègent surtout le long du sinus longitudinal supérieur, du sinus latéral, du sinus droit.

Les sinus se répartissent en deux catégories : sinus de la voûte et sinus de la base.

Sinus de la voûte. . .
{
Sinus longitudinal supérieur.
Sinus longitudinal inférieur.
Sinus droit.
}

Sinus de la base. . . .
{
Sinus latéraux (pairs).
Sinus occipitaux postérieurs (pairs).
Sinus sphéno-pariétaux ou de Breschet (pairs).
Sinus caverneux (pairs).
Sinus coronaire.
Sinus carotidiens (pairs).
Sinus pétreux supérieurs (pairs).
Sinus pétreux inférieurs (pairs).
Sinus occipital transverse.
Sinus pétro-occipitaux (pairs).
}

Sinus longitudinal supérieur. — Impair et médian, il occupe toute la longueur du bord convexe de la faux du cerveau; sa forme est celle d'un prisme triangulaire à base supérieure en rapport avec la gouttière sagittale. Son calibre est de 1 à 2 millimètres à son origine en avant et de 8 à 9 millimètres près de sa terminaison. Son extrémité antérieure commence en cul-de-sac, sous forme veineuse, dans le canal du trou borgne; son extrémité postérieure s'ouvre dans un des sinus latéraux ou dans un réservoir commun (pressoir d'Hérophile). Ce sinus est anastomosé avec les veines ethmoïdales, avec les veines méningées moyennes et le sinus de Breschet soit directement, soit par l'intermédiaire des lacs sanguins. Il reçoit : le réseau veineux du trou borgne, une veine cérébrale du lobule orbitaire, des veines durales, des veines osseuses ou diploïques, les veines cérébrales supérieures qui, nées des faces externe et interne de l'hémisphère cérébral, vont à travers l'espace sous-arachnoïdien s'ouvrir à contre-courant dans le sinus.

Sinus longitudinal inférieur. — Impair et médian, il occupe la moitié postérieure du bord libre ou bord inférieur de la faux du cerveau. Sa forme est arrondie. Souvent c'est une simple veine et non un vrai sinus. Il reçoit des veines de la faux et quelques veines du corps calleux.

Sinus droit. — Impair et médian, il est situé sur la partie médiane de la tente du cervelet, dans la base de la faux du cerveau. Sa forme est prismatique triangulaire, à arête supérieure; son diamètre moyen est de 4 à 5 millimètres et augmente d'avant en arrière. Son extrémité antérieure fait suite au sinus longitudinal inférieur, son extrémité postérieure débouche généralement dans le sinus latéral du côté gauche, plus rarement dans celui de droite ou bien dans le pressoir. Ce sinus reçoit le sinus longitudinal inférieur, la *veine de Galien* qui l'aborde presque à contre-courant, deux grosses veines cérébrales inférieures et

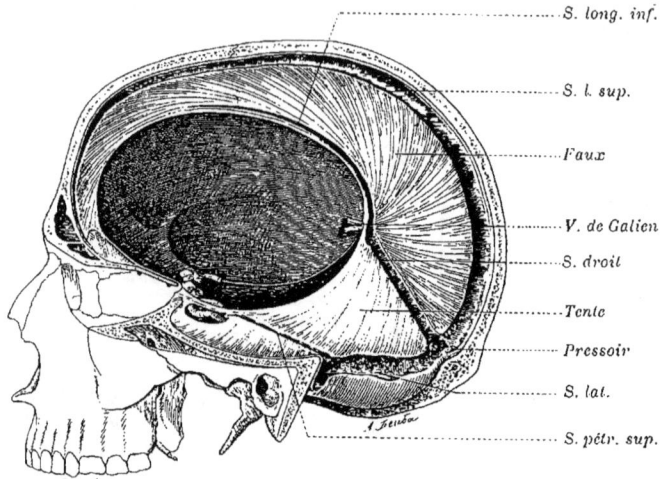

FIG. 465. — Sinus de la voûte du crâne (Sappey).

Un trait de scie antéro-postérieur a été mené un peu à gauche de la ligne médiane et combiné avec un autre trait horizontal pour montrer les sinus de la voûte.

moyennes, la veine cérébelleuse médiane supérieure, des veines de la tente du cervelet.

Pressoir d'Hérophile. — C'est le confluent des sinus de la voûte. Il est situé au niveau de la protubérance occipitale interne où six sinus se rencontrent : le sinus longitudinal supérieur et le sinus droit qui sont des canaux afférents, les sinus latéraux et les sinus occipitaux postérieurs qui sont des canaux efférents.

Les variations de configuration du pressoir d'Hérophile peuvent être ramenées à trois types : 1° sinus adossés, le sinus longitudinal supérieur passe tout entier dans un des sinus latéraux et le sinus droit dans l'autre sinus latéral. En leur point d'adossement ils communiquent soit par des orifices percés dans la paroi commune, soit par un bras canaliculé très court qui va d'un coude à l'autre. Ce type se rencontre dans a moitié des cas; — 2° sinus en îlot, le sinus longitudinal supérieur et le sinus droit se bifurquent tous deux et circonscrivent, sur la protubérance occipitale, un îlot losangique de dure-mère. Cette forme existe dans 30 pour 100 des cas ; — 3° sinus fusionnés. Le sinus longitudinal supérieur se dilate en une ampoule au milieu de laquelle débouche le sinus droit ; il se forme ainsi un réservoir commun. On rencontre ce type 20 fois pour 100.

Sinus latéraux. — Pairs, ils s'étendent de la protubérance occipitale interne au trou déchiré postérieur. Symétriques comme disposition, ils sont presque toujours asymétriques comme volume, le droit étant ordinairement le plus large (9 à 12 millimètres de diamètre). Chaque sinus latéral décrit un trajet arqué en fer à cheval, dans lequel on reconnaît une portion horizontale ou occipitale logée dans la gouttière latérale de l'occipital et creusée dans la tente du cervelet ; une portion verticale ou temporale (sinus sigmoïde) logée dans la gouttière mastoïdienne qui correspond au tiers moyen de l'apophyse mastoïde ; elle est séparée de la face externe de cette apophyse par une épaisseur d'os qui varie de 3 à 12 millimètres. Le sinus contourne ensuite l'apophyse jugulaire de l'occipital et arrive au niveau du trou déchiré où il se continue à plein canal avec le golfe de la jugulaire.

Le sinus latéral reçoit : 1° à droite ou à gauche, le sinus droit ; 2° près de son origine les sinus occipitaux postérieurs ; 3° les veines cérébrales inférieures et postérieures ; 4° les veines latérales postérieures du cervelet ; 5° le sinus pétreux supérieur ; 6° les veines de l'aqueduc du vestibule.

Ce sinus offre une importante anastomose avec les veines extra-craniennes par la *veine émissaire mastoïdienne*, qui passe par le trou mastoïdien et aboutit aux veines occipitales.

Sinus occipitaux postérieurs. — Ces sinus s'étendent d'une extrémité à l'autre du sinus latéral correspondant ; une partie verticale descend dans la faux du cervelet, le long de la crête occipitale interne ; une partie horizontale contourne le bord postérieur du trou occipital. Dans l'épaisseur de la faux les deux sinus sont accolés et souvent se fusionnent. Ils reçoivent des veines durales et diploétiques, des veinules du cervelet ; ils communiquent avec le plexus rachidien postérieur du trou occipital par des branches émanées de leur angle de bifurcation.

Sinus caverneux. — Pairs, symétriques, ils occupent les faces latérales du corps du sphénoïde et de la glande pituitaire et s'étendent du sommet du rocher à la fente sphénoïdale. Ils sont longs de 2 centimètres, ont 1 centimètre de large. La cavité du sinus est remplie par un tissu aréolaire qui se prolonge dans le sinus carotidien, le sinus pétro-occipital et le sinus occipital transverse. Winslow a pour cela appelé *caverneux* le sinus qui contient ce tissu. La cavité du sinus diminue de capacité par la présence de la carotide interne qui la traverse. Dans la paroi externe du sinus sont contenus plusieurs nerfs : moteur oculaire commun, pathétique, ophtalmique de Willis, moteur oculaire externe, maxillaire supérieur.

Le sang circule d'avant en arrière dans le sinus caverneux. Les affluents du sinus sont : le sinus coronaire, la veine ophtalmique, le sinus sphéno-pariétal, des veines durales. Les émissaires du sinus sont : le sinus pétreux supérieur, le sinus pétreux inférieur, le sinus occipital transverse, le sinus carotidien, le sinus pétro-occipital, les veines émissaires propres.

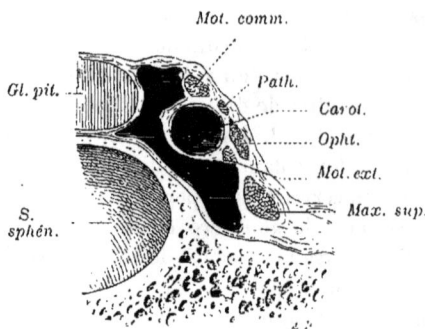

Fig. 466. — Sinus caverneux (Langer).

Coupe frontale passant par le milieu de la selle turcique. Le sinus caverneux est injecté en bleu.

Sinus coronaire. — Sinus circulaire, impair et médian, il occupe la selle turcique où il entoure la glande pituitaire. Ce sinus fait partie d'un réseau plexiforme veineux qui occupe tout le corps excavé du sphénoïde ; il en constitue la partie marginale, nettement sinusienne, et présente deux branches : une antérieure, *sinus coronaire antérieur*, logée dans la gouttière optique ; une postérieure, *sinus coronaire postérieur* ordinairement plus petite, souvent absente. Toutes deux, aux extrémités du diamètre transversal, s'unissent en un tronc commun qui débouche dans le sinus caverneux. Le sinus coronaire sert d'anastomose entre les deux sinus caverneux ; il reçoit des veines du corps du sphénoïde, des veines durales, des veines de la glande pituitaire et de la partie centrale du cerveau.

Veine ophtalmique. — La veine ophtalmique présente deux branches : l'une principale, veine ophtalmique supérieure ; l'autre accessoire, veine ophtalmique inférieure.

La *veine ophtalmique supérieure* s'étend, dans la partie supérieure de la cavité orbitaire, de l'angle interne de l'œil à la fente sphénoïdale. Elle naît de deux racines qui perforent l'orbiculaire ; l'une supérieure passe au-dessus du tendon de l'orbiculaire, l'autre inférieure passe au-dessous. Elle se dirige entre le droit supérieur et le droit interne, puis croise le nerf optique en passant sous le droit supérieur et longe alors le côté externe de ce nerf, entre le droit supérieur et le droit externe, puis atteint la fente sphénoïdale. Elle va se jeter dans l'extrémité antérieure du sinus caverneux, après avoir reçu soit la veine ophtalmique inférieure, soit une branche anastomotique qui l'unit avec ce vaisseau.

Les branches collatérales de la veine ophtalmique sont à peu près les mêmes que celles de l'artère : veines ethmoïdales antérieure et postérieure, veines musculaires, ciliaires antérieures, ciliaires postérieures ou veines vorticineuses, veine lacrymale. La veine centrale de la rétine et la *veine ophtalmique inférieure* sont le plus souvent des affluents directs du sinus caverneux.

Cette dernière, décrite et dénommée par Walter (1775), est la veine du plancher orbitaire dont elle occupe l'angle inféro-interne. Elle naît, entre le droit inférieur et le droit interne, d'un réseau veineux qui reçoit des veines du sac lacrymal, des veines palpébrales, des veines osseuses et des veines du petit oblique. Elle se dirige en arrière, entre le droit inférieur et le globe oculaire, et au sommet de l'orbite traverse le plus souvent la fente sphénoïdale pour aborder le sinus caverneux ou bien se jette dans l'ophtalmique supérieure. Elle reçoit les deux veines vorticineuses inférieures et les veines musculaires du petit oblique, du droit inférieur et du droit externe.

L'ophtalmique est anastomosée avec la veine faciale par les origines de chacune des branches supérieure et inférieure, avec les veines des fosses nasales par les ethmoïdales, avec les veines temporales par les origines de la lacrymale.

La veine ophtalmique n'a pas de valvules. Elle est un affluent normal du sinus caverneux ; mais dans les cas de surcharge ou d'obstruction de ce sinus, le courant peut être renversé.

Sinus sphéno-pariétaux (Sinus de Breschet). — Ce sinus se compose de deux branches, l'une verticale descendante qui se rend de la gouttière sagittale à l'angle externe de la petite aile du sphénoïde, au voisinage de la suture fronto-pariétale ; l'autre horizontale, cachée sous la petite aile du sphénoïde. Il a pour origine le sinus longitudinal supérieur ou les lacs sanguins voisins et se termine à l'angle antérieur du sinus caverneux. Il reçoit des veines durales, des veines osseuses, des veines cérébrales antérieures.

Sinus pétreux supérieurs. — Pairs et symétriques, de forme prismatique triangulaire, ils s'étendent de l'extrémité postérieure du sinus caverneux au coude du sinus latéral. Ils sont situés dans la partie antérieure de la grande circonférence de la tente cérébelleuse et logés sur le bord supérieur du rocher. Chacun d'eux reçoit : la veine cérébelleuse antérieure et latérale, des veines cérébrales latérales et inférieures, des veines latérales de la protubérance, des veines tympaniques, la veine sylvienne superficielle ou grande anastomotique de Trolard.

Sinus pétreux inférieurs. — Pairs et symétriques, ils s'étendent de l'angle postérieur du sinus caverneux à la veine jugulaire interne ; ils occupent la suture pétro-occipitale. Ce sinus est plus gros et plus

court que le sinus pétreux supérieur. Son extrémité postérieure et
externe s'engage dans la partie antérieure, étroite, du trou déchiré postérieur, en avant des nerfs mixtes et se termine sur la face interne de
la veine jugulaire par un orifice valvulé. Il peut se jeter dans le golfe
et rester sinusien dans toute son étendue, ou bien s'abaisser au-dessous

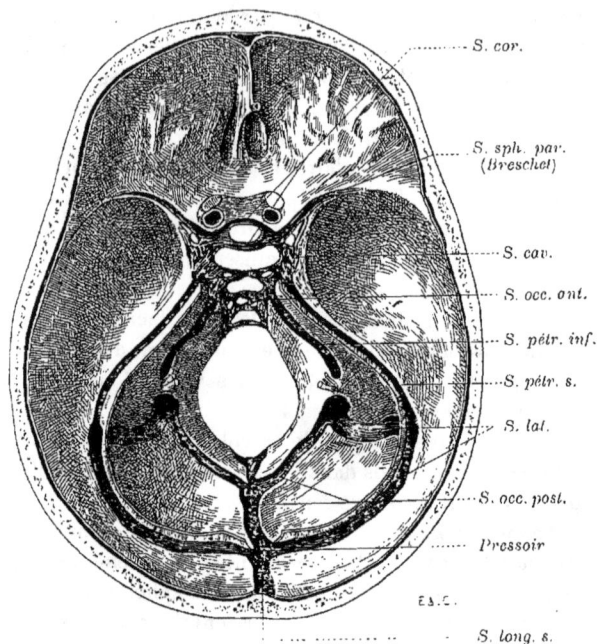

Fig. 467. — Sinus de la base (Henle).

On remarque sur ce dessin le type plexiforme du s. occip. antérieur (plexus basilaire) et la grosseur
normale du s. occip. postérieur.

du golfe et présenter une portion extra-crânienne longue de 6 à 30 millimètres.

Il reçoit des veines durales, des veines du cervelet, de la protubérance
et du bulbe, les veines auditives internes, le sinus pétro-occipital et la
veine condylienne antérieure; celle-ci vient du plexus veineux de l'hypoglosse qui entoure le tronc nerveux dans le canal condylien antérieur.

Sinus occipital transverse. — Impair, situé transversalement sur la
gouttière de l'apophyse basilaire. C'est le plexus vertébral du corps de
la vertèbre occipitale, il est disposé comme un plexus ou comme un
sinus de type caverneux. Il reçoit des veinules osseuses, protubérantielles
et bulbaires. Il unit entre eux les deux confluents pétro-caverneux; par
ses branches descendantes il se jette dans le plexus du trou occipital.

Sinus carotidiens. — Découverts par Rektorzik, ce sont des plexus qui, émanant du sinus caverneux, enlacent les carotides internes dans leur trajet intra-pétreux et vont se jeter dans les veines jugulaires internes.

Sinus pétro-occipitaux. — (Sinus d'Englisch, sinus pétro-occipital inférieur de Trolard). Chacun d'eux occupe la partie inférieure de la suture pétro-basilaire ; il est parallèle au sinus pétreux inférieur dont le sépare l'épaisseur de la base du crâne. Il va du sinus caverneux au sinus pétreux inférieur, près de l'embouchure de ce dernier dans la jugulaire interne.

Veines émissaires propres du sinus caverneux. — Ces veines naissent de la base du sinus et traversent la base du crâne pour se rendre au plexus ptérygoïdien. Ce sont les veines du trou ovale, du trou grand rond, du trou déchiré antérieur, du trou de Vésale.

Veines diploïques, ou veines de Breschet. — Le diploé des os contient un énorme réseau veineux qui communique d'une part avec les veines méningées et les sinus, d'autre part avec les veines du cuir chevelu, soit par des veinules, soit par des troncs isolés. Ces troncs sont les *veines diploïques*; elles sont réduites à leur tunique interne et présentent des valvules à la sortie de l'os. Les plus constantes sont les diploïques frontales qui débouchent dans la veine sus-orbitaire ou dans l'ophtalmique ; la veine diploïque temporo-pariétale qui s'ouvre dans le sinus sphéno-pariétale ou la veine méningée moyenne, ou bien en dehors dans une veine temporale; la veine diploïque occipitale qui se jette dans le pressoir d'Hérophile ou dans le sinus latéral.

Communications entre les circulations intra- et extra-craniennes.

Une partie du sang de l'encéphale s'échappe du crâne par des voies autres que la veine jugulaire interne. Il existe des voies de communication principales et des voies accessoires.

Communications principales. — Ce sont : 1° les veines rachidiennes avec lesquelles s'établissent des anastomoses au niveau des sinus occipitaux postérieurs et transverse, au niveau aussi des plexus condyliens antérieur et postérieur; 2° la veine ophtalmique qui s'unit à la faciale et aux temporales ; 3° les veines méningées moyennes, étendues du sinus longitudinal supérieur au plexus ptérygoïdien.

Communications accessoires : les plus importantes sont classés sous le nom de *veines émissaires de Santorini*. Elles passent à travers des canaux de la paroi cranienne et reçoivent des veines diploïques; elles présentent souvent des valvules qui s'opposent au reflux du sang des veines extérieures vers le sinus. Ce sont :

1° L'émissaire pariétale ou émissaire vraie de Santorini, qui passe par le trou pariétal, près de la suture sagittale, en arrière d'une ligne qui unirait les deux bosses pariétales ;

2° L'émissaire mastoïdienne qui traverse le trou ou canal mastoïdien, s'étendant du sinus latéral à la veine occipitale profonde ou à l'auriculaire postérieure ;

3° L'émissaire occipitale qui unit le pressoir aux veines occipitales à travers la protubérance occipitale ;

4° Les émissaires de la base ou fausses émissaires qui accompagnent des artères ou des nerfs. Dans cette catégorie se rangent : le sinus pétro-occipital, le sinus carotidien, la veine condylienne antérieure, l'émissaire condylienne postérieure, les veines des trous ovale, grand rond, déchiré antérieur, la veine stylo-mastoïdienne.

II. VEINE CAVE INFÉRIEURE

Préparation. — Ouvrir largement la cavité abdominale. — Étudier d'abord la veine porte sans dissection et en ouvrant seulement avec la sonde cannelée le mésentère et le petit épiploon, le long de son trajet ; bien reconnaître sa situation en avant de l'hiatus de Winslow. — Enlever l'intestin et l'estomac ; la veine cave apparaît sur le côté droit de la colonne vertébrale. Sa terminaison ne peut s'observer qu'en mettant le cœur à nu dans la cage thoracique.

La *veine cave inférieure* ou *ascendante* est le tronc commun des veines sous-diaphragmatiques. Située presque entièrement dans la cavité abdominale, elle représente l'aorte abdominale dont elle est satellite.

Origine. — La veine cave inférieure naît de la réunion des deux veines iliaques primitives, sur le côté droit de la colonne vertébrale, au niveau du disque qui sépare la 4e de la 5e vertèbre lombaire.

Terminaison. — Elle se termine dans la partie postéro-inférieure de l'oreillette droite, au niveau du corps de la 9e vertèbre dorsale.

Dimensions. — Sa longueur est de 22 centimètres en moyenne, dont 18 pour la portion abdominale ; son calibre est supérieur à celui de la veine cave supérieure ; à son embouchure dans l'oreillette, elle présente un diamètre de 33 millimètres. Au-dessus du débouché des veines sus-hépatiques on remarque une dilatation ampullaire.

Trajet et rapports. — La veine cave inférieure monte verticalement sur le côté droit de la colonne vertébrale lombaire, traverse le diaphragme par l'orifice quadrilatère creusé entre la foliole moyenne et la foliole droite du centre phrénique, puis s'enfonce dans le péricarde. Elle présente donc deux portions, l'une abdominale, l'autre thoracique.

Portion abdominale. — Elle est en rapport : en dedans, c'est-à-dire à gauche, avec l'aorte dont elle est séparée par des ganglions lymphatiques, plus haut ce sont le pilier droit du diaphragme et le lobe de

Spiegel qui s'interposent entre les deux vaisseaux ; — en dehors ou à
droite avec le bord interne du psoas et du rein droit ; — en arrière avec
la face antérieure de la colonne vertébrale jusqu'au niveau de la première lombaire, plus haut avec le pilier droit du diaphragme et la partie postérieure de ce muscle ; — en avant et de bas en haut, elle est
logée dans le bord adhérent du mésentère jusqu'à la première lombaire,

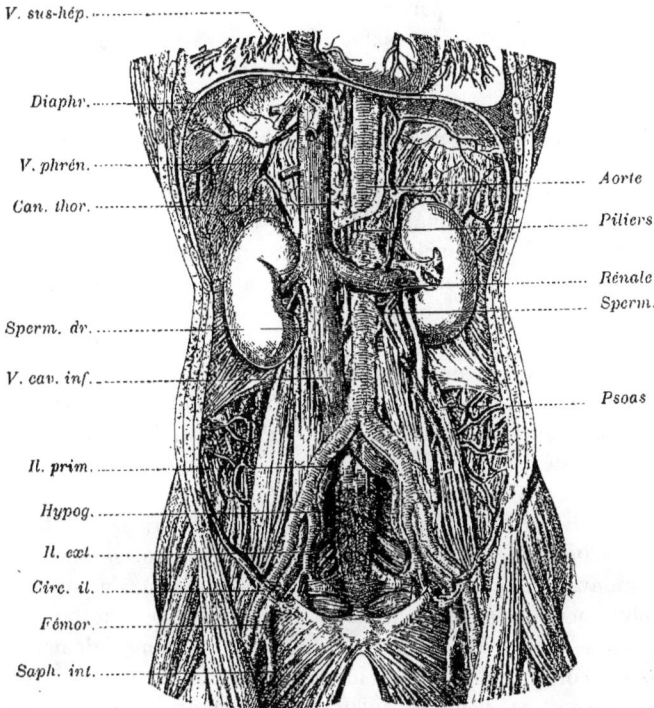

FIG. 468. — Veine cave inférieure (Bonamy et Beau).
Les organes digestifs et la veine porte ont été enlevés.

puis elle est en rapport avec la 3e portion du duodénum, la tête du
pancréas et le tronc de la veine porte, enfin avec le foie. Dans ce dernier organe elle occupe une gouttière longue de 4 centimètres, quelquefois convertie en canal complet, creusée sur le bord postérieur du foie.
La veine cave traverse le diaphragme au niveau de l'orifice quadrilatère,
fibreux, où elle se rétrécit un peu et contracte des adhérences avec le
bord de l'orifice.

   Portion thoracique. — Cette portion, qui ne mesure guère que
3 centimètres, présente une partie inférieure extra-péricardique et une

partie supérieure intra-péricardique. La partie extra-péricardique est séparée de la base du poumon droit par une lame fibreuse qui du pourtour du trou carré va s'irradier sur le péricarde, c'est le ligament phréno-péricardique droit. La partie intra-péricardique refoule le feuillet séreux dont elle se fait une gaine sur les 3/4 de sa circonférence antérieure. L'orifice par lequel elle s'ouvre dans l'oreillette est presque vertical; il est muni sur sa partie antérieure d'une valvule tendue transversalement, la valvule d'Eustachi. Il n'existe pas d'autre valvule sur le tronc de la veine cave.

Branches collatérales de la veine cave inférieure.

1° *Veines lombaires.* — Au nombre de 4 de chaque côté, elles accompagnent les artères lombaires; il y a une veine pour une artère. Elles naissent de deux branches, l'une abdominale ou antérieure, l'autre dorsale ou postérieure, plus grosse, formée par la jonction d'un rameau musculo-cutané avec un rameau spinal qui sort par le trou de conjugaison.

Ces veines possèdent une ou deux valvules pariétales et quelquefois des valvules ostiales, mais les unes et les autres sont insuffisantes.

Les veines d'un même côté sont unies, au niveau du trou de conjugaison, par une série verticale d'arcades anastomotiques dont l'ensemble constitue la *veine lombaire ascendante.*

2° *Veines rénales.* — Une de chaque côté, naissant dans le hile du rein par la fusion des 3 ou 5 branches principales qui sortent de cet organe en avant des branches artérielles. La veine rénale gauche est plus volumineuse, plus longue, moins oblique et débouche plus haut que la veine droite. Elle passe en avant de l'aorte immédiatement au-dessous de l'origine de l'artère mésentérique supérieure. Les veines rénales reçoivent : la veine capsulaire inférieure, des veines adipeuses, une veine urétérique; la veine gauche reçoit en outre la veine spermatique ou ovarienne, très souvent la veine capsulaire moyenne et très souvent aussi une forte anastomose de la veine azygos.

3° *Veines capsulaires moyennes.* — Veine surrénale qui émerge vers le milieu de la face antérieure de la capsule surrénale et descend obliquement en dedans pour se jeter à droite dans la veine cave, à gauche dans la veine rénale.

4° *Veines spermatiques et veines ovariennes. a)* *Veines spermatiques.* — Elles se constituent au fond des bourses par la réunion des veines testiculaires avec les veines épididymaires antérieures; elles forment un faisceau de 10, 15 ou 20 branches généralement flexueuses, qui se subdivisent, s'accolent, s'anastomosent, constituant ainsi le *plexus spermatique* ou *pampiniforme*, dont la dilatation donne lieu au varicocèle. Ce plexus à mailles étroites entoure l'artère spermatique, souvent rejeté à sa partie postérieure, et comme elle, situé en avant du canal déférent. Il traverse le canal inguinal; au-dessus de ce canal, les veines sperma-tiques sont réduites à 3 ou 4 troncs qui remontent en dehors de l'artère, sur la face antérieure du psoas entre le péritoine et le fascia iliaca. A droite elles longent le bord interne du cæcum, à gauche elles passent sous l'S iliaque; dans la région lombaire elles croisent obliquement l'uretère qui leur est sous-jacent. Au-dessus de l'angle sacro-vertébral les troncs se fusionnent en un seul; celui de droite se jette sous une incidence presque parallèle dans la veine cave inférieure, celui de gauche perpendiculairement dans la veine rénale correspondante. Le tronc droit possède seul une valvule ostiale.

Dans l'abdomen, les veines spermatiques reçoivent des veines périto-néales, des veines urétériques et des veines adipeuses.

Dans le cordon les veines spermatiques sont accompagnée des *veines funiculaires*, qui naissent des veines épididymaires postérieures et vont déboucher dans la veine épigastrique.

b) Veines ovariennes. — Ces veines, qui correspondent aux veines spermatiques de l'homme, ont pour origine principale les veines qui sortent par le hile de l'ovaire et les veines du fond de l'utérus, pour origines accessoires les veines de la trompe et les veines du ligament rond. A l'angle supérieur de l'utérus, les racines de la veine ovarienne s'anastomosent avec des branches de la veine utérine. Toutes les branches d'origine de la veine ovarienne s'unissent en plexus dans la partie supérieure du ligament large, parallèlement à la trompe. Au sortir du ligament large, elles montent de dehors en dedans avec l'ar-tère ovarienne qu'elles entourent; elles sont enveloppées par une tunique de fibres musculaires lisses qui les lie en un faisceau arrondi, appelé *ligament rond postérieur* ou *ovario-lombaire*. Le nombre des troncs veineux se réduit rapidement à deux, puis à un seul, qui dans sa terminaison se comporte comme chez l'homme.

5° Veines diaphragmatiques inférieures. — Elles naissent d'un réseau sur la face abdominale du diaphragme, sous forme de troncs satellites des branches artérielles correspondantes, puis elle se fu-sionnent de chaque côté en un tronc unique qui se jette dans la veine cave inférieure, au-dessus des veines sus-hépatiques. Elles reçoivent la veine capsulaire supérieure et quelques veinules œsopha-giennes.

6° Veine ombilicale. — Veine de la période fœtale allant du placenta à la veine cave, en traversant l'ombilic, elle se divise dans le foie en deux branches : l'une qui continue le trajet de la veine et va s'ouvrir dans la veine cave, c'est le *canal veineux d'Aranzi* ou Arantius ; l'autre la plus grosse, qui aboutit à la branche gauche de la veine porte.

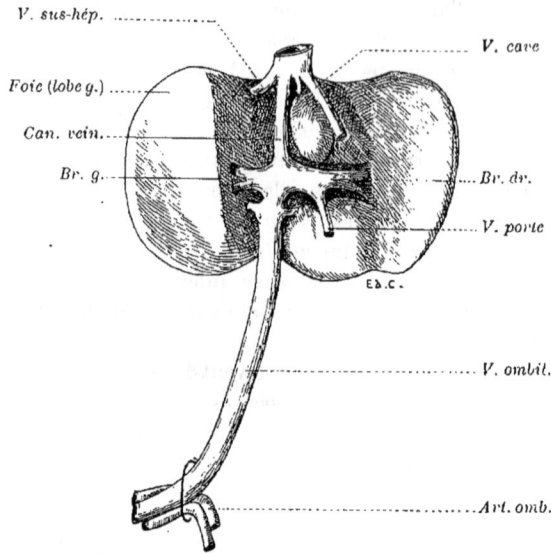

FIG. 469. — Veine ombilicale du fœtus (Gegenbaur).

Le foie est vu par sa face postérieure. La veine cave est encore peu développée.

L'oblitération de la veine ombilicale commence à la naissance et s'achève dans le premier mois. Le vaisseau oblitéré occupe le sillon longitudinal gauche du foie ; il forme en avant, le ligament rond du foie, en arrière le ligament veineux.

7° Veines sus-hépatiques.

— Elles ont pour origine les veines centrales du lobule hépatique, elles-mêmes en communication, par un réseau capillaire rayonnant, avec les ramifications de la veine porte qui constituent les veines périlobulaires. En sortant du lobule dont elle représentait l'axe, la veine centrale devient libre et s'unit avec une veine voisine. Par des branchements successifs il se forme des vaisseaux de plus en plus volumineux qui sont les *veines sus-hépatiques*. Celles-ci se dirigent vers le milieu du bord postérieur du foie pour s'ouvrir dans la veine cave inférieure. Un certain nombre n'ont qu'un court trajet et restent indépendantes, ce sont les petites veines sus-hépatiques, au nombre d'une vingtaine ; la presque totalité au contraire s'unit par fusion progressive en deux gros troncs, grandes veines sus-hépatiques. Celles-ci ont de 15 à 18 millimètres de diamètre ; elles se jettent à angle aigu dans la portion libre de la veine cave, entre le foie et le trou carré du diaphragme. Entre l'embouchure des veines sus-hépatiques et l'orifice du diaphragme, la veine cave présente constamment une dilatation ou ampoule qui forme un vaste sinus chez le phoque et chez les animaux plongeurs.

8° Veine porte. — La veine porte ramène au foie le sang des organes digestifs abdominaux. Elle ne correspond pas à une artère homologue, mais à cinq branches de l'aorte, les trois artères du tronc cœliaque et les deux mésentériques. Dans les mésos et dans les viscères,

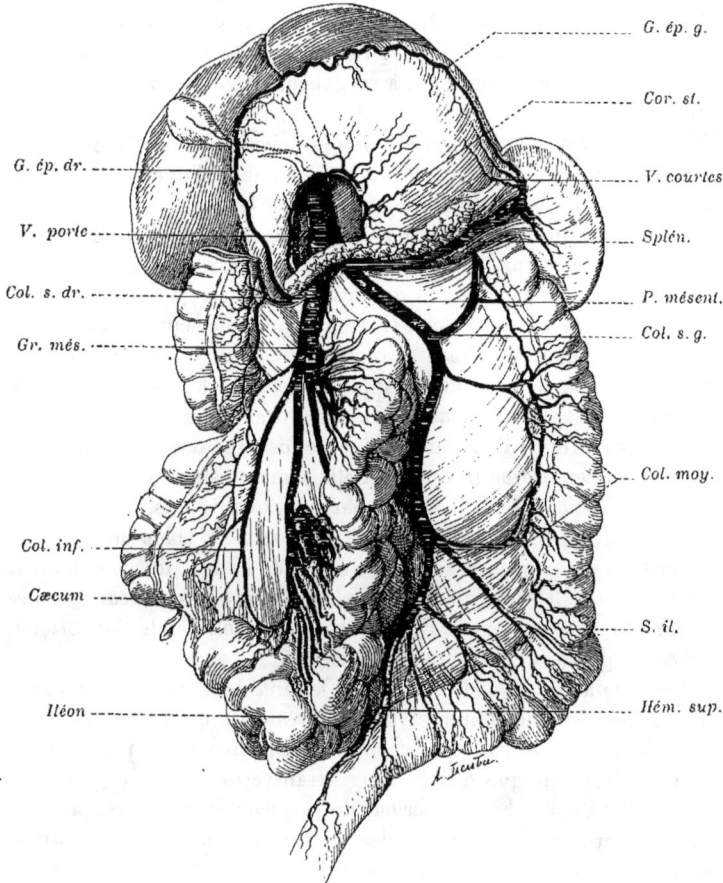

Fig. 470. — Veine porte (Henle).

L'intestin grêle rejeté à droite ; le colon transverse, réséqué ; le foie et l'estomac relevés.

les branches portes sont satellites de branches artérielles identiques ; il n'y a qu'une veine pour une artère.

Le caractère spécifique de la veine porte est de se terminer aux deux bouts par un réseau capillaire.

Veines d'origine. — Ce sont : la grande mésentérique, la petite mésentérique et la splénique.

1° *Grande veine mésentérique* (mésentérique supérieure ou grande mésaraïque). Elle a pour territoire tout l'intestin grêle, sauf une partie du duodénum, et la moitié droite du gros intestin. Elle commence vers la fin de l'iléon et monte dans la base du mésentère où elle décrit une faible courbure à concavité droite; elle passe ensuite en avant de la 3ᵉ portion du duodénum et disparaît derrière la tête du pancréas. L'artère mésentérique supérieure est à sa gauche, et en bas lui devient postérieure.

Elle reçoit : les *veines omphalo-mésentériques*, veines de la période embryonnaire; les veines *intestinales* au nombre d'une vingtaine qui naissent des arcades vasculaires situées dans le mésentère; les veines *coliques droites* qui se jettent sur le bord droit ou concave de la mésentérique. Les trois veines coliques droites, supérieure, moyenne et inférieure ont la même distribution que les artères correspondantes.

2° *Petite veine mésentérique* (mésentérique inférieure, petite mésaraïque). Elle a pour territoire la moitié gauche du gros intestin. Elle commence par les hémorroïdales supérieures, dont les radicules se prolongent jusqu'à l'extrémité anale du rectum et qui au milieu de l'extrémité supérieure de l'ampoule rectale se fusionnent en un seul tronc, celui de la mésentérique inférieure. Celle-ci monte sur le côté gauche de l'artère satellite, à gauche de l'aorte par conséquent, puis, abandonnant l'artère, se dirige en haut et à gauche en dedans du colon descendant; elle décrit un arc à concavité droite autour de l'angle duodéno-jéjunal et s'enfonce sous le mésocolon transverse, derrière le pancréas, pour se jeter dans la veine splénique. Elle reçoit comme collatérales les *coliques gauches* : supérieure, moyenne et inférieure.

3° *Veine splénique.* — Elle recueille le sang de la rate, d'une partie de l'estomac, du duodénum et du pancréas. Cinq ou six branches, sortant du hile de la rate, constituent ses origines et s'unissent pour former un tronc unique qui se dirige transversalement de gauche à droite, d'abord sur le bord supérieur de la queue du pancréas, puis sur la face postérieure du corps, croise l'aorte et s'unit presque à angle droit avec la veine mésentérique supérieure pour constituer la veine porte.

Ses branches collatérales sont : les *veines gastriques courtes*, qui naissent de la grosse tubérosité de l'estomac, cheminent dans l'épaisseur de l'épiploon gastro-splénique et se rendent dans les veines spléniques sortant du hile; la *veine gastro-épiploïque gauche*, la plus grosse veine de l'estomac, qui forme une partie de l'arc veineux de la grande courbure et s'anastomose avec la gastro-épiploïque droite,

branche de la mésentérique supérieure. Cette arcade reçoit par son bord
convexe des veines épiploïques, ascendantes; des veines pancréatiques
et duodénales, venant du corps et de la tête du pancréas et de la portion
contiguë du duodénum.

Tronc de la veine porte. — Il est formé par la réunion à angle
droit : de la mésentérique supérieure qu'il semble continuer, et de la

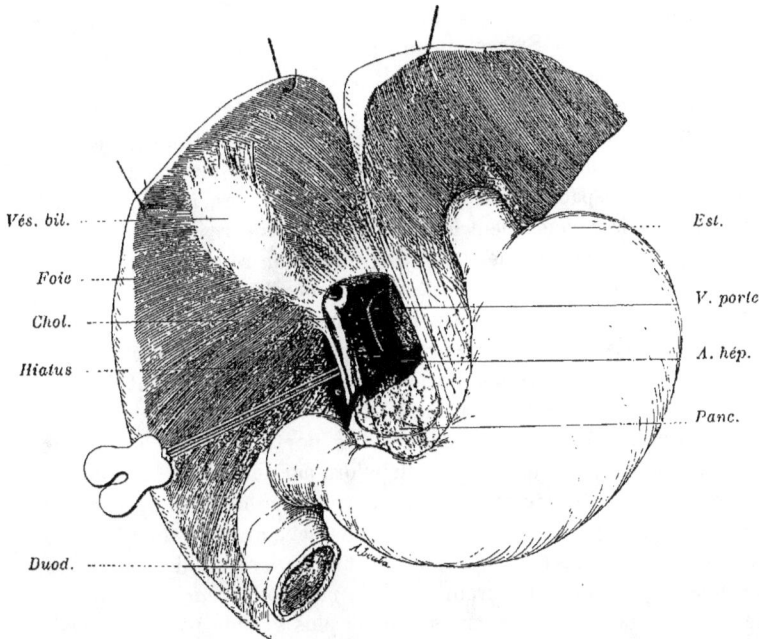

Vés. bil.

Foie

Chol.

Hiatus

Est.

V. porte

A. hép.

Panc.

Duod.

Fig. 471. — Rapports du tronc de la veine porte.

Le feuillet antérieur de l'épiploon gastro-hépatique a été excisé; une sonde est engagée dans l'hiatus
de Winslow; le foie est fortement relevé.

splénique qui a, elle-même, reçu la mésentérique inférieure. Son extrémité inférieure est située derrière la tête du pancréas, à gauche de la
veine cave inférieure, au niveau de la 2ᵉ vertèbre lombaire. On lui considère une portion ventrale et une portion hépatique.

a) Portion ventrale. Longue de 8 centimètres, ayant de 15 à 18 millimètres de diamètre; elle est dirigée obliquement en haut et à droite
et croise la veine cave. Elle est successivement en rapport de bas en
haut, par sa partie antérieure, avec la tête du pancréas, la première
portion du duodénum et l'épiploon gastro-hépatique ou hépato-duo-
dénal. Dans l'épiploon, en avant d'elle, se trouvent le cholédoque à droite,
l'artère hépatique à gauche. En arrière la veine porte répond à l'hiatus

de Winslow, à la veine cave inférieure dont le séparent les deux feuillets péritonéaux qui limitent cet orifice.

b) Portion hépatique. — Formée par la bifurcation de la veine porte ventrale en deux branches, droite et gauche, elle occupe la partie postérieure du sillon transverse ou hile du foie; en avant d'elle est l'artère hépatique et en avant de celle-ci le canal hépatique. La branche droite plus grosse et plus courte se distribue au lobe droit et à la majeure partie du lobule du Spiegel et du lobule carré; la branche gauche se distribue au lobe gauche. Dans le foie, les deux branches se ramifient en éventail suivant le type dichotomique; elles sont satellites de l'artère hépatique et des canaux biliaires; chacune d'elles est entourée par une gaine que lui fournit la capsule de Glisson. Les derniers rameaux finissent dans les espaces de Kiernan, ou espaces portes, entre les lobules hépatiques; ils y constituent les *veines interlobulaires* qui abordent les lobules par leur périphérie et s'y résolvent en un réseau capillaire.

Le foie contient donc deux espèces de veines, les branches de la veine porte, et celles des veines sus-hépatiques. Leur principal caractère distinctif consiste en ce que, sur la coupe du foie, les branches portes s'affaissent, tandis que les branches sus-hépatiques restent béantes, parce qu'elles adhèrent au parenchyme qui les entoure.

Branches collatérales de la veine porte. — 1° La *veine coronaire stomachique,* qui naît près du pylore par deux branches, remonte le long de la petite courbure, puis, au voisinage du cardia, se courbe fortement pour se diriger en bas, en arrière et à droite, dans l'épaisseur de l'épiploon gastro-hépatique; 2° la *veine pylorique,* dont le volume est inverse de celui de la coronaire; 3° la *veine pancréatico-duodénale,* qui naît de la tête du pancréas et de la plus grande partie du duodénum; 4° les *veines cystiques;* 5° la *veine ombilicale,* représentée par le ligament rond qui se porte à la rencontre de la branche gauche de la veine porte hépatique; 6° le *canal veineux d'Aranzi* ou ligament veineux, qui s'insère aussi sur la branche gauche de la veine porte, puis, suivant le sillon longitudinal gauche et postérieur, va se fixer sur la veine sus-hépatique gauche, rarement sur la veine cave elle-même.

Anastomoses. — Le système porte, malgré l'autonomie de son territoire, n'est pas absolument fermé; par ses extrémités il communique avec le système cave. Il existe : 1° des anastomoses œsophagiennes, établies entre les branches cardiaques de la veine coronaire stomachique et les veines œsophagiennes; — 2° des anastomoses rectales, autour de l'anus, entre les hémorroïdales supérieures et les veines hémorroïdales inférieures, branches de la honteuse interne, et surtout les veines hémorroïdales moyennes, qui aboutissent à l'hypogastrique; — 3° des anastomoses péritonéales, ou *veines de Retzius,* situées au niveau des parties de l'intestin qui reposent directement sur la paroi postérieure de l'abdomen sans interposition de péritoine ; c'est ce qui arrive pour le duodénum, les colons lombaires et le rectum. A ce niveau, de nombreux vaisseaux plexiformes, nés des parties découvertes et des parties péritonéales de l'intestin, communiquent avec les veines du péritoine pariétal et vont se jeter dans les veines pariétales telles que les rénales, lombaires, sacrée moyenne ; — 4° des anastomoses ombilicales qui ont lieu entre les veines portes accessoires ou veines de Sappey, et les veines profondes de la paroi abdominale antérieure, veines épigastrique et mammaire interne, puis avec les veines souscutanées de la région ombilicale.

Veines portes accessoires. — Le foie ne reçoit pas seulement le sang des organes digestifs amené par la veine porte, il en reçoit aussi d'organes voisins par l'intermédiaire de veinules appelées *les veines portes accessoires.* On distingue ainsi : 1° les veines cystiques profondes qui, au nombre de 12 à 15, vont du fond de la vésicule biliaire dans la fossette cystique ; 2° les veines épiploïques du petit épiploon, des ligaments hépato-colique et hépato-rénal ; 3° les veines du hile, qui sont les vasa vasorum de la veine porte, de l'artère hépatique et du canal hépatique ; 4° les veines diaphragmatiques, qui passent par le ligament coronaire ; 5° les veines du ligament suspenseur ; 6° les veines parombilicales ou veines du ligament rond du foie. Ces deux dernières espèces de veines sont aussi appelées *veines de Sappey.*

Structure. — La veine porte est remarquable par l'épaisseur de sa tunique musculaire, qui comprend une couche externe longitudinale et une couche interne circulaire. Il n'y a pas de valvules sur le tronc porte ni dans ses grosses branches ; on en rencontre d'assez nombreuses à la périphérie.

VEINES ILIAQUES

Préparation. — Les veines iliaques et leurs nombreuses collatérales se préparent avec les artères dont elles sont satellites. Quant aux plexus de Santorini et au plexus utéro-vaginal, on ne peut en prendre une bonne idée que sur des pièces injectées.

La disposition des veines iliaques est analogue à celle des troncs brachio-céphaliques ; c'est ainsi que les deux veines iliaques externe et interne donnent naissance aux veines iliaques primitives et celles-ci, par leur jonction, à la veine cave inférieure.

Veines iliaques primitives. — La veine iliaque primitive occupe la partie supérieure du bassin et la partie inférieure de la région lombaire. Elle naît de l'union des veines iliaques, externe et interne, au niveau de la partie supérieure de la symphyse sacro-iliaque; elle se termine, en se confondant à angle aigu avec celle du côté opposé, au niveau du disque intermédiaire aux 4ᵉ et 5ᵉ vertèbres lombaires. Comme pour la veine innominée droite, la veine iliaque primitive droite est plus courte et plus verticale que la gauche; sa longueur est de 5 centimètres; son diamètre est de 16 millimètres. Les veines iliaques primitives sont situées entre les artères iliaques et la colonne vertébrale; celle du côté droit est d'abord en arrière de l'artère correspondante et, plus haut, se place en dehors d'elle; celle du côté gauche, plus longue et plus oblique, monte parallèlement à l'artère iliaque gauche qui empiète sur son bord externe et, près de sa terminaison, se trouve croisée par l'artère iliaque primitive droite.

La seule collatérale est la *veine sacrée moyenne*, qui se rend à la veine iliaque primitive gauche.

Veine iliaque externe. — Sa limite inférieure est à l'arcade cru-

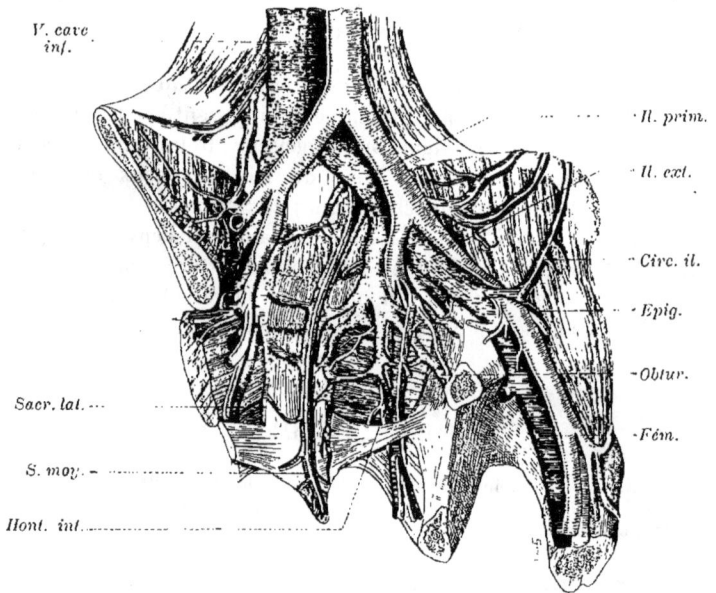

V. cave inf.

Il. prim.

Il. ext.

Circ. il.

Epig.

Obtur.

Fém.

Sacr. lat.

S. moy.

Hont. int.

Fɪɢ. 472. — Veines iliaques (Bonamy et Beau).
La partie antérieure du bassin a été excisée et les organes pelviens enlevés.

rale, sa limite supérieure à la partie la plus élevée de l'articulation sacro-iliaque; son diamètre est de 12 à 14 millimètres. Elle longe le détroit supérieur, sur le bord interne du psoas, en dedans de l'artère iliaque externe. Du côté gauche, l'artère hypogastrique croise à angle droit la partie terminale de la veine iliaque externe qu'elle recouvre; du côté droit, cette même artère la côtoie et la croise à angle aigu. Du côté droit, l'uretère croise la veine iliaque externe, tandis que du côté gauche il passe le plus souvent sur la veine iliaque primitive. — On trouve, dans le 1/3 des cas environ, une valvule située au-dessus de la jonction avec la veine hypogastrique.

Les branches collatérales sont : la *veine circonflexe iliaque*, composée de deux branches enlaçant l'artère circonflexe et s'unissant en un seul tronc, qui croise l'artère iliaque externe tantôt en avant, tantôt en arrière; — la *veine épigastrique*, d'abord double, puis unique à sa terminaison; elle commence au-dessus de l'ombilic, dans l'épaisseur du muscle grand droit, puis se place entre la face postérieure du muscle et le feuillet postérieur de sa gaine, et va s'ouvrir dans la partie interne de la veine iliaque externe. Elle reçoit, près de sa terminaison, la ou les veines funiculaires. Ses valvules conduisent le sang de haut en bas. Elle s'anastomose : avec les origines de la veine mammaire interne, avec les veines sous-cutanées de l'abdomen, avec les veines vésico-ombilicales et la veine parombilicale, avec la veine obturatrice par un rameau sus-pubien.

Veine iliaque interne ou hypogastrique. — Elle se présente sous la forme d'un tronc gros et court (3 à 5 centimètres de long sur 1 centimètre de diamètre), situé en dehors de l'artère, tantôt en avant, tantôt en arrière. Elle est placée en avant de l'articulation sacro-iliaque, du muscle pyramidal et du plexus sacré. Suivant sa position un peu variable, l'uretère repose sur elle ou en est éloigné. Ses branches d'origine sont les unes pariétales, les autres viscérales; elles possèdent des valvules à leur entrée dans le bassin.

a) Branches pariétales. — 1° *Veine obturatrice.* — Tronc unique, mais branches de bifurcation doubles; elle naît dans la région des adducteurs de la cuisse, reçoit des veines articulaires sortant par l'échancrure cotyloïdienne, des veines du plexus obturateur qui s'étale sur les deux faces de la membrane obturatrice. Elle passe dans le canal sous-pubien et longe la face interne du bassin, placée en arrière du nerf et de l'artère. Elle s'anastomose avec la circonflexe interne ou postérieure, branche de la fémorale profonde, avec les honteuses externes profondes, avec le plexus de Santorini, avec l'épigastrique ou avec l'iliaque externe, derrière la hanche horizontale du pubis.

2° *Veine fessière ou fessière supérieure.* — Double, devenant unique au sommet de l'échancrure sciatique; les deux troncs recouvrent l'artère sous-jacente.

3° *Veine ischiatique ou fessière inférieure.* — Double, elle recouvre l'artère sous-jacente; elle envoie une branche descendante sur le nerf sciatique. Les anastomoses avec la circonflexe interne et la première branche perforante de la fémorale profonde sont importantes pour la circulation collatérale.

4° *Veine iléo-lombaire*. — Double, elle descend derrière le psoas et se jette, par un tronc unique, dans l'hypogastrique ou quelquefois dans l'iliaque primitive; elle est riche en valvules. Elle reçoit : les grosses veines intra-rachidiennes qui sortent par les deux derniers trous de conjugaison lombaire, les veines musculaires du psoas iliaque, quelquefois la dernière veine lombaire. Elle s'anastomose avec les veines sacrées latérales.

5° *Veines sacrées latérales*. — L'une est supérieure, l'autre inférieure; cette dernière présente une disposition plexiforme au niveau de l'échancrure sciatique. Elles longent les trous sacrés antérieurs. En s'anastomosant avec la veine sacrée moyenne, elles forment le *plexus sacré antérieur*. Elles reçoivent, par les trous sacrés antérieurs, les veines émissaires du plexus intra-rachidien du sacrum.

b) Branches viscérales. — Elles proviennent des plexus périviscéraux et sont logées dans l'épaisseur des aponévroses périnéales; aussi sont-elles béantes sur la coupe.

1° *Veine honteuse interne*. — Elle est l'émissaire du *plexus de Santorini*, c'est-à-dire chez l'homme du plexus prostatique, chez la femme, du plexus urétral. Le *plexus prostatique* entoure en demi-couronne la face antérieure et les faces latérales de la prostate; situé au-dessus de l'aponévrose périnéale moyenne, il est limité latéralement par l'aponévrose latérale de la prostate et placé en arrière du bord inférieur de la symphyse pubienne. C'est un lacis de veines grosses et petites, flexueuses et anastomosées dans laquelle viennent aboutir : la veine dorsale profonde de la verge, les veines antérieures et médianes de la vessie, les veines rétro-pubiennes, les veines de la prostate et de l'urètre postérieur, une partie des veines bulbeuses et des veines caverneuses.

Chez la femme, le plexus de Santorini enveloppe l'urètre en avant et sur les côtés et reçoit la veine dorsale du clitoris.

La veine honteuse interne, née de ces plexus, commence derrière la symphyse pubienne; elle est double et satellite de l'artère. Un dédoublement de l'aponévrose obturatrice l'applique contre la branche ischio-pubienne où elle reçoit, comme collatérales, une partie des veines caverneuses ou veines profondes des corps caverneux, les veines bulbeuses, la veine périnéale superficielle, la veine hémorroïdale inférieure ou veine anale; celle-ci provient surtout du sphincter externe de l'anus et communique avec la terminaison des veines hémorroïdales supérieures.

La veine honteuse interne envoie, entre le grand trochanter et l'ischion, une anastomose à la veine ischiatique ou encore à la circonflexe interne. Elle possède plusieurs valvules.

2° *Veines vésicales.* — Elles émanent du *plexus vésical*, situé sur les parties latérales de la vessie et séparé du plexus prostatique par l'aponévrose périnéale supérieure; ce plexus est composé de grosses veines. Sur la face postérieure de la vessie, chez l'homme, il se modifie pour former le *plexus séminal*, réseau fin et serré qui s'étale en deux nappes ou couches sur les vésicules séminales. Au plexus vésical aboutissent : 1° la *veine dorsale profonde* de la verge, grosse veine, unique pour deux artères, située sous le fascia pénis; elle donne aussi des branches au plexus prostatique; 2° les *veines vésicales*, qui proviennent d'un triple réseau : intra-muqueux, intra-musculaire et sous-péritonéal, et forment plusieurs groupes : veines vésicales antérieures, veines vésicales latérales et veines vésicales postérieures; 3° la *veine vésico-ombilicale*, composée de plusieurs vaisseaux grêles qui suivent le trajet de l'ouraque.

3° *Veine hémorroïdale moyenne.* — Elle naît de plusieurs branches provenant, l'une des rameaux musculaires du releveur de l'anus, l'autre du rectum où elle s'anastomose avec l'hémorroïdale supérieure, une troisième des vésicules séminales et de la vessie chez l'homme, du vagin chez la femme.

4° *Veines utérines et veines vaginales.* — Elles proviennent du *plexus utéro-vaginal*, latéral et symétrique, étendu sur toute la hauteur du bord externe de l'utérus et du vagin, sous forme d'un triangle, dont la base, très longue, s'appuie sur ces organes et dont le sommet correspond au col de l'utérus. Ce plexus est contenu dans une lame fibreuse émanée de l'aponévrose périnéale supérieure; en outre, la partie utérine de ce plexus est située dans le ligament large. Le plexus utéro-vaginal a pour origine de courtes veines interstitielles et des veines transversales échelonnées sur la face antérieure et la face postérieure de l'organe. Ses anastomoses ont lieu avec le plexus utéro-vésical, le plexus hémorroïdal et le plexus pampiniforme des veines ovariennes.

Les *veines vaginales* sont longues et ascendantes, les veines utérines sont descendantes; ces deux groupes se réunissent au niveau du col, et au nombre de trois ou quatre troncs se dirigent transversalement en dehors et en arrière, pour aller s'ouvrir dans la veine hypogastrique ou dans une de ses branches.

VEINES DU MEMBRE INFÉRIEUR

Préparation. — Les veines saphènes sont sous-cutanées ; on les prépare en même temps que les nerfs de même nom qui ont le même trajet. Bien observer l'embouchure de la saphène interne, avec sa crosse et sa convergence de collatérales. — Les veines profondes sont satellites des artères.

Les veines du membre inférieur se divisent en veines profondes et veines superficielles.

VEINES PROFONDES

Ces veines sont en nombre double des artères satellites pour toutes les branches de 2e et 3e ordre et pour les gros troncs au-dessous du genou ; seules la poplitée et la fémorale sont uniques. Toutes sont valvulées ; les valvules sont plus nombreuses au pied et à la jambe. Les veines satellites présentent fréquemment des anastomoses transversales en échelle.

Veines profondes du pied. — Elles répètent la disposition des artères correspondantes ; il y a des doubles veines pédieuse, plantaire externe et plantaire interne.

La veine collatérale profonde des orteils est unique et très petite dans son tronc comme dans ses réseaux. Les veines plantaires reçoivent les veines du pannicule graisseux sous-cutané. Des anastomoses, contournant les bords du pied, unissent les veines profondes avec les veines superficielles du dos du pied ; ces veines communiquent aussi entre elles par les veines perforantes des espaces métatarsiens.

Veines profondes de la jambe. — Ce sont les doubles veines tibiale antérieure, tibiale postérieure et péronière.

Veine poplitée. — Elle résulte de la réunion du tronc veineux tibio-péronier avec le tronc commun des veines tibiales antérieures. Cette réunion ne se fait souvent qu'au niveau de l'interligne articulaire. Le tronc unique a un aspect artérioïde ; sa paroi est épaisse, blanche, reste béante sur la coupe. La veine est contenue dans la même gaine que l'artère poplitée. Elle croise sous une très faible incidence le tronc artériel ; située en dehors de l'artère et sur le même plan au sortir de l'anneau du 3e adducteur, elle se place en arrière au niveau de la partie moyenne du creux poplité, en avant du nerf sciatique poplité interne, d'où la formule NVA (nerf, veine, artère).

Elle reçoit les mêmes collatérales que l'artère, les articulaires supérieures, moyennes et inférieures, les veines jumelles, et en plus la veine saphène externe.

Veine fémorale. — Elle s'étend de l'arcade crurale à l'orifice inférieur du canal des adducteurs. A la partie supérieure de la cuisse, elle
est placée en dedans de l'artère, lui est postérieure à la partie moyenne
et devient externe en bas. Une même gaine avec cloison de séparation
enveloppe les deux vaisseaux. Les branches collatérales sont : les veines
musculaires, la veine fémorale profonde, la veine grande anastomotique, les veines nourricières du fémur, la veine saphène interne.

VEINES SUPERFICIELLES

Ces veines constituent un réseau à larges mailles allongées en sens
vertical; les troncs collecteurs de ce réseau
sont des veines longitudinales, représentées
par les deux veines saphènes interne et externe.

Veines superficielles du pied. — Au
niveau des orteils, les veines superficielles,
veines digitales, comprennent : des veines
dorsales qui naissent du réseau sous-unguéal
circonscrit par l'arcade péri-unguéale, des
veines plantaires et des veines latérales. Les
veines dorsales et les veines latérales aboutissent aux veines dorsales du métatarse, les
veines plantaires à l'arcade sous-cutanée.

A la plante du pied, il existe un réseau
extrêmement superficiel sous- et intra-der-
mique. Un gros tronc, simple ou partiellement dédoublé, logé dans le sillon courbe
qui sépare les orteils du bourrelet métatarsien, forme l'*arcade plantaire sous-cutanée*;
il reçoit, par son bord postérieur concave,
les veines antérieures du réseau plantaire;
par son bord antérieur convexe, les veines
plantaires des orteils.

Sur la face dorsale, existe tantôt un réseau
à larges mailles allongées, tantôt une arcade
à convexité antérieure, l'*arcade dorsale superficielle*. Celle-ci, par son bord antérieur
convexe, reçoit de chaque côté la terminaison
de l'arcade plantaire sous-cutanée, et, sur sa
partie moyenne, les veines dorsales des orteils et les veines interdigitales, Chacune

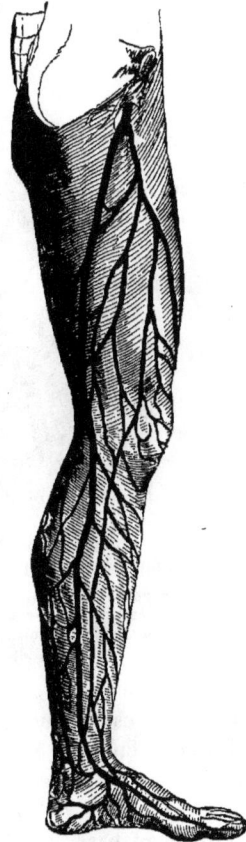

Fig. 473. — Veine saphène
interne (Sappey).

des extrémités de cette arcade se continue avec une veine saphène.

Veine saphène interne. — Elle s'étend du pied à la partie supérieure de la cuisse ; sa longueur moyenne est de 80 centimètres. Elle possède, en moyenne, 12 paires valvulaires suffisantes. Née de l'extrémité interne de l'arcade dorsale du pied, elle présente un trajet onduleux, passe en avant de la malléole interne qui la reçoit dans une gouttière (lieu d'élection de la saignée), puis croise obliquement la face interne du tibia, contourne le condyle interne en arrière et monte parallèlement au bord antérieur du couturier. Elle se termine à 4 centimètres au-dessous de l'arcade crurale et s'ouvre dans la paroi antérieure et interne de la veine fémorale, après avoir traversé le fascia cribriformis ; à ce niveau, elle décrit une anse à concavité inférieure, c'est la *crosse* de la saphène.

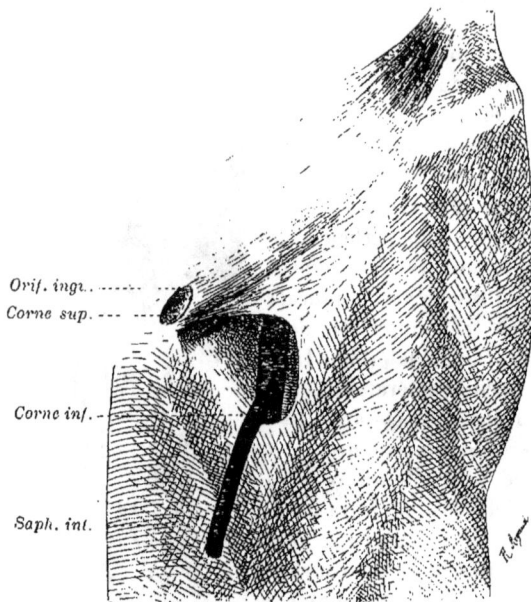

Orif. ingu.
Corne sup.
Corne inf.
Saph. int.

FIG. 474. — Embouchure de la veine saphène interne dans la veine fémorale, à la partie inférieure de la fosse ovale.

Fosse ovale limitée en dehors, en haut et en bas par le pli falciforme dont la corne supérieure se confond avec le ligament de Gimbernat et avec le pilier inférieur de l'orifice inguinal.

Elle est sous-cutanée dans tout son trajet, logée entre le fascia superficialis et l'aponévrose d'enveloppe du membre. Dans la région inguino-crurale, elle est accompagnée de ganglions lymphatiques ; elle perfore le fascia cribiformis à l'extrémité inférieure de la dépression, connue sous le nom de *fosse ovale*, en embrassant dans sa crosse la corne inférieure du *pli falciforme* d'Allan Burns, qui limite cette fosse en dehors et en bas. Dans la région jambière, elle est souvent longée par un canal collatéral.

Comme branches collatérales, elle reçoit : les branches internes du réseau dorsal du pied et les veines superficielles plantaires internes ; la plupart des veines superficielles de la jambe, une veine calcanéenne interne, toutes les veines sous-cutanées de la cuisse ; les veines *honteuses externes*, qui se divisent, comme les artères, en veines superficielles et veines profondes ; la *veine dorsale superficielle de la verge*, qui se réfléchit à angle droit en avant de la symphyse et se dirige en dehors pour s'ouvrir dans le coude terminal de la saphène interne ; chez la femme, elle est remplacée par la veine dorsale superficielle du clitoris ; les *veines sous-cutanées abdominales*, les unes satellites de l'artère sous-cutanée abdominale, les autres accessoires, rayonnant de la face antérieure de l'abdomen à la région crurale.

Veine saphène externe. — Cette branche collatérale de la poplitée a une longueur moyenne de 55 centimètres avec une douzaine de valvules. Elle a pour origines l'extrémité externe de l'arcade dorsale du pied et une anastomose avec la veine plantaire externe. Elle se dirige d'avant en arrière le long du bord externe du pied, contourne l'extrémité inférieure et le bord postérieur de la malléole externe,

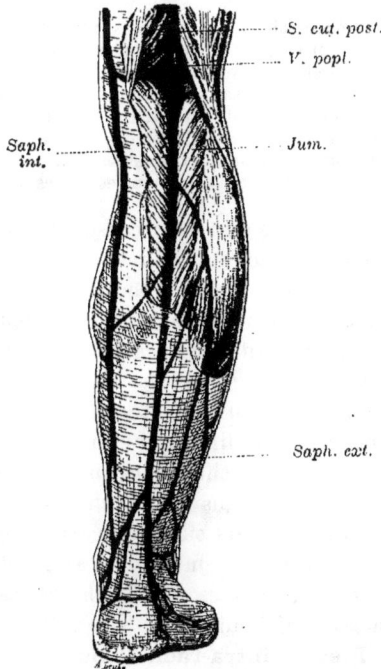

FIG. 475. — Veine saphène externe ; côté droit (d'après Hirschfeld, modifié).

gagne le côté externe du tendon d'Achille, puis le croise pour devenir verticale et médiane entre les corps charnus des jumeaux et dans le creux poplité. Elle se termine dans la partie supérieure de la veine poplitée et sur sa face postérieure. Au pied et dans la moitié inférieure de la jambe, cette veine est sous-cutanée, elle est sous-aponévrotique dans la moitié supérieure. Perforant l'aponévrose jambière sur la ligne médiane, elle chemine entre les deux jumeaux sous ce plan fibreux ; dans le creux poplité, elle traverse l'aponévrose profonde ou intermusculaire pour se jeter dans son tronc collecteur. Elle est en rapport avec des troncs lymphatiques qui se rendent au creux poplité, avec le nerf saphène externe et le nerf saphène péronier.

Ses collatérales sont : des veines plantaires, la veine calcanéenne externe, les veines du réseau superficiel de la face postérieure de la jambe et du creux poplité, la *veine sous-cutanée postérieure* de la cuisse.

VEINES DU RACHIS

Préparation. — Les plexus intra-rachidiens se voient par la simple ouverture du canal vertébral ; mais on n'en a une bonne idée que sur des pièces injectées. — On cherchera la veine jugulaire postérieure dans la couche profonde de la nuque, entre le transversaire épineux et le grand complexus ; elle est souvent plexiforme. La veine vertébrale est satellite de l'artère dans le canal transversaire. Les azygos se découvrent par l'ablation des viscères abdominaux et thoraciques ; elles sont pré-vertébrales. Remarquer le passage de la grande azygos au-dessus de la bronche droite. — Il en est de même des veines sacrées et de la lombaire ascendante.

Les veines du rachis constituent un système dorsal ou postérieur qui a pour territoire l'axe rachidien avec les muscles qui le recouvrent et la moelle épinière qu'il contient. Le type segmentaire est ici bien accusé ; chaque vertèbre est entourée d'un double anneau veineux, l'un intérieur qui circonscrit le trou rachidien, l'autre extérieur, appliqué sur la face externe du corps et les masses latérales. Les anastomoses de chaque segment veineux avec des segments sus et sous-jacents donnent lieu à une chaîne continue qui forme des veines longitudinales.

Les veines rachidiennes ont de nombreuses valvules. Elles comprennent : des plexus intra-rachidiens, des plexus extra-rachidiens, et des veines émissaires ou collectrices qui sont : les veines vertébrale et jugulaire postérieure du cou, les azygos dans la cavité thoracique, les lombaires ascendantes, iléo-lombaires, sacrées latérales et moyennes pour la cavité abdominale.

Plexus intra-rachidiens. — Les veines intra-rachidiennes se composent de quatre plexus longitudinaux, disposés symétriquement deux par deux, les uns antérieurs, les autres postérieurs. Ils sont unis entre eux par des plexus transversaux, régulièrement échelonnés, au nombre de quatre pour chaque vertèbre, un antérieur, un postérieur et deux latéraux. Ces différents vaisseaux sont presque partout simplement veineux ; quelques-uns (plexus transverses antérieures, veines longitudinales antérieures, veines du trou de conjugaison) sont sinusiens au cou.

1º *Plexus longitudinaux antérieurs.* — Ce sont les veines longitudinales antérieures, situées symétriquement en dedans du pédicule des vertèbres et du trou de conjugaison ; elles sont flexueuses, anastomosées entre elles. Leur direction n'est pas tout à fait rectiligne, c'est plutôt une série d'arcades dont la concavité externe embrasse le pédicule de la vertèbre.

2º *Plexus longitudinaux postérieurs.* — Veines longitudinales postérieures, situées le long des lames vertébrales, en dehors des trous de conjugaison.

3º *Plexus transverses antérieurs.* — Veines horizontales antérieures, s'étendant sur la face postérieure du corps de chaque vertèbre, en avant du ligament vertébral postérieur. Elles reçoivent les veines diploïques du corps des vertèbres ; ces veines osseuses communiquent, à leur origine sur la face antérieure du corps vertébral, avec les veines extra-rachidiennes.

4º *Plexus transverses postérieurs.* — Constitués par quelques veinules flexueuses, à direction horizontale ou oblique.

5º *Plexus transverses latéraux.* — Ils unissent les plexus longitudinaux antérieurs avec les postérieurs, dans les espaces intermédiaires aux trous de conjugaison.

Plexus du trou de conjugaison. — On trouve ordinairement dans chaque trou de conjugaison quatre veines principales, deux supérieures et deux inférieures, qui accompagnent le ganglion nerveux rachidien et le nerf mixte efférent et qui débouchent extérieurement dans les grosses veines collectrices : vertébrales, intercostales, lombaires, ou sacrées latérales, selon la région ; cette embouchure est valvulée. Aux veines principales s'ajoutent des veines secondaires et des branches anastomotiques, qui servent à former un véritable plexus. Chacun de ces plexus reçoit : tous les plexus intra-rachidiens par les plexus latéraux, les veines médullaires, quelques veines osseuses et dure-mériennes, les plexus extra-rachidiens.

Extrémités des veines intra-rachidiennes. — Le premier anneau

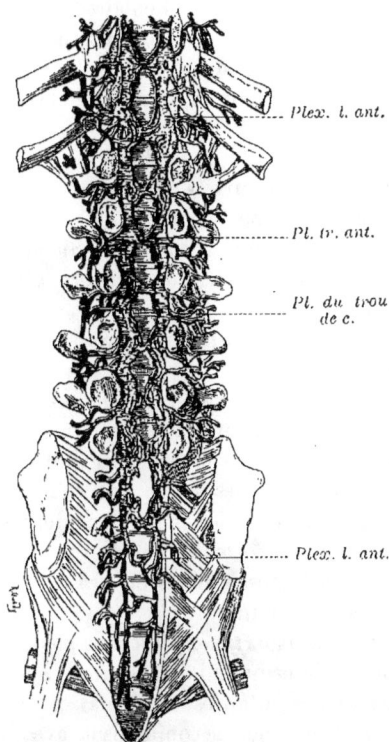

Plex. l. ant.

Pl. tr. ant.

Pl. du trou de c.

Plex. l. ant.

Fig. 476. — Plexus intra-rachidiens (Bourgery).

Face antérieure du canal rachidien, montrant les plexus longitudinaux antérieurs, les plexus transverses antérieurs et les veines des trous de conjugaison.

veineux entoure le trou occipital ; c'est le *plexus du trou occipital* qui reçoit : des veines radiculaires du bulbe, des anastomoses du plexus basilaire ou sinus occipital antérieur et des sinus occipitaux postérieurs, des anastomoses du plexus de l'hypoglosse. Il se déverse de chaque côté dans l'origine de la veine vertébrale et de la veine jugulaire postérieure.

Au-dessous du cône dural les plexus postérieurs, devenus plus gros que les antérieurs, s'unissent à ces derniers et sortent par les derniers trous sacrés pour se jeter dans les veines sacrées moyennes et latérales. D'après Luschka, la veine spinale antérieure sort par l'hiatus sacré et va sur la face postérieure du coccyx s'anastomoser avec les veines souscutanées.

Plexus extra-rachidiens. — Il existe des plexus antérieurs et postérieurs.

1° *Plexus extra-rachidiens antérieurs*. — Dans les régions dorsale et lombaire, ils ont la forme d'un réseau à mailles hexagonales dont les côtés supérieur et inférieur s'étendent transversalement dans les gouttières horizontales des corps vertébraux, tandis que les angles latéraux s'enfoncent dans les trous de conjugaison et s'unissent aux sinus émissaires qui en sortent. Dans la région sacrée, le plexus est constitué par des anastomoses transversales entre les veines sacrées latérales et sacrées moyennes.

2° *Plexus extra-rachidiens postérieurs*. — Ces plexus forment une couche intermusculaire et une couche sous-musculaire; ils reçoivent des veines cutanées, musculaires et osseuses et s'anastomosent au niveau des trous de conjugaison avec les plexus antérieurs et les plexus intra-rachidiens. Au niveau de la nuque on distingue 5 couches veineuses superposées : 1° un plexus sous-cutané situé entre la peau et le trapèze; 2° un plexus entre le trapèze et le splénius; 3° un plexus entre le splénius et le grand complexus; 4° un plexus entre le complexus et le transversaire épineux, c'est le plus considérable de tous ; 5° un plexus osseux appliqué sur la face externe des apophyses et de leurs vertébrales, A la partie supérieure de la tête, les plexus profonds prennent un grand développement et constituent le confluent occipito-vertébral ou *plexus sous-occipital*. Là se réunissent les origines de la veine vertébrale, de la cervicale profonde, de la jugulaire postérieure et de la branche inférieure de la veine occipitale ; dans ces origines veineuses débouchent les veines condyliennes postérieures, un rameau du plexus condylien antérieur et des veines émissaires des plexus intra-rachidiens.

Troncs collecteurs ou émissaires des plexus rachidiens.

Veine jugulaire postérieure. — Ses origines principales ont lieu dans la partie supérieure de la veine vertébrale et dans le plexus sous-occipital. Elle passe entre l'occipital et l'atlas, se dirige obliquement comme le muscle grand oblique, en bas et en dedans vers le sommet

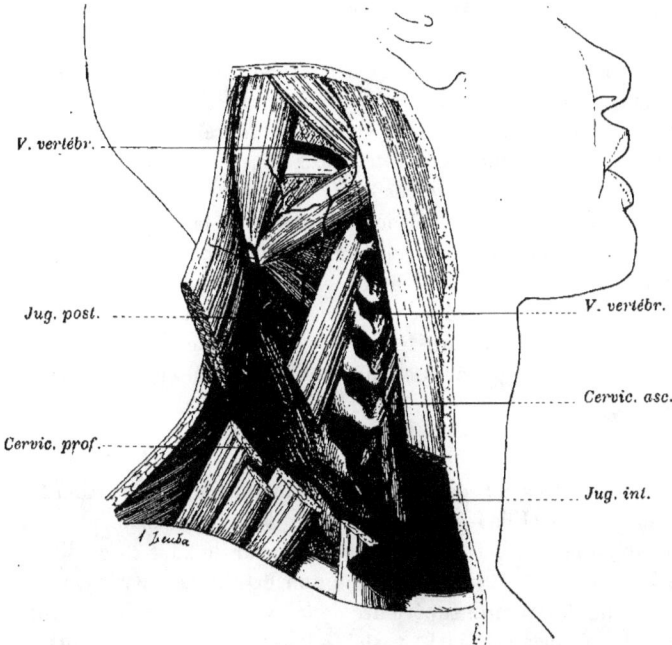

Fig. 477. — Veine vertébrale et veine jugulaire postérieure.

de l'axis, s'anastomose à ce niveau avec la veine du côté opposé par une branche transversale, puis reprend un trajet oblique en bas et en dehors, entre le grand complexus et le transversaire et va s'ouvrir dans le tronc innominé, derrière la veine vertébrale. Elle reçoit des veines musculaires du transversaire épineux et du grand complexus; par une série de branches transversales externes, elle s'unit au niveau de chaque trou de conjugaison avec la veine vertébrale et les veines plexiformes qui occupent ce trou. De l'arcade anastomotique qui passe sur l'apophyse épineuse de l'axis naît une *veine médiane de la nuque*, qui descend le long des apophyses épineuses cervicales.

Veine vertébrale. — Elle commence près de la ligne médiane, dans l'espace qui sépare l'occipital de l'atlas, en avant du ligament occipito-atloïdien postérieur et se dirige horizontalement en dehors jusqu'au trou transversaire de l'atlas. Puis elle descend dans le canal des apophyses transverses, en dehors de l'artère, sort au-dessous du trou de la 6ᵉ vertèbre cervicale et reçoit le plexus veineux du 7ᵉ trou transversaire. Devenue libre, elle s'incline en avant, chemine derrière l'artère thyroïdienne inférieure et la veine jugulaire interne, et passant tantôt en avant, tantôt en arrière de l'artère sous-clavière, se jette dans le tronc veineux brachio-céphalique.

Cette veine a pour origine l'extrémité supérieure des plexus intra-rachidiens, du plexus sous-occipital, des veines condyliennes postérieures. Elle reçoit des rameaux venant des muscles prévertébraux, des rameaux provenant du plexus intermusculaire du transversaire épineux, des rameaux spinaux ou veines du trou de conjugaison, le réseau du plexus cervical, la veine cervicale ascendante, la veine cervicale profonde. On remarquera que la veine vertébrale ne correspond pas à tout le territoire de l'artère de même nom ; elle répond seulement à sa portion rachidienne et ne se prolonge pas dans la cavité cranienne.

Cette veine est béante sur tout son parcours, à cause des adhérences au périoste et aux aponévroses du canal ostéo-musculaire qu'elle parcourt.

VEINE AZYGOS

La *veine azygos* ou *grande azygos* correspond à la portion thoracique de l'aorte. Elle est impaire chez l'homme, mais paire chez beaucoup de mammifères ; elle a une longueur de 20 à 25 centimètres, un calibre de 8 à 10 millimètres à son extrémité supérieure. Elle a pour origine l'extrémité supérieure de la veine lombaire ascendante du côté droit, au niveau de la 1ʳᵉ vertèbre lombaire ou de la 12ᵉ dorsale, et là elle s'engage dans le pilier droit du diaphragme dans le même orifice que le sympathique droit. Dans la cavité thoracique, elle monte sur la face antérieure des corps vertébraux à droite de la ligne médiane, séparée de l'aorte qui est à gauche par le canal thoracique qui est exactement médian ; elle passe en avant des artères intercostales et, parvenue à la hauteur de la 4ᵉ ou de la 3ᵉ vertèbre dorsale, elle franchit, sous forme de *crosse* de l'azygos, les vaisseaux du hile du poumon droit, et spécialement la bronche droite, puis va s'ouvrir sur la face postérieure de la veine cave supérieure. A son origine, elle communique avec la veine cave inférieure par de petits rameaux et souvent aussi avec les veines capsulaires et diaphragmatiques.

Sur le tronc de l'azygos il n'y a ordinairement qu'une seule paire de valvules, d'ailleurs insuffisantes ; les collatérales sont valvulées. Elle reçoit comme collatérales : la veine bronchique droite, des veines œsophagiennes, médiastines et péricardiques postérieures ; à droite, les 8 dernières veines intercostales droites, et l'intercostale supérieure droite ; à gauche, la petite azygos inférieure et la petite azygos supérieure.

Petite azygos inférieure. — C'est le tronc commun des 3, 4 ou 5 dernières intercostales gauches. Elle commence au niveau de la 1re vertèbre lombaire par une double origine : une anastomose avec la veine lombaire ascendante gauche et une anastomose avec la veine rénale gauche ; puis elle passe entre les faisceaux du pilier gauche du diaphragme et remonte sur la face gauche de la colonne vertébrale. Au niveau de la 9e ou 10e vertèbre dorsale, elle s'incline à droite, derrière l'aorte et le canal thoracique, pour se jeter dans la grande azygos. Cette veine ne possède pas de valvules.

Petite azygos supérieure. — Elle est le tronc collecteur des 3 à

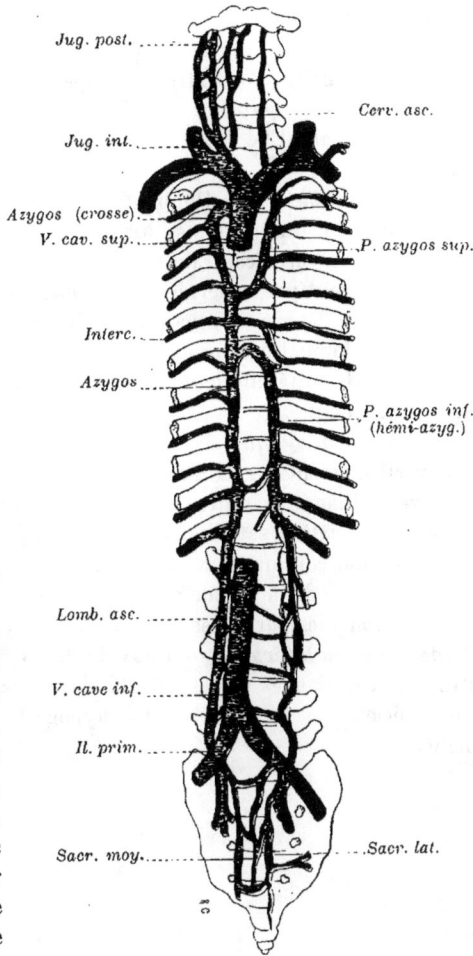

Fig. 478. — Veines azygos (Sappey).

Cette figure montre la série des troncs veineux prévertébraux : veines sacrées, lombaire ascendante, azygos et cervicale ascendante.

7 premières veines intercostales gauches ; elle descend verticalement sur la face gauche de la colonne vertébrale, en arrière de l'aorte, et vers le 7e dorsale se dirige à droite pour s'ouvrir dans la grande azygos.

Veine intercostale supérieure droite. — Elle s'ouvre dans la grande azygos en amont de la grande crosse, à 3 ou 4 centimètres de l'embouchure dans la veine cave. C'est le tronc commun des 3 ou 4 veines intercostales supérieures droites.

Veine lombaire ascendante. — C'est une azygos lombaire. A son extrémité inférieure, au niveau du promontoire, elle communique avec la veine iléo-lombaire ; son extrémité supérieure se jette à droite dans la grande azygos, à gauche dans la petite azygos, au niveau de la 12e vertèbre dorsale. Elle reçoit le sang des plexus intra et extra-rachidiens.

Veine iléo-lombaire. — Double, elle descend derrière le psoas et se jette par un tronc unique dans l'hypogastrique ou l'iliaque primitive. Elle est riche en valvules. Elle reçoit les grosses veines intra-rachidiennes qui sortent par le dernier ou les deux derniers trous de conjugaison lombaire, les veines musculaires du psoas iliaque, quelquefois la dernière veine lombaire. Elle s'anastomose avec les veines sacrées latérales, avec l'extrémité inférieure de la veine lombaire ascendante, avec la circonflexe iliaque.

Veine sacrée moyenne. — Elle commence à la pointe du coccyx, monte verticalement sur la face antérieure du sacrum et se termine dans la veine iliaque primitive gauche. Elle est double, ses deux branches enlacent l'artère satellite. Ses rameaux d'origine dans la région ano-coccygienne communiquent avec les plexus hémorroïdaux. Elle reçoit : des veines de la glande coccygienne, des branches transversales plexiformes fournies par les sacrées latérales (fig. 472).

Veines sacrées latérales. — Deux de chaque côté, l'une supérieure, l'autre inférieure ; elles suivent les bords du sacrum, le long des trous sacrés antérieurs et se jettent dans l'hypogastrique au niveau de ses branches.

LES LYMPHATIQUES

PREMIÈRE PARTIE

ANATOMIE GÉNÉRALE DU SYSTÈME LYMPHATIQUE[1]

Le système lymphatique est constitué par un ensemble de vaisseaux qui naissent par un réseau capillaire clos, et se terminent dans le système veineux après avoir traversé des organes spéciaux, les ganglions lymphatiques. Ils se capillarisent dans ces derniers de telle sorte que le système lymphatique apparaît dans son ensemble comme formé d'une série de systèmes portes superposés. — Les vaisseaux et ganglions lymphatiques contiennent la lymphe.

Nous étudierons successivement : la lymphe, les leucocytes, les vaisseaux lymphatiques, les ganglions.

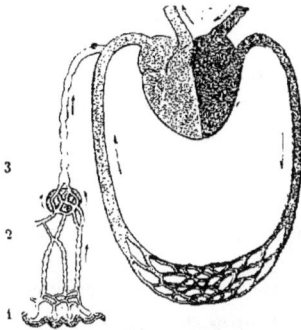

Fig. 479. — Schéma de la disposition générale du système lymphatique.

1. Origine close, sous-épithéliale, des capillaires. — 2. Réseaux d'où partent les troncs collecteurs qui se capillarisent dans le ganglion. — 3. Troncs efférents plus gros et moins nombreux, qui déversent la lymphe dans le sang veineux (système porte lymphatique du ganglion).

§ 1. LYMPHE

La lymphe est généralement considérée comme un tissu dont les cellules, les leucocytes, sont plongées dans une partie fondamentale, le plasma. En fait, le plasma constitue la partie essentielle de la lymphe et les leucocytes ne représentent que des hôtes de passage.

Contrairement à l'opinion ancienne, personne n'admet plus aujourd'hui que le plasma de la lymphe résulte de la simple filtration du sérum sanguin. De nombreuses expériences ont montré qu'elle représentait un véritable produit de sécrétion. Les organes de celle-ci sont non seulement les cellules endothéliales des capillaires lymphatiques dont le rôle sécréteur a été histologiquement démontré, mais pour ainsi dire toutes les cellules de l'économie.

1. Le chapitre « Anatomie générale du système lymphatique » a été rédigé dans le *Traité d'Anatomie humaine*, par M. G. Delamare.

La lymphe contient des leucocytes dont nous indiquons plus loin les différentes variétés. Leur nombre varie suivant les points du système lymphatique. D'une façon générale il augmente après les traversées ganglionnaires. Il est en moyenne de 8200 par millimètre cube. On trouve également dans la lymphe quelques rares hématies dont la provenance est loin d'être établie.

La *quantité* totale de la lymphe est difficile à apprécier. On peut admettre qu'elle est sensiblement égale à la masse du sang. Lorsque la lymphe est évacuée hors de l'organisme, elle se reproduit rapidement. Dans des cas de fistules du canal thoracique on a pu en recueillir 5 litres et demi par 24 heures chez l'homme.

La lymphe est un liquide incolore sur le sujet à jeun, lactescent au moment de la digestion. Elle se coagule hors des vaisseaux, mais plus lentement que le sang.

Au point de vue chimique c'est un liquide aqueux qui contient des matières albuminoïdes (globuline, sérine, fibrine) des graisses, du sucre, de l'urée, des sels et des gaz (CO^2, AzO).

§ 2. LEUCOCYTES

Sous les noms génériques de *leucocytes* ou de *globules blancs* on décrit une série de cellules rencontrées dans le sang, la lymphe et les mailles du tissu conjonctif. Ces cellules se présentent sous des aspects assez différents pour qu'il soit nécessaire de les répartir en plusieurs variétés. Elle possèdent cependant un certain nombre de caractères communs permettant de faire précéder la description de ces variétés de celle d'un type général.

Globule blanc en général. — Nous envisagerons le globule blanc en général, au point de vue de sa structure, de sa constitution chimique et de ses propriétés biologiques.

I. *Structure*. — Tout leucocyte comprend un noyau et un corps protoplasmique.

A) Noyau. — Le noyau est extrêmement variable dans sa forme et ses dimensions. Nous verrons plus loin que ces variétés d'aspect du noyau ont servi de base à certaines classifications des leucocytes. Gros ou petit, central ou excentrique, il est tantôt arrondi ou tantôt polymorphe, parfois même réellement multiple. Les noyaux polymorphes ou bourgeonnants ont donné lieu à de nombreuses discussions. On a cru longtemps qu'il s'agissait de noyaux multiples et le terme de polynucléaire, appliqué aux leucocytes à noyaux polymorphes, exprime cette erreur d'interprétation. La raison de ce polymorphisme du noyau est encore mal connue.

B) *Protoplasma*. — Tantôt réduit à une couche presque imperceptible, tantôt assez abondant, le protaplasma des globules blancs présente généralement une structure réticulaire. Dans les mailles du réseau se trouvent des espaces remplis d'une substance homogène. Le protoplasma des leucocytes contient généralement deux centrosomes. Mais il contient surtout de nombreuses enclaves, de nature et d'origine très variables, mais dont les plus importantes sont les granulations cytoplasmiques.

Celles-ci ont acquis un intérêt tout spécial depuis qu'Ehrlich a constaté qu'elles jouissaient d'une élection particulière pour certaines couleurs d'aniline. Admettant que la plupart de ces matières colorantes sont des sels, il a conventionnellement désigné sous le nom de couleurs acides celles dans lesquelles le principe colorant paraît fourni par l'acide, basiques celles dans lesquelles le principe colorant paraît fourni par la base, neutres celles qui présentent une coloration mixte due à l'acide et à la base. Les granulations sont donc dites acidophiles, basophiles ou neutrophiles suivant leur affinité pour l'une ou l'autre de ces couleurs. On désigne sous le nom de granulations amphophiles celles qui dans un mélange de colorants acides ou basiques retiennent en même temps les deux matières colorantes[1].

2. **Constitution chimique**. — Les leucocytes ont une constitution chimique complexe en rapport avec leurs multiples aptitudes biologiques. Outre les albuminoïdes indéterminées et la nucléine qui constituent leur masse principale, ils contiennent également de la graisse, du glycogène, des peptones, des ferments solubles (diastases, oxydases, amylases etc.).

3. **Propriétés biologiques**. — Le leucocyte possède toutes les propriétés biologiques de la matière vivante : mobilité, pouvoirs d'absorption, de sécrétion, de reproduction.

Mobilité (amiboïsme). — Le déplacement des leucocytes se fait par l'émission d'un prolongement (pseudopode) qui attire ensuite à lui la masse du leucocyte. On admet généralement que ces modifications de

1. Si la morphologie et les propriétés tinctoriales de ces granulations sont bien connues, il n'en est plus de même de leur nature, de leur origine et par conséquent de leur véritable signification. La transformation possible d'une variété en une autre sous l'influence de certains réactifs, la coexistence de deux variétés dans un même élément cellulaire, l'existence de granulations possédant des affinités tinctoriales intermédiaires à celles des granulations classées, constituent autant de faits qui laissent encore ouverte la discussion sur les relations qui peuvent exister entre les diverses variétés de granulations établies par Ehrlich.

forme du protoplasma déterminent des déformations secondaires du noyau, mais si la concomitance des modifications nucléaires et protoplasmiques semble acquise, leurs relations de causalité sont loin d'être établies. L'amiboïsme des leucocytes présente son maximum à une température donnée (36° à 42° chez les mammifères). L'oxygène favorise le mouvement des cellules blanches, que paralysent au contraire l'acide carbonique, l'oxyde de carbone, la quinine, etc.

Grâce à leur mobilité, les leucocytes peuvent quitter la lymphe et le sang en traversant la paroi des capillaires (diapédèse). Ils peuvent également traverser les épithéliums ou les endothéliums des séreuses, soit en cheminant dans les espaces intercellulaires (stomates), soit en perforant les corps cellulaires (fenestration). Certains excitants chimiques semblent avoir la propriété d'attirer à eux les leucocytes, alors que d'autres au contraire déterminent leur éloignement de la zone où porte l'excitation. Le mécanisme de ces phénomènes que l'on désigne sous le nom de chimiotaxie positive et négative est encore obscur.

Absorption. — Les leucocytes ont la propriété d'absorber des particules solides; cette propriété porte le nom de *phagocytose.* La phagocytose peut s'exercer sur les éléments les plus divers : particules chimiques insolubles, cellules ou débris cellulaires. Le phagocyte s'attaque non seulement aux cellules parasitaires (microbes) mais encore aux cellules de l'organisme. Mais s'il peut englober les cellules microbiennes alors que celles-ci sont encore vivantes ou actives, il ne parait pouvoir exercer son action sur les cellules de l'organisme auquel il appartient, que si son activité cytophagique est exaltée ou si les cellules sont préalablement affaiblies ou frappées de mort.

Reproduction. — Les leucocytes se reproduisent par division directe (amitose) et par division indirecte (caryocinèse). Il est difficile de fixer la fréquence réciproque de ces deux processus. Certains auteurs admettent que, dans le cas particulier, la division directe constitue un phénomène dégénératif. La division des leucocytes peut s'effectuer soit dans le sang, la lymphe ou les espaces conjonctifs, soit dans les organes hématopoiétiques : ganglions, rate, moelle osseuse. Chez les vertébrés supérieurs, ces organes constituent le foyer de production principal des cellules blanches.

Évolution. — Les leucocytes présentent une assez grande résistance vitale. Ils sont encore vivants vingt-quatre heures après la mort de l'individu. Lorsqu'on les maintient dans des conditions favorables, ils peuvent conserver leurs propriétés pendant un temps parfois très considérable (22 jours).

Comme tous les éléments cellulaires, ils sont frappés de sénescence après une vie plus ou moins longue. La dégénérescence sénile des leucocytes peut se présenter sous des formes très diverses (dégénérescence chromolytique, clasmatose, etc.). Certains agents physiques et chimiques déterminent la mort accidentelle des leucocytes, en provoquant des modifications histologiques particulières de ces éléments.

Les différents leucocytes. — Il existe de nombreuses classifications de leucocytes; nous décrirons les variétés suivantes (G. Delamare) :

1° Microcytes; — 2° macrocytes; — 3° cellules à grains neutrophiles; — 4° cellules à grains acidophiles; — 5° cellules à grains basophiles, métachromatiques.

Microcytes (*Lymphocytes d'Ehrlich*). — Ces éléments sont caractérisés par leurs petites dimensions (5 à 6 μ.) Leur forme est ovalaire, leur noyau, volumineux, est très riche en chroma-tine, leur protoplasma homogène ou granuleux présente des affinités tinctoriales variables. Les variétés d'aspect du protoplasma des microcytes ne laissent pas que de compliquer la question discutée des relations entre cette variété de leu-cocytes et les variété suivantes. — Les micro-cytes ne sont pas phagocytes et sont très faible-ment amiboïdes. — Ils sont au nombre de 22 pour 100 dans le sang, de 95 pour 100 dans la lymphe.

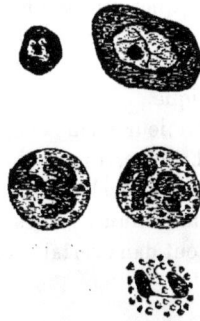

Fig. 480. — Schéma des principales variétés de leucocytes.

Macrocytes (*Grands mononucléaires d'Ehrlich*). — Ce sont les plus grands leucocytes, ils mesurent de 15 à 20 μ. Leur noyau est grand, arrondi, rarement lobé. Leur protoplasma, gé-néralement basophile, est le plus souvent clair, mais parfois granu-leux. Les macrocytes sont amiboïdes et très phagocytes. Il en existe 1 pour 100 dans le sang.

Cellules à grains neutrophiles (*Leucocytes polynucléaires neutrophiles d'Ehrlich*). — Ces cellules de 10 à 14 μ sont caractérisées par la poly-morphie de leur noyau. Le protoplasma renferme de nombreuses granu-lations neutrophiles, qui se teintent en violet par le triacide. Ces cellules sont très amiboïdes et très phagocytes. Elles forment la majeure partie des cellules du sang (70 à 80 pour 100). Elles sont peu nombreuses dans la lymphe.

Cellules à grains acidophiles (*Éosinophiles d'Ehrlich*). — Plus grandes que les cellules à grains neutrophiles, les éosinophiles ont un noyau le plus souvent polymorphe, plus rarement arrondi : ces cellules sont caractérisées surtout par la présence dans leur protoplasma de granu-lations sphériques, très réfringentes, se colorant intensivement par les couleurs acides, comme l'éosine ou l'orange Ces granulations sont de nature albumineuse. Leur origine est encore obscure, ainsi que leur signification.

Les propriétés phagocytaires des éosinophiles sont minimes, mais réelles. On rencontre les éosinophiles dans le sang (2 à 4 pour 100), dans la lymphe (1 pour 130), la sérosité péritonéale et le tissu conjonctif, autour des acini glandulaires. — Le nombre des éosinophiles augmente après la splénectomie et dans les états morbides aigus ou chroniques les plus divers.

Cellules à grains basophiles métachromatiques (Mastzellen d'Ehrlich). — Arrondies ou polygonales, parfois ramifiées, ces cellules mesurent de 8 à 12 μ de diamètre. Leur noyau, souvent masqué par les granulations, est tantôt arrondi, tantôt polymorphe. Les granulations caractéristiques sont solubles dans l'eau distillée, les solutions étendues d'acide acétique. Elles prennent le Gram et le Ziehl. Avec la thionine et le bleu de Unna elle présentent une coloration rouge, c'est-à-dire métachromatique.

Par leur forme et leur mode de sécrétion endo-cellulaire les cellules d'Ehrlich se rapprochent beaucoup des *clasmatocytes* de Ranvier.

Les mastzellen sont très rares dans le sang humain (0,5 pour 100 au minimum). Elles sont plus abondantes dans le tissu conjonctif, surtout dans certains cas pathologiques.

§ 3. VAISSEAUX LYMPHATIQUES[1]

Les vaisseaux lymphatiques comprennent : 1° des capillaires qui constituent les réseaux originels; 2° des troncs collecteurs qui naissent de ces réseaux et qui se fusionnent pour constituer des canaux de plus en plus volumineux. Ceux-ci se réduisent en dernière analyse à deux gros troncs, le canal thoracique et la grande veine lymphatique qui se jettent dans le système veineux.

Dans leur trajet centripète, les collecteurs rencontrent les ganglions lymphatiques dans lesquels ils se capillarisent, pour se reconstituer ensuite formant ainsi au niveau de chaque ganglion un véritable système porte lymphatique.

Nous envisagerons successivement les capillaires et les collecteurs.

---

1. La découverte des vaisseaux lymphatiques paraît devoir être attribuée à Hérophile et à Hérasistrate qui aperçurent les premiers les vaisseaux chylifères, retrouvés plusieurs siècles plus tard par Aselli. Les recherches ultérieures de Rudbeck, Cruikshank, Mascagni, Teichmann et plus près de nous celles de Sappey, complétèrent progressivement l'anatomie descriptive des lymphatiques. Les recherches histologiques récentes (Recklinghausen, Ranvier, etc.) ont précisé la structure et l'origine des vaisseaux lymphatiques.

Capillaires. — *Disposition générale.* — Les capillaires lymphatiques constituent les réseaux d'origine. Nous ne rappellerons pas ici les discussions auxquelles a donné lieu la question de l'origine des lymphatiques et des relations de ces vaisseaux avec le tissu conjonctif. Il est admis aujourd'hui que les capillaires lymphatiques constituent un système absolument clos. Leur communication avec les espaces conjonctifs ou avec les cavités séreuses est purement physiologique, mais non morphologique.

Répartition. — Les réseaux lymphatiques sont très inégalement répartis dans l'organisme et il est pour ainsi dire impossible de formuler le pourquoi de cette disposition en apparence capricieuse. Ils font défaut dans les épithéliums et les parois vasculaires. Leur existence est discutable dans le tissu osseux. Dans le système nerveux, les vaisseaux lymphatiques proprement dits sont remplacés par les gaines périvasculaires et par des fentes interstitielles en relation avec les espaces méningés, mais relativement indépendantes du système lymphatique général.

Territoires lymphatiques. — Bien que les réseaux d'origine d'un même organe ou d'une même région soient continus, une injection poussée en un point déterminé tend à injecter de préférence certains collecteurs donnés. On est ainsi amené à admettre que chaque réseau est décomposable en plusieurs territoires et que chacun de ces territoires correspond à un groupe de collecteurs. Bien que l'indépendance de ces collecteurs soit tout à fait relative, cette distinction a une grande importance pratique. Pour certains organes, on peut fixer avec une approximation suffisante les limites des différents territoires ; on peut ainsi apprécier leur étendue et par conséquent établir quelle est la voie lymphatique principale.

Structure. — Les capillaires lymphatiques ont la forme de conduits régulièrement bosselés, de calibre très variables (30 à 60 μ), mais généralement plus volumineux, du moins lorsqu'ils sont injectés, que les capillaires du réseau sanguin correspondant.

Leur paroi se réduit à une simple assise de cellules endothéliales, directement appliquées sur les travées conjonctives voisines. Nitratées, ces cellules endothéliales, qui mesurent 30 à 40 μ suivant leur grand axe, apparaissent limitées par des lignes noires, sinueuses comme les sutures des os de la voûte cranienne.

Collecteurs. — *Forme, couleur.* — Observés intacts sur l'animal vivant, les collecteurs lymphatiques apparaissent sous forme de conduits moniliformes, dont la paroi mince et fragile laisse transparaître leur contenu tantôt incolore, tantôt lactescent.

Leur aspect bosselé tient à la présence de valvules. Celles-ci, qui font défaut au niveau des capillaires et deviennent rares dans les gros troncs collecteurs, sont surtout abondantes au niveau des vaisseaux de moyen calibre. Disposées par paire, elles ressemblent aux valvules veineuses et comme celles-ci ont leur concavité tournée du côté du cœur.

Situation, direction. — Les lymphatiques sont dits superficiels ou profonds, ce qui veut dire sous-cutanés ou sous-aponévrotiques au niveau des membres, sous-capsulaires ou intra-parenchymateux au niveau des viscères. Lymphatiques superficiels ou profonds sont d'ailleurs toujours unis par de nombreuses anastomoses.

Les collecteurs lymphatiques sont généralement satellites des vaisseaux sanguins. Plus sinueux que ceux-ci, ils deviennent plus flexueux encore au voisinage des plis articulaires, et au niveau des organes mobiles ou à volume oscillant.

Anastomoses. — Les collecteurs lymphatiques s'unissent entre eux par de nombreuses anastomoses; ce sont des anastomoses par convergence ou par communication longitudinale. Elles sont surtout nombreuses au voisinage des ganglions.

Structure. — A quelques variantes près, tous les troncs lymphatiques ont, quel que soit leur calibre, une même structure fondamentale.

Ils sont essentiellement formés d'une tunique interne endothéliale, doublée d'une gaine conjonctive.

Les cellules endothéliales, plates et allongées dans le sens des vaisseaux, n'ont pas le contour découpé en feuille de chêne des cellules des capillaires. L'enveloppe celluleuse est formée de fibres conjonctives, renforcées par des fibres élastiques très fines et par des fibres musculaires lisses, assez irrégulièrement réparties.

La paroi des vaisseaux lymphatiques est riche en vaisseaux et en nerfs.

Développement. — Les vaisseaux lymphatiques paraissent se développer aux dépens de cordons de cellules mésenchymateuses. Ces cordons qui s'accroissent par bourgeonnement sont d'abord pleins; ils se creusent ensuite d'une lumière centrale. La communication de l'ébauche du système lymphatique avec le système veineux ne paraît s'établir que secondairement.

§ 4. GANGLIONS LYMPHATIQUES

Caractères macroscopiques. — Les ganglions lymphatiques affectent la forme de corps arrondis, de consistance assez ferme, placés sur le trajet des collecteurs lymphatiques.

Leurs *dimensions* sont très variables suivant les individus et, chez un même sujet, suivant les régions.

Leur *couleur*, généralement rosée, se modifie dans certaines régions; c'est ainsi que les ganglions bronchiques sont noirs, les ganglions du foie..., jaunes, etc.

Leur *nombre* est très difficile à apprécier. Il peut varier du simple au double et peut-être même au delà, suivant les sujets.

Toute numération, même approximative, n'a qu'un intérêt des plus médiocres en raison de ce fait que des ganglions de volume minuscule échappent à l'examen direct. En revanche on peut admettre que le nombre est généralement en raison inverse du volume et que, pour un sujet donné et une région déterminée, la quantité de substance ganglionnaire reste sensiblement identique.

Situation. — Les ganglions occupent les situations les plus variables. Dans la plupart des cas ils se disposent en chaînes paravasculaires, à moins qu'ils ne se ramassent en groupes et en amas.

Généralement les collecteurs des vaisseaux lymphatiques d'une région ou d'un organe traversent d'abord de petits ganglions minuscules (nodules ganglionnaires interrupteurs, Schaltdrüse) ; ils aboutissent ensuite à un premier relais ganglionnaire (ganglions régionnaires); puis ils traversent un ou plusieurs relais secondaires (ganglions intermédiaires) avant de se jeter dans les collecteurs terminaux. Ces ganglions intermédiaires peuvent d'ailleurs constituer des centres régionnaires pour des lymphatiques émanés d'une autre partie du corps.

Structure. — Le ganglion présente à considérer une charpente conjonctive et une substance propre dont la disposition varie suivant que l'on envisage la partie périphérique (zone corticale) ou la partie centrale (zone médullaire).

1. *Charpente conjonctive.* — La charpente conjonctive est essentiellement constituée par une capsule qui envoie à l'intérieur des ganglions des cloisons qui morcellent plus ou moins complètement l'écorce et gagnent la partie centrale. Cette charpente est formée par des fibres conjonctives et de nombreuses fibres élastiques. Elle ne contient pas de fibres musculaires chez l'homme.

2. *Substance propre. Zone corticale.* — La zone corticale du ganglion présente tout d'abord un espace sous-capsulaire (*sinus lymphatique périphérique*) qui sépare la substance propre de la capsule.

La *substance corticale* constitue une nappe à peu près continue en forme de fer à cheval dont la concavité regarde le hile. Sur cette nappe homogène se détachent des amas arrondis, qui portent le nom de *folli-cules*.

Abstraction faite des cellules du réticulum, sur lequel nous reviendrons plus loin, la substance corticale est essentiellement constituée par des éléments blancs, les uns volumineux (macrocytes) les autres de taille plus réduite (lymphocytes).

Au niveau des follicules ces éléments présentent une ordination assez

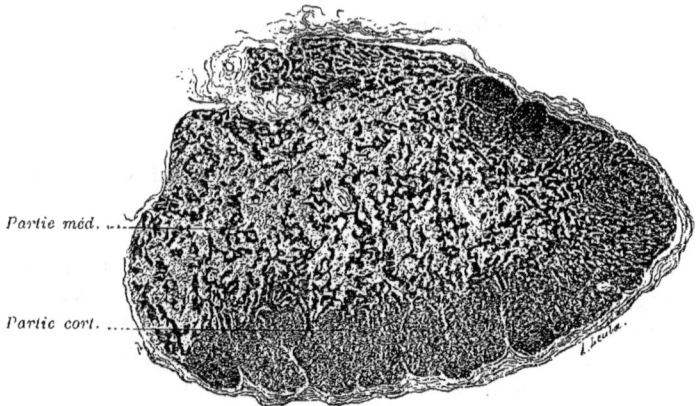

Partie méd.

Partie cort.

Fig. 481. — Ganglion mésentérique du chien (Delamare).

régulière. Les microcytes s'entassent à la périphérie, en présentant une disposition plus ou moins radiée. Les macrocytes occupent le centre.

Au niveau de certains follicules qui se distinguent par l'apparence plus claire de leur zone centrale, les cellules qui occupent celle-ci présentent de nombreuses lignes de caryocinèse. Ces follicules constituent donc des lieux de reproduction cellulaire ; ce sont les centres germinatifs de Flemming.

3. *Zone médullaire.* — La zone médullaire est formée par des cordons irréguliers (cordons médullaires) séparés par des espaces clairs, les sinus caverneux, que nous étudierons avec les voies lymphatiques du ganglion.

Les cordons médullaires sont formés des mêmes cellules que la nappe corticale. Mais on y rencontre en plus des éosinophiles qui font généralement défaut dans la substance corticale. Les cordons médullaires sont pauvres en caryocinèses.

Charpente réticulée. — La substance propre des ganglions est parcourue par un réticulum formé par l'union des cellules ramifiées, anastomosées les unes aux autres. La disposition de ce réticulum varie d'ailleurs suivant les points considérés et contribue ainsi à donner un aspect variable aux différentes régions du ganglion.

Voies lymphatiques. — On désigne sous ce nom les parties du ganglion au niveau desquelles les mailles du réticulum sont plus larges et les éléments lymphatiques qu'elles emprisonnent sont moins tassés et par conséquent plus mobiles. Ces voies lymphatiques intra-ganglionnaires comprennent le sinus sous-capsulaire que nous avons déjà signalé ; — les branches intra-folliculaires qui traversent la zone corticale ; — les sinus caverneux qui séparent les cordons folliculaires de la substance centrale. Les lymphatiques afférents se jettent dans le sinus sous capsulaire. Les lymphatiques efférents naissent des sinus caverneux.

L'ensemble de ces voies lymphatiques intra-ganglionnaires constitue une sorte de système porte interposé sur le trajet des vaisseaux lymphatiques et comprenant dans ses mailles la substance propre du ganglion.

Vaisseaux sanguins. — Les ganglions reçoivent de nombreux vaisseaux sanguins qui se capillarisent dans les follicules et les cordons folliculaires.

Nerfs. — Les nerfs, assez nombreux, se terminent non seulement autour des vaisseaux, mais encore autour des follicules et des cordons folliculaires.

Variations. — Si la structure des ganglions reste toujours identique dans ses grandes lignes, elle présente de nombreuses variations suivant les espèces animales, les régions d'un même sujet, et enfin suivant l'âge. Ce dernier facteur est le plus intéressant ; il détermine une atrophie progressive de l'appareil folliculaire qui commence avec l'âge adulte et se termine par une sclérose à peu près complète chez le vieillard.

Développement. — L'apparition des ganglions lymphatiques est assez tardive (du 3e au 4e mois) et toujours postérieure à celle des vaisseaux lymphatiques. L'ébauche du ganglion est d'abord constituée par un amas cellulaire homogène, très richement vascularisé. Dans cet amas se différencient ultérieurement les centres folliculaires. La pénétration de cet amas lymphoïde par les voies lymphatiques est un phénomène plus tardif. C'est ce remaniement de l'ébauche primitive par les voies lymphatiques qui donne au ganglion sa complexité organogénique.

On peut constater chez un même individu tous les stades de cette évolution, dont on retrouve d'autre part les différentes étapes au cours de l'évolution phylogénique.

Fonctions. — Le ganglion lymphatique est avant tout une glande cytogène, un centre générateur de cellules lymphatiques. Il produit surtout des microcytes (lymphocytes) et très probablement des macrocytes (grands mononucléaires) et même des éosinophiles. Son rôle hématopoiétique est plus discutable et tout au moins inconstant et intermittent. Par contre, le ganglion peut devenir dans certaines circonstances un centre actif d'hématophagie.

Il est inutile d'insister ici sur le rôle important que jouent les ganglions lymphatiques dans la défense de l'organisme contre les infections. Impuissants contre les cellules néoplasiques, ils arrêtent du moins mécaniquement ces dernières, dont ils empêchent ainsi, pour un temps, la dissémination.

DEUXIÈME PARTIE

ÉTUDE SPÉCIALE DES LYMPHATIQUES DES DIFFÉRENTES PARTIES DU CORPS

Nous étudierons successivement :

1° Les lymphatiques du membre inférieur (chapitre ɪ).
2° Les lymphatiques du bassin et de l'abdomen (chapitre ɪɪ).
3° Les lymphatiques du thorax (chapitre ɪɪɪ).
4° Les lymphatiques du membre inférieur (chapitre ɪᴠ).
5° Les lymphatiques de la tête et du cou.

Nous envisagerons tour à tour les différents groupes ganglionnaires, leurs efférents, et leurs afférents. Nous reviendrons ensuite sur la disposition des vaisseaux lymphatiques des *régions* tributaires de ces ganglions, mais nous laisserons à dessein de côté les lymphatiques des *organes*, pour l'étude desquels nous renvoyons aux articles traitant de ces organes.

CHAPITRE I

LYMPHATIQUES DU MEMBRE INFÉRIEUR

Ils se distinguent en *superficiels* et *profonds*, suivant qu'ils sont sous-cutanés ou sous-aponévrotiques. Tous se rendent en dernière analyse dans les ganglions inguinaux.

§ I. GROUPES GANGLIONNAIRES

Ces groupes sont représentés par le *ganglion tibial antérieur*, les *ganglions poplités* et les *ganglions inguinaux*.

Ganglion tibial antérieur. — Toujours peu volumineux, inconstant et de siège variable, il est d'habitude situé à la partie supérieure du trajet des vaisseaux tibiaux antérieurs, contre le ligament interosseux ; il reçoit comme afférent un tronc tibial antérieur et donne comme efférent un tronc pour les ganglions poplités.

Ganglions poplités. — Tous sous-aponévrotiques et de petit volume, ils sont noyés dans la graisse poplitée. Ils comprennent : 1) un *ganglion saphène externe*, placé en dehors de la crosse de la saphène externe ; 2) des *ganglions moyens* groupés autour des vaisseaux poplités ; 3) *un ganglion juxta-articulaire* situé sur le ligament postérieur. Tous ces ganglions reçoivent les lymphatiques de la partie postéro-externe de la jambe et du bord externe du pied, ainsi que de l'articulation du genou (ganglion juxta-articulaire).

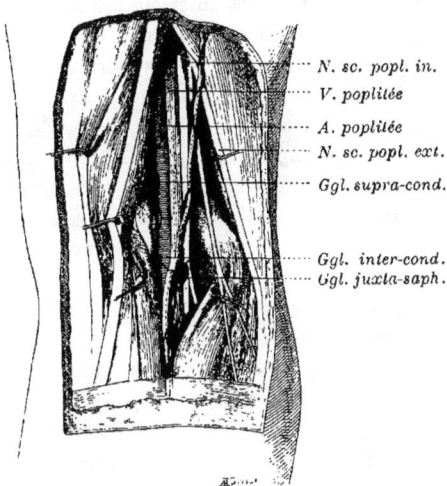

N. sc. popl. in.
V. poplitée
A. poplitée
N. sc. popl. ext.
Ggl. supra-cond.

Ggl. inter-cond.
Ggl. juxta-saph.

FIG. 482. — Ganglions du creux poplité.

Leurs efférents se rendent aux ganglions de l'aine (ganglions profonds).

Ganglions inguinaux. — Ils sont très importants, et se distinguent en *superficiels* et *profonds*.

Ganglions inguinaux superficiels. — Ils occupent toute la région du triangle de Scarpa, et sont situés dans l'épaisseur du fascia superficialis. Leur nombre est d'environ 18 à 20. Pour les décrire, on les distingue en plusieurs groupes ; mais c'est une division toute conventionnelle. Une horizontale et une verticale se coupant à angle droit au niveau de l'embouchure de la saphène les divisent en deux groupes supérieurs, l'un externe, l'autre interne, et deux groupes inférieurs, également externe et interne. On peut ajouter à ces quatre groupes un groupe central, répondant au point d'intersection des deux lignes.

Vaisseaux afférents. — Les ganglions superficiels reçoivent les lymphatiques du membre inférieur, du scrotum, de la verge, du capuchon clitoridien, de l'anus, de la partie sous-ombilicale de la paroi abdominale. A chacun de ces territoires, contrairement aux opinions anciennes, ne correspond pas fatalement un groupe ganglionnaire déterminé; l'adénopathie d'un groupe ganglionnaire ne permet donc pas d'affirmer a priori le siège de la lésion initiale. Cependant, en général, les lymphatiques du périnée, de la peau de l'ombilic, se rendent aux groupes supérieurs; ceux de l'anus, du scrotum, de la verge au groupe supéro-interne, ceux de la fesse au groupe supéro-externe, ceux du membre inférieur aux groupes inférieurs. Mais, encore une fois, les dispositions les plus diverses sont possibles.

Vaisseaux efférents. — Ils perforent l'aponévrose fémorale et se rendent aux ganglions inguinaux profonds ou aux ganglions iliaques externes.

Ganglions inguinaux profonds. — Sous-aponévrotiques, ils sont en général peu volumineux, et se logent en dedans de la veine fémorale. Leur nombre varie de 1 à 3. Le plus élevé occupe la partie interne de l'anneau crural (ganglion de Cloquet).

Vaisseaux afférents. — Ils viennent : des ganglions superficiels; des lymphatiques satellites des vaisseaux fémoraux; des lymphatiques du gland et du clitoris.

Vaisseaux efférents. — Ils se terminent dans les ganglions rétro-crural interne et externe (voir page 769).

§ 2. VAISSEAUX LYMPHATIQUES DU MEMBRE INFÉRIEUR

Lymphatiques superficiels. — Ils émanent de tous les points de l'enveloppe cutanée du membre, et sont surtout développés au niveau du pied. On peut les répartir en trois groupes : 1) un premier groupe suit le trajet de la saphène interne; il prend son origine au niveau des orteils, par des troncules dorsaux et palmaires. Ces troncules forment sur la face dorsale du pied un large plexus, d'où partent des collecteurs, qui restent satellites de la saphène interne jusqu'aux ganglions inguinaux; — 2) un deuxième groupe suit le trajet de la saphène externe; il naît de la moitié postérieure au bord externe du pied et de la partie correspondante du talon; après avoir recueilli les lymphatiques de la face postérieure de la jambe, il se jette dans le ganglion saphène externe (voir page 765); — 3) un troisième groupe recueille les lymphatiques de la fesse; il comprend des collecteurs externes qui drainent les deux tiers externes de cette région et se jettent dans le groupe inguinal supéro-externe et des collecteurs internes qui s'unissent aux lymphatiques de l'anus, et partagent leur terminaison.

Lymphatiques profonds. — Ils sont satellites des vaisseaux sanguins et comprennent plusieurs voies.

Voie principale. — Elle suit les différents troncs artériels de la jambe, puis s'accole à la poplitée et à la fémorale. Il y aura donc au pied et à la jambe trois groupes : a) les *lymphatiques tibiaux antérieurs et pédieux*, qui sont l'aboutissant des vaisseaux des muscles de la face dorsale du pied et de la loge antérieure de la jambe, et se jetteront dans les ganglions poplités moyens ; b) les *lymphatiques plantaires et tibiaux postérieurs* qui suivent les artères plantaires, puis la tibiale postérieure ; c) les *lymphatiques péroniers* qui se terminent comme les précédents dans les ganglions poplités. — En dernier ressort, après s'être interrompus dans les ganglions poplités, les troncs de la voie principale suivent la veine fémorale, et se jettent dans les ganglions inguinaux profonds.

Voies accessoires. — Les lymphatiques obturateurs, nés des muscles adducteurs, se terminent en général dans le ganglion obturateur. Les lymphatiques ischiatiques satellites de l'artère de ce nom se jettent dans un ganglion hypogas-

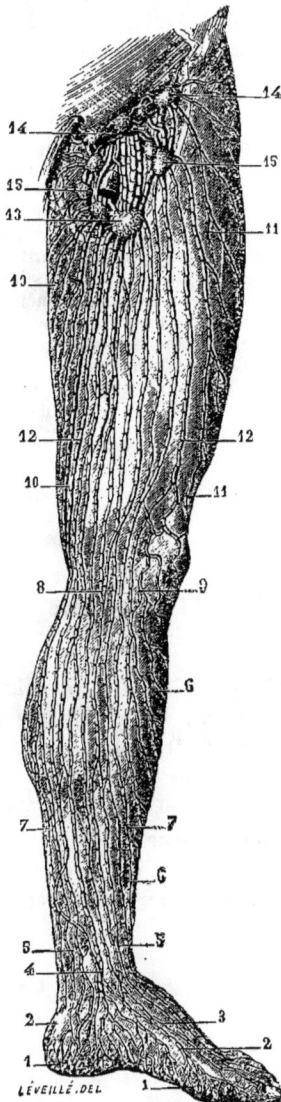

Fig. 483. — Lymphatiques superficiels du membre inférieur, face interne (d'après Sappey).

1, 1. Réseau lymphatique de la partie interne de la plante du pied. — 2, 2. Vaisseaux lymphatiques qui en partent. — 3. Autres troncs lymphatiques de la face dorsale du pied. — 4. Gros tronc qui passe au-devant de la malléole interne. — 5, 5. Vaisseaux situés en avant et en arrière de ce tronc. — 6, 6. Vaisseaux qui proviennent de la face externe de la jambe. — 7, 7. Ensemble des vaisseaux lymphatiques situés sur la face interne de celle-ci. — 8. Vaisseaux contournant la partie postéro-interne du genou. — 9. Troncs qui rampent au-devant de l'articulation ; ils diffèrent des précédents par leurs flexuosités. — 10, 10. Vaisseaux qui naissent de la partie postérieure de la cuisse. — 11, 11. Vaisseaux qui viennent de sa partie antéro-externe. — 12, 12. Ensemble des troncs qui répondent à sa partie antéro-interne. — 13. Gros ganglions auxquels aboutissent la plupart des lymphatiques superficiels du membre. — 14, 14. Ganglions inguinaux supérieurs. — 15, 15. Ganglions inguinaux inférieurs, leurs vaisseaux afférents et efférents.

trique (voir page 770). Les lymphatiques fessiers se terminent dans un ganglion situé sur le trajet de l'artère fessière, au niveau de la grande échancrure sciatique.

Les lymphatiques superficiels sont nettement indépendants des lymphatiques profonds.

Technique. — Les lymphatiques de la jambe peuvent être injectés suivant deux méthodes : injection au mercure, injection au bleu de Prusse (méthode de Gérota). — Pour les lymphatiques superficiels, choisir un sujet maigre et jeune, faire macérer l'épiderme sous des compresses humides, enlever cet épiderme, et pousser le mercure sous une pression de 30 à 40 cm. — On procédera au Gérota de la même manière. L'apparition d'un nuage bleu autour de la piqûre témoignera du passage de la masse dans les réseaux. — L'injection des lymphatiques profonds est autrement difficile. La méthode de Gérota par piqûre des masses musculaires ou mieux des tendons permet quelquefois un résultat favorable. Il vaut mieux employer la méthode suivante : on pousse dans les vaisseaux une injection de gélatine. Celle-ci, transsudant légèrement à travers les parois vasculaires, pénètre dans les lypmhatiques qu'elle rend visibles; on en ponctionne un, et l'on liquéfie la gélatine en faisant couler de l'eau très chaude sur la préparation. Le mercure peut alors passer.

CHAPITRE II

LYMPHATIQUES DU BASSIN ET DE L'ABDOMEN

Nous n'étudierons que les groupes ganglionnaires du bassin et de l'abdomen, leurs afférents et leurs efférents; nous renvoyons, pour l'étude des lymphatiques des organes pelviens et abdominaux, aux articles qui traitent de ces organes. Les lymphatiques du bassin se continuent sans ligne de démarcation avec ceux de l'abdomen. Cependant, pour la commodité de la description, nous répartirons les ganglions en deux groupes, l'un supérieur (ganglions abdomino-aortiques), l'autre inférieur (ganglions ilio-pelviens).

§ I. GANGLIONS ILIO-PELVIENS

En général ces ganglions, situés dans le pelvis, ou au niveau du détroit supérieur, se disposent assez régulièrement autour des vaisseaux. Cela permet de les répartir schématiquement de la façon suivante : 1° ganglions iliaques externes, placés le long de l'artère de même nom ; 2° ganglions hypogastriques, satellites de l'artère iliaque interne; 3° ganglions iliaques primitifs situés autour des vaisseaux homonymes.

1° Ganglions iliaques externes. — On peut les considérer comme formant trois chaînes : une chaîne externe, qui s'étage entre l'artère et le psoas, et dont le ganglion inférieur est placé immédiatement en arrière de l'arcade crurale (ganglion rétro-crural externe) ; une chaîne moyenne, qui est située au-devant de l'artère, et dont le ganglion inférieur, de par sa situation, prend le nom de rétro-crural moyen ; une chaîne interne enfin, qui est sous-jacente à la veine iliaque externe. Le ganglion inférieur de cette chaîne ou ganglion rétro-crural interne, fait suite au ganglion de Cloquet.

Vaisseaux afférents. — Chacune de ces trois chaînes a ses afférents particuliers. A la chaîne externe aboutissent les efférents des ganglions

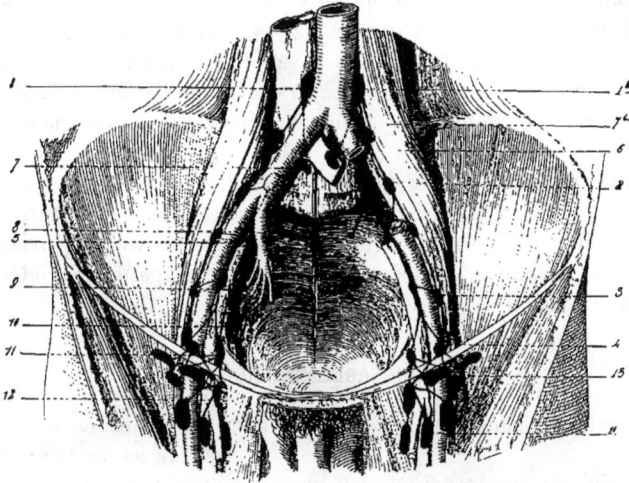

Fig. 484. — Schéma des ganglions ilio-pelviens (Cunéo et Marcille).

1 et 1 bis. Ganglions inférieurs des groupes latéro-aortiques droits et gauches. — 2. Ganglion iliaque primitif (groupe externe). — 3. Maillon moyen de la chaîne externe des iliaques externes. — 4. Ganglion rétrocrural externe. — 5. Ganglion de la chaîne moyenne des iliaques externes. — 6. Ganglion de la fosse du nerf lombo-sacré. — 7 et 7 bis. Groupe du promontoire ; à droite, le ganglion est sous la veine iliaque primitive gauche ; à gauche, le ganglion est au-devant de cette même veine. — 8. Groupe sacré latéral. — 9. Groupe hypogastrique. — 10. Ganglion de la chaîne interne des iliaques externes. — 11. Ganglion rétrocrural interne. — 12. Ganglion inguinal profond. — 13 et 14. Ganglions inguinaux superficiels.

inguinaux, les lymphatiques du gland, du clitoris et de la paroi abdominale. A la chaîne moyenne aboutissent ceux de la vessie, du col utérin, de la prostate et du vagin. A la chaîne interne, ceux de l'urètre membraneux et de la prostate.

Vaisseaux efférents. — Chaque ganglion envoie un efférent à celui qui est au-dessus : le ganglion supérieur est donc le résumé de toute la chaîne. — En dernier ressort, les efférents aboutissent aux ganglions iliaques primitifs.

2° **Ganglions iliaques internes.** — Les ganglions sont ici appendus à l'artère hypogastrique. Ils sont généralement placés dans les angles que limitent en divergeant les différentes branches de cette artère. Ils sont appliqués sur la face interne de la gaine hypogastrique et sont réunis entre eux par de nombreuses anastomoses.

Vaisseaux afférents. — Tous les viscères pelviens en fournissent; ces lymphatiques suivent en général le trajet des artères.

Vaisseaux efférents. — Ils se terminent dans le groupe moyen des ganglions iliaques primitifs.

3° **Ganglions iliaques primitifs.** — Ils peuvent être répartis en trois groupes : un *groupe externe* est situé en dehors de l'artère, sur le bord interne du psoas; un *groupe moyen*, postérieur aux vaisseaux, occupe la fosse du nerf lombo-sacré et repose ainsi sur l'aileron du sacrum; un *groupe interne*, placé en dedans de l'artère; ce groupe est contigu au groupe homologue du côté opposé et repose sur le corps de la Ve lombaire.

Vaisseaux afférents. — Les deux premiers groupes reçoivent surtout leurs afférents des ganglions iliaques externes et internes. Le groupe interne reçoit des vaisseaux émanés directement des viscères pelviens.

Vaisseaux efférents. — Ils se jettent dans les ganglions latéro-aortiques du côté correspondant.

§ 2. GANGLIONS ABDOMINO-AORTIQUES

Les ganglions abdomino-aortiques sont situés en avant, en arrière, et sur les parties latérales de l'aorte.

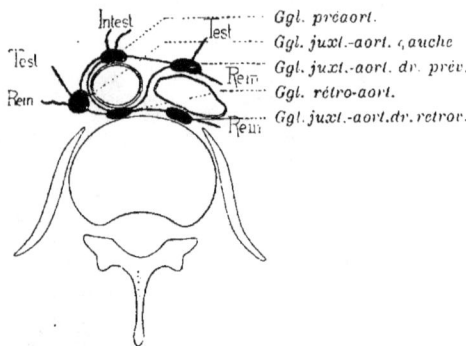

Fig. 485. — Coupe transversale schématique montrant la disposition générale des ganglions abdomino-aortiques.

1° **Ganglions juxta-aortiques gauches.** — Ils reposent sur les insertions vertébrales du psoas et du pilier gauche du diaphragme.

Vaisseaux afférents. — Ce sont les efférents des ganglions iliaques primitifs, les lymphatiques des muscles larges de l'abdomen, les lymphatiques du testicule et des annexes gauches, ceux du rein et de la capsule surrénale gauches.

Vaisseaux efférents. — Ils se jettent dans les ganglions rétro-aortiques, et dans la citerne de Pecquet; enfin, certains d'entre eux traversent le diaphragme, pour se jeter dans le canal thoracique.

2° **Ganglions juxta-aortiques droits.** — La présence de la veine cave divise ces ganglions en deux groupes dont l'un est placé en avant, l'autre en arrière de la veine. Leurs vaisseaux afférents et efférents offrent la même disposition que celle des vaisseaux homologues du côté opposé.

3° **Ganglions pré-aortiques.** — Ils se groupent le plus souvent en trois amas distincts, placés au niveau de l'origine des trois gros troncs que l'aorte envoie à la portion abdominale du tube digestif : le tronc cœliaque, l'artère mésentérique supérieure, l'artère mésentérique inférieure.

Vaisseaux afférents. — Ils viennent de l'intestin, de l'estomac, du foie, du pancréas, de la rate.

Vaisseaux efférents. — Ils se jettent dans la citerne de Pecquet, soit par plusieurs troncs, soit par un tronc commun (*troncus intestinalis*).

On peut rattacher au groupe pré-aortique tous les ganglions placés sur le trajet des différentes artères que l'aorte abdominale envoie à la portion sous-diaphragmatique du tube digestif. Il nous faut donc distinguer : 1° les ganglions placés sur le trajet des artères mésentériques ; 2° les ganglions placés sur le trajet des branches du tronc cœliaque.

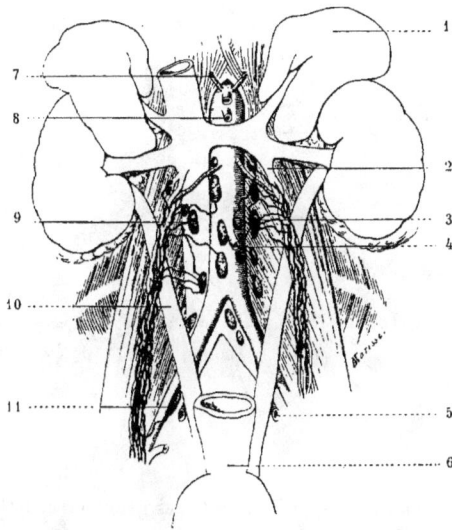

FIG. 486. — Ganglions abdomino-aortiques (nouveau-né), (d'après Cunéo).

1. Capsule surrénale gauche. — 2. Veine spermatique gauche — 3. Ganglion juxta-aortique gauche. — 4. Mésentérique supérieur. — 5. Veine ombilicale. — 6. Rectum. — 7. Artère diaphragmatique inférieure. — 8. Artère mésentérique supérieure. — 9. Ganglion juxta-aortique droit. — 10. Uretère. — 11. Ganglion postérieur de la chaîne moyenne du groupe iliaque externe.

1° *Ganglions annexés aux artères mésentériques.* — Ils ont des sièges divers : les uns sont très rapprochés de l'insertion intestinale du mésentère (ganglions juxta-intestinaux), d'autres sont placés sur le trajet des branches primaires des artères mésentériques, d'autres enfin sont placés autour du tronc principal de ces vaisseaux.

2° *Ganglions annexés aux branches du tronc cœliaque.* — Ils se disposent en trois chaînes :

a) *Chaîne coronaire stomachique.* — Les ganglions de cette chaîne sont placés soit dans l'épaisseur du ligament gastro pancréatique, soit au niveau de la petite courbure. Ils reçoivent comme afférents les lym-

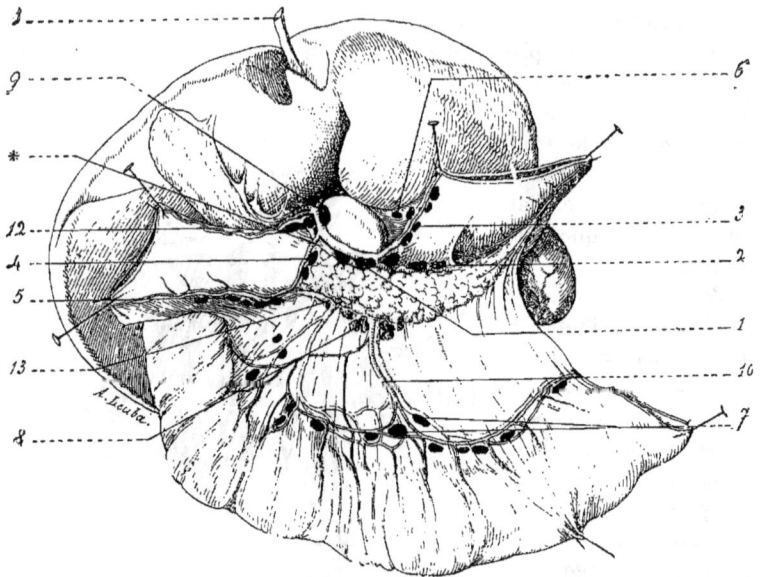

Fig. 487. — Vue générale des ganglions parastomacaux (nouveau-né).

L'estomac a été sectionné au niveau de sa partie moyenne et ses deux segments ont été rejetés l'un à droite, l'autre à gauche, pour montrer l'origine du tronc cœliaque. Le foie est relevé, le côlon transverse fortement attiré en bas et en avant.

1. Groupe ganglionnaire du tronc cœliaque. — 2. Chaîne splénique. — 3. Groupe de la faux de la coronaire. — 4. Groupe rétro-pylorique. — 5. Groupe sous-épylorique. — 6. Ganglions petite courbure. — 7. Ganglions méso-coliques. — 8. Ganglions de la racine du mésocôlon, vus par transparence à travers le méso. — 9. Ganglion du hile du foie. — 10. Artère colique moyenne. — 11. Veine ombilicale. — 12. Vaisseaux pyloriques. — 13. Veine gastro-épiploïque droite allant se jeter dans la veine colique moyenne. — Point où doit être liée l'artère gastro-duodénale lorsqu'on veut extirper les ganglions rétro-pyloriques.

phatiques de l'estomac. Leurs efférents se terminent dans les ganglions pré-aortiques.

b) *Chaîne splénique.* — Comme l'artère dont ils sont satellites, ces ganglions sont placés sur la face postérieure du pancréas près du bord supérieur de cet organe. Leurs afférents viennent de la rate, du pancréas et de la grosse tubérosité. Les efférents aboutissent aux ganglions placés autour du tronc cœliaque.

c) *Chaîne hépatique.* — Certains ganglions de cette chaîne sont placés au niveau de la portion horizontale de l'artère hépatique et répondent au bord supérieur du pancréas, et au plancher de l'hiatus de Winslow. D'autres, siègeant au niveau du segment vertical de l'artère, répondent au flanc gauche de la veine porte. Ils reçoivent les lymphatiques du foie. Leurs efférents se terminent dans les ganglions cœliaques.

La chaîne hépatique émet une chaîne secondaire qui est satellite de l'artère gastro-épiploïque droite. Cette chaîne gastro-épiploïque comprend deux groupes : un premier groupe sous-pylorique, placé dans l'épaisseur du ligament gastro-colique, au-dessous du pylore, reçoit les lymphatiques du territoire inférieur de l'estomac ou de la partie supérieure du grand épiploon ; un deuxième groupe rétro-pylorique entoure l'artère gastro-duodénale, et répond en avant au pylore, en arrière au pancréas.

Chaîne ganglionnaire du cystique et du cholédoque. — Elle est

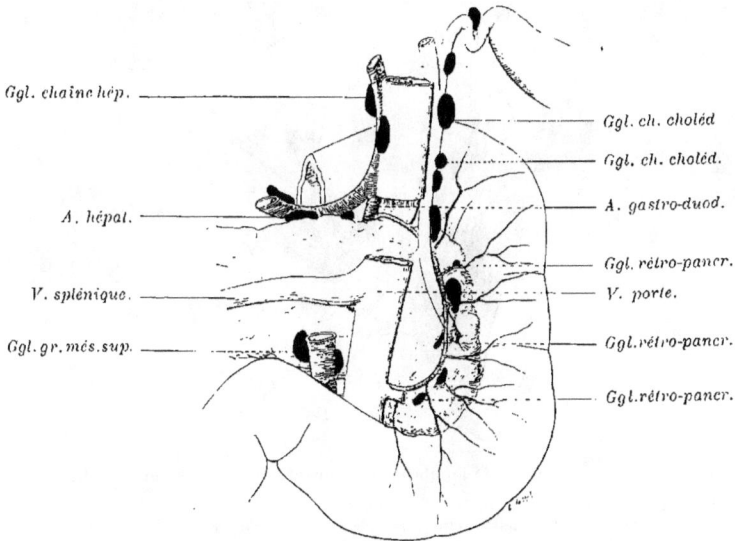

Ggl. chaîne hép.

A. hépat.

V. splénique.

Ggl. gr. més. sup.

Ggl. ch. choléd

Ggl. ch. choléd.

A. gastro-duod.

Ggl. rétro-pancr.

V. porte.

Ggl. rétro-pancr.

Ggl. rétro-pancr.

Fig. 488. — Face postérieure du duodénum et du pancréas.

étagée le long de ces conduits. Le ganglion supérieur de cette chaîne n'est autre que le ganglion cystique. — Inférieurement, cette chaîne se fusionne avec la chaîne satellite de l'arcade vasculaire rétro-pancréatique.

4° **Ganglions rétro-aortiques.** — Ils sont placés, au nombre de 4 à 5. en avant des 3e et 4e lombaires. au-dessous de la citerne de Pecquet, dans laquelle se jettent leurs efférents. Ils reçoivent les efférents des trois groupes. pré-aortiques. juxta-aortiques droits et gauches.

§ 3. VAISSEAUX LYMPHATIQUES DU BASSIN ET DE L'ABDOMEN

1. — **Lymphatiques de la paroi abdominale.** — Les uns sont sous-cutanés ou superficiels. les autres sous-aponévrotiques ou profonds.

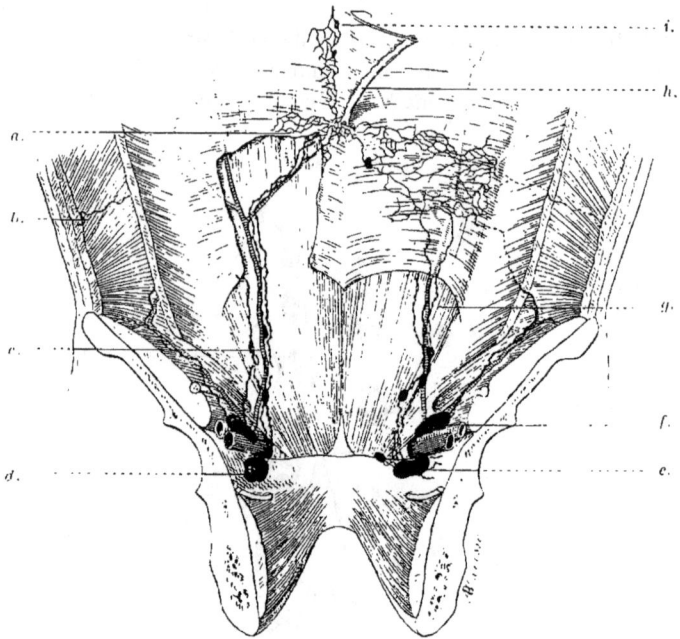

Fig. 489. — Lymphatiques de l'ombilic (vue postérieure). (Cunéo et Marcille).

a. Réseau rétro-aponévrotique. — *b*. Tronc satellite d'une artère lombaire. — *c*. Ganglion de la chaîne épigastrique. — *d*. *e*. Ganglion rétro-crural interne. — *f*. Ganglion rétro-crural externe. — *g*. Troncs satellites de l'artère épigastrique. — *h*. Tronc satellite de la veine ombilicale. — *i*. Nodules ganglionnaires sus-ombilicaux. — Le ganglion impa-ombilical n'est pas désigné par un tiret.

1° *Lymphatiques superficiels*. — On en distingue deux groupes : *a*) les antérieurs descendent vers les ganglions inguinaux supéro-externes et supéro-internes et s'y terminent; *b*) les postérieurs naissent des téguments de la région lombaire et se terminent dans le groupe inguinal supéro-externe.

2° *Lymphatiques profonds.* — Ils naissent des aponévroses et des muscles de l'abdomen. — Ils suivent soit l'épigastrique ou la circonflexe iliaque, pour se terminer dans les ganglions rétro-cruraux, soit les artères lombaires, pour aboutir aux ganglions juxta-aortiques. — Certains enfin suivant une branche de la mammaire externe, se jettent dans la chaîne mammaire interne.

Lymphatiques de l'ombilic. — Ils peuvent être répartis en 3 groupes : 1° les lymphatiques *cutanés*, qui naissent de la peau, recouvrant le noyau fibreux de l'ombilic, et se terminent dans les deux groupes supérieurs des ganglions inguinaux; 2° les lymphatiques du *noyau fibreux*, qui s'accolent à l'artère épigastrique, apparaissent au niveau des arcades de Douglas, et se réunissent là aux lymphatiques du feuillet postérieur de la gaine des droits; 3° les lymphatiques du *contour aponévrotique de l'anneau*, qui naissent les uns sur la face antérieure, les autres sur la face postérieure de la gaine des droits, et se rendent tous soit au ganglion rétro-crural externe (voir page 269), soit à un ganglion juxta-aortique.

CHAPITRE III

LYMPHATIQUES DU THORAX

Nous étudierons successivement : 1° les groupes ganglionnaires du thorax; 2° la disposition des vaisseaux lymphatiques des parois thoraciques.

§ I. GROUPES GANGLIONNAIRES DU THORAX

Les groupes ganglionnaires de thorax comprennent des ganglions pariétaux et des ganglions viscéraux.

1° **Ganglions pariétaux.** — Les ganglions pariétaux comprennent: les ganglions diaphragmatiques, les ganglions mammaires internes et les ganglions intercostaux.

Ganglions diaphragmatiques. — On peut les répartir en trois groupes : antérieur, moyen et postérieur.

A) Le **groupe antérieur** est situé sur les faisceaux antérieurs du corps charnu, en avant de la foliole antérieure. Il comprend : un amas médian, situé derrière l'appendice xyphoïde, et recevant des lymphatiques

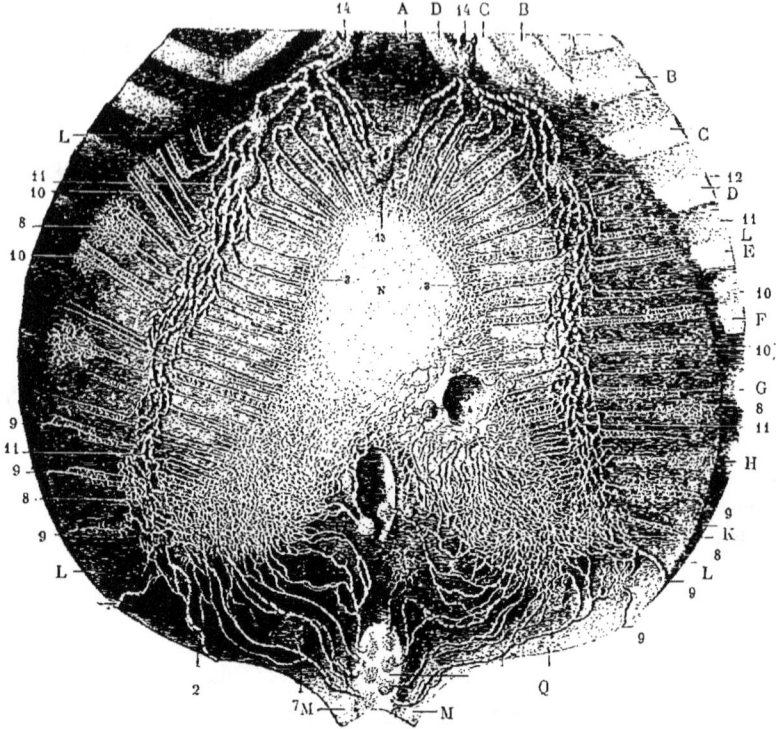

Fig. 490. — Lymphatiques de la face supérieure du diaphragme (Sappey).

A. Appendice xyphoïde. — B. B. Cinquième côte.— C, C. Sixième côte. — D, D. Septième côte. — E. Huitième côte. — F. Neuvième côte. — G. Dixième côte. — H. Onzième côte. — K. Douzième côte. — L, L, L, L. Moitiés droite et gauche de la portion musculaire du diaphragme. — M, M. Piliers de ce muscle. — N. Centre aponévrotique du diaphragme avec ses trois folioles. — O. Orifice qui donne passage à la veine cave inférieure. Autour de cet orifice se voient trois ganglions et quelquefois quatre. — P. Orifice œsophagien. — Q. Orifice aortique; l'aorte a été enlevée; les ganglions qui répondent à sa partie antérieure ont seuls été conservés.

1. Réseau lymphatique de la foliole droite du centre phrénique. — 2. Réseau de la foliole gauche. — 3, 3. Réseau occupant le contour de la foliole antérieure; cette foliole étant recouverte, chez l'homme, par le péricarde qui lui adhère étroitement, son réseau lymphatique ne peut être injecté que sur la face opposée; on ne la met que très difficilement en évidence dans l'espèce humaine, mais on l'injecte sans difficulté aucune chez les mammifères. — 4, 4, 4. Ganglions dans lesquels se rendent quelques-uns des troncules provenant du centre phrénique. — 5, 5. Deux ganglions situés sur le trajet de l'œsophage, immédiatement au-dessus de l'orifice œsophagien; ils reçoivent les vaisseaux émanés de la partie interne des folioles droite et gauche. — 6. Troncs lymphatiques qui naissent de la partie postérieure de la foliole droite et du pilier droit du diaphragme; ces troncs, au nombre de trois ou quatre, vont se terminer dans les ganglions sus-aortiques. — 7, 7. Troncs lymphatiques qui viennent de la partie postérieure de la foliole gauche et du pilier gauche; ils se rendent aux mêmes ganglions que les précédents. — 8, 8, 8. Réseaux lymphatiques à mailles serrées et superposées, qui recouvrent la partie charnue du diaphragme. — 9, 9, 9. 9, 9, 9, 9. Troncs lymphatiques qui prennent naissance par un réseau sur la partie convexe de la portion charnue du muscle, et qui se

du foie; des amas latéraux, à afférents diaphragmatiques, situés en regard de l'extrémité antérieure de la 7e côte. Les vaisseaux efférents du groupe antérieur se jettent dans la chaîne mammaire interne.

B) Le groupe moyen est formé de deux amas ganglionnaires, situés l'un à gauche, l'autre à droite du péricarde. — Ce groupe moyen reçoit ses lymphatiques de la partie moyenne du diaphragme; ses efférents se jettent dans les ganglions médiastinaux postérieurs.

C) Le groupe postérieur est situé derrière les piliers du diaphragme devant les 10e et 11e dorsales.

Ganglions mammaires internes. — Satellites des vaisseaux du même nom,

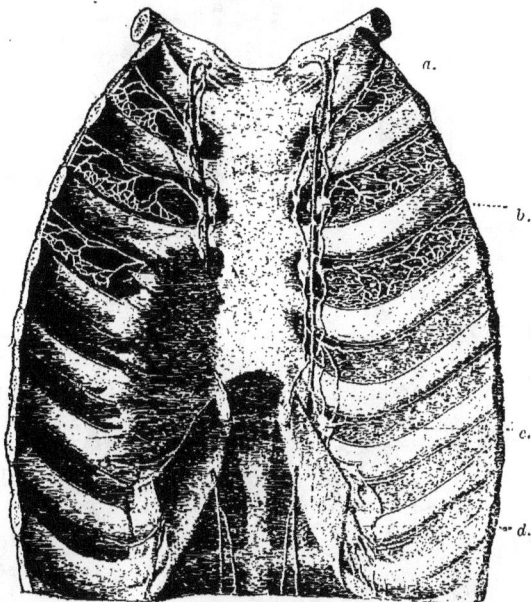

Fig. 491. — Ganglions mammaires internes.

a. Vaisseau efférent de la chaîne mammaire interne. — *b. c.* Ganglions de cette chaîne. — *d.* Ganglion diaphragmatique (amas latéral du groupe antérieur).

ils forment deux chaînes ascendantes parallèles aux bords latéraux du sternum, et qui commencent en général au niveau du 3e espace. — Ils collectent : 1° les efférents des ganglions diaphragmatiques antérieurs;

dirigent ensuite vers les derniers espaces intercostaux pour se rendre dans les ganglions aortiques. — 10, 10, 10, 10. Autres réseaux plus petits et parallèles aux faisceaux musculaires qu'ils entourent; tous convergent, les uns de dehors en dedans, les autres de dedans en dehors, pour se terminer par un troncule qui se jette dans le plexus des troncs collecteurs. — 11, 11, 11, 11. Plexus des troncs collecteurs; il s'étend d'arrière en avant, et se termine dans un gros ganglion situé au niveau du cartilage des sixième ou septième côtes. — 12. Ganglion dans lequel se termine le plexus des troncs collecteurs; ce ganglion est unique à droite et double du côté gauche. — 13. Trois petits ganglions, situés au-devant du péricarde, et comme perdus dans la graisse qui les entoure; ils reçoivent des troncs lymphatiques qui traversent le ligament suspenseur du foie, et ensuite la portion charnue du diaphragme. De ces ganglions partent plusieurs troncs qui se rendent dans les ganglions placés à droite et à gauche de l'appendice xyphoïde, sur le trajet des vaisseaux mammaires internes. — 14. 14. Ganglions dans lesquels se terminent les vaisseaux précédents, et ceux qui font suite au plexus des troncs collecteurs.

2° les lymphatiques de la partie supérieure du grand droit de l'abdomen; 3° ceux de la portion antérieure des espaces et des téguments de la région présternale, les lymphatiques de la mamelle

Les vaisseaux efférents se réunissent en général en un seul tronc qui se jette dans le confluent de la veine jugulaire interne et de la sous-clavière, et quelquefois, à gauche, dans le canal thoracique.

Ganglions intercostaux. — Ils sont placés sur le trajet des vaisseaux intercostaux, occupant, les uns, la partie moyenne de l'espace (ganglions latéraux), les autres, sa partie postérieure (ganglions postérieurs). Leurs afférents sont les lymphatiques satellites des intercostales aortiques. Quant à leurs efférents, ceux des espaces inférieurs se collectent en un seul tronc descen-

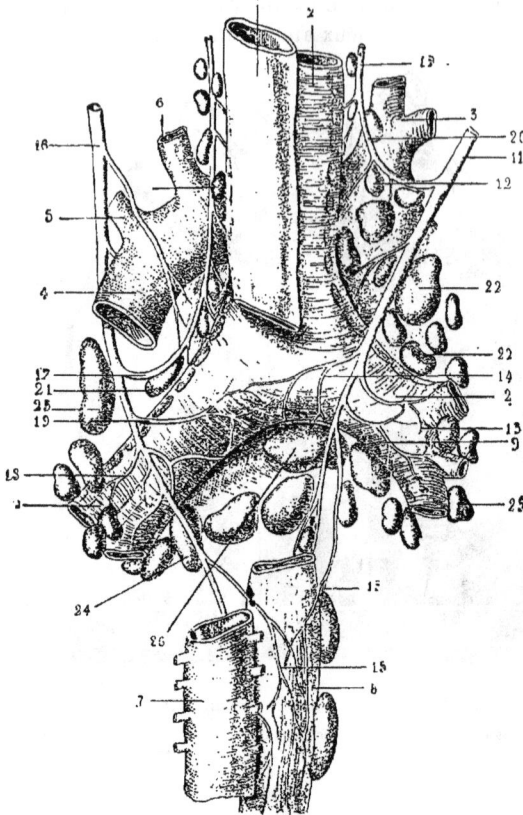

FIG. 492. — Disposition et rapports des ganglions trachéobronchiques (figure dessinée par M. Hallé et empruntée au tome IV de *la Clinique médicale* de II. Guéneau de Mussy).

1. Œsophage. — 2. Trachée. — 3. Tronc brachio-céphalique artériel. — 4. Crosse de l'aorte. — 5. Artère sous-clavière gauche. — 6. Artère carotide gauche. — 7. Aorte thoracique. — 8. Œsophage. — 9. Bronche droite. — 10. Bronche gauche. — 11. Nerf pneumogastrique droit. — 12. Nerf récurrent droit. — 13. Filets bronchiques du pneumogastrique droit. — 14. Filets anastomotiques. — 15. Filets œsophagiens. — 16. Nerf pneumogastrique gauche. — 17. Nerf récurrent gauche. — 18. Filets bronchiques du pneumogastrique gauche. — 19. Filets anastomotiques. — 20. Chaine ganglionnaire du nerf récurrent droit. — 21. Chaine ganglionnaire du récurrent gauche. — 22. Groupe ganglionnaire prétrachéobronchique droit. — 23. Groupe ganglionnaire pétrachéobronchique gauche. — 24, 25. Groupes interbronchiques droits et gauches. — 26. Groupe intertrachéobronchique.

dant qui se jette dans l'origine du canal thoracique ; ceux des espèces sus-jacents suivent une direction transversale, et se terminent isolément dans la moitié supérieure du canal.

Ganglions viscéraux. — De ces ganglions, les uns siègent dans le médiastin antérieur, d'autres sont placés autour de l'arbre trachéobronchique, d'autres enfin occupent le médiastin postérieur.

Ganglions médiastinaux antérieurs. — Ils siègent, au nombre de 4-6, au niveau de la face antérieure de la crosse de l'aorte. — Ils reçoivent les lymphatiques du péricarde et du cœur.

Ganglions peritrachéo-bronchiques. — Avec Barety on peut en distinguer quatre groupes : 1° les *ganglions prétrachéobronchiques droits*, placés dans l'angle de la trachée et de la bronche droite, en arrière de la veine cave inférieure, en avant du pneumogastrique droit, au-dessous de la sous-clavière ; 2° les *ganglions prétrachéobronchiques gauches* siégeant au-dessous de la portion horizontale de la crosse au-dessus de la bronche gauche ; 3° les *ganglions intertrachéobronchiques* placés dans l'angle de bifurcation de la trachée, et en rapport en avant avec le péricarde, et en arrière avec l'œsophage ; 4° les ganglions *interbronchiques*, qui occupent les angles de division des bronches. — Les ganglions péritrachéobronchiques sont fréquemment augmentés de volume, car ils sont souvent infectés et presque normalement anthracosés.

Ganglions médiastinaux postérieurs. — Petits et peu nombreux, ils sont disséminés autour de l'œsophage.

§ 2. VAISSEAUX LYMPHATIQUES DU THORAX

Nous ne décrirons que les vaisseaux pariétaux. Les lymphatiques viscéraux seront étudiés aux articles traitant des viscères.

Lymphatiques cutanés. — La peau du thorax peut au point de vue de ses lymphatiques être divisée en trois territoires : antérieur, latéral et postérieur : 1) L'antérieur s'étend de la ligne médiane à la ligne axillaire antérieure moins toutefois les téguments de la région mammaire. Ses troncs collecteurs passent sous la mamelle ou au-dessus de celle-ci et se terminent dans le groupe thoracique des ganglions axillaires. Mais certains de ces lymphatiques peuvent se terminer, suivant les régions, dans les ganglions sus-claviculaires, ou mammaires internes. 2) Le territoire latéral est également tributaire du groupe thoracique des ganglions axillaires. 3). Le territoire postérieur voit ses lymphatiques converger en éventail vers le groupe scapulaire des ganglions axillaires.

Lymphatiques des muscles périthoraciques. — Les lymphatiques des muscles appliqués sur la face externe du thorax aboutissent aux ganglions axillaires ; ceux du grand pectoral, qui sont souvent envahis au cours du cancer du sein, se portent, les uns vers les ganglions sous-claviculaires, d'autres au groupe thoracique des ganglions axillaires, d'autres enfin dans la chaîne mammaire interne.

Lymphatiques des muscles intercostaux. — Les lymphatiques des *intercostaux internes* se jettent dans un tronc qui longe le bord inférieur de la côte sus-jacente. Tous ces troncs se jettent dans la chaîne mammaire interne. Ils reçoivent les lymphatiques de la plèvre pariétale. Les lymphatiques des *intercostaux externes* donnent naissance à des troncs qui se portent en arrière, en accompagnant le paquet vasculo-nerveux de l'espace, pour aboutir aux ganglions intercostaux postérieurs. — Les lymphatiques des intercostaux s'anastomosent entre eux.

Lymphatiques du diaphragme. — Leur origine se fait par un réseau capillaire, disposé dans l'interstice des faisceaux musculaires. Il en part de nombreux troncules, dont les uns, descendants, se portent vers la face concave du muscle, et dont les autres, ascendants, se portent vers sa face convexe. — Les premiers reviennent finalement sur la face convexe, où ils forment avec les troncules ascendants un vaste réseau, présentant son maximum de développement sur les folioles latérales.

Les collecteurs occupent tous la face convexe. On peut les répartir en trois groupes : 1° un groupe antérieur, qui se termine dans un des deux ganglions placés en regard de l'extrémité externe du cartilage de la 7e côte ; 2° un groupe postérieur, qui, se dirigeant en bas, en avant et en dedans, se termine dans les plus élevés des ganglions qui entourent l'aorte abdominale ; 3° un groupe moyen, dont les collecteurs se jettent, les uns dans les ganglions périœsophagiens, d'autres dans les ganglions qui entourent la veine cave inférieure, les autres enfin dans des ganglions placés autour du péricarde. Les lymphatiques du diaphragme s'anastomosent avec ceux du péritoine et de la plèvre.

CHAPITRE IV

LYMPHATIQUES DU MEMBRE SUPÉRIEUR

Comme ceux du membre inférieur, les lymphatiques du membre supérieur sont les uns superficiels, sous-cutanés, les autres profonds,

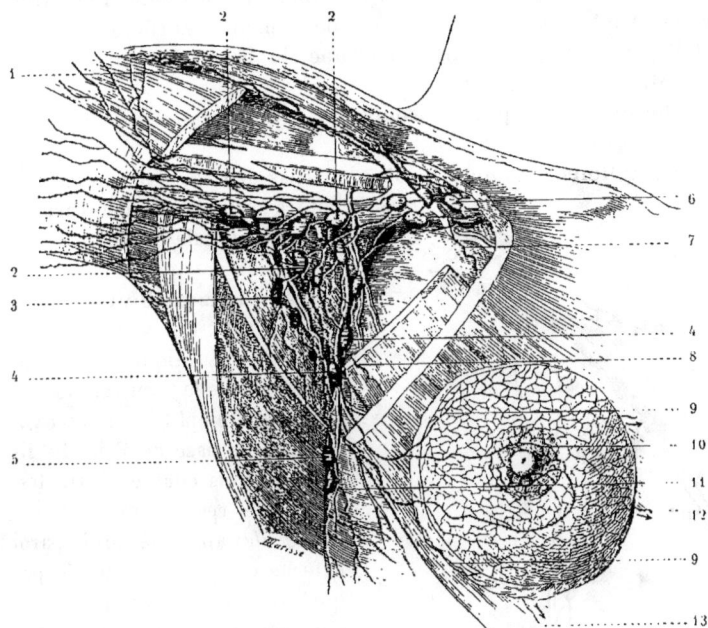

Fig. 493. — Lymphatiques du sein et ganglions axillaires (demi-schématique).

1. Ganglion delto-pectoral. — 2. Ganglions de la chaîne humérale. — 3. Ganglion du groupe central. — Ganglion de la chaîne scapulaire. — 4. Ganglion de la chaîne thoracique (groupe supéro-interne). — 5. Ganglion de la chaîne thoracique (groupe inféro-externe). — 6. Ganglions sous-claviculaires. — 7. Lymphatique mammaire aboutissant aux ganglions sous-claviculaires (inconstant). — 8, 9. Collecteurs mammaires, aboutissant aux ganglions de la chaîne thoracique. — 10. Plexus sous-aréolaire. — 11. Collecteur cutané des parois latérales du thorax. — 12, 13. Collecteurs mammaires allant aboutir aux ganglions mammaires internes.

sous-aponévrotiques. Tous, après avoir présenté un certain nombre de ganglions sur leur trajet, convergent vers le creux axillaire dans les ganglions duquel ils se terminent.

§ 1. GANGLIONS LYMPHATIQUES DU MEMBRE SUPÉRIEUR

Les ganglions lymphatiques du membre supérieur se répartissent en ganglions superficiels et en ganglions profonds.

1) **Ganglions superficiels**. — Ils ont deux sièges de prédilection : la région sus-épitrochléenne et le sillon delto-pectoral.

A) *Ganglion sus-épitrochléen*. — Immédiatement placé sur l'aponévrose, il est en général unique. Ses afférents lui viennent des trois derniers doigts et de la partie interne de la main. Ses efférents traversent l'aponévrose à la partie moyenne du bras, et s'unissent aux lymphatiques profonds.

B) Quelquefois on peut rencontrer 3 à 4 ganglions dans le sillon *delto-pectoral*.

2) **Ganglions profonds**. — Ils n'ont pas de siège fixe ; on les rencontre surtout le long des artères radiale, cubitale et interosseuse.

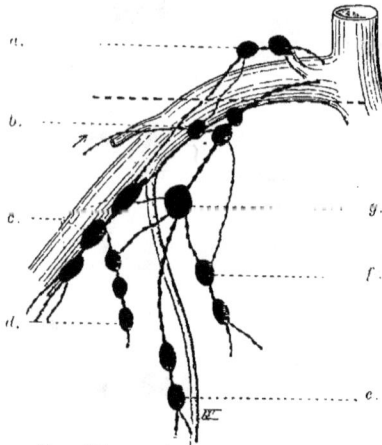

Fig. 494. — Schéma des ganglions axillaires.

a. Ganglions sus-claviculaires. — b. Ganglions sous-claviculaires. — c. Chaîne humérale. — d. Chaîne scapulaire. — e. Amas inféro-externe de la chaîne thoracique. — f. Amas supéro-interne de la chaîne thoracique. — g. Groupe central. — La ligne pointillée indique la situation de la clavicule.

Ganglions axillaires. - La majorité de ces ganglions est sous - aponévrotique. Ils sont plongés dans le tissu cellulo-adipeux qui remplit le creux axillaire. A la base de l'aisselle ils forment trois chaînes distinctes. L'une de ces chaînes (*chaîne humérale*), appliquée sur la paroi externe de l'aisselle, suit le paquet vasculo-nerveux principal. Une seconde chaîne, (*chaîne thoracique*) accompagne l'artère mammaire externe. La troisième (*chaîne scapulaire*), satellite de l'artère scapulaire inférieure, est appliquée sur la paroi postérieure de l'aisselle. Entre ces trois chaînes se trouve le groupe ganglionnaire *central*. Toutes ces chaînes se fusionnent vers le sommet de l'aisselle pour constituer le groupe *sous-claviculaire*·

Vaisseaux afférents. — Chacun de ces groupes a ses afférents propres. Les ganglions huméraux reçoivent presque tous les lymphatiques du membre supérieur ; aux ganglions thoraciques viennent aboutir les lymphatiques cutanés de la partie antérieure et latérale du thorax, les lymphatiques des muscles sous-jacents et du sein. Les ganglions scapulaires recueillent les vaisseaux de la peau de la moitié inférieure de la nuque, des faces dorsale et postérieure de l'épaule, et ceux des muscles sous-jacents.

Vaisseaux efférents. — Chacun des groupes précédents a des efférents distincts. Mais d'une façon générale on peut dire, que la majorité des efférents gagne les régions sous et sus-claviculaires, pour se terminer dans les ganglions de même nom. Les ganglions sous-claviculaires donnent naissance à de nombreux canaux, qui s'anastomosent en un riche plexus (plexus infra-claviculaire) et ne tardent pas à se fusionner en un tronc unique (tronc sous-clavier). Celui-ci chemine entre la veine sous-clavière et le muscle sous-clavier, et se termine au sommet de l'angle que forme l'union de la jugulaire interne et de la sous-clavière.

§ 2. VAISSEAUX LYMPHATIQUES DU MEMBRE SUPÉRIEUR

Les vaisseaux lymphatiques du membre supérieur peuvent être répartis en deux groupes : les lymphatiques superficiels et les lymphatiques profonds.

Lymphatiques superficiels. — Les lymphatiques superficiels émanent de tous les points cutanés du membre, mais c'est au niveau des doigts et de la peau de la main que le réseau d'*origine* présente sa plus grande richesse. Au doigt, c'est à la face palmaire qu'il présente son maximum de développement.

Les *collecteurs* du réseau superficiel apparaissent au niveau de la racine des doigts et de la base de la paume. Ils montent ensuite sur l'avant-bras et le bras, recueillant, chemin faisant, la lymphe des autres parties des téguments du membre supérieur. Ils se jettent en dernière analyse dans les ganglions axillaires. Les troncs lymphatiques sont en général plus superficiels que les veines. Leur nombre se réduit peu à peu. Si l'on en peut compter 30 à 35 au niveau de l'avant-bras, ils ne sont plus guère que 15 à 18 au niveau du bras. A ce niveau ils tendent à se placer sur la face externe du membre, sur laquelle ils cheminent parallèlement les uns aux autres.

Au niveau de l'aisselle, ces lymphatiques cutanés perforent l'aponévrose, et se terminent dans la chaine humérale des ganglions axillaires. Cependant quelques troncs, les plus internes, se jettent dans les ganglions sus-épitrochléens. D'autres, plus externes, après avoir traversé un ou deux ganglions du sillon delto-pectoral, se jettent dans un ganglion sous-claviculaire.

Lymphatiques profonds. — Ils suivent l'artère humérale et ses branches principales. En général, il existe deux troncs lymphatiques pour une artère.

Les *troncs radiaux* naissent des parties sous-aponévrotiques de la paume de la main ; l'un est satellite de l'arcade palmaire profonde, l'autre de la radio-palmaire. A l'avant-bras, ils accompagnent l'artère radiale.

Les *troncs cubitaux*, satellites, l'un de la cubito-palmaire, l'autre de l'arcade palmaire profonde suivent l'artère cubitale.

Les *troncs interosseux postérieurs*, naissent des muscles profonds de l'avant-bras, et s'unissent au pli du coude aux troncs précédents, après avoir perforé la membrane interosseuse.

Les *troncs interosseux antérieurs* suivent les vaisseaux de même nom, et se jettent également dans les troncs précédents au niveau du pli du coude.

Les *troncs huméraux* résument tous les collecteurs antibrachiaux et se terminent dans le groupe huméral des ganglions axillaires, non sans avoir recueilli, à la partie moyenne du bras, les efférents des ganglions sus-épitrochléens.

Technique. — Même technique ici que pour l'injection des lymphatiques du membre inférieur (voir p. 768). Les points d'élection pour pratiquer les premières piqûres sont la face palmaire et les faces latérales des doigts.

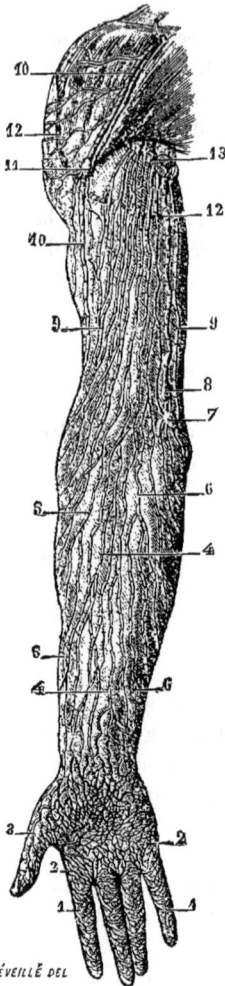

Fig. 495. — Lymphatiques superficiels au membre thoracique, face antérieure (d'après Sappey).

1, 1. Réseau lymphatique des doigts. — 2, 2. Réseau lymphatique de la paume de la main. — 3. Tronc lymphatique collatéral externe du pouce. — 4, 4. Vaisseaux qui naissent du réseau de la face palmaire. — 5, 5. Troncs qui viennent de la partie postéro-externe de la main et de l'avant-bras. — 6, 6. Troncs provenant de leur partie postéro-interne. — 7. Ganglion sus-épitrochléen, dans lequel se jettent quelques-uns de ces troncs. — 8. Second ganglion qu'on rencontre quelquefois au-dessus du précédent. — 9, 9. Ensemble des troncs qui occupent la face antérieure du bras. — 10, 10. Gros tronc qui occupe l'interstice séparant le deltoïde du grand pectoral. — 11. Ganglion situé sur le trajet de ce tronc. — 12, 12. Coupe demi-circulaire des téguments. — 13. Ganglions axillaires.

LÉVEILLÉ DEL

CHAPITRE V

LYMPHATIQUES DE LA TÊTE ET DU COU

§ I. GROUPES GANGLIONNAIRES

La disposition des groupes ganglionnaires de la tête et du cou peut-être schématisée de la façon suivante. — Les ganglions constituent d'une part un collier placé à la jonction de la tête et du cou. — De ce collier part de chaque côté une chaîne verticale qui suit le paquet vasculo-nerveux jusqu'à la jonction du cou et du thorax. Cette chaîne, chaîne principale, est accompagnée de plusieurs chaînes accessoires.

I. Collier ganglionnaire péri-cervical.

Il comprend plusieurs groupes, désignés par le nom de la région qu'ils occupent.

1° Ganglions occipitaux.—Ils répondent en général à l'insertion occipitale du grand complexus, en dehors du bord externe du trapèze. Ils sont toujours sus-aponévrotiques. Leurs afférents vien-

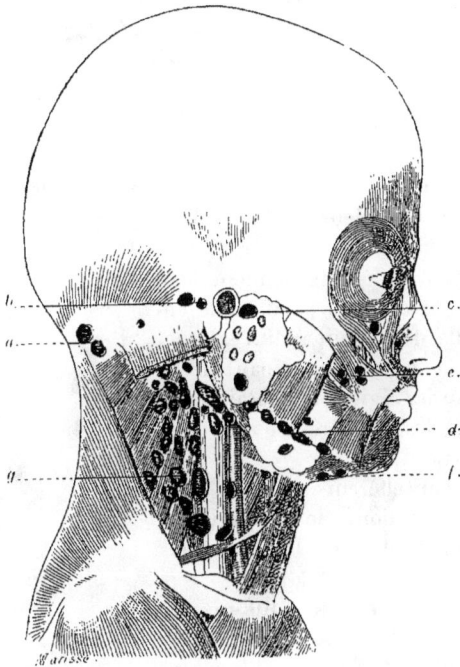

Fig. 496. — Disposition générale des groupes ganglionnaires de la tête et du cou.

a. Ganglions occipitaux. — b. Ganglions mastoïdiens. — c. Ganglions parotidiens. — d. Ganglions sous-maxillaires. — e. Ganglions faciaux. — f. Ganglions sous-mentaux. -- g. Chaîne cervicale profonde.

nent de la partie occipitale du cuir chevelu. Leurs efférents se rendent dans le groupe sous-sterno-mastoïdien.

2° **Ganglions mastoïdiens.** — Ils sont sous-jacents au bord inférieur du muscle auriculaire postérieur; la portion temporale du cuir
chevelu leur fournit leurs afférents; les efférents se jettent dans les
ganglions sous-
sterno - mastoï -
diens.

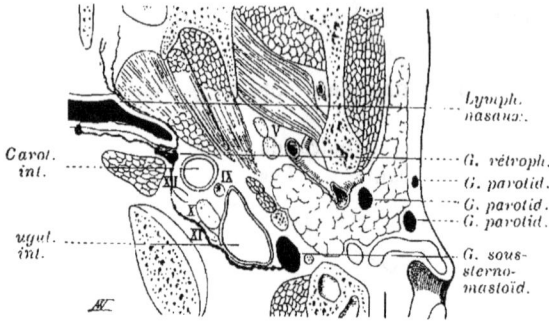

Fig. 497. — Schéma des ganglions parotidiens
et sous-parotidiens.

3° **Ganglions
parotidiens.** —
En général, il
n'existe pas de
ganglions sous-
cutanés. Les gan-
glions occupent
la loge paroti-
dienne. Les uns
sont placés im-
médiatement au-

dessous de l'aponévrose, en dehors de la glande; les autres sont situés
dans l'intérieur même de la
parotide.

Leurs afférents viennent de la
face externe du pavillon de l'o-
reille, du conduit auditif externe,
de la caisse du tympan, de la
peau des régions temporale, frontale, des paupières et des fosses
nasales.

Leurs efférents se jettent dans
les ganglions de la jugulaire
externe et dans les ganglions
sous-sterno-mastoïdiens.

4° **Ganglions sous-maxillaires.** — Ils sont placés à la
jonction de la face cutanée et
de la face osseuse de la glande
sous-maxillaire, ils sont généralement au nombre de trois. Leurs
afférents viennent de la face, du
nez, des lèvres, des gencives, et

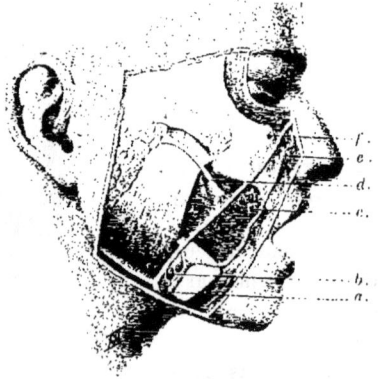

Fig. 498. — Ganglions faciaux (d'après
Buchbinder).

a. Ganglion infra-maxillaire. — *b.* Ganglion sus-
maxillaire. - *c.* Ganglion buccinateur (amas moyen).
- *d,* ganglion buccinateur (amas postérieur). — *e.*
Ganglion du sillon naso-génien. — *f.* Ganglion sous-
orbitaire.

du tiers antérieur des bords latéraux de la langue.   Leurs efférents
se jettent dans la chaîne cervicale profonde. - Il faut signaler ici une particularité intéressante : les afférents faciaux traversent souvent des petits

ganglions avant de se jeter dans les ganglions sous-maxillaires. Ces
petits ganglions, ganglions faciaux, sont situés sur le trajet de l'artère
et de la veine faciale et s'étagent en trois groupes, l'un, inférieur,
sur le bord du maxillaire inférieur, un deuxième, moyen reposant sur
la face externe du buccinateur, un troisième, au niveau du trou sous-
orbitaire.

5ᵉ **Ganglions sous-mentaux.** — Ils sont situés entre les ventres
antérieurs des digastriques et l'os hyoïde. Ils reçoivent leurs lympha-

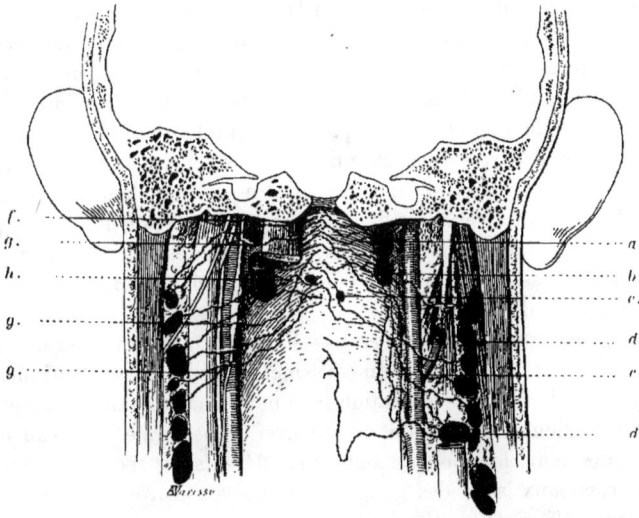

FɪG. 499. — Ganglions rétro-pharyngiens.

a, b. Ganglions rétro-pharyngiens. — c. Nodule ganglionnaire interrupteur, placé sur le trajet des
vaisseaux afférents de ces ganglions. — d. Ganglion de la chaîne cervicale profonde. — e. Vaisseau
efférent des ganglions rétro-pharyngiens, passant en avant de la carotide interne. — f. Afférent des
ganglions rétro-pharyngiens, passant en arrière au droit antérieur. — g. Lymphatique du pharynx,
gagnant directement un ganglion de la chaîne cervicale profonde. — h. Afférent des ganglions rétro-
pharyngiens.

tiques de la lèvre inférieure, du plancher de la bouche, de la pointe de
la langue. Leurs efférents se rendent aux ganglions sous-maxillaires et
à la chaîne cervicale profonde.

6ᵒ **Ganglions rétropharyngiens.** — Placés à la jonction de la face
postérieure et des faces latérales du pharynx au niveau de l'axis, ils
reçoivent comme afférents, les lymphatiques des fosses nasales, du
pharynx nasal, de la trompe. La chaîne jugulaire interne reçoit leurs
efférents.

II. Chaînes cervicales descendantes.

On distingue : une chaîne principale (chaîne cervicale profonde) et plusieurs chaînes accessoires.

Chaîne cervicale profonde. — Encore appelée carotidienne, sous-sterno-mastoïdienne, elle comprend 15 à 20 ganglions répartis en deux groupes :

1° *Le groupe sous-sterno-mastoïdien*, s'étend de la mastoïde à la jonction de la jugulaire interne et de la sous-claviculaire. Certains de ces ganglions sont placés en arrière et en dehors de la jugulaire interne ; d'autres reposent sur la veine. — Ce groupe reçoit comme afférents les lymphatiques efférents de toutes les chaînes ganglionnaires déjà décrites de la tête et du cou, plus des lymphatiques de la peau et des muscles de la partie supérieure de la nuque, de la portion moyenne et inférieure du pharynx, de la voûte palatine et du voile du palais, du larynx, de la portion cervicale de l'œsophage et de la trachée, du corps thyroïde. Les efférents de cette chaîne se résument en un ou deux troncs qui s'unissent à ceux des ganglions sus-claviculaires pour former le tronc jugulaire.

2° *Ganglions sus-claviculaires.* — Ils sont situés dans le creux du même nom, dans l'épaisseur du coussinet adipeux. Ils se continuent en avant, sans ligne de démarcation bien nette avec les ganglions sous-sterno-mastoïdiens. La région mammaire et pectorale, la peau du membre supérieur, leur fournissent leurs efférents. Ils reçoivent également les vaisseaux issus des ganglions axillaires. — Nous avons déjà vu que leurs efférents s'unissaient à ceux du groupe précédent pour constituer le tronc jugulaire.

Chaînes accessoires.

1° **Chaîne jugulaire externe.** — Elle est satellite de la jugulaire externe. Elle reçoit les lymphatiques du pavillon de l'oreille et de la région parotidienne, et ses efférents se rendent dans la chaîne cervicale profonde.

2° **Chaîne cervicale antérieure.** — Elle est placée sur le trajet de la jugulaire antérieure.

3° **Chaîne cervicale antérieure profonde.** — On désigne sous ce nom les ganglions situés immédiatement en avant de la trachée et du larynx. — Ils sont étagés en trois amas, dont le nom indique suffisamment la situation : l'amas prélaryngé, l'amas préthyroïdien, et l'amas prétrachéal.

4° **Chaîne récurrentielle.** — Elle longe les nerfs récurrents. — Elle reçoit les lymphatiques du larynx, de la trachée, de l'œsophage

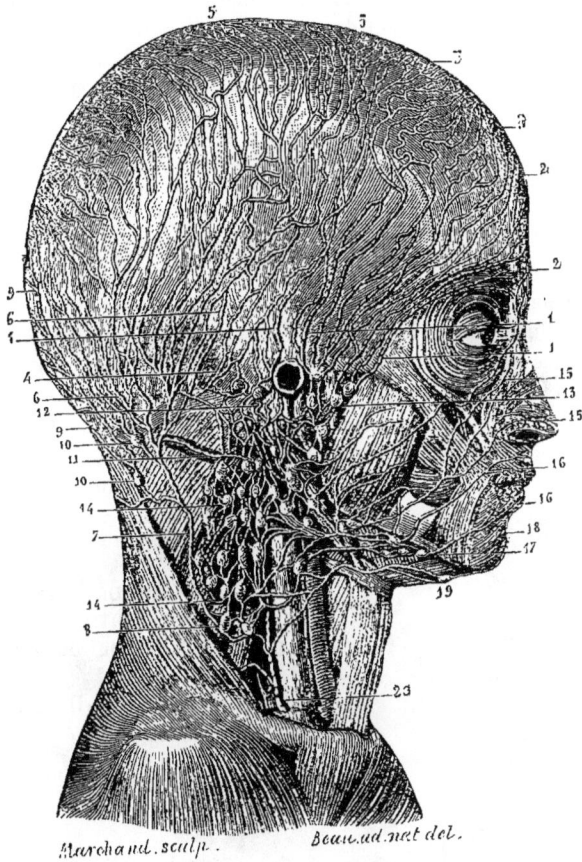

Marchand. sculp.   Beau.ad.nat del.

Fɪɢ. 500. — Lymphatiques de la tête et du cou : grande veine lymphatique
(d'après Sappey).

1, 1. Vaisseaux lymphatiques qui se rendent dans les ganglions parotidiens. — 2, 2. Lymphatiques
frontaux inférieurs. — 3, 3. Lymphatiques frontaux supérieurs. — 4, 4. Vaisseaux lymphatiques
pariétaux ; ils descendent verticalement, en s'anastomosant avec les vaisseaux voisins, et se terminent
dans les ganglions mastoïdiens. — 5, 5. Origine de ces vaisseaux. — 6, 6. Vaisseaux sous-occipitaux
antérieurs convergeant pour former un tronc unique qui, après un long trajet, vient se jeter dans l'un
des ganglions cervicaux les plus inférieurs. — 7. Tronc résultant de la convergence de ces vaisseaux.
— 8. Ganglion dans lequel ce tronc se termine. — 9, 9. Vaisseaux sous-occipitaux postérieurs aboutissant à deux ganglions situés sur le bord antérieur du trapèze. — 10. 10. Ces deux ganglions. —
11. Gros tronc horizontal partant du plus élevé de ces ganglions, et cheminant sous le splénius pour
se rendre dans les ganglions sous-mastoïdiens. — 12. Vaisseaux qui naissent des ganglions mastoïdiens supérieurs et qui traversent le sterno-mastoïdien pour se rendre dans les ganglions situés au-
dessous de ce muscle. — 13. Ganglions parotidiens. — 14, 14. Ganglions cervicaux et vaisseaux
afférents de ces ganglions. — 15, 15. Vaisseaux lymphatiques qui naissent des téguments du nez. —
16. 16. Vaisseaux lymphatiques des lèvres. — 17. Ganglions sous-maxillaires. — 18. Vaisseaux
lymphatiques provenant de la partie médiane de la lèvre inférieure. — 19. Ganglion sus-hyoïdien
dans lequel ce vaisseau vient se jeter. — 20. Grande veine lymphatique.

et du corps thyroïde. — Ses efférents s'inclinent en dehors à la partie inférieure du cou et se jettent dans les collecteurs de la chaîne cervicale profonde.

CHAPITRE VI

TRONCS COLLECTEURS TERMINAUX DU SYSTÈME LYMPHATIQUE

Les collecteurs terminaux du système lymphatique aboutissent tous dans le confluent des veines jugulaires internes et sous-clavières. Les lymphatiques de la portion sous-diaphragmatique du corps se réunissent en un canal unique : le canal thoracique. Ceux de la portion sus-diaphragmatique se résument, à droite, comme à gauche, en trois collecteurs : le tronc jugulaire, le tronc sous-clavier, le tronc broncho-médiastinal.

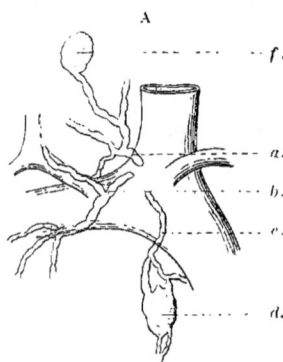

§ 1. TRONCS COLLECTEURS TERMINAUX DE LA MOITIÉ SUS-DIAPHRAGMATIQUE DU CORPS

Tronc jugulaire. — Il résume les lymphatiques de la moitié correspondante de la tête et du cou.

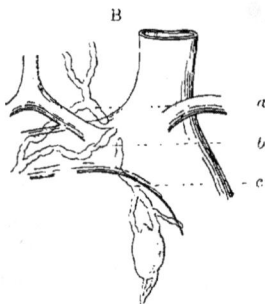

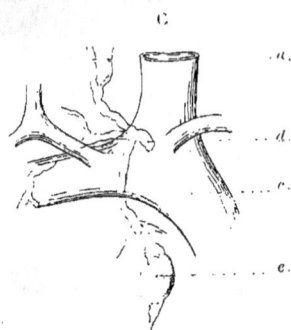

Fig. 501. — Différents modes de terminaison des troncs collecteurs terminaux de la moitié droite de la portion sus-diaphragmatique du corps.

a. Tronc jugulaire. — b. Tronc sous-clavier. — c. Tronc broncho-médiastinal. — d. Grande veine lymphatique. — e. Ganglion de la chaîne mammaire interne. — f. Ganglion de la chaîne cervicale profonde.

Tronc sous-clavier. — Il résume la circulation du membre supérieur correspondant.

Tronc broncho médiastinal. — Il résume la plus grande partie des lymphatiques pariétaux et la totalité des lymphatiques viscéraux du thorax.

La terminaison de ces trois troncs est variable. En général, ils s'ouvrent isolément dans le confluent veineux. A droite, ils se réunissent quelquefois en un seul canal. A gauche, le tronc jugulaire se jette en général dans le crochet terminal du canal thoracique.

§ 2. CANAL THORACIQUE

Long de 30 à 34 centimètres, le canal thoracique présente à son origine une partie dilatée appelée citerne de Pecquet. Il s'étend du bord supérieur de la IIe vertèbre lombaire, au confluent des veines jugulaire et sous-clavière gauches, dans lequel il se jette. Il monte d'abord vertical, un peu à droite de la ligne médiane, il se porte ensuite légèrement en haut et à gauche, coupant ainsi très obliquement le plan médian sagittal. Au niveau d'une horizontale passant par la VIIe vertèbre cervicale, il se recourbe en bas, en dehors et en avant, jusqu'à sa terminaison. Il ne présente que de rares valvules.

Rapports. — Dans sa *portion abdominale*, le canal thoracique, représenté par la citerne de Pecquet, répond : en avant, au bord droit de l'aorte abdominale, à l'origine de l'artère capsulaire

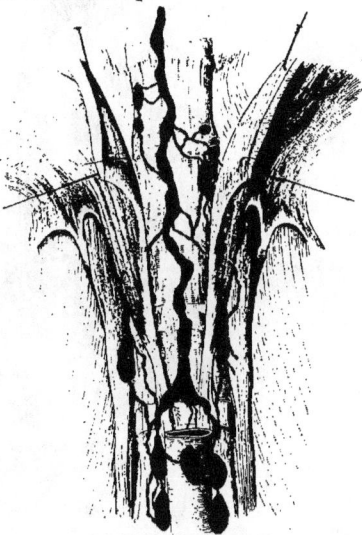

Fig. 502. — Portion abdominale au canal thoracique.

moyenne, de la douzième intercostale et de la première artère lombaire du côté droit; en arrière, au corps des deux premières lombaires; latéralement, au bord interne des piliers du diaphragme.

Dans sa *portion thoracique*, on peut lui considérer trois segments : le premier s'étend du point où le canal entre dans le médiastin postérieur jusqu'à celui où l'azygos et l'aorte accolés se séparent; dans ce segment le canal thoracique est logé dans l'angle postérieur de ces deux vaisseaux. Le deuxième segment, interazygo-aortique passe entre la crosse de l'azygos et la crosse aortique dont il croise la

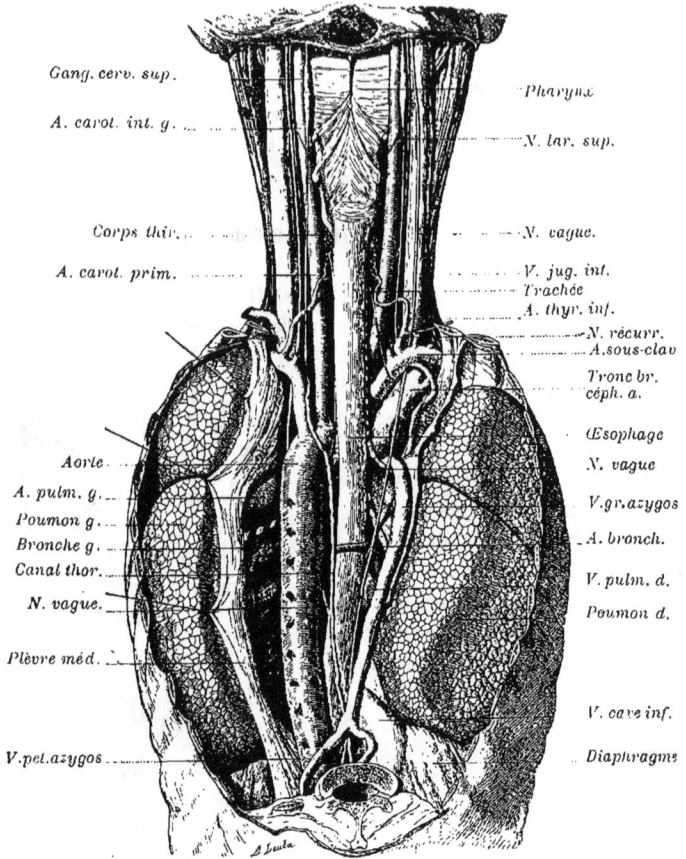

Gang. cerv. sup.

A. carot. int. g.

Corps thir.

A. carot. prim.

Pharynx

N. lar. sup.

N. vague.

V. jug. int.
Trachée
A. thyr. inf.
N. récurr.
A. sous-clav
Tronc br. céph. a.

Œsophage
N. vague

Aorte

A. pulm. g.
Poumon g.
Bronche g.
Canal thor.
N. vague.

Plèvre méd.

V.pet.azygos

V.gr.azygos

A. bronch.

V. pulm. d.

Poumon d.

V. cave inf.

Diaphragme

Fig. 503. — Situation et rapports du canal thoracique dans le médiastin postérieur. Vue postérieure.

Les organes du cou et du médiastin ont été écartés et déplacés de façon à montrer les divers plans. A gauche, la plèvre médiastine a été conservée en partie et érignée pour montrer le pédicule pulmonaire de ce côté (adulte).

face postérieure et droite. Le troisième segment est satellite de l'artère sous-clavière gauche, avec laquelle il monte jusqu'à l'orifice supérieur du thorax.

Dans sa *portion cervicale*, le canal thoracique répond en bas à l'artère sous-clavière qu'il enjambe; en arrière et en dehors au ganglion cervical inférieur et à l'origine de l'artère et de la veine verté

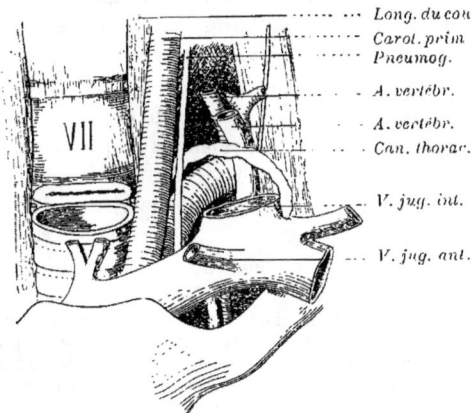

Long. du cou
Carot. prim
Pneumog.
A. vertébr.
A. vertébr.
Can. thorac.
V. jug. int.
V. jug. ant.

Fig. 504. — Crochet terminal du canal thoracique.

brale; en avant et en dedans à l'artère carotide primitive gauche, au

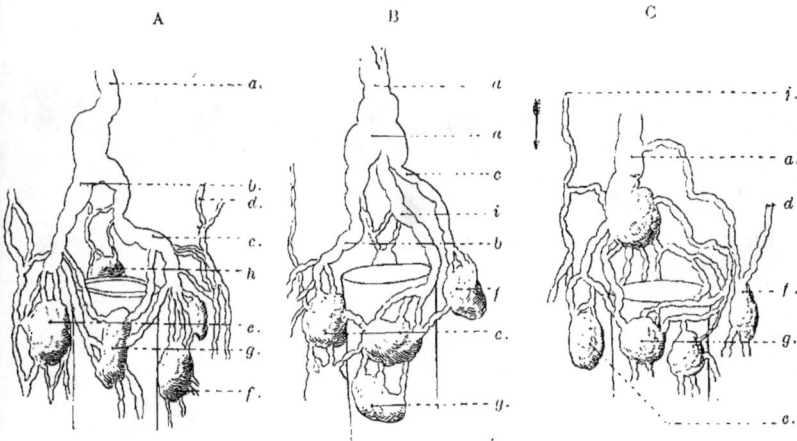

Fig. 505. — Modes du canal thoracique.

a. Canal thoracique. — *a'*. Citerne de Pecquet. — *b*. Tronc commun des efférents des ganglions juxta-aortiques droits. — *c*. Tronc commun des efférents des ganglions juxta-aortiques gauches. — *d*, un de ces efférents gagnant le 'thorax à travers le pilier gauche du diaphragme. — *e*. Ganglion juxta-aortique droit. — *f*. Ganglion juxta-aortique gauche. — *h*. Ganglion rétro-aortique. — *i*. Tronc commun des ganglions préaortiques *(tumens intestinalis)*. — *f*. Collecteur des lymphatiques intercostaux, gagnant la citerne de Pecquet par un trajet descendant.

pneumogastrique, et à la partie terminale de la jugulaire interne.

Affluents. — Ils peuvent être répartis en deux groupes. Les uns

s'unissent pour donner naissance au canal thoracique : ce sont de véritables branches radiculaires, les autres lui constituent des branches
collatérales. Les branches radiculaires sont formées par les vaisseaux
efférents des groupes rétro-, pré- et juxta-aortiques droits et gauches.
Quant aux branches collatérales, elles sont constituées : 1° par les
efférents des ganglions inter-costaux des 6 ou 5 premiers espaces;
2° par les efférents des ganglions médiastinaux postérieurs; 3° par un
tronc qui résume la circulation des 6 ou 7 derniers espaces; enfin
4° par plusieurs efférents des ganglions supérieurs des deux chaînes
juxta-aortiques.

Sur la *structure* et le *développement*, voir page 760.

Dissection. — Pour étudier le canal thoracique, il est de toute nécessité de
l'injecter. La technique est la suivante : 1) oblitérer la partie terminale du canal,
en poussant une injection de suif dans la veine cave inférieure; 2) découvrir la
citerne de Pecquet; 3) l'injecter au mercure, ou mieux au suif ou à la gélatine.
Chez le nouveau-né, où l'injection directe est impossible, on l'injecte indirectement
en poussant la masse de Gérota dans les ganglions abdomino-aortiques.

NÉVROLOGIE[1]

La *névrologie* est l'étude du système nerveux. Le système nerveux est un ensemble d'organes ou centres qui, par des filaments, les nerfs, se mettent en relation avec toutes les parties du corps. Il perçoit les sensations et provoque les mouvements; il règle la vie de nutrition; il est le siège des fonctions intellectuelles.

On divise le système nerveux en deux appareils : le système cérébro-spinal et le système du grand sympathique.

Le *système nerveux cérébro-spinal*, système de la vie animale ou de relation, est de beaucoup le plus considérable. Il comprend une partie centrale, l'encéphale et la moelle, et une partie périphérique, les nerfs crâniens et rachidiens avec les ganglions qui leur sont annexés. Les fonctions des organes des sens, la sensibilité consciente, les mouvements volontaires lui sont dévolus.

Le *système du grand sympathique*, système de la vie organique ou végétative, est formé d'organes nerveux ou *ganglions*, reliés entre eux et avec la moelle, mais jouissant d'une certaine autonomie. Ces ganglions sont disposés en chaîne, dite *cordon* du grand sympathique, en avant de la colonne vertébrale et du crâne, ou bien enfouis dans la profondeur des viscères. Les actes de sensibilité inconsciente et de mouvements involontaires qui s'accomplissent dans l'intimité des organes, l'état de resserrement ou de dilatation des vaisseaux, des phénomènes de nutrition et de sécrétion, sont les attributs du grand sympathique.

Nous étudierons d'abord la morphologie des centres nerveux, telle qu'on peut l'étudier à l'œil nu sur les pièces de dissection, et en second lieu leur structure.

MORPHOLOGIE DES CENTRES NERVEUX

MOELLE ÉPINIÈRE

Préparation. — On ouvre le canal rachidien en arrière sur toute sa longueur, depuis l'occipital jusqu'au coccyx. Pour cela on se sert d'une double scie ou mieux d'un fort ciseau et d'un maillet de bois. Il importe que les lames vertébrales soient parfaitement dénudées, et que la colonne soit bien tendue à l'aide de billots convenablement placés; il faut aussi d'abord laisser le cerveau en place. — On observe la position du cône dural, du filum terminale, de la queue de cheval. — Puis on sectionne la dure-mère dans tous les trous de conjugaison, en tâchant de

---

1. Le chapitre « Développement du système nerveux » a été rédigé dans le *Traité d'Anatomie humaine*, par M. le professeur Prenant.

conserver les ganglions rachidiens adhérents à la moelle. On enlève ensuite le fourreau de la dure-mère avec la moelle incluse, en le libérant de ses adhérences antérieures. On le place sur un liège ou une planchette et on fend la dure-mère sur la ligne médiane.

Il est nécessaire d'être guidé par quelqu'un ayant déjà pratiqué cette préparation qui est laborieuse et difficile.

Définition. — La *moelle* est la partie des centres nerveux qui occupe le canal rachidien.

Dimensions, couleur, consistance. — La *longueur* moyenne de la moelle est de 45 centimètres, sa largeur de 1 centimètre. Elle pèse 28 grammes. Parmi les animaux, l'homme est celui qui a la plus petite moelle par rapport au volume de son cerveau.

La *couleur* de la moelle est d'un blanc mat.

Sa *consistance* est ferme.

Situation et rapports. — La moelle est située dans le canal rachidien ; mais, dans le sens longitudinal comme dans le sens transversal, elle n'en occupe qu'une partie.

A. Dans le sens longitudinal, la moelle commence au-dessous de l'occipital, au niveau de l'espace occipito-atloïdien ; elle finit à la 2e vertèbre lombaire. Elle répond donc à toute la région cervicale et dorsale et à la partie supérieure de la région lombaire ; le reste du

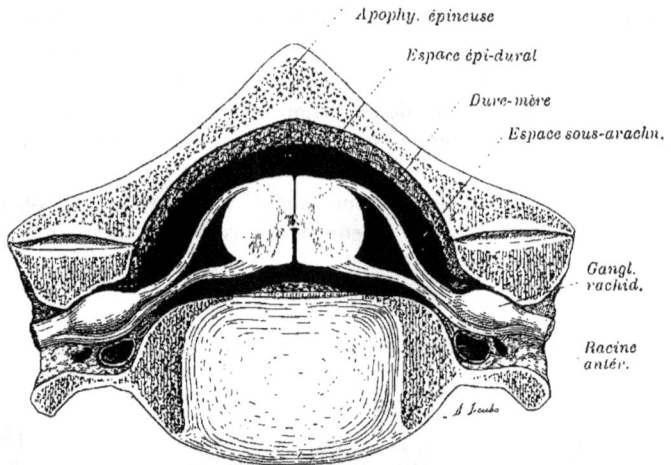

FIG. 506. — Rapports de la moelle dans le sens transversal.

Coupe transversale passant par une vertèbre cervicale, au niveau d'un trou de conjugaison. En rouge, l'a. vertébrale. L'arachnoïde et la pie-mère ne sont pas figurées.

canal est rempli par les nerfs de la queue de cheval. La dure-mère se termine à la 2e sacrée.

Chez l'embryon, la moelle s'étend sur toute la longueur de la colonne jusqu'à l'extrémité du coccyx. Dans le cours de la vie fœtale, la colonne vertébrale s'accroissant beaucoup plus rapidement que la moelle, l'extrémité inférieure de cette dernière se trouve située à un niveau de plus en plus élevé, qui déjà chez le nouveau-né atteint sa place définitive, 2e ou 3e lombaire. C'est ce qu'on appelle l'*ascension apparente* de la moelle. Toutefois cet organe conserve encore son attache coccygienne, par une portion étirée et atrophiée, qu'on nomme le *filum terminale*. Quant aux nerfs lombaires et sacrés, qui primitivement naissaient à angle droit, ils prennent une direction oblique, descendante, et se massent en un gros paquet, un long éventail, qui est la *queue de cheval*.

B. Dans le sens transversal, la moelle n'occupe que la moitié ou les deux tiers du diamètre du canal, suivant les régions. Elle est séparée de la dure-mère par l'*espace sous-arachnoïdien*, que remplit le liquide céphalo-rachidien; elle est immergée dans un bain. Elle peut ainsi échapper dans une certaine limite à la compression par des fractures, des tumeurs, des courbures pathologiques.

Fixité. — La moelle ne possède qu'une très faible mobilité; elle est indépendante des mouvements de la colonne, grâce à la couche liquide qui la sépare des parois osseuses. Elle est fixée dans sa longueur en haut, par sa continuité avec le bulbe, en bas par les nerfs de la queue de cheval; et dans sa largeur par les ligaments dentelés qui se portent de la pie-mère à la dure-mère, entre les racines antérieures et postérieures.

Conformation extérieure. — La moelle a la forme d'un cylindre et présente dans sa longueur les mêmes courbures que la colonne vertébrale. On remarque sur ce cylindre deux dilatations fusiformes : le renflement cervical, qui répond à la naissance des nerfs du membre

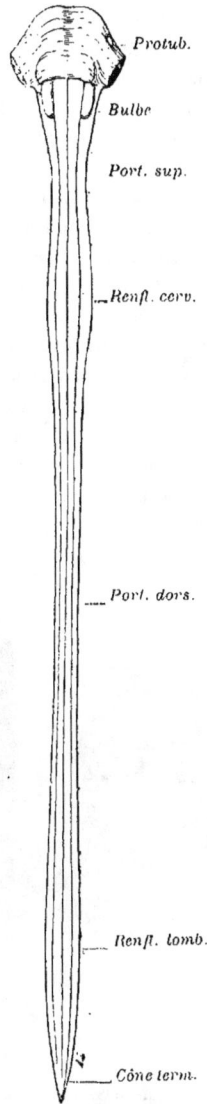

FIG. 507.
Forme de la moelle.

La moelle est vue par sa face antérieure. On remarque sur cette face les sillons médian antérieur et collatéraux antérieurs.

supérieur, et le renflement lombaire, origine des nerfs du membre inférieur. On peut ainsi diviser la moelle en cinq segments : 1° la portion supérieure, séparée du bulbe par un léger étranglement ou *collet du bulbe*; — 2° le *renflement cervical*; — 3° la portion thoracique ou dorsale; — 4° le *renflement lombaire*; — 5° le *cône terminal*.

Le *cône terminal* ou *médullaire* est la partie effilée qui termine la moelle et répond à l'origine des nerfs coccygiens. Sa longueur est de 1 centimètre. Il se prolonge par le filum terminale.

Le *filum terminale* ou *filament terminal* est un mince cordon qui s'étend du sommet du cône terminal au coccyx, sur la face postérieure duquel il s'insère. Sa longueur est de 25 centimètres. On lui distingue une portion interne et une portion externe. La portion interne ou supérieure est contenue dans le sac de la dure-mère qui s'étend jusqu'à la 2° vertèbre sacrée. Elle est formée par un prolongement très atrophié de la moelle que l'on reconnaît à sa teinte grise au milieu des nerfs de la queue de cheval. — La portion externe ou inférieure est réduite aux nerfs coccygiens qu'enveloppe un étui mince mais très résistant fourni par la dure-mère; elle constitue le *ligament coccygien* (fig. 571).

La surface de la moelle recouverte par la pie-mère et par de nombreux vaisseaux est traversée par les racines antérieures et postérieures des nerfs rachidiens, entre lesquelles sont tendus les ligaments dentelés. Elle présente, dans le sens de sa longueur, plusieurs sillons qui sont :

1° Le *sillon médian antérieur*, facile à écarter et au fond duquel on aperçoit la commissure blanche;

2° Le *sillon médian postérieur*, simple dépression linéaire qui répond au bord postérieur d'une cloison de névroglie;

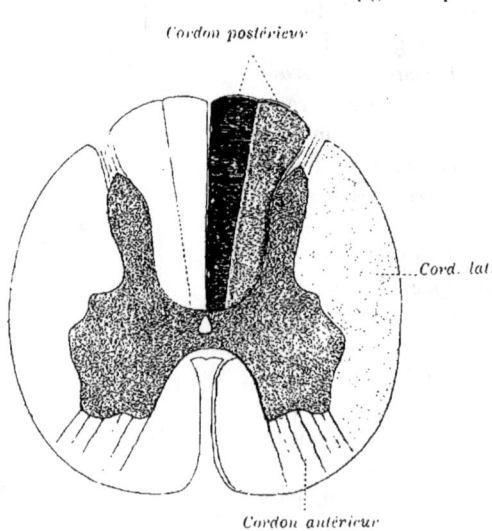

Fig. 508. — Cordons de la moelle (schéma).

Le cordon postérieur présente : en dehors, le faisceau de Burdach; en dedans, le faisceau de Goll.

3° Le *sillon collatéral antérieur*, nom sous lequel on désigne impropremeent la ligne d'insertion des racines antérieures;

4° Le *sillon collatéral postérieur*, d'où émergent les racines postérieures;

5° Le *sillon intermédiaire postérieur*, situé entre les racines et le sillon médian postérieur. Il n'est bien marqué qu'à la région cervicale. (fig. 512).

Ces sillons divisent de chaque côté la moelle en trois cordons : le cordon *antérieur*, qui s'étend du sillon médian antérieur aux racines antérieures incluses; — le cordon *postérieur*, compris entre le sillon médian postérieur et les racines postérieures incluses; — le cordon *latéral*, situé entre les deux autres.

Conformation intérieure. — Une coupe transversale de la moelle montre qu'elle est composée de deux substances : au centre, d'une substance grise; et à la périphérie, d'une substance blanche.

La *substance blanche* ne présente aucune particularité à l'œil nu. On remarque seulement, au fond du sillon médian antérieur, une bande transversale, la *commissure blanche*. Le cordon postérieur est parcouru en sens radié par une fine cloison, suite du sillon intermédiaire postérieur, et bien visible sur les coupes colorées, qui le divise en deux faisceaux, le *faisceau de Burdach* en dehors, le *faisceau de Goll* en dedans, le long de la cloison du sillon médian postérieur.

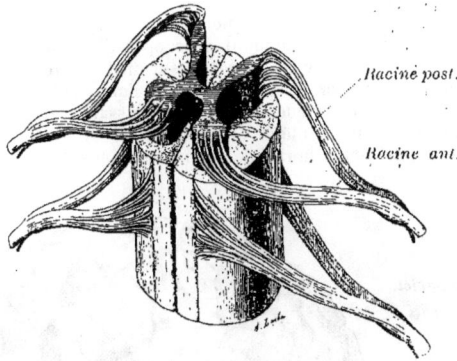

Fig. 509. — La substance blanche et la substance grise de la moelle.

Cette figure montre la forme en H de la substance grise et ses rapports avec les racines nerveuses. La partie antérieure regarde un peu à gauche. On a enlevé en haut un anneau de substance blanche.

La *substance grise* a la forme d'un H. Chacun des jambages est lui-même divisé en deux moitiés qui sont : la *corne antérieure*, plus grosse et plus éloignée de la périphérie de la moelle, et la *corne postérieure*, plus mince, terminée par une tête qui s'avance dans le sillon collatéral postérieur, à l'issue des racines postérieures.

La branche transversale forme la *commissure grise*, et se distingue en commissure grise *antérieure* et commissure grise *posté-*

rieure, suivant qu'elle est située en avant ou en arrière du canal de l'épendyme.

Le *canal de l'épendyme* occupe le centre de la commissure grise et de la moelle. Il est gros comme une piqûre d'aiguille, à peine visible à l'œil nu. Il se prolonge sur toute la longueur de la moelle, même dans le commencement du filum terminale; à sa partie supérieure il débouche dans le 4e ventricule. Dans le cône terminal, il présente, sur une longueur de 1 centimètre, une dilatation qui est le *ventricule terminal* de Krause.

ENCÉPHALE

Préparation. — Extraire le cerveau. Pour cela inciser à fond et circulairement les parties molles du crâne; ouvrir la boîte crânienne à la scie ou au marteau; inciser la dure-mère de chaque côté de la ligne médiane et couper transversalement la faux du cerveau. On enlève le cerveau en s'efforçant de conserver les nerfs olfactifs et la glande pituitaire qu'il faut sculpter dans la selle turcique. Inciser la tente du cervelet de chaque côté et couper le bulbe aussi bas que possible. Le liquide qui s'écoule pendant cette opération est le liquide céphalo-rachidien. On pose le cerveau par sa convexité sur un linge roulé en couronne.

On peut étudier le cerveau frais qu'on vient d'extraire; mais il vaut beaucoup mieux le durcir modérément, en le laissant pendant deux ou plusieurs semaines dans un bain phéniqué (à 25 pour 1000) ou formolé. Après l'étude de sa face externe, on coupe horizontalement les hémisphères au-dessus du corps calleux, et

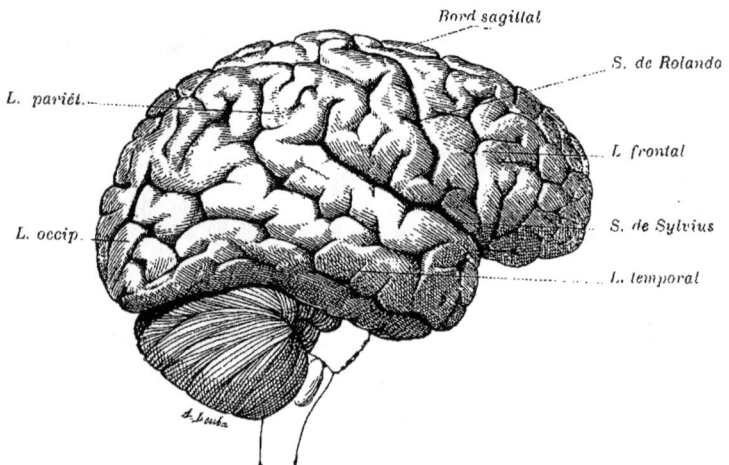

Bord sagittal

S. de Rolando

L. pariét.

L. frontal

L. occip.

S. de Sylvius

L. temporal

Fig. 510. — L'encéphale vu par sa face externe.

Au-dessous du cerveau se voit le cervelet; en avant de celui-ci, le bulbe et la protubérance.

on ouvre les ventricules latéraux en incisant leur voûte, comme dans la figure 539. Un second cerveau est nécessaire, et celui-là durci, pour pratiquer d'abord une coupe médiane antéro-postérieure, puis sur une moitié une série de coupes verticotransversales, et sur l'autre des coupes horizontales, dont la plus importante, et qui peut suffire, est celle de Flechsig.

Pour faire la *coupe de Flechsig* (fig. 537), on coupe horizontalement l'hémisphère en passant par le milieu de la tête du noyau caudé et par le milieu en hauteur de la couche optique.

Divisions. — L'encéphale est la partie des centres nerveux qui occupe la cavité crânienne.

Il se divise en 5 segments, transformation des 5 vésicules cérébrales qui constituent le cerveau à un moment donné de son développement embryonnaire.

Le tableau suivant rappelle la concordance entre ces vésicules et les organes adultes.

I. *Hémisphères cérébraux.* (Écorce. Corps strié. Rhinencéphale).	Cerveau terminal. . .	*Télencéphale.*	
II. *Couches optiques.* (Troisième ventricule.	Cerveau intermédiaire.	*Diencéphale* ou *Thalamencéphale.*	
III. *Pédoncules cérébraux.* (Tubercules quadrijumeaux).	Cerveau moyen. . . .	*Mésencéphale.*	
IV. *Cervelet et protubérance.*	Cerveau postérieur.. .	*Métencéphale.* . . .	*Rhombencéphale* ou cerveau rhomboïdal.
V. *Bulbe rachidien.*	Arrière-cerveau. . . .	*Myélencéphale.*. . .	

Quelques auteurs ajoutent au cerveau rhomboïdal une sixième division, qui comprend les pédoncules cérébelleux supérieurs. C'est *l'isthme du rhombencéphale*, intercalé entre le métencéphale et le mésencéphale.

Dans le langage courant, le cerveau *en général* désigne l'encéphale tout entier, lorsqu'on dit par exemple, le cerveau et la moelle... enlever un cerveau. — Dans un sens restreint, le *cerveau proprement dit* comprend les deux premières divisions, hémisphères et couches optiques, c'est-à-dire la masse indivise qui est située en avant des pédoncules cérébraux.

Poids du cerveau[1]. — C'est le *poids* de l'encéphale que l'on étudie généralement sous le nom de *poids du cerveau*; il faut d'ailleurs remarquer que seuls les hémisphères, siège des hautes fonctions intellectuelles, présentent des variations de poids importantes. Ce poids total est en moyenne de 1350 grammes pour l'homme adulte des races européennes. Les variations sont liées principalement au développe-

---

1. Le chapitre « Poids de l'Encéphale » a été rédigé dans le *Traité d'Anatomie humaine*, par M. L. Manouvrier.

Abrégé d'Anat. — II.   51

ment de l'intelligence et au volume du corps. Il peut s'élever à 2000 grammes et s'abaisser à 800 grammes avec l'intégrité des fonctions cérébrales. Le cerveau de la femme pèse 150 grammes de moins que celui de l'homme, différence d'un peu plus de 10 pour 100, qui est sensiblement la même que celle des volumes du corps et qui ne démontre pas une infériorité intellectuelle organique.

BULBE RACHIDIEN (MYÉLENCÉPHALE)

Définition. — Le *bulbe rachidien* ou *moelle allongée* est la partie renflée qui termine la moelle et l'unit à la protubérance annulaire. Il est situé en partie dans le canal vertébral, en partie dans le crâne, mais sa plus grande partie est crânienne. Sa limite inférieure est établie par un étranglement souvent peu apparent, le *collet* du bulbe ; sa limite supérieure est marquée par le *sillon bulbo-protubérantiel*.

De la continuité de cet organe avec la moelle et la protubérance résulte pour lui une assez grande fixité ; il remonte seulement un peu dans la flexion de la tête.

Il mesure 25 millimètres en longueur, et 22 en largeur. Son poids est de 8 grammes.

Conformation extérieure et rapports. — Le bulbe a la forme d'une pyramide quadrangulaire, dont le sommet tronqué se continue avec la moelle. Sa direction est presque verticale, comme celle de la gouttière basilaire et n'est inclinée que de 30 degrés sur une verticale passant par le trou occipital.

On lui décrit quatre faces : une antérieure, une postérieure, et deux latérales, et deux extrémités.

1º *Face antérieure.* — La face antérieure est en rapport avec l'apophyse odontoïde dont la luxation peut la comprimer, et avec la partie inférieure de la gouttière basilaire. Elle présente de dedans en dehors : le *sillon médian antérieur*, et dans ce sillon : en haut le *trou borgne* de Vicq d'Azyr, fossette vasculaire ; en bas l'*entre-croisement* des pyramides formé par des faisceaux nattés ;

La *pyramide antérieure*, renflement allongé à base supérieure ;

Le *sillon de l'hypoglosse*, d'où émergent les racines du nerf grand hypoglosse ;

L'*olive*, corps ovoïde, long de 1 centimètre, limité en arrière par le *sillon rétro-olivaire*, qui est une dépression vasculaire.

La face antérieure, comme aussi la face latérale, est quelquefois parcourue par des *fibres arciformes*, qui nées du sillon médian recouvrent partiellement l'olive et vont se perdre dans le corps restiforme.

2º *Face latérale.* — La face latérale est croisée par l'artère vertébrale. On y remarque le *faisceau intermédiaire*, entre le sillon rétro-olivaire en avant, et le *sillon des nerfs mixtes* en arrière. De ce dernier sillon sortent les racines des nerfs glosso-pharyngien, pneumo-gastrique et spinal.

3° *Face postérieure.* — Dans sa partie supérieure crânienne, cette face est recouverte par le cervelet qui l'embrasse dans une gouttière. Sa partie inférieure, vertébrale, répond à l'espace sous-occipital, entre l'occipital et l'arc postérieur de l'atlas. C'est par là qu'un instrument peut atteindre le bulbe et provoquer une mort foudroyante en lésant le *nœud vital*, qui correspond aux origines du pneumo-gastrique. Cette particularité a été connue de tout temps, même des gens étrangers à la médecine.

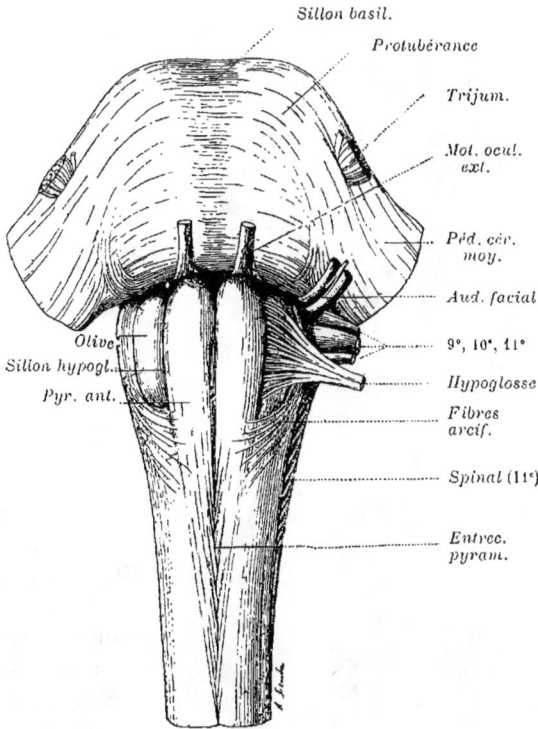

Fig. 511. — Bulbe rachidien et protubérance.
Face antérieure (Hirschfeld).

La face postérieure présente deux portions bien distinctes : une portion supérieure, ouverte, excavée, qui fait partie du plancher du 4ᵉ ventricule et que nous décrirons avec celui-ci, — une portion inférieure fermée, arrondie qui ressemble à la moelle. Sur cette portion inférieure on observe de dedans en dehors :

Le *sillon médian postérieur*, continuation du sillon de la moelle ;

La *pyramide postérieure*, qui continue le cordon de Goll et se termine elle-même en s'effilant sur le bord du plancher ventriculaire ;

Le *sillon intermédiaire postérieur* ;

51.

Le *corps restiforme* qui est la suite du faisceau de Burdach. Il occupe la plus grande partie de la face postérieure et empiète sur la face latérale. Il se continue en haut avec le pédoncule cérébelleux inférieur. Sur sa partie externe et inférieure apparaît quelquefois une faible saillie grisâtre, le *tubercule cendré de Rolando*, qui répond à la tête de la corne postérieure. Le corps restiforme est borné au dehors par le sillon des nerfs mixtes.

4° **Sommet**. — Le sommet du bulbe se continue avec la moelle au-dessus des racines du 1er nerf cervical.

5° **Base**. — La base fait corps avec la protubérance annulaire. Elle est parcourue en avant et sur les côtés par le *sillon bulbo-protubérantiel*. On remarque dans ce sillon : le *trou borgne* déjà indiqué ; — la *fossette sus-olivaire*, d'où émerge le nerf moteur oculaire externe ; — la *fossette latérale*, qui termine le sillon des nerfs mixtes, et par où sortent le nerf facial et l'auditif.

Conformation intérieure. — Nous ne décrivons que l'olive, dont on peut prendre une bonne idée à l'aide d'une coupe verticale et d'une coupe transversale (fig. 514 et 553).

L'olive, dite aussi bulbaire ou

Pyr. post.

Coll. du bulbe

Cordon post.

Cordon de Goll

Faisc. Burdach

Cordon latér.

Sill. méd. post.

Sill. interm. post.

Sill. coll. post.

Fig. 512. — Moelle, Bulbe, Protubérance et Tubercules quadrijumeaux.

Face postérieure (Hirschfeld). — On voit le plancher du 4e ventricule, les 3 pédoncules cérébelleux et les tubercules quadrijumeaux.

inférieure, pour la distinguer d'une formation semblable (olive supérieure) plus petite qu'on trouve dans l'épaisseur de la protubérance, est un sac dont la paroi est formée par une lame plissée, de couleur jaunâtre, et dont l'ouverture ou *hile* regarde le centre du bulbe. C'est

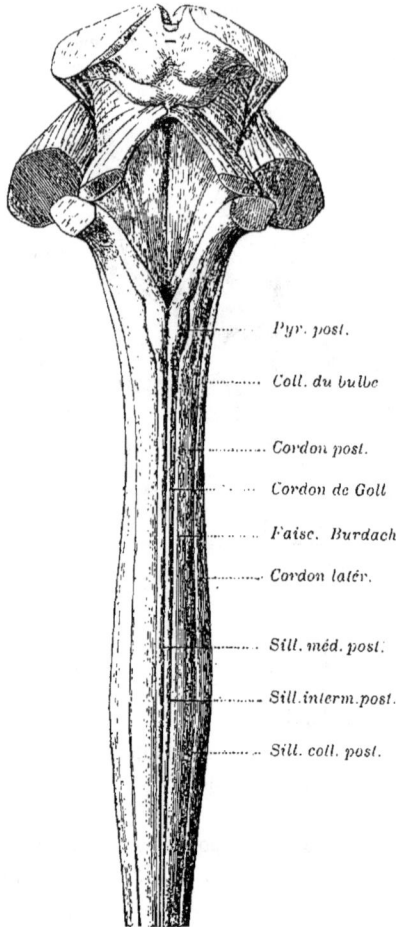

un ganglion nerveux que nous verrons être en relation avec le cervelet.

PROTUBÉRANCE ANNULAIRE (PARTIE VENTRALE DU MÉTENCÉPHALE)

Définition. — La *protubérance annulaire* ou *pont de Varole* est la partie intermédiaire au bulbe, aux pédoncules cérébraux et au cervelet.

Sa forme est celle d'une masse cubique, mesurant 3 centimètres dans ses divers diamètres. Sur ses six faces, quatre sont fictives et continues avec les organes voisins, le bulbe en bas, les pédoncules cérébraux en haut, les pédoncules cérébelleux moyens de chaque côté ; deux seulement sont libres, la face antérieure et la face postérieure.

1° *Face antérieure*. — La face antérieure repose sur la partie supérieure de la gouttière basilaire. Elle est striée transversalement et présente au milieu le *sillon basilaire*, qui loge le tronc basilaire artériel, et de chaque côté les bourrelets pyramidaux. L'émergence du nerf trijumeau sert de limite avec le pédoncule cérébelleux moyen.

2° *Face postérieure*. — En s'unissant avec celle du bulbe, elle constitue le plancher du 4ᵉ ventricule. Nous la décrirons avec cette cavité.

Bord inférieur. — C'est le sillon bulbo-protubérantiel déjà décrit.

Bord supérieur. — Ce bord est séparé des pédoncules cérébraux par le sillon protubérantiel supérieur.

Conformation intérieure. — La coupe transversale montre que tout l'étage antérieur est occupé par des fibres transversales, épanouissement du pédoncule cérébelleux moyen. Çà et là, à travers ces fibres, sont semés des îlots de substance grise, petits ganglions qui sont les *noyaux protubérantiels*. De chaque côté de la ligne médiane et toujours dans ce même étage, on voit la coupe de deux gros faisceaux arrondis, les *faisceaux pyramidaux*. Si la coupe passe par l'eminentia teres du ventricule, on peut reconnaître dans la profondeur, vers le tiers postérieur, l'*olive supérieure*, formation plissée, analogue à la grosse olive du bulbe, et qui est en relation avec les fibres acoustiques centrales (fig. 551).

Il est intéressant de pratiquer une coupe à plat, en rasant les pyramides antérieures du bulbe ; car on peut suivre ainsi le trajet du *faisceau pyramidal*, à travers les fibres transversales du pont, depuis le pied du pédoncule cérébral jusqu'au bulbe.

CERVELET (VOUTE DU CERVEAU POSTÉRIEUR ou PARTIE DORSALE
DU MÉTENCÉPHALE)

Définition. — Le *cervelet*, petit cerveau, est un organe nerveux qui
occupe les fosses occipitales inférieures, à la jonction de la moelle et
du cerveau (fig. 522).

Situation. — Il est situé dans la loge crânienne inférieure ou loge
cérébelleuse, que ferme au-dessus la tente du cervelet; extérieurement il
répond aux bosses occipitales inférieures, au-dessous de la protubérance
occipitale externe ou inion.

Couleur. Consistance. Dimensions. — La couleur du cervelet est
grise. — Sa consistance est un peu inférieure à celle du cerveau. Les
parties déclives subissent assez facilement le ramollissement cadavérique.
— Les dimensions sont de 10 centimètres en largeur, 5 centimètres en
longueur et en épaisseur. Son poids moyen est de 140 grammes.

Conformation extérieure. — Le cervelet à la forme d'un cœur de
carte, dont le sommet tronqué regarde en avant, et la base échancrée,
en arrière. Il se compose de deux lobes latéraux ou *hémisphères*, et d'un
lobe médian ou *vermis*. On lui décrit une face supérieure, une face inférieure et une circonférence.

1° *Face supérieure.* — La face supérieure, séparée du cerveau par la
tente du cervelet, présente une saillie médiane, striée transversalement
et comparée à un ver à soie, le *vermis supérieur* ; — de chaque côté,
les hémisphères cérébelleux.

2° *Face inférieure.* — Cette face est creusée en gouttière, elle embrasse le bulbe et forme la voûte du 4e ventricule. On y remarque le
vermis inférieur, au milieu de la scissure médiane.

3° *Circonférence.* — La circonférence répond à la gouttière latérale
de l'occipital et au bord supérieur du rocher, par conséquent au sinus
latéral et au sinus pétreux supérieur. Elle offre : en avant, *l'échancrure
antérieure* qui encadre le bulbe et la protubérance ; c'est par ce hile
que sortent les pédoncules cérébelleux ; — en arrière *l'échancrure postérieure*, qui reçoit la faux du cervelet.

La face externe du cervelet est parcourue par des sillons curvilignes
qui subdivisent ses lobes en une quinzaine de lobules. Le plus important de ces sillons est le *grand sillon circonférentiel* de Vicq d'Azyr,
qui suit toute la circonférence de l'organe. Quant aux lobules, nous
mentionnerons seulement sur la face inférieure : la *pyramide de Mala-
carne*, qui est la partie centrale du vermis inférieur, et se termine en
avant par la *luette* ; les *tonsilles* ou *amygdales*, situées de chaque côté

de la luette ; elles appartiennent à la face interne des hémisphères et plongent dans le trou occipital ; le *lobule du pneumo-gastrique* ou flocculus, petit lobule qu'on voit au-dessus du nerf pneumo-gastrique.

Entre la luette et les amygdales, et complétant ainsi l'analogie avec

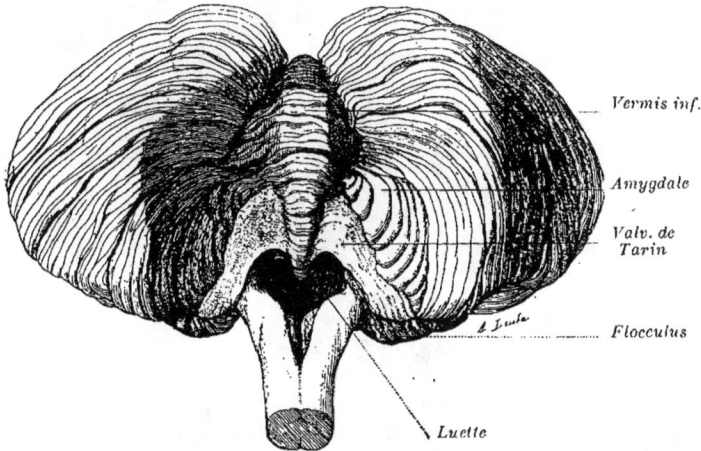

FIG. 513. — Cervelet, vu par la face inférieure.
La luette a été soulevée et écartée du bulbe.

l'isthme du gosier, s'étendent les *valvules de Tarin*, lamelles blanches, semi-lunaires, qui sont des formations nerveuses avortées.

Conformation intérieure. — Il faut pratiquer sur un côté une coupe horizontale et sur l'autre des coupes antéro-postérieures.

Ces coupes montrent une figure arborescente, que l'on a comparée à une feuille de thuya et à laquelle on a donné le nom de cet arbre, *l'arbre de vie.* On y distingue une écorce grise, épaisse de 2 ou 3 millimètres, qui tapisse sans interruption toute la surface du cervelet avec ses moindres sillons, et une substance blanche intérieure. Cette substance blanche forme un *noyau central* d'où partent des branches qui en se subdivisant et en s'enveloppant de substance grise constituent les *lobules*, les *lames* et les *lamelles*. Les plus petits plis sont les lamelles ou circonvolutions.

Le noyau blanc renferme un ganglion principal, le corps dentelé, et de petits ganglions accessoires, *noyaux du toit* et autres.

Le *corps dentelé* se voit le mieux sur une coupe horizontale rasant les pédoncules cérébelleux inférieurs et la valvule de Vieussens. Sa forme est celle de l'olive bulbaire, agrandie. C'est un sac ovoïde, mesurant de 1 à 2 centimètres dans ses divers sens, dont l'ouverture ou

51...

hile regarde en avant et en dedans. Sa paroi est formée par une lamelle

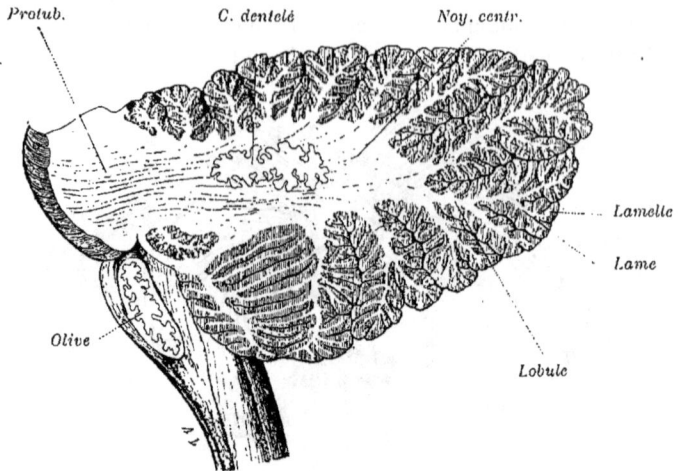

FIG. 514. — Arbre de vie du cervelet (Sappey).

Coupe antéro-postérieure latérale intéressant à la fois le corps dentelé (olive cérébelleuse) et l'olive bulbaire.

jaunâtre, plissée, constituée elle-même par des cellules nerveuses et un riche plexus fibrillaire.

Pédoncules cérébelleux. — A cheval sur le cerveau, la protubérance et le bulbe, le cervelet s'unit à ces organes par trois paires de prolongements de substance blanche, qui sortent par l'échancrure antérieure et se portent en divergeant vers ces centres nerveux : ce sont les *pédoncules cérébelleux* supérieurs, moyens et inférieurs.

1° *Pédoncules cérébelleux supérieurs.* — Ces cordons un peu aplatis partent du centre médullaire du cervelet, et se dirigent en haut et un peu en avant, en se rapprochant de plus en plus l'un de l'autre ; puis ils s'engagent sous les tubercules quadrijumeaux postérieurs sous lesquels ils vont s'entre-croiser. Ils longent les bords supérieurs du 4e ventricule. Recouverts par le cervelet, ils contribuent à former la voûte du ventricule. Entre leurs bords internes s'étend la valvule de Vieussens.

La *valvule de Vieussens* est une lame nerveuse mince, se déchirant facilement, qui remplit, sur une longueur de 15 millimètres, l'espace triangulaire intercepté entre les pédoncules cérébelleux supérieurs. C'est une formation cérébelleuse rudimentaire qui se compose d'une lame blanche profonde et de lamelles grises superficielles divisées en stries transversales. Sa base se continue avec le vermis supérieur. En avant de son sommet est un petit faisceau qui descend des tubercules quadrijumeaux ; c'est le *frein* de la valvule.

2° *Pédoncules cérébelleux moyens.* — Ce sont les plus volumineux.

Ils se dirigent en bas et en dedans à la rencontre l'un de l'autre et se confondent avec la protubérance annulaire. On prend comme démarcation une ligne menée de l'émergence du trijumeau à celle du facial.

3° *Pédoncules cérébelleux inférieurs.* — Ces pédoncules destinés au bulbe se portent d'abord en bas et en avant à leur sortie du cervelet ; puis ils s'infléchissent à angle droit pour se diriger en bas et en dedans, le long du 4e ventricule, et se confondre avec les cordons postérieurs du bulbe.

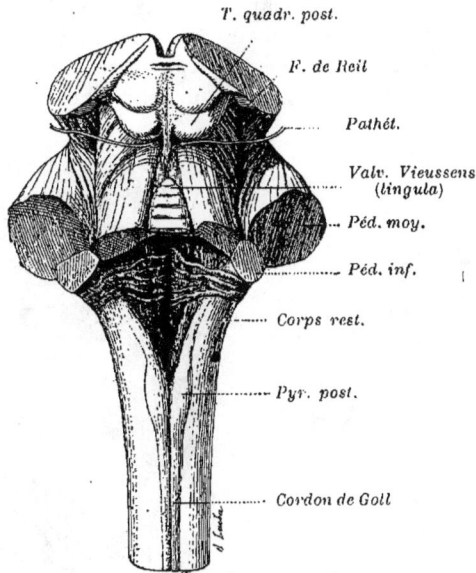

T. quadr. post.
F. de Reil
Pathét.
Valv. Vieussens (lingula)
Péd. moy.
Péd. inf.
Corps rest.
Pyr. post.
Cordon de Goll

Fig. 515. — Pédoncules cérébelleux (Hirschfeld). Le cervelet a été enlevé. On voit la section des 3 pédoncules cérébelleux. Barbes du calamus. Valvule de Vieussens. — Comparez avec la fig. 512.

La partie descendante, située au-dessous du coude, porte le nom de *corps restiforme.*

Quatrième ventricule. — Le *quatrième ventricule* est une cavité située entre le cervelet, le bulbe et la protubérance. Cette cavité a la forme d'un losange, long de 3 centimètres, large de 2, dont la direction est presque verticale. Elle est tapissée par l'épithélium épendymaire et renferme du liquide intra-ventriculaire.

On lui décrit une voûte, un plancher, quatre bords et quatre angles,

1° *Voûte.* — La *voûte* ou *toit*, paroi postérieure, est formée dans sa partie supérieure par le cervelet, c'est-à-dire par le vermis supérieur, la valvule de Vieussens et les pédoncules cérébelleux supérieurs ; — dans sa partie inférieure, par une membrane mince, en partie nerveuse, en partie conjonctive. Cette portion de la voûte reste en effet à l'état rudimentaire. On y voit des formations nerveuses avortées de substance blanche : en avant la valvule de Tarin ; sur les côtés, des lamelles irrégulières qui portent le nom de *ligula.* Au centre, il n'y a que l'épithélium épendymaire tapissant la pie-mère, et même celle-ci se perfore par résorption au niveau de l'angle inférieur, donnant ainsi naissance au *trou de Magendie* qui fait communiquer la cavité du ventricule avec l'espace sous-arachnoïdien. La pie-mère, qui recouvre cette voûte nerveuse embryonnaire, constitue la toile choroïdienne et les plexus choroïdes. Par-dessus la pie-mère s'étendent le vermis inférieur, la luette et les amygdales, qui forment comme un second étage, en sorte

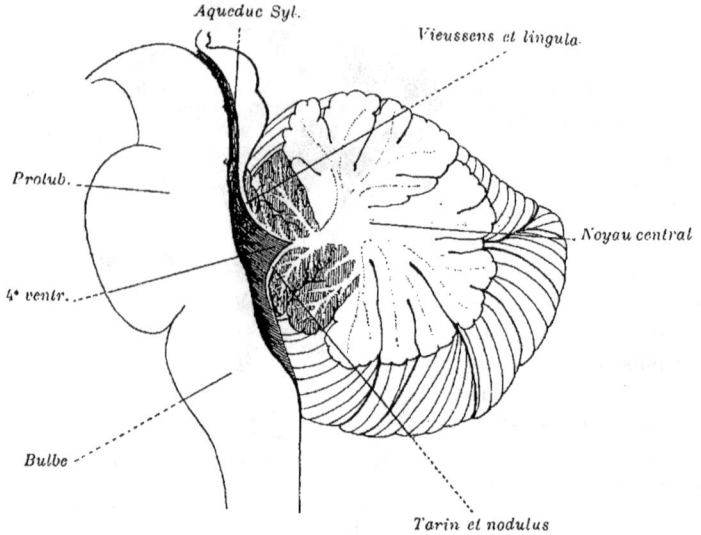

Fig. 516. — Quatrième ventricule.

Coupe antéro-postérieure, montrant la direction presque verticale de la cavité et sa voûte en forme de tente.

que c'est le cervelet qui *semble* constituer la totalité de la voûte du ventricule.

2° **Plancher du 4ᵉ ventricule.** — Ce *plancher*, paroi antérieure, de forme losangique, appartient par moitié à la face postérieure de la protubérance et à celle du bulbe. Il est divisé en deux triangles par des fibres blanches, très variables de forme et de nombre, les *stries acoustiques* ou *barbes du calamus*. Ces stries partent de l'angle latéral, croisent le pédoncule cérébelleux inférieur au niveau de son coude, et s'étendent transversalement sur le plancher; elles s'enfoncent dans le sillon médian ou près de lui. Souvent une d'entre elles remonte obliquement dans le triangle supérieur, c'est la *strie ascendante*. Ce ne sont point des racines du nerf auditif, mais des fibres de la voie acoustique centrale.

Dans le triangle supérieur, on remarque : le sillon médian ; — le *locus cæruleus*, petite tache gris bleuâtre, qui répond à un groupe de cellules nerveuses ; — l'*eminentia teres* (éminence arrondie, noyau d'origine du nerf moteur oculaire externe), saillie blanche qui s'élève près de la ligne médiane, à la base du triangle.

Dans le triangle inférieur : le sillon médian, ou *tige du calamus*

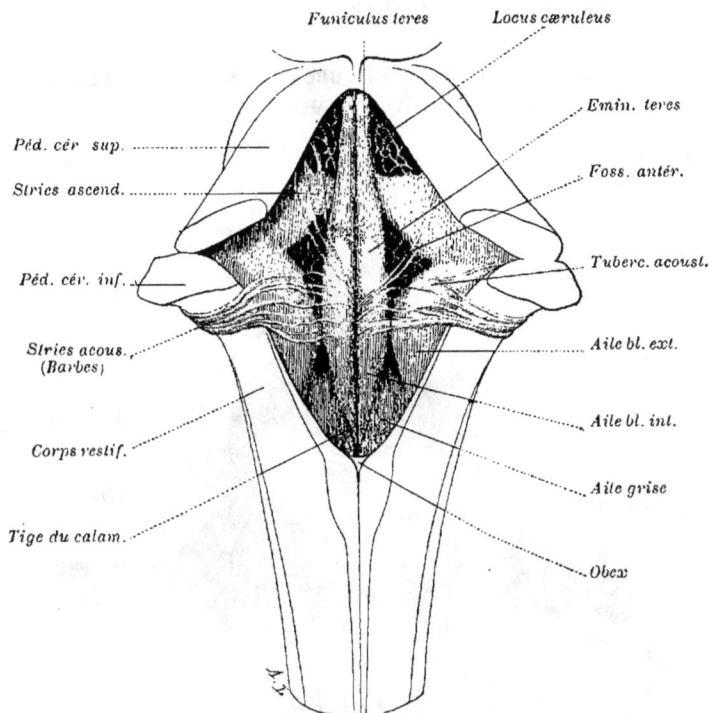

Funiculus teres   *Locus cæruleus*

Péd. cér sup.
Stries ascend.
Péd. cér. inf.
Stries acous.
(Barbes)
Corps restif.
Tige du calam.

Emin. teres
Foss. antér.
Tuberc. acoust.
Aile bl. ext.
Aile bl. int.
Aile grise
Obex

Fig. 517. — Plancher du quatrième ventricule.

scriptorius, terminé par le *bec* au niveau de sa continuation avec le canal de la moelle ; — en dehors du sillon, l'*aile blanche interne*, qui forme un triangle saillant à base supérieure et répond au noyau d'origine de l'hypoglosse ; — plus en dehors, l'*aile grise*, autre triangle disposé en sens inverse et à surface déprimée ; origine des nerfs mixtes ; — et enfin l'*aile blanche externe*, qui appartient aux origines du nerf auditif.

Bords. — Les deux bords supérieurs sont longés par les pédoncules cérébelleux supérieurs ; les deux bords inférieurs, par les pyramides postérieures et les corps restiformes.

Angles. — L'angle supérieur est percé d'un orifice qui est l'entrée de l'aqueduc de Sylvius, lequel s'ouvre d'autre part dans le 3e ventricule. — L'angle inférieur présente le débouché du canal épendymaire de la moelle, au niveau du bec du calamus. — Les angles latéraux se prolongent en diverticule jusqu'à la face externe du bulbe, où ils s'ouvrent par les *trous de Luschka*. Ces diverticules contiennent les plexus choroïdes qui font saillie à l'extérieur,

PÉDONCULES CÉRÉBRAUX ET TUBERCULES QUADRIJUMEAUX
(CERVEAU MOYEN OU MÉSENCÉPHALE)

A. Pédoncules cérébraux. — Les pédoncules cérébraux sont deux troncs nerveux qui relient la protubérance au cerveau. Ils méritent

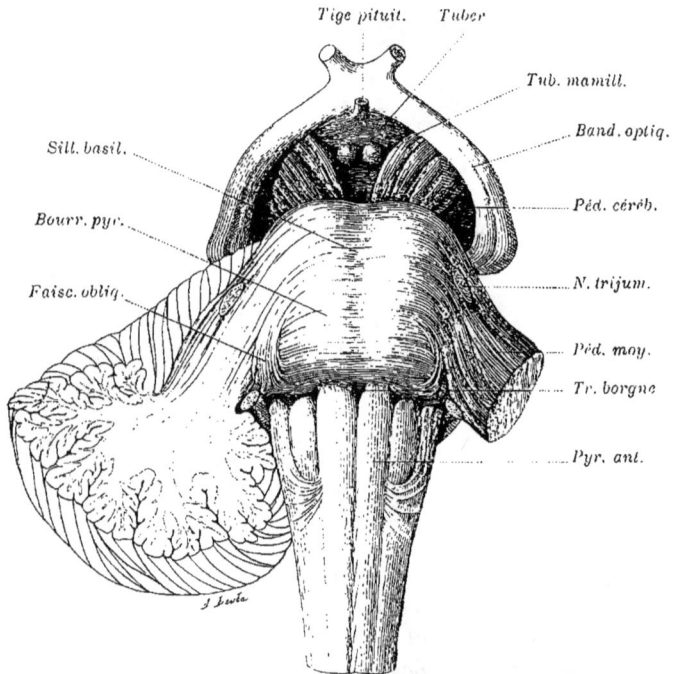

FIG. 518. — Protubérance, bulbe et pédoncules cérébraux.
Face antérieure (Hirschfeld).

seuls le nom d'*isthme du cerveau*, appliqué à tort à d'autres parties. Ils s'étendent du sillon protubérantiel supérieur à la bandelette optique sur une longueur de 2 centimètres au plus. Leur direction est divergente, en même temps qu'ils s'élargissent en éventail. Ils pénètrent dans la loge cérébrale supérieure, en passant par le trou ovale de Pacchioni.

On leur décrit 4 faces mal limitées : une face inférieure, une face interne, une face externe, et une face supérieure, celle-ci conventionnelle et confondue avec la masse du cerveau moyen.

1° *Face inférieure.* — Cette face presque verticale est appuyée sur la lame quadrilatère de la selle turcique. Elle est blanche, fasciculée, et souvent croisée transversalement par des *fibres arciformes*.

2° *Face interne.* — Cette face très courte est remarquable par le *sillon du moteur oc. commun*, d'où l'on voit émerger les racines de ce nerf. Au-dessus de ce sillon, elle s'unit à celle du côté opposé par une lame triangulaire de substance grise dont la base atteint les tubercules mamillaires et qu'on appelle l'*espace perforé postérieur* ou *espace interpédonculaire.*

3° *Face externe.* — Elle est contournée par le nerf pathétique et l'artère cérébrale postérieure. Sur le milieu de sa hauteur, au-dessus de sa portion fasciculée, s'étend un sillon antéro-postérieur, *sillon latéral de l'isthme,* d'où émerge une lame triangulaire de substance blanche, le *faisceau triangulaire de l'isthme*; ce faisceau, plus ou moins apparent, s'élève vers les tubercules quadrijumeaux, couvrant un espace dit le *triangle de Reil* (fig. 515). Il appartient à la voie acoustique centrale.

B. Tubercules quadrijumeaux. — Les *tubercules quadrijumeaux*, par abréviation T. Q., sont des éminences arrondies, blanchâtres, qui surmontent les pédoncules cérébraux. Il y en a quatre, placés par paires. Les T. Q. *antérieurs* ou *nates* sont plus gros, plus écartés, plus plats; entre eux repose la glande pinéale. Les *postérieurs* ou *testes* sont plus petits, plus arrondis. Un sillon crucial sépare ces éminences. La branche longitudinale de ce sillon aboutit en arrière au *frein* de la valvule de Vieussens; de chaque côté du frein, derrière les testes, se voit l'émergence du nerf pathétique (fig. 515).

Les tubercules quadrijumeaux sont reliés à la couche optique par des prolongements ou *bras* que nous décrirons avec celle-ci.

Conformation intérieure du cerveau moyen. — La coupe transversale de cette partie des centres montre de chaque côté, vers la partie inférieure, un croissant de substance grise, foncée, le *locus niger* de Sœmmering, amas de cellules nerveuses très pigmentées. Le locus niger divise le pédoncule cérébral en deux étages : un inférieur, le *pied* formé de faisceaux blancs à direction radiée; un supérieur, la *calotte*, qui a pour limite supérieure conventionnelle une ligne horizontale menée par l'aqueduc de Sylvius. Dans le champ de la calotte se voient deux noyaux arrondis, de couleur gris rougeâtre ou jaunâtre, de 7 à 8 millimètres de diamètre, les *noyaux rouges*; à ces ganglions aboutissent les pédoncules cérébelleux supérieurs. Au-dessus de la calotte, la coupe des T. Q. d'un gris pâle, enveloppés d'une écorce blanche. Ces ganglions sont des centres secondaires affectés à la vision et à l'audition. Enfin, sur la ligne médiane, et près de la partie supérieure, la coupe de l'aqueduc de Sylvius, entouré par la substance grise ventriculaire.

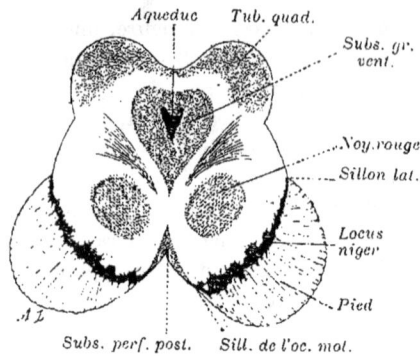

Aqueduc   Tub. quad.

Subs. gr. vent.

Noy. rouge

Sillon lat.

Locus niger

Pied

A L

Subs. perf. post.   Sill. de l'oc. mot.

Fig. 519.
Conformation intérieure du pédoncule cérébral.
Coupe transversale.

L'*aqueduc de Sylvius* est un canal qui fait communiquer le 4e ventricule avec le 3e (fig. 516 et 521). Il commence à l'angle supérieur du 4e ventricule, passe sous les T. Q. et débouche sous la commissure blanche postérieure dans le ventricule moyen. Sa longueur est de 15 millimètres; sa largeur de 1 à 2 millimètres. Il a en coupe une forme triangulaire. Il représente l'ancienne cavité du cerveau moyen embryonnaire.

COUCHES OPTIQUES; TROISIÈME VENTRICULE
(CERVEAU INTERMÉDIAIRE ; DIENCÉPHALE OU THALAMENCÉPHALE)

A. Couche optique. — La *couche optique* ou *thalamus* est un ganglion volumineux situé sur les côtés du 3e ventricule, en avant et en dehors des tubercules quadrijumeaux, en arrière et en dedans du corps strié.

Sa forme est celle d'un ovoïde, à grosse extrémité postérieure; sa longueur est de 4 centimètres, sa largeur de 15 millimètres. Sa direction est antéro-postérieure, un peu oblique toutefois en dehors et en arrière. On lui décrit quatre faces et deux extrémités. De ces faces, la supérieure et l'interne sont seules libres; les faces externe et inférieure sont fictives, étant continues avec les organes voisins. La face inférieure n'existe pas en avant.

1° *Face supérieure.* — Cette face est horizontale, de couleur blanc grisâtre. Elle est limitée en dehors par le *sillon opto-strié*, qui la sépare du noyau caudé; en dedans, par une strie blanche l'*habenula* ou pédoncule de la glande pinéale. L'habenula se recourbe en arrière pour aborder la glande pinéale; en dehors de son coude se voit un petit renflement, le *ganglion de l'habenula*, qui appartient au système olfactif. Le *sillon choroïdien* divise la face supérieure qu'il parcourt obliquement, en se dirigeant en arrière et en dehors, en deux portions : une antérieure, où s'élève le *tubercule antérieur*, et qui fait partie du

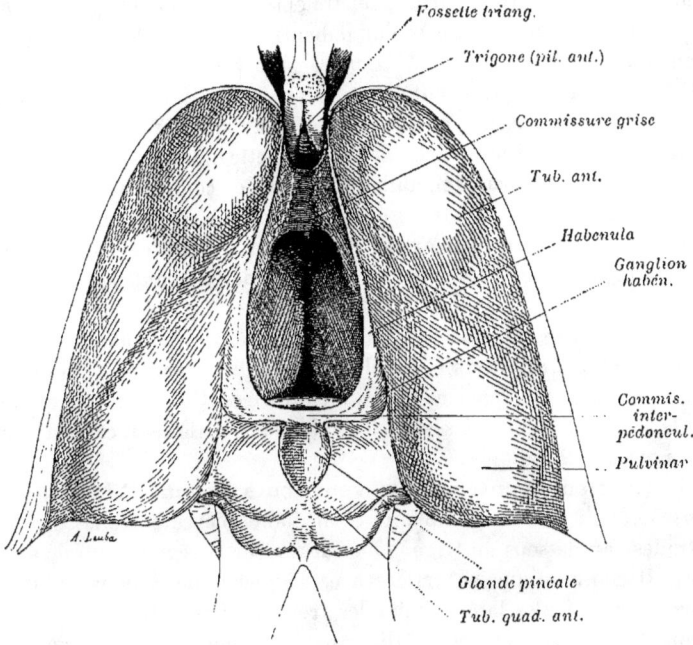

FIG. 520. — Couches optiques, face supérieure.
Entre les couches optiques, le ventricule moyen.

ventricule latéral ; une postérieure, recouverte par le trigone cérébral.

2° *Face interne.* — Cette face verticale fait partie du 3e ventricule. Elle est souvent unie à celle du côté opposé, par la *commissure grise*, cordon très mou qui a perdu la structure nerveuse.

3° *Face inférieure.* — Elle est à cheval sur le pédoncule cérébral et lui adhère.

4° *Face externe.* — Verticale comme la face interne, elle est confondue avec la capsule interne.

Extrémité antérieure. — L'extrémité antérieure ou sommet limite le trou de Monro en arrière.

Extrémité postérieure. — L'extrémité postérieure ou *base*, renflée transversalement et mal séparée de la face supérieure, présente sur son côté interne la saillie volumineuse du *pulvinar* (coussin) ou *tubercule postérieur*, et sur son côté externe le corps genouillé externe.

Il y a deux corps genouillés : 1° le *corps genouillé externe*, petit renflement grisâtre, en forme de cœur, situé tout à fait en dehors, à l'extrémité externe de la base de la couche optique. Ce ganglion reçoit, d'une part, une partie de la bandelette optique, et, d'autre part, est uni au T. Q. antérieur par un prolongement, qu'on appelle le *bras antérieur* ; 2° le *corps genouillé interne*, plus petit, mais plus saillant, situé en arrière du précédent, et plus près de la ligne médiane. Il est uni au T. Q. postérieur par un tractus médullaire, le *bras postérieur*, et reçoit également une partie de la bandelette optique.

En résumé les corps genouillés forment des couples avec les tubercules quadrijumeaux. Tous les deux sont reliés à ces ganglions par des bras qui émanent de leur extrémité interne ; et tous les deux par leur extrémité externe reçoivent une partie de la bandelette optique (fig. 562).

Conformation intérieure. — Une coupe horizontale montre que la couche optique est divisée en plusieurs *noyaux* par des cloisons de substance blanche, appelées *lames médullaires*. On en compte quatre, dont les mieux délimités sont les tubercules antérieur et postérieur que nous avons indiqués.

B. **Troisième ventricule** ou **ventricule moyen**. — Le *troisième ventricule* est une cavité impaire et médiane, placée entre les couches optiques, au-dessous du trigone, au-dessus de la région centrale de la base. Il communique en arrière avec l'aqueduc de Sylvius, en avant avec les ventricules latéraux par les trous de Monro. Cette cavité a la forme d'un entonnoir très aplati transversalement, dont le grand axe fait un angle droit avec l'aqueduc de Sylvius ; ses deux faces parallèles sont triangulaires ; leur base est dirigée en arrière, leur sommet répond à la tige pituitaire.

On lui décrit une voûte, deux parois latérales, un bord antérieur et un bord postérieur qui forme plancher.

1° *Voûte.* — La voûte, qui est plutôt un bord supérieur, est horizontale. Au sens strict, elle est formée uniquement par l'épithélium épendymaire qui tapisse la toile choroïdienne ; mais pratiquement il faut lui adjoindre la toile choroïdienne, qui est une invagination de la pie-mère, et le trigone cérébral.

2° *Faces latérales.* — La face latérale, lisse, de couleur grise, est divisée en deux parties par le *sillon de Monro*, qui s'étend de l'aqueduc de Sylvius au trou de Monro en décrivant un arc à concavité supérieure. La partie supérieure ou thalamique est formée par la face interne de la couche optique avec sa commissure grise. La partie inférieure ou infundibulaire répond à la substance grise de la base du cerveau.

3° **Bord antérieur.** — Le bord antérieur vertical fait un angle droit avec la voûte; à leur angle de jonction sont percés les *trous de Monro,* qui conduisent dans les ventricules latéraux. Le long du bord on remarque : en haut les *piliers antérieurs* du trigone croisés horizontalement par la *commissure blanche antérieure,* et, entre ces trois cordons, la *fossette triangulaire*; en bas la *lame terminale,* lamelle grise très mince et très molle qui adhère au chiasma.

4° **Bord postérieur.** — Ce bord est oblique à 45°. Sa jonction avec le bord antérieur détermine l'angle inférieur ou *sommet* du ventricule,

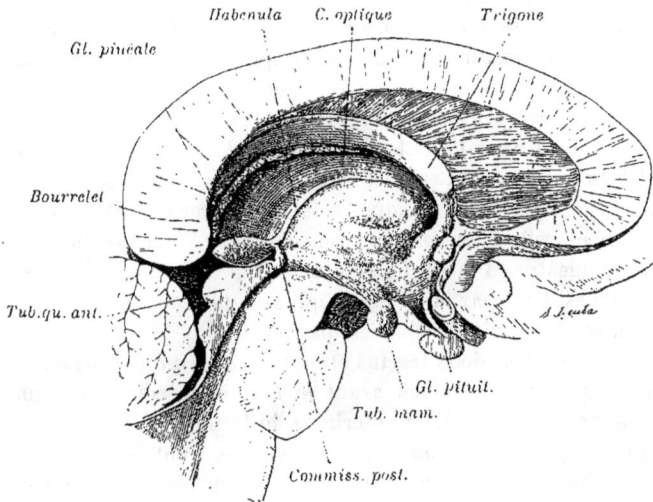

FIG. 521. — Ventricule moyen.

Vu sur une coupe médiane antéro-postérieure. — Les plexus choroïdes en rouge. — Comparez avec la fig. 520.

qui est son point le plus bas et qui répond au *tuber cinereum* d'où part la tige pituitaire. Le tuber avec les parties grises voisines est quelquefois décrit comme *plancher* du ventricule. En remontant on trouve : les tubercules mamillaires, la substance grise de l'espace perforé postérieur, l'orifice supérieur de l'aqueduc de Sylvius (l'anus pour Vieussens), la *commissure blanche postérieure,* petit faisceau blanc transversal, la glande pinéale et enfin la fente de Bichat, qui marque l'angle postérieur du ventricule, et où commence la voûte.

Revenons sur quelques-unes de ces formations.

Le *tuber cinereum* est une lame très molle de substance grise qui,

Abrégé d'Anat. — II. 52

dans sa partie inférieure, se prolonge en un cordon long de 6 milli-mètres, lequel traverse le diaphragme de la selle turcique et tient appendue la glande pituitaire. Ce prolongement creux, évagination du ventricule, porte le nom de *tige pituitaire* ou *infundibulum*.

Les *tubercules mamillaires* qu'on voit bien sur la face inférieure du cerveau, en avant de l'espace interpédonculaire, sont constitués par deux petits corps piriformes, pressés l'un contre l'autre. Une écorce blanche enveloppe deux noyaux de substance grise.

Quant à la glande pinéale et à la glande pituitaire que nous avons dit appendues à l'angle postérieur et à l'angle inférieur du 3ᵉ ventricule, ce sont deux expansions du cerveau intermédiaire qui méritent une description spéciale.

Glande pinéale ou **Épiphyse.** — La *glande pinéale* ou *épiphyse* est un organe appendiculaire développé sur l'angle postérieur du 3ᵉ ventricule. Ce n'est ni une glande, ni une formation identique à la glande pinéale des vertébrés inférieurs.

Elle est située dans la fente transversale de Bichat, au-dessous du bourrelet du corps calleux, au-dessus des T. Q. antérieurs entre lesquels elle est couchée. Sa forme conique l'a fait comparer à un cône de pin. Sa grosseur est celle d'un pois, de 1 centimètre de longueur. Sa couleur est gris rougeâtre. Placée horizontalement, le sommet dirigé en arrière, elle est fixée par la pie-mère qui se replie autour d'elle et lui adhère en certains points; elle n'est pas mobile.

De sa base partent deux tractus blancs, les *habenula* ou *pédoncules antérieurs* qui se dirigent en avant le long de la couche optique et vont se perdre dans les piliers antérieurs du trigone.

La glande pinéale est un organe dégénéré, dont la structure est presque exclusivement épithéliale et consiste en acini englobés dans un stroma conjonctif. L'état de dégénérescence est accusé par la fréquence des cavités kystiques et par les infiltrations calcaires de la glande et de ses pédoncules. Elle n'est point identique à l'œil pinéal, œil impair, œil médian, des vertébrés inférieurs, qui n'apparaît pas chez les mammifères; mais c'est cependant peut-être un organe sensoriel oblitéré.

Glande pituitaire ou **Hypophyse.** — La *glande pituitaire* ou *hypophyse* est un organe qui termine la tige pituitaire et occupe la selle turcique. De couleur grisâtre, de forme ovalaire, elle mesure 15 millimètres dans son plus grand développement qui est transversal.

Elle se compose de deux lobes étroitement unis par l'enveloppe de la pie-mère et séparés seulement par une cloison conjonctive, mais au fond bien distincts comme origine et comme structure; l'un, antérieur, lobe *glandulaire*, de structure épithéliale, est une évagination ascendante de la muqueuse buccale; l'autre postérieur, lobe *nerveux*, de structure nerveuse, est une évagination descendante du 3e ventricule.

Le *lobe glandulaire*, le plus considérable des deux, de couleur brune, n'a aucun rapport avec la tige pituitaire. Il est formé de cordons épithéliaux simples ou ramifiés, qui, dans certains points et surtout dans la région postérieure, contiennent une substance colloïde, infiltrée ou ramassée dans des vésicules. Cet organe rentre dans le groupe des glandes à sécrétion interne exerçant une action trophique; il paraît se rapprocher beaucoup de la glande thyroïde, comme structure et comme fonction.

Le *lobe nerveux* très petit, enchâssé dans la concavité postérieure du lobe glandulaire, est seul le prolongement de la tige pituitaire ou infundibulum. Creux chez l'embryon et continu avec la cavité du 3e ventricule, il est plein chez l'adulte et formé de cellules nerveuses. C'est un centre nerveux atrophié, de fonction inconnue.

HÉMISPHÈRES CÉRÉBRAUX ET VENTRICULES LATÉRAUX
(CERVEAU ANTÉRIEUR ET TÉLENCÉPHALE)

Les *hémisphères cérébraux* sont deux masses nerveuses qui surmontent et couronnent le prolongement céphalique de la moelle.

Ils correspondent à la totalité du cerveau antérieur des embryologistes. Quant au *cerveau* proprement dit des anatomistes, nous avons déjà expliqué qu'il comprend toute la masse qui est située en avant des pédoncules cérébraux, par conséquent les hémisphères et en plus les couches optiques avec le 3e ventricule que nous venons de décrire.

Nous étudierons successivement : 1° le *manteau* de l'hémisphère, qui est sa surface plissée par les circonvolutions; 2° les *commissures* qui unissent les diverses parties des hémisphères, *corps calleux, trigone cérébral, septum lucidum, commissure blanche antérieure*; 3° une formation ganglionnaire de la base, les *corps striés*; 4° les cavités des vésicules hémisphériques ou *ventricules latéraux*.

Parmi ces organes, il en est qui se rattachent plus logiquement à une portion déterminée connue sous le nom de *rhinencéphale*; mais il est plus commode de faire leur groupement en décrivant le système des voies olfactives.

Manteau de l'hémisphère ou surface extérieure.

Les hémisphères présentent une surface extérieure, plissée, de couleur grise, qu'on appelle le *manteau* ou *pallium*.

52.

Leur forme est ovoïde, plus ou moins allongée suivant les types de race; leur longueur est de 16 centimètres et leur largeur totale de 14 centimètres. Cette forme n'est pas régulière; la partie supérieure est arrondie et porte le nom de *convexité* du cerveau, elle répond à la voûte du crâne; la partie inférieure, aplatie, est la *base* du cerveau et repose sur la base du crâne et la tente du cervelet.

Les deux hémisphères sont séparés par la *scissure inter-hémisphérique* qui loge la faux du cerveau.

Chaque hémisphère présente trois faces : une face externe, une face interne, une face inférieure.

La *face externe*, convexe, répond à la voûte du crâne, jusqu'à la

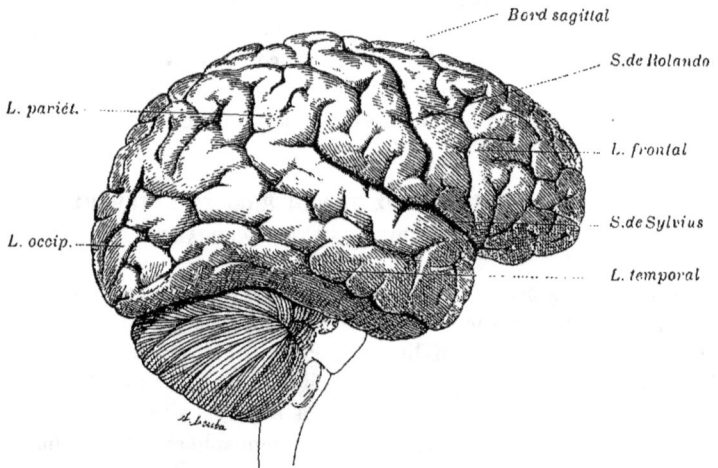

FIG. 522. — Face externe du cerveau (Hirschfeld).

protubérance occipitale interne. Elle n'en est séparée que par les méninges. La scissure de Sylvius la coupe en diagonale.

La *face interne*, plane, descend jusqu'au corps calleux. Elle est en rapport avec la faux du cerveau. Son bord supérieur ou bord sagittal est longé par le sinus long supérieur.

La *face inférieure*, qui fait partie de la base du cerveau, est séparée en deux parties par la scissure de Sylvius. La partie antérieure, plate, triangulaire, appelée *lobule orbitaire*, repose sur la voûte orbitaire et y grave des empreintes. Près de son bord interne, elle contient dans un sillon le *bulbe olfactif* et le *pédoncule olfactif* qui lui fait suite. — La partie postérieure, excavée, deux fois plus grande que l'antérieure, est en rapport avec la fosse sphénoïdale en avant, avec la tente du cervelet en arrière (fig. 523).

La face inférieure est limitée en dehors par le bord externe du cerveau, en dedans par le bord interne. Celui-ci dans sa partie rétrosylvienne, est longé par la fente de Bichat.

Fente de Bichat. — La *grande fente de Bichat* est un sillon impair et symétrique, ayant la forme d'un fer à cheval dont l'ouverture regarde en avant et en bas. On lui distingue trois portions, une portion moyenne et deux portions latérales qui sont les branches droite et gauche du fer à cheval. La *partie moyenne* ou *transversale* est située en arrière, entre le bourrelet du corps calleux et les T. Q. antérieurs; par elle la pie-mère s'invagine au-dessus du 3e ventricule pour former la toile choroïdienne. La *partie latérale* ou longitudinale s'étend du bord externe du bourrelet calleux à la scissure de Sylvius, entre la bandelette optique qui forme sa lèvre supérieure et le bord interne de l'hémisphère (circonvolution de l'hippocampe) qui forme sa lèvre inférieure. Par elle la pie-mère s'engage dans les ventricules latéraux où elle va constituer les plexus choroïdes.

Au fond, la fente de Bichat n'est pas une fente réelle, il n'y a pas interruption dans la continuité du cerveau. A son niveau, la paroi de l'ancienne vésicule cérébrale a gardé le type embryonnaire d'un simple feuillet épithélial, que la pie-mère a refoulé devant elle et dont elle s'est coiffée, quand elle s'est invaginée pour aller constituer la toile et les plexus choroïdes.

Région centrale de la base. — Entre les deux hémisphères est une excavation recouverte par l'arachnoïde, qui, s'étendant comme un pont, sert de couvercle au *confluent sous-arachnoïdien central* ; de ce confluent émergent les nerfs optiques et les moteurs oculaires communs. L'arachnoïde enlevée, on reconnaît les organes suivants :

Sur la ligne médiane, et d'avant en arrière, le corps calleux au fond de la scissure inter-hémisphérique, avec son *genou* en avant et son extrémité postérieure effilée ou *bec* en arrière; — la *lame terminale* ou lamelle grise optique, très molle, grise, de forme triangulaire, susjacente au chiasma optique; nous l'avons déjà mentionnée avec le 3e ventricule; — le *chiasma optique* qui repose sur la partie antérieure de la tente pituitaire. Il a la forme d'un rectangle, dont les angles antérieurs reçoivent les nerfs optiques et dont les angles postérieurs se prolongent dans les *bandelettes optiques*. Celles-ci forment deux faisceaux blancs qui contournent en arc l'excavation, puis les pédoncules cérébraux, tout le long de la fente de Bichat, et vont se terminer dans les corps genouillés, en arrière de la couche optique ; — puis viennent des organes déjà décrits, le tuber cinereum avec la tige pituitaire, les tubercules mamillaires et l'espace perforé postérieur.

Sur les côtés, à l'origine de la scissure de Sylvius, se voit un espace quadrilatère, lisse, de couleur grise, l'*espace perforé antérieur*. Il est perforé en effet par de gros trous vasculaires qui livrent passage aux artères centrales destinées au corps strié. Cet espace, qui appartient à la région olfactive du cerveau, est bordé en arrière par la bandelette optique. Sur son bord antérieur s'élève le *trigone olfactif* qui reçoit le pédoncule olfactif, et d'où partent les *racines olfactives* interne et externe, petits tractus blancs qui se portent l'un en dedans, l'autre en dehors vers le pôle du lobe temporal. Sa surface est parcourue obliquement par un troisième tractus blanc, plus large, plus ou moins apparent suivant qu'il est plus ou moins superficiel, la *bandelette diagonale*. Cette bandelette commence au bec du corps calleux où elle continue les nerfs de Lancisi, et se porte au pôle temporal (fig. 560).

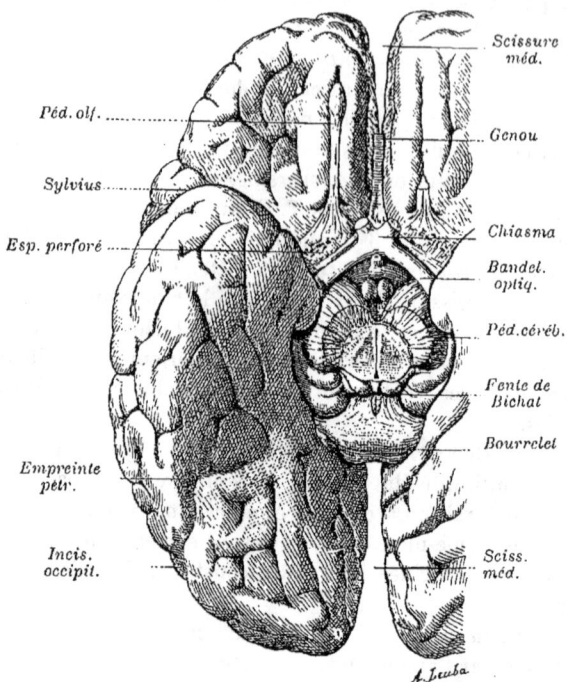

Fig. 523. — Base du cerveau (Hirschfeld).

Circonvolutions cérébrales.

Nous avons dit que le manteau de l'hémisphère est plissé; ces plis sont les *circonvolutions cérébrales*.

Les circonvolutions ne sont pas des organes, c'est-à-dire des entités anatomiques ou physiologiques. Ce sont des formes dont la signification nous échappe. Nous savons seulement que par ce plissement l'écorce cérébrale triple d'étendue et atteint 2000 centimètres carrés, dont un tiers pour la surface visible et deux tiers pour la surface cachée dans les sillons; celle-ci représente la partie gagnée par le plissement. Les

petits animaux sont *lissencéphales*, c'est-à-dire à cerveau lisse ; les animaux de grosse
taille sont *gyren-*
céphales, et par
ce moyen mettent
la surface de leur
cerveau en accord
avec l'accroisse-
ment de son vo-
lume, les surfaces
et les volumes ne
s'accroissant pas
proportionnelle-
ment.

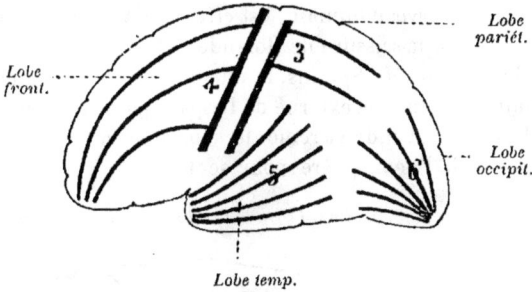

Fig. 524. — Schéma des circonvolutions.

Les circonvolutions se groupent par régions ou départements, qui
sont les *lobes du cerveau*. Les lobes sont séparés les uns des autres par
de profondes dépressions appelées *scissures*. Dans le lobe lui-même,
les circonvolutions sont circonscrites par des dépressions moins profondes et moins régulières, qu'on nomme des *sillons*.

On compte 6 lobes, qui comprennent en tout 24 circonvolutions.

Circonvolutions.

Lobe frontal
(4 circonvol.)
- Frontale supérieure ou 1re frontale F^1.
- Frontale moyenne ou 2e frontale F^2.
- Frontale inférieure ou 3e frontale F^3.
- Frontale ascendante ou 4e frontale F^2.

Lobe pariétal
(3 circonvol.)
- Pariétale supérieure ou 1re pariétale P^1.
- Pariétale inférieure ou 2e pariétale P^2.
- Pariétale ascendante ou 3e pariétale P^3.

Lobe temporal
(5 circonvol.)
- Temporale supérieure ou 1re temporale T^1.
- Temporale moyenne ou 2e temporale T^2.
- Temporale inférieure ou 3e temporale T^3.
- Quatrième temporale T^4.
- Cinquième temporale (circonv. de l'hippocampe) T^5.

Lobe occipital
(6 circonvol.)
- Occipitale supérieure ou 1re occipitale O^1.
- Occipitale moyenne ou 2e occipitale O^2.
- Occipitale inférieure ou 3e occipitale O^3.
- Quatrième occipitale O^4.
- Cinquième occipitale (lobule lingual) O^5.
- Sixième occipitale (cunéus) O^6.

Lobe
de l'insula
(5 circonvol.)
- Première, deuxième, troisième, quatrième et cinquième insulaires.
  I^1,   I^2,   I^3,   I^4,   I^5.

Lobe du corps
calleux
(1 circonvol.)
- Circonvol. du corps calleux.

52..

Lobe frontal. — Le *lobe frontal*, qui occupe à lui seul près de la moitié de la surface cérébrale et dont l'ampleur est une des caractéristiques du cerveau humain, est circonscrit par trois scissures : la scissure de Sylvius, la scissure de Rolando et la scissure sous-frontale.

La *scissure de Sylvius*, la plus vaste, la plus anciennement décrite, commence au côté externe de l'espace perforé antérieur, à la pointe du lobe temporal et de là remonte sous une faible inclinaison sur la face externe de l'hémisphère pour se terminer vers le tiers postérieur du

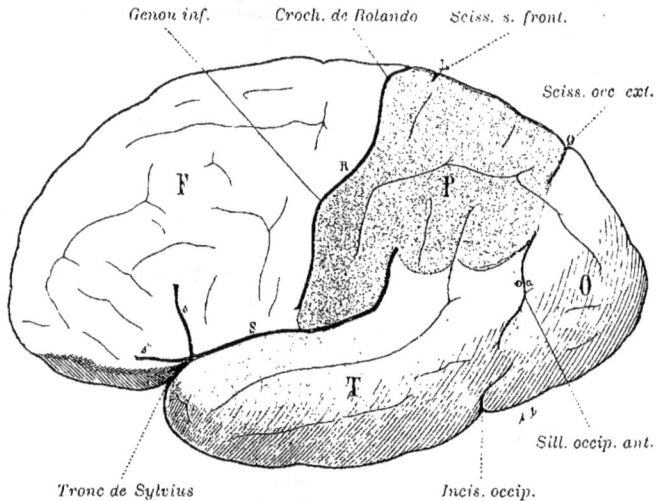

FIG. 525. — Lobes et scissures de la face externe du cerveau.

Le lobe pariétal en bleu, le lobe temporal en rouge. — *R*, Rolando. *S*, Sylvius et ses deux branches *s*, *s'*.

cerveau. Elle sépare le lobe frontal et le lobe pariétal qui sont en dessus du lobe temporal qui est en dessous. Près de son origine, elle émet deux branches, l'une *horizontale*, l'autre *ascendante*, qui circonscrivent le cap de la circonvolution frontale inférieure.

Cette scissure est profonde. Chez l'embryon, c'est une large *fosse* béante. Chez l'adulte, en écartant ses lèvres, on voit dans le fond une vaste excavation qui contient le lobe de l'insula, l'artère cérébrale moyenne et ses branches, et une quantité notable de liquide céphalorachidien.

La *scissure de Rolando* s'élève obliquement sur la partie centrale de l'hémisphère et coupe en partie son bord supérieur, en faisant avec lui un angle ouvert en avant qui est de 70°. Elle sépare le lobe frontal du lobe pariétal. Il est important de la reconnaître. On la distingue à sa continuité que n'interrompt aucun pli secondaire, à sa position centrale telle que son point milieu répond au milieu de la longueur de l'hémisphère, enfin aux deux circonvolutions parallèles qui la bordent.

Ces deux circonvolutions, dites pour cela *rolandiques*, et qui sont la frontale ascendante et la pariétale ascendante, se rejoignent en anneau aux deux extrémités de la scissure par des *plis de passage*. On appelle ainsi les petits plis qui unissent deux circonvolutions d'un lobe à l'autre.

La *scissure sous-frontale*, improprement appelée encore *scissure*

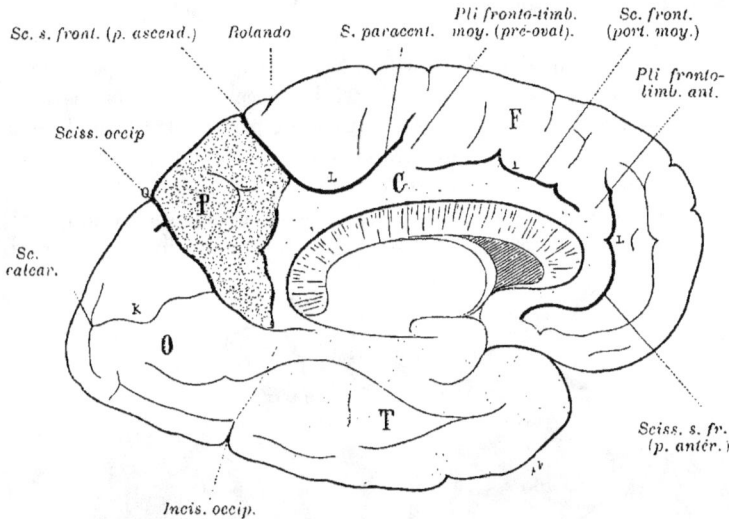

FIG. 526. — Lobes et scissures de la face interne du cerveau

Mêmes couleurs. La circonvolution du corps calleux en gris. — *K*. scissure calcarine, *L*, scissure sous-frontale ou calloso-marginale, avec ses 3 portions interrompues par des plis de passage.

calloso-marginale, se voit sur la face interne de l'hémisphère et sépare le lobe frontal de la circonvolution du corps calleux. Elle commence au-dessous du genou du calleux, se recourbe comme ce genou, se dirige en arrière, toujours séparée du corps calleux par une circonvolution qui lui est parallèle, et, vers le quart postérieur, se redresse, devient ascendante et vient finir sur le bord supérieur de l'hémisphère, un peu en arrière de Rolando. Ce long trajet, en *S* italique, ne mesure pas moins de 14 centimètres.

Le lobe frontal, avons-nous dit, comprend 4 circonvolutions. Les trois premières sont antéro-postérieures et parallèlement superposées ; on les compte de haut en bas ; la quatrième est transversale comme la scissure de Rolando.

1° *Circonvolution frontale supérieure* ou *première frontale*, F^1. — Cette circonvolution occupe le bord sagittal de l'hémisphère qu'elle déborde sur ses deux faces. Née par plusieurs racines de la frontale ascendante, elle se dirige vers le pôle frontal en se rétrécissant de plus en plus, et passe sur la face orbitaire où elle ne forme plus qu'un pli étroit (gyrus rectus), entre le pédoncule olfactif et la scissure inter-hémisphérique. Sur la face interne, elle s'étend jusqu'à la scissure sous-frontale.

2° *Circonvolution moyenne* ou *deuxième frontale*, F^2. — Elle se détache de la frontale ascendante par une forte racine superficielle, qui est son *pied*, se déploie sur la face externe du lobe en une puissante masse lobulée, qui s'étend sur la face orbitaire dont elle occupe les deux tiers centraux. Cette seconde partie est découpée par le *sillon en H*. La deuxième frontale est séparée de la première par le sillon frontal supérieur, en dessous par le sillon orbitaire interne ; et de la troisième par le sillon frontal inférieur et le sillon orbitaire externe.

3° *Circonvolution frontale inférieure* ou *troisième frontale*, F^3 ; *circonvolution de Broca*. — C'est dans cette circonvolution que Broca,

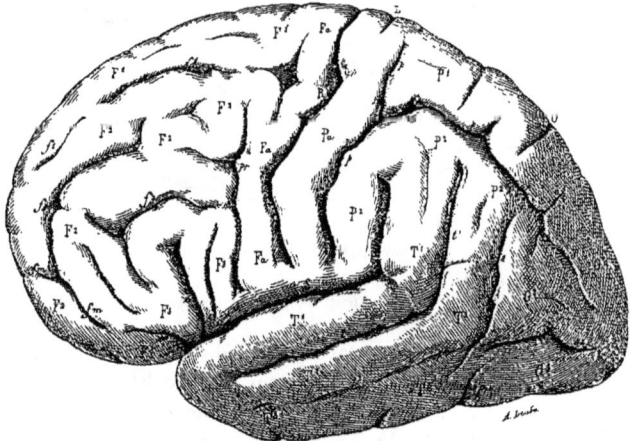

Fig. 527. — Circonvolutions cérébrales (face externe).

R, Rolando. *S*, Sylvius et ses deux *s. s'*. *O*, scissure occipitale. *L*, scissure sous-frontale. — Les lettres majuscules, F^1, T^2... indiquent les circonvolutions ; les lettres minuscules f^1, p, t^1, les sillons. — *t*, sillon parallèle, ou temporal supérieur — *ipo*. incisure préoccipitale.

en (1861), ouvrant la voie aux localisations cérébrales, a placé le siège du langage articulé, siège d'ailleurs aujourd'hui contesté (voir p. 874). Elle borde la scissure de Sylvius, en décrivant deux inflexions qui lui donnent la forme d'un *M*. On lui distingue trois portions : le pied, le cap et la portion orbitaire.

Le *pied* est une masse quadrangulaire, appliquée verticalement contre la frontale ascendante à laquelle il s'unit par une anastomose. C'est lui seul qui est, d'après les classiques, le centre du langage. — Le *cap* est un lobule triangulaire à sommet inférieur, limité en avant par la branche horizontale de Sylvius, en arrière par sa branche ascendante. — La *portion orbitaire* occupe la partie externe de la face inférieure de l'hémisphère.

4° Circonvolution frontale ascendante ou *quatrième frontale Fa, circonvolution prérolandique.* — Parallèle à. la scissure de Rolando qu'elle borde en avant, elle commence à la scissure de Sylvius, monte vers le bord supérieur et se réfléchit sur la face interne où elle s'épanouit en une petite masse, le *lobule paracentral* ou ovalaire, auquel prend prend part le petit pli de passage qui l'unit à la pariétale ascendante (*Fa* et *Pa*, fig. 528). Nous avons vu que par son bord antérieur, cette circonvolution reçoit les racines ou *pieds* des trois premières frontales, et que par ses deux extrémités, l'une inférieure, le *pied*, l'autre supérieure, la *tête*, elle s'anastomose avec la pariétale adjacente, fermant ainsi là scissure de Rolando.

Lobe pariétal. — Le lobe pariétal est limité en avant par la scissure de Rolando, en arrière par la scissure occipitale, en dehors et en bas par la scissure de Sylvius, en dedans et en bas par un simple sillon, le *sillon sous-pariétal*, qui le sépare mal de la circonvolution calleuse.

Il nous reste à décrire la *scissure occipitale*. Celle-ci, à cheval sur le bord supérieur de l'hémisphère, se prolonge sur les deux faces par deux branches différentes. La branche interne, *scissure occipitale interne* ou *perpendiculaire interne*, est profonde et continue, bien accentuée. La branche externe, *scissure occipitale externe* ou *perpendiculaire externe*, est au contraire mal indiquée, car elle est oblitérée et coupée en tronçons par deux gros plis de passage, *plis pariéto-occipitaux*, qui unissent le lobe occipital au lobe pariétal.

Le lobe pariétal comprend trois circonvolutions qui répètent à peu près en sens inverse la disposition du lobe frontal ; ce sont la pariétale ascendante et les pariétales supérieure et inférieure.

*1° Circonvolution pariétale ascendante, **Pa**, ou post-rolandique.* — Parallèle à la scissure de Rolando qu'elle borde en arrière et par conséquent à la frontale ascendante, elle s'unit à cette dernière à ses deux extrémités. Nous avons dit qu'à son extrémité supérieure, sur la face interne, sa fusion avec Fa, formait le lobule paracentral, constitué toutefois en majeure partie aux dépens de la frontale. A l'extrémité inférieure, le long de la scissure de Sylvius, son anastomose avec Fa

et le pied de la pariétale inférieure qui en émane donnent lieu à un
petit lobule, l'*opercule rolandique*,

    2° **Circonvolution pariétale supérieure** ou **première pariétale, P¹**.
— Elle fait pendant à la frontale supérieure. Comme elle, elle s'insère
par son pied sur une circonvolution rolandique ; comme elle, elle suit
le bord supérieur de l'hémisphère, en empiétant sur les deux faces et en

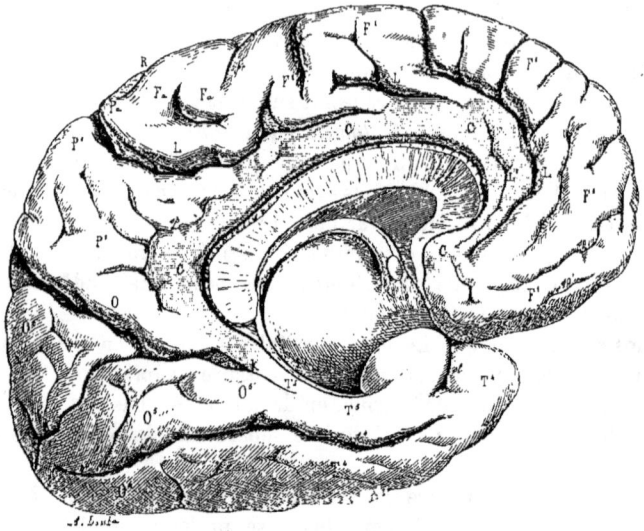

Fig. 528. — Circonvolutions cérébrales (face interne).

C, circonvolution calleuse teintée en gris. — *K*, scissure calcarine. *L*, scissure sous-frontale ou calloso-marginale. *R*. Rolando ; *sl*, sillon limbique ; *sp*, sillon sous-pariétal. *Fa* et *Pa*, lobule paracentral. *P¹*, lobule quadrilatère. *O⁶*, cuneus. *O⁵*, lobule lingual. *T⁵*, circonvolution de l'hippocampe.

décrivant des flexuosités. Sur la face interne, elle forme un amas mame-
lonné couvert de plis et d'incisures, limité en avant par la partie ascendante de la scissure sous-frontale, en arrière par la scissure occipitale,
en bas par le sillon sous-pariétal ; cette partie porte le nom de *lobule
quadrilatère* ou *precuneus*, avant-coin (*P¹*, fig. 528).

    3° **Circonvolution pariétale inférieure**, ou **deuxième pariétale, P²**.
— Cette circonvolution assez complexe et souvent difficile à débrouiller,
importante pourtant à connaître, naît de l'extrémité inférieure de *Pa*
par un pied qui fait partie de l'opercule rolandique. Elle remonte
d'abord le long de la pariétale ascendante, puis se dirigeant en arrière
comme la pariétale supérieure, elle s'infléchit deux fois en sens vertical,
et va se terminer en s'anastomosant avec la deuxième occipitale et avec

la deuxième temporale. La première inflexion est à cheval sur l'extrémité de la scissure de Sylvius et forme un amas qui est le *lobule du pli courbe, pli supra-marginal* ou *lobule antérieur*. La seconde est à cheval sur le premier sillon temporal, appelé quelquefois la scissure parallèle, et constitue le *pli courbe* ou *lobule postérieur*, centre de la vision verbale.

Les trois circonvolutions pariétales sont séparées les unes des autres par le *sillon interpariétal*. Sa forme typique est celle d'un T couché, composé d'une branche ascendante, post-rolandique, qui longe la pariétale ascendante, et d'une branche horizontale qui s'étend entre la pariétale supérieure et l'inférieure. Cette forme est souvent masquée par des plis d'anastomose.

Lobe occipital. — Le *lobe occipital* est logé dans les fosses occipitales supérieures, au-dessus du cervelet dont il est séparé par la tente de la duremère. Bien circonscrit sur sa face interne par la scissure occipitale interne, il n'a que des limites indistinctes sur sa face externe et sa face inférieure; on peut prendre comme limite une ligne verticale menée de la scissure occipitale sur le bord supérieur de l'hémisphère, à l'*incisure occipitale* qui coupe comme une encoche le bord inférieur.

Il possède 6 circonvolutions que l'on compte de haut en bas, en commencant par la face externe et en remon-

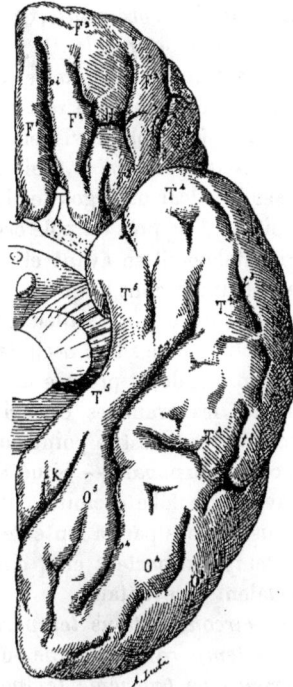

Fig. 529. — Circonvolutions cérébrales (face inférieure).

H, sillon en *H. oi*, sillon orbitaire interne ou olfactif. *sl*, sillon limbique, qui sépare le lobule de l'hippocampe en dedans, du pôle temporal en dehors. *t⁴*, sillon collatéral ou 4ᵉ sillon temporal. *O⁴* avec *T⁴*, lobule fusiforme. *O⁵*, lobule lingual.

tant sur la face interne. Toutes partent en divergeant do *pôle occipital* qui marque l'extrémité postérieure. Elles ne sont pas nettement différenciées, et la plupart s'unissent bout à bout par des plis de passage avec les circonvolutions pariétales et temporales.

Les *circonvolutions occipitale supérieure* ou *première occipitale*, O¹; — *occipitale moyenne* ou *deuxième occipitale*, O²; — *occipitale inférieure* ou *troisième occipitale*, O³, appartiennent à la face externe et ne présentent rien de particulier.

La *quatrième occipitale*, O⁴, en s'unissant avec la quatrième temporale constitue, sur la face inférieure de l'hémisphère, le *lobule fusiforme* ou première temporo-occipitale. Elle est séparée de la cinquième occipitale par un sillon constant et profond, qui est le quatrième sillon occipital (scissure collatérale des auteurs étrangers).

La *cinquième occipitale*, O⁵, doit à sa forme le nom de *lobule lingual*.

La *sixième occipitale*, O⁶, située sur la face interne, est le *cuneus* ou coin. De forme triangulaire, à base postérieure, elle s'enfonce en effet comme un coin entre la scissure occipitale et la scissure calcarine. Elle appartient à la sphère visuelle.

La *scissure calcarine*, qui en pénétrant dans le ventricule latéral va former le calcar ou ergot de Morand, sépare le cuneus de la cinquième occipitale. Née près du pôle occipital par deux branches, elle se dirige horizontalement en avant et reçoit la scissure occipitale, en formant avec elle un Y dont la queue se prolonge sur le bord externe de la circonvolution du corps calleux. Cette petite scissure, qui n'est au fond que le cinquième sillon occipital, a une grande importance. Elle est constante, profonde, et précoce dans son apparition ontogénique et phylogénique ; les branches calcarines de l'artère cérébrale postérieure la parcourent ; elle est le point nodal du centre de la vision.

Lobe temporal. — Situé au-dessous des lobes frontal et pariétal, en avant du lobe occipital, il est limité en haut par la scissure de Sylvius, en bas par la fente de Bichat. De son extrémité antérieure ou *pôle temporal* partent cinq circonvolutions, qui se dirigent en arrière et s'étalent en éventail.

Les *circonvolutions temporale supérieure* ou *première temporale*, T¹ ; — *temporale moyenne* ou *deuxième temporale*, T² ; — *temporale inférieure* ou *troisième temporale*, T³ n'offrent rien à noter. La première temporale forme la marge de la scissure de Sylvius. Elle est séparée de la deuxième par un sillon profond et constant, le *sillon parallèle*, parallèle en effet à la scissure, et qui est aussi le sillon temporal supérieur ; nous avons vu que sa terminaison est encadrée par une inflexion de la pariétale inférieure, qui y décrit le *pli courbe* ou lobule postérieur, lobule angulaire.

La *quatrième circonvolution temporale*, O⁴, est la partie antérieure du *lobule fusiforme* ou première temporo-occipitale.

La *cinquième temporale* T⁵ est plus connue sous le nom de *circonvolution de l'hippocampe*, parce qu'elle répond au grand hippocampe ou corne d'Ammon du ventricule latéral. Elle mérite une description particulière. Elle est limitée en dehors par un sillon profond, le *sillon collatéral* ou quatrième sillon temporal, en dedans par la fente de Bichat. Son extrémité antérieure en se repliant sur elle-même forme une masse arrondie, le *lobule de l'hippocampe*, bien séparé du lobe temporal par le *sillon limbique*. Ce lobule est donc composé de deux branches entre lesquelles pénètre le *sillon de l'hippocampe* ; la branche infléchie porte le nom de *uncus* ou *crochet*. C'est un centre olfactif, auquel aboutissent la racine olfactive externe, la bandelette diagonale, la commissure antérieure et la bandelette demi-circulaire. Une coupe à plat montre dans son épaisseur une masse grise, large d'un centimètre, le *noyau amygdalien*, qui est une formation corticale aberrante.

En arrière du lobule de l'hippocampe, le bord libre de la circonvolution se recourbe en volute.

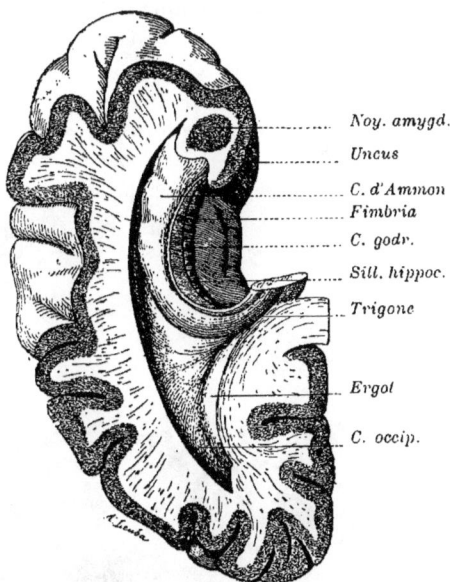

Noy. amygd.
Uncus
C. d'Ammon
Fimbria
C. godr.
Sill. hippoc.
Trigone
Ergot
C. occip.

FIG. 530. — Corne d'Ammon et corps godronné
(Hirschfeld). Côté gauche.

L'étage inférieur du ventricule latéral a été ouvert. Une coupe dans le pôle temporal montre le noyau amygdalien.

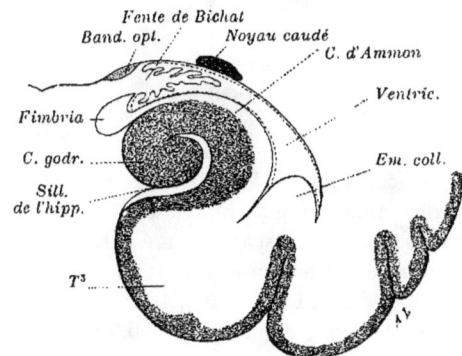

Fente de Bichat
Band. opt.
Noyau caudé
C. d'Ammon
Ventric.
Fimbria
C. godr.
Sill. de l'hipp.
Em. coll.
T³

FIG. 531. — La corne d'Ammon et la corne temporale
du ventricule latéral, vues en coupe transversale.
Côté gauche.

L'épithélium ventriculaire est teinté en bleu.

Dans cette inflexion s'enfonce le *sillon de l'hippocampe*, sillon fermé, occupé par une pie-mère adhérente ; en refoulant la paroi ventriculaire, il détermine une saillie arrondie, la *corne d'Ammon* ou *grand hippocampe*. Au-dessus du sillon, la partie infléchie prend l'aspect d'un ruban gris large de 3 millimètres, coupé de plis ou godrons; c'est le *corps godronné*, petite circonvolution qui se continue en arrière

avec les nerfs de Lancisi. Enfin au-dessus du corps godronné s'étend
parallèlement à lui la *fimbria*, bandelette blanche qui est la terminaison du trigone cérébral. C'est elle qui forme la lèvre inférieure de la
fente de Bichat, au-dessous de la bandelette optique qui est sa lèvre
supérieure.

Nous reviendrons sur ces formations à propos du ventricule latéral.

Lobe de l'insula. — Le *lobe de l'insula* ou *insula de Reil* est
caché dans la profondeur de la scissure de Sylvius dont il occupe

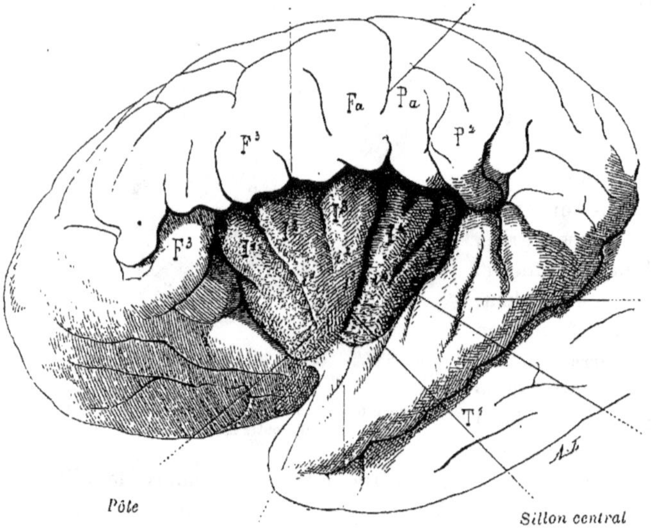

FIG. 532. — Le lobe de l'insula (teinté en bleu).

L'insula postérieur en bleu plus foncé. *i*³, sillon central. — En arrière de l'insula et du sillon de
Reil qui le limite, on remarque les plis temporaux transverses qui parcourent la face supérieure cachée
du lobe temporal.

l'*excavation* (fig. 536). A sa surface rampent les divisions de l'artère
sylvienne. Il a la forme d'une coquille triangulaire, dont le sommet ou
pôle regarde en bas et en avant, séparé de l'espace perforé par la petite
crête du *pli falciforme*. De son pôle partent en divergeant 5 *circonvolutions insulaires* que l'on compte d'avant en arrière, I^1, I^2, etc.... Les
trois premières sont séparées des deux autres par le profond *sillon central* et constituent l'insula antérieur ; les deux dernières forment l'insula postérieur.

A l'insula se rattache l'*avant-mur*, lame de substance grise qui
double sa face profonde dont elle est séparée par une mince couche

blanche, la *capsule extrême*. Pour voir l'avant-mur, il faut pratiquer une coupe frontale à travers l'insula; on reconnaît alors sur la coupe le noyau lenticulaire du corps strié, une première couche blanche, la capsule externe, puis l'avant-mur, la capsule extrême et enfin l'écorce grise de l'insula (fig. 536 et 537). On considère l'avant-mur comme la couche profonde de cette écorce, isolée par l'interposition de fibres nerveuses. C'est donc une formation corticale aberrante.

Lobe ou circonvolution du corps calleux. — Cette circonvolution est située sur la face interne de l'hémisphère, entre le sillon du corps calleux et la scissure sous-frontale. Elle commence en avant au niveau du bec du corps calleux, contourne le genou et le corps de cet organe en passant sous le lobe frontal, puis sous le lobe pariétal dont elle est séparée par le sillon sous-pariétal; arrivée au-dessous du bourrelet, elle se termine en s'unissant par un isthme étroit à la circonvolution de l'hippocampe.

Chez les animaux osmatiques, comme le chien, la circonvolution du corps calleux et celle de l'hippocampe forment un anneau complet, le *lobe limbique*, limbique dans le sens de marginal, qui fait suite au pédoncule olfactif. Ce lobe est entièrement affecté à l'olfaction. Chez l'homme, le lobe limbique n'existe plus, car il est dissocié en deux circonvolutions, celle du corps calleux et celle de l'hippocampe, dont les extrémités antérieures seules sont des centres olfactifs.

Topographie crânio-cérébrale. — Nous ne dirons que quelques mots de cette question, qui est du domaine de l'anatomie des régions.

La *topographie crânio-cérébrale* consiste à déterminer sur le vivant l'emplacement exact des circonvolutions et des scissures, afin de guider les interventions chirurgicales dans les cas d'abcès, de tumeurs, de compression par des esquilles ou des corps étrangers. On s'attache surtout à fixer la position des scissures, qui une fois connues conduisent aux circonvolutions. Pour cela, à l'aide de repères que l'observation a indiqués, on trace sur le cuir chevelu des *lignes* dites *rolandique, sylvienne*, etc., qui sont la projection des scissures correspondantes.

COMMISSURES, TRIGONE, SEPTUM LUCIDUM

Corps calleux. — Le *corps calleux* (calleux, analogue à une callosité) est une vaste commissure qui relie les deux hémisphères. Il est jeté comme un pont au fond de la scissure médiane. Sa forme est celle d'un quadrilatère légèrement arqué dans ses divers sens; long de 8 centimètres, large de 1,5, épais de 1 centimètre.

On lui décrit deux faces, deux bords et deux extrémités.

La *face supérieure*, libre au fond de la scissure médiane, est en rapport au milieu avec le bord inférieur de la faux du cerveau qui reste toutefois à distance, et sur les côtés avec la circonvolution du corps calleux dont elle est séparée par une profonde rainure, le *sillon* ou *sinus du corps calleux*, occupé en partie par l'artère cérébrale antérieure.

Cette face est striée transversalement, les fibres commissurales se rangeant en faisceaux transversaux pressés les uns contre les autres. Elle est en outre parcourue dans le sens de la longueur par des fila-

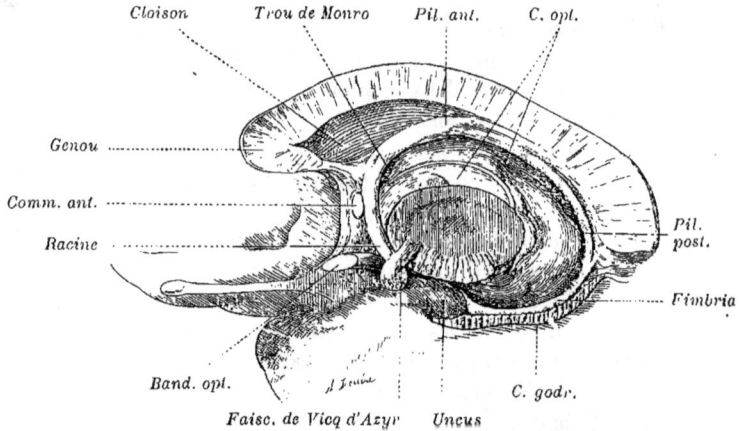

FIG. 533. — Corps calleux et Trigone cérébral (Hirschfeld). Coupe médiane antéro-postérieure. — Comparez avec la fig. 521.

ments gris ou blancs, les *nerfs de Lancisi*, dont nous reparlerons plus loin.

La *face inférieure* recouvre le trigone en arrière, le septum lucidum en avant; de chaque côté elle forme la voûte du ventricule latéral.

Les *bords latéraux* se continuent avec le centre ovale de Vieussens.

Les *extrémités* sont renflées et formées par le reploiement du corps calleux sur lui-même. L'extrémité antérieure ou *genou* entoure le septum lucidum; son feuillet réfléchi se termine par une pointe ou *bec*. L'extrémité postérieure ou *bourrelet*, plus épaisse, s'étend au-dessus des T. Q.

La terminaison du corps calleux au niveau de ses bords n'est qu'apparente. Si l'on coupe horizontalement l'hémisphère en rasant la face supérieure du corps calleux, on voit qu'il est constitué par une vaste surface blanche, de forme ovalaire, entourée par l'écorce grise des circonvolutions. Ce noyau médullaire est le *centre ovale de Vieussens*, nom qui s'applique d'ailleurs à toute la substance blanche centrale sous-corticale, en quelque région qu'on la considère. Dans cette masse homogène et pâteuse, Vieussens (1684), en faisant bouillir des cerveaux dans l'huile, reconnut une structure fibrillaire. Le centre ovale est traversé par un nombre immense de fibres nerveuses d'origine et de direction différentes, parmi lesquelles il faut ranger les fibres émanées du corps calleux ou *radiations calleuses*. Ce n'est que sur des cerveaux durcis dans des liquides spéciaux, ou bien atteints de dégénérations pathologiques, que l'on peut apercevoir et décrire ces systèmes de fibres.

Les *radiations calleuses* émanent de toute la partie latérale du corps calleux, car elles sont formées par l'épanouissement des faisceaux transversaux visibles à l'œil nu sur le tronc de cette commissure, et dont les fibres vont s'étendre à la presque totalité de l'écorce cérébrale. Les radiations *moyennes* qui continuent les bords latéraux sont transversales; les radiations *antérieures* et *postérieures*, issues du genou et du bourrelet, prennent une direction longitudinale pour atteindre les extrémités de l'hémisphère. Parmi celles du bourrelet, il en est qui, descendant vers la base du cerveau, recouvrent la corne temporale et la corne occipitale des ventricules latéraux d'une mince couche blanche, le *tapetum* (tapis).

Nerfs de Lancisi. — On désigne sous le nom de *nerfs de Lancisi* des tractus gris ou blancs, qui contournent en sens antéro-postérieur la face supérieure et les extrémités du corps calleux. Les uns occupent le milieu, *stries médianes*, les autres, les côtés, *stries latérales*, de cette face supérieure. Ils naissent, au-dessous du bourrelet, du corps godronné qu'ils continuent; après avoir entouré le corps calleux, ils se rapprochent au niveau de son bec, reçoivent à ce niveau un faisceau profond du trigone cérébral, et de nouveau divergents se portent à travers l'espace perforé antérieur au lobule de l'hippocampe. Cette dernière portion comprise entre le bec calleux et l'hippocampe constitue la *bandelette diagonale*, que nous avons déjà décrite; on l'appelait autrefois, très improprement, le *pédoncule* du corps calleux.

Les nerfs de Lancisi, variables dans leur couleur, leur volume et leur disposition, ne sont chez l'homme que les restes atrophiés d'une circonvolution olfactive lancisienne, un peu mieux conservée dans sa partie godronnée; cette circonvolution, chez les animaux osmatiques, est concentrique au lobe limbique, lui-même affecté à l'organe de l'olfaction.

Trigone cérébral. — Le *trigone cérébral*, ou *voûte à trois piliers*, *bandelettes géminées*, est une lame médullaire, de forme circulaire, qui s'étend, dans le sens antéro-postérieur, des tubercules mamillaires à la circonvolution de l'hippocampe. Pour le découvrir, il faut enlever avec précaution le corps calleux auquel il adhère. On lui décrit un corps, des piliers antérieurs et des piliers postérieurs, qui lui donnent une forme en X.

Le *corps*, véritablement trigone, va du tubercule antérieur de la couche optique au bourrelet du corps calleux. Sa face supérieure répond en avant au septum lucidum, en arrière au corps calleux dont on le sépare avec difficulté. Sa face inférieure recouvre la toile choroïdienne et sert de voûte au troisième ventricule qu'il sépare des ventricules latéraux. Ses bords latéraux sont libres. Quant à sa base, qui regarde en arrière, elle présente des stries transversales qui unissent les deux cordons longitudinaux dont se compose le trigone; cette portion s'appelle la *lyre* (fig. 539).

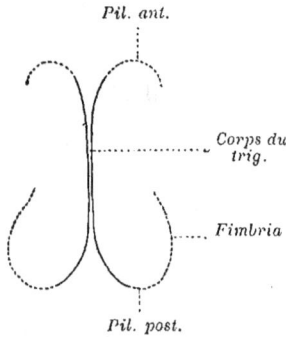

FIG. 534. — Forme en X du trigone cérébral (Schwalbe).

Les lignes pointillées indiquent la partie adhérente.

Les *piliers antérieurs* sont deux cordons arrondis qui partent de l'angle antérieur. Ils descendent verticalement d'abord derrière le septum lucidum, puis derrière la commissure blanche antérieure, et se terminent dans le noyau externe des tubercules mamillaires. En contournant l'extrémité antérieure de la couche optique, ils circonscrivent avec elle les trous de Monro. Des tubercules mamillaires, de leur noyau interne, naît un faisceau ascendant, le *faisceau de Vicq d'Azyr*, continuation apparente du trigone, qui monte à travers la substance grise du 3e ventricule et aboutit au tubercule antérieur optique. Notons aussi qu'une petite partie des fibres du pilier antérieur passe à travers le septum lucidum, puis en avant de la commissure antérieure, et se réunit aux nerfs de Lancisi pour prendre part à la bandelette diagonale; c'est le *faisceau olfactif* du trigone.

Les *piliers postérieurs* naissent des angles de la lyre. Aplatis, très divergents, ils se portent en arrière et en bas en contournant la base de la couche optique, puis se recourbent en avant et suivent le bord libre de la circonvolution de l'hippocampe. Ils se terminent en petite partie dans la corne d'Ammon, en grande partie dans la *fimbria* ou corps frangé qui elle-même aboutit au lobule de l'hippocampe.

Le trigone cérébral est un système très complexe de fibres, dont la majorité appartient aux centres olfactifs.

Septum lucidum ou cloison transparente. — Le septum lucidum est un diaphragme vertical de substance grise qui sépare les chambres antérieures des ventricules latéraux.

Il a la forme d'un triangle curviligne, dont l'angle postérieur se prolonge en queue. Le bord supérieur, convexe, est embrassé par le corps calleux, et surtout par son genou. Le bord postérieur, concave, s'applique sur le corps du trigone et sur ses piliers antérieurs. Le bord inférieur convexe repose sur la partie réfléchie et sur le bec du corps calleux. Les faces externes, humides et lisses, forment la paroi interne des ventricules latéraux.

Le septum lucidum est formé de deux lames grises parallèles, interceptant une cavité très étroite, close de toute part, le *ventricule de la cloison* ou du septum (fig. 539). Ce terme de ventricule est impropre, car il ne s'agit pas d'une dilatation de la cavité cérébrale embryonnaire et les parois ne sont pas tapissées par l'épendyme. Le septum est une portion de l'écorce cérébrale primitive qui, par le fait de soudures et par l'interposition du corps calleux, a été séquestrée et isolée de la face interne de l'hémisphère.

Commissure blanche antérieure. — La *commissure blanche antérieure* est une commissure de la base, qui réunit les deux lobes temporaux. Ce cordon arrondi, gros comme le nerf optique, décrit un trajet arqué à concavité postérieure. Sa partie moyenne apparaît, sur une faible étendue, dans le 3e ventricule, en avant de son bord antérieur et des piliers antérieurs du trigone qu'elle croise horizontalement, interceptant avec eux la petite fossette triangulaire (fig. 520). Tout le reste de son trajet est caché. Elle se dirige en dehors et en arrière, passant au-dessus de l'espace perforé antérieur, au-dessous des deux noyaux du corps strié. Elle se termine en s'irradiant dans le lobule de l'hippocampe.

CORPS STRIÉS

Les *corps striés* sont constitués de chaque côté par deux ganglions, qui sont des excroissances de la substance corticale de la base. Ils doivent leur nom à l'aspect strié de la capsule interne qui les traverse.

Ces deux ganglions ou noyaux sont : le noyau caudé et le noyau lenticulaire.

1o *Noyau caudé.* — Le *noyau caudé* ou *intra-ventriculaire* est situé dans le ventricule latéral. Sa couleur est gris rougeâtre, sa forme est celle d'une poire à queue très allongée. Enroulé autour du pédoncule cérébral, il décrit dans le sens vertical un cercle presque complet, dont l'ouverture regarde en avant. On lui distingue une tête et une queue.

La *tête* est un renflement ovoïde, dont la face interne libre fait saillie dans la partie antérieure du ventricule latéral, en face du septum lucidum. Sa face inférieure adhère à l'espace perforé antérieur. Sa face externe est confondue avec la capsule interne. — La *queue* se dirige en arrière, contourne le pédoncule cérébral et, de plus en plus amincie, se porte en avant pour se terminer au niveau de l'extrémité postérieure du noyau amygdalien, dans le lobule de l'hippocampe. Dans cette por-

tion réfléchie, elle occupe la voûte de la corne temporale du ventricule.
Dans sa partie directe ou supérieure, elle présente une face libre, plancher du ventricule latéral; une face adhérente, fusionnée avec la
capsule interne; un bord externe qui répond à l'angle du ventricule;

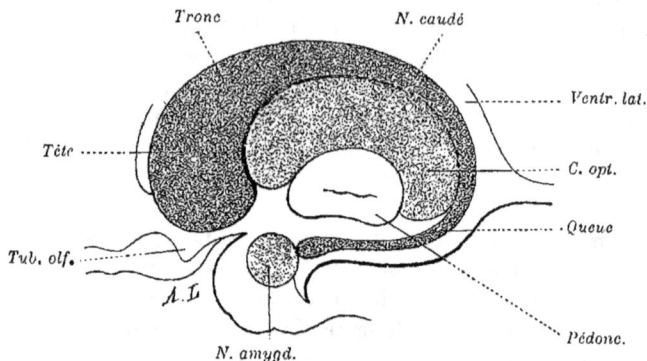

FIG. 535. — Le Noyau caudé.
Face interne du côté droit.

un bord interne, séparé par le sillon opto-strié de la couche optique que
le noyau caudé longe sur une grande étendue (fig. 539).

2° *Noyau lenticulaire*. — Le *noyau lenticulaire* ou *extra-ventricu-
laire* est situé dans l'épaisseur de l'hémisphère et ne peut se voir que
sur des coupes ou par des préparations spéciales (fig. 536 et 537). Il
semble plaqué contre la face externe du noyau caudé qui le dépasse un
peu en tous sens et avec lequel il est fusionné à son extrémité antérieure. Il a la forme d'une lentille bi-convexe longue de 5 centimètres
environ. Sa face interne, irrégulièrement courbée, présente sur la coupe
de Flechsig un coude à angle droit qui la décompose en deux faces secondaires (fig. 537); la capsule interne la sépare, en avant, du noyau caudé;
en arrière, de la couche optique. Sa face externe convexe est entourée
par la substance blanche de la capsule externe qui la sépare de l'avant-
mur et ne lui adhère que très faiblement; aussi peut-on assez facilement
la décoller. C'est entre cette face externe et la capsule que montent les
grosses artères striées et notamment l'artère de l'hémorragie cérébrale.

La coupe frontale montre que le noyau lenticulaire se compose de
trois *segments* ou *membres*, séparés par deux *lames médullaires*
blanches. Les deux segments internes, de couleur ambrée, forment le
globus pallidus; le segment externe, de couleur gris foncé, est le *pu-
tamen* ou écorce.

Le noyau lenticulaire est uni par des fibres nerveuses à un petit ganglion situé au-dessous de la couche optique, le *corps de Luys* (1865).

3° **Capsule interne et Couronne rayonnante.** — Le noyau lenticulaire est enveloppé par une couche de substance blanche que l'on a comparée à une capsule. Cette capsule a deux valves, une valve externe ou

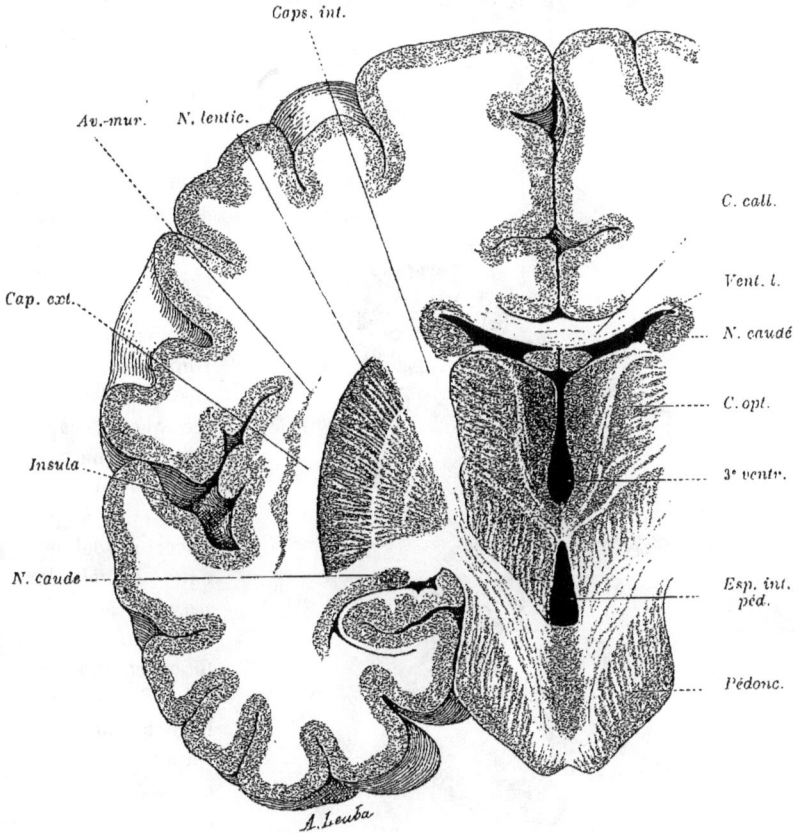

FIG. 536. — Rapports des corps striés sur le plan transversal.

Coupe frontale, c'est-à-dire vertico-transversale, passant par les pédoncules cérébraux. La couche
optique en bleu, les corps striés en rouge. Au-dessous du corps calleux, le trigone cérébral.

capsule externe, une valve interne ou *capsule interne*. Ces deux capsules n'ont d'ailleurs aucun rapport de structure et ne sont que des
apparences morphologiques.

La *capsule externe* sépare la face externe du noyau caudé du lobe
de l'insula avec son avant-mur. Nous venons de la décrire.

La *capsule interne* est interposée entre le noyau caudé et la couche

33.

optique en dedans, le noyau lenticulaire en dehors. Elle atteint près d'un centimètre d'épaisseur. Elle fait suite au pédoncule cérébral, dont un grand nombre de faisceaux, réunis en une tige compacte, s'engagent dans l'intervalle étroit qui sépare les couches optiques et les corps striés, puis se dirigeant en haut et en dehors, suivant la direction même du pédoncule cérébral, sortent de cette filière inter-ganglionnaire pour pénétrer dans le centre ovale et par lui dans l'écorce cérébrale (fig. 536).

La coupe horizontale de Flechsig (fig. 537) montre que la capsule interne est infléchie et présente un angle ouvert en dehors dans lequel le noyau lenticulaire semble s'enfoncer comme un coin. De là deux branches ou *bras*, réunis par un coude ou *genou*.

Le *bras antérieur*, ou lenticulo-strié, le plus court, long de deux centimètres,

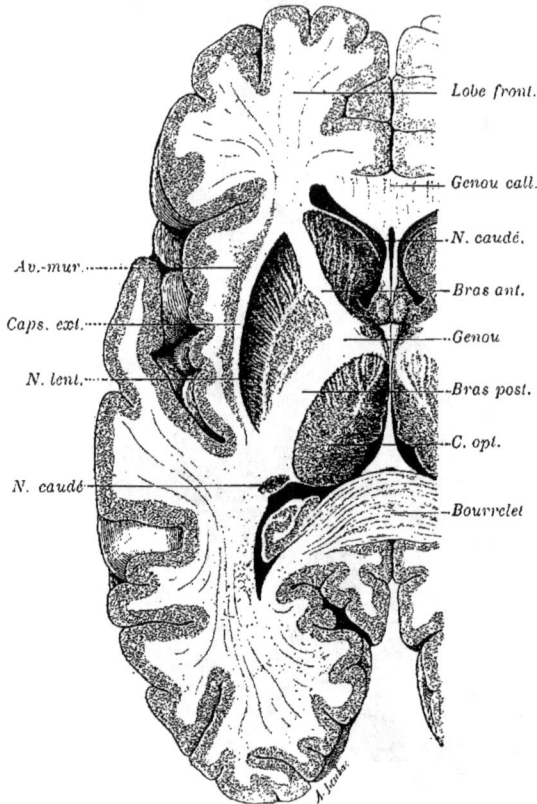

FIG. 537. — Coupe de Flechsig.

Coupe horizontale de l'hémisphère gauche. La capsule interne avec ses deux bras et son genou.

sépare le noyau lenticulaire de la tête du noyau caudé. La direction des fibres, constituées surtout par le pédoncule antérieur de la couche optique, est en grande partie horizontale; de nombreux ponts de substance grise relient les deux ganglions.

La *bras postérieur* ou lenticulo-optique, plus long, sépare la couche optique du noyau lenticulaire. Les fibres s'y disposent en paquets transversaux. Son extrémité postérieure, au delà du noyau lenticulaire, constitue le *segment rétro-lenticulaire* ; ce segment est occupé par les radiations optiques à direction horizontale,

Le *genou*, sommet arrondi de l'angle, relie les deux bras. Par le genou et le bras postérieur passent les fibres motrices et sensitives.

Couronne rayonnante. — En sortant de la capsule interne, les fibres nerveuses pénètrent dans le centre ovale et s'y déploient en tous sens. . Ces irradiations constituent la *couronne rayonnante de Reil*, qui ne peut se voir que sur des cerveaux qui ont subi des préparations spéciales. Tous les rayons partent du bord supérieur de la capsule interne ; les moyens montent directement à l'écorce cérébrale, les antérieurs s'inclinent en avant et les postérieurs en arrière. Ils coupent sous des angles divers les radiations calleuses.

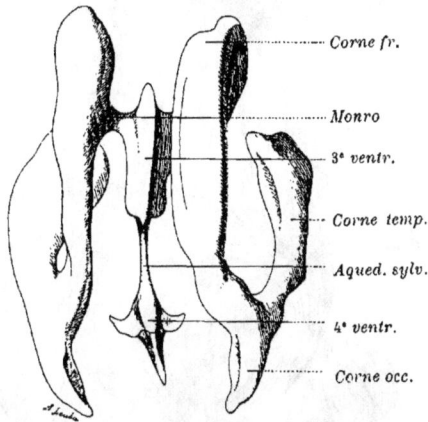

Fig. 538. — Moule des ventricules (Welcker).

VENTRICULES LATÉRAUX

Les *ventricules latéraux* sont deux cavités situées symétriquement de chaque côté dans l'épaisseur de l'hémisphère cérébral. Par les trous de Monro, ils communiquent avec le ventricule moyen qui est impair et médian, et qui les fait à son tour communiquer indirectement l'un avec l'autre. Ils constituent le premier et le second ventricule, et on les distingue sous le nom de *ventricule droit* et de *ventricule gauche*.

Le ventricule latéral présente une forme arquée; comme le noyau caudé dont il est satellite, il est circumpédonculaire. Commençant dans le lobe pariétal, il se dirige horizontalement en arrière, se recourbe autour du pédoncule cérébral, et de nouveau horizontal parcourt d'arrière en avant le lobe temporal. Cette deuxième portion émet près de son origine un diverticule qui s'enfonce en arrière dans le lobe occipital. De là deux étages, un étage supérieur et un étage inférieur, celui-ci divisé en deux chambres; ces trois cavités sont décrites sous les noms de *corne frontale*, *corne temporale* et *corne occipitale* du ventricule.

Corne frontale. — La *corne frontale*, étage supérieur du ventricule, longue de 6 à 7 centimètres, est horizontale. Elle est fermée en avant par le genou du corps calleux, ouverte en arrière où elle se continue avec l'étage inférieur.

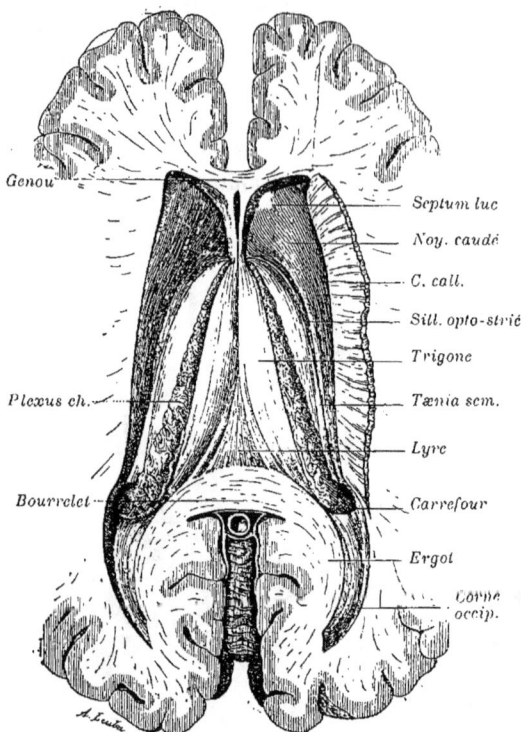

Fig. 539. — Corne frontale et corne occipitale des ventricules latéraux (Hirschfeld).
La voûte de ces cavités a été enlevée ; on voit leur plancher.

Sa *voûte*, ou toit, est formée par la face inférieure du corps calleux. — Son *plancher*, par le noyau caudé en dehors, une partie de la couche optique et de la face supérieure du trigone en dedans. Sur lui reposent les plexus choroïdes, pelotons vasculaires de la pie-mère. — Le bord externe répond à l'union du corps calleux avec le noyau caudé. — Le bord interne est marqué par l'union du corps calleux avec le trigone ; ce bord s'élargit en avant en une véritable face, face interne constituée par le septum lucidum qui sépare les deux ventricules.

C'est à l'extrémité postérieure du septum que sont percés les trous de Monro. Le *trou de Monro* est un orifice ovalaire, très étroit sinon même oblitéré chez les sujets adultes, grand chez l'enfant et sur les cerveaux atrophiés, intercepté entre les piliers du trigone en avant et le sommet de la couche optique en arrière. Ce canal inter-ventriculaire est un reste de la vaste ouverture qui chez l'embryon mettait en relation la vésicule hémisphérique et la vésicule intermédiaire. Par les trous de Monro, le ventricule moyen *communique* avec les ventricules latéraux ; par eux aussi, ou plutôt à côté d'eux, sous leur épithélium soulevé, passent les plexus choroïdes.

Dans le sillon opto-strié sont contenues la lame cornée et la bandelette demi-circulaire, séparées par la veine du corps strié.

La *lame cornée* est un ruban large de 2 millimètres, de couleur jaunâtre, translucide. C'est un reste de l'ancienne paroi interne de l'hémisphère.

La *bandelette demi-circulaire*, tænia semi-circularis, est un ruban de substance blanche, sous-jacent à la veine striée. Elle commence dans le septum lucidum, parcourt tout le trajet du ventricule latéral en contournant comme lui le pédoncule cérébral et en se plaçant dans la voûte de la corne temporale. Elle se termine dans le lobule de l'hippocampe, après avoir traversé le noyau amygdalien. Sa fonction, mal déterminée, semble la ranger dans les fibres d'association des centres olfactifs.

2° **Corne temporale.** — La *corne temporale*, corne inférieure ou portion réfléchie du ventricule, se dirige d'avant en arrière, parallèlement à la fente de Bichat et se termine en cul-de-sac un peu en arrière du pôle temporal. Elle présente sur la coupe vertico-transversale une forme arquée dont la concavité regarde en dedans. Sa paroi externe, qui étant aussi supérieure s'arrondit en voûte, est une couche de substance blanche à laquelle prend part le tapetum des radiations du corps calleux. La voûte contient dans son épaisseur la queue du noyau caudé et la bandelette demi-circulaire. — Sa paroi interne est formée par la corne d'Ammon et la fimbria.

La *corne d'Ammon*, ou *grand hippocampe*, comparée à la coquille d'une ammonite, est un bourrelet produit par l'enroulement de la cinquième circonvolution temporale qui se replie autour du sillon de l'hippocampe (p. 831). Elle a une forme arquée, une couleur blanche, due à une couche médullaire superficielle, l'*alveus*. Son extrémité antérieure ou *tête* est bosselée; elle vient buter contre le crochet du lobule de l'hippocampe qui l'encadre. Sa *queue* effilée se continue avec le pilier postérieur du trigone et avec l'écorce de la circonvolution du corps calleux. La corne d'Ammon est la portion supérieure de la circonvolution de l'hippocampe et appartient au système olfactif.

A côté d'elle, au-dessous, on voit assez souvent une saillie semblable mais moins nette, l'*éminence collatérale*, produite par l'enfoncement du profond *sillon collatéral*, quatrième sillon temporal, qui a refoulé l'écorce cérébrale dans la cavité ventriculaire.

Sur le bord supérieur de la corne d'Ammone, s'étend la *fimbria* ou corps frangé, ruban de couleur blanche que nous avons décrit avec le trigone dont il est une des terminaisons. Entre la fimbria et la bandelette optique qui la surmonte s'ouvre la fente de Bichat; par cette fente la corne temporale communiquerait avec l'extérieur, si elle n'était fermée par la membrane épendymaire que les plexus choroïdes ont refoulée devant eux, en pénétrant dans la corne temporale qu'ils parcourent.

Enfin, au dehors du ventricule, la corne d'Ammon contient dans sa

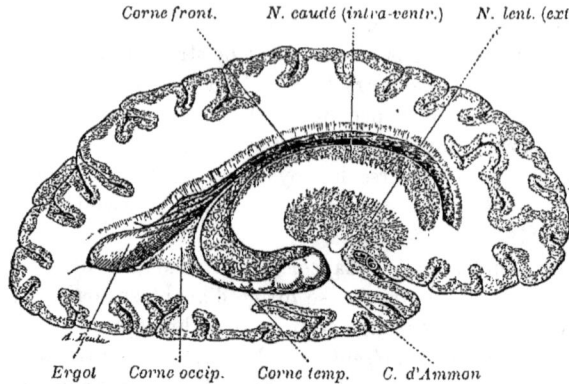

Corne front.   *N. caudé (intra-ventr.)*   *N. lent. (extra-ventr.)*

Ergot   *Corne occip.*   *Corne temp.*   *C. d'Ammon*

FIG. 540. — Les trois cornes du ventricule latéral (Hirschfeld).

Coupe antéro-postérieure de l'hémisphère droit; vue de la tranche interne.

concavité le *corps godronné*, petite circonvolution qui se continue avec la circonvolution lancisienne rudimentaire (fig. 530).

3° *Corne occipitale*. — La *corne occipitale*, corne postérieure, cavité digitale, a la forme d'un doigt courbé dont la concavité regarde au dedans. Elle se détache du canal ventriculaire en un point qui, étant commun aux trois cornes, constitue le carrefour du ventricule et contient un gros renflement du plexus choroïde. Elle se dirige horizontalement dans l'épaisseur du lobe occipital. Sa paroi externe est formée par le mince tapetum des radiations calleuses. Sur la partie inférieure de sa paroi interne se détache une saillie arrondie, l'*ergot de Morand*, petit hippocampe ou calcar, qui se continue en avant avec le grand hippocampe. L'ergot de Morand est la saillie intra-ventriculaire de la scissure calcarine, et varie comme la profondeur de cette scissure.

STRUCTURE DES CENTRES NERVEUX[1]

Avant d'exposer la structure des centres nerveux, il est nécessaire de rappeler certaines notions d'histologie générale.

Les centres nerveux se composent d'éléments nobles, cellules et fibres nerveuses, et d'un tissu de soutien : tissu conjontif, névroglie, cellules épendymaires et ciment interstitiel. Tous, à l'exception des éléments conjonctifs, dérivent de l'ectoderme embryonnaire.

La moelle n'est au début qu'un tube épithélial que surmonte une vésicule également épithéliale, le cerveau. Les cellules de cet épithélium ectodermique se divisent dans leur évolution en deux catégories. Les unes forment le tissu de soutien, c'est-à-dire les cellules épithéliales ciliées qui tapissent le canal de l'épendyme et les ventricules cérébraux, ainsi que les cellules de névroglie, cellules remarquables par leurs fins et longs prolongements qui rayonnent d'elles en tous sens (cellules araignées); c'est au milieu du plexus de ces filaments que sont plongés les éléments nerveux. Les autres deviennent les cellules nerveuses.

Cellule nerveuse. — La *cellule nerveuse* est un élément anatomique caractérisé par des prolongements qui le mettent en rapport avec d'autres éléments de l'organisme. Il en est de toutes tailles et de toutes formes. Les unes, comme les *grains* du cervelet, sont assez petites pour qu'on puisse difficilement les étudier au microscope, au point que leur nature nerveuse n'a été reconnue que dans ces dernières années; d'autre, des géantes, sont presque visibles à l'œil nu. Et quant à la forme, il en est d'ovoïdes, de fusiformes, de pyramidales; le plus grand nombre sont étoilées. Le corps cellulaire, avec son noyau et son nucléole, renferme une substance chromatique, et très souvent des granulations pigmentaires, qui donnent à certaines régions du cerveau une teinte de suie ou de rouille (*locus niger, locus cæruleus, substantia ferruginea*).

Quelles que soient sa forme, sa taille, sa structure, toute cellule nerveuse possède plusieurs prolongements; elle est *multipolaire* (chez les vertébrés inférieurs seuls, on rencontre des cellules unipolaires, pourvues d'un prolongement unique). Ces prolongements sont de deux ordres : l'un est nerveux, les autres sont protoplasmiques.

Le *prolongement nerveux* ou de Deiters, prolongement cylindraxile, cylindre-axe, ou plus simplement l'*axone*, est unique. C'est lui qui devient la fibre nerveuse dont il constitue l'âme, c'est-à-dire le cylindre-

---

1. Le chapitre « Histologie générale du système nerveux » a été rédigé dans le *Traité d'Anatomie humaine*, par M. le professeur Nicolas.

axe. Il émet ordinairement sur son trajet, dans l'intérieur des centres nerveux, des branches latérales, dites *collatérales*. Sa terminaison est toujours la même; qu'elle soit située dans une papille de la peau, sur une fibre musculaire, ou dans l'épaisseur des centres nerveux, elle consiste en une ramification de fibrilles, qu'on appelle l'*arborisation terminale*. La caractéristique physiologique de l'axone réside dans ce fait, que le courant nerveux le parcourt en allant du corps cellulaire à l'arborisation terminale. Sa conduction est cellulifuge.

Les *prolongements protoplasmiques* sont aussi nommés *dendrites* à cause de leur forme arborescente; par eux le corps cellulaire s'agrandit et étale son protoplasma. Ils partent des angles de la cellule et dès leur origine se divisent en rameaux. Ce sont eux qui reçoivent les impressions des éléments qui les entourent et les transmettent au corps cellulaire. Leur conduction est cellulipète, c'est-à-dire que les excitations convergent vers le corps cellulaire.

Avec ses prolongements qui s'étendent en bas jusqu'à la plante du pied, en haut jusqu'au bulbe, une cellule de la moelle peut atteindre chez l'homme une longueur de 1 m. 50.

Toutes les parties de la cellule, le corps, les dendrites, le cylindre-axe ont une structure fibrillaire. Elles sont parcourues par un grand nombre de filaments très fins, plongés dans une substance interstitielle, les *neurofibrilles*. Celles-ci forment des réseaux autour du noyau et à la périphérie du corps cellulaire et se continuent dans les prolongements où elles prennent une disposition longitudinale; elles arrivent jusqu'aux extrémités de ces prolongements, mais elles ne passent point dans d'autres cellules et ne s'anastomosent pas avec celles d'autres éléments. Il est probable que

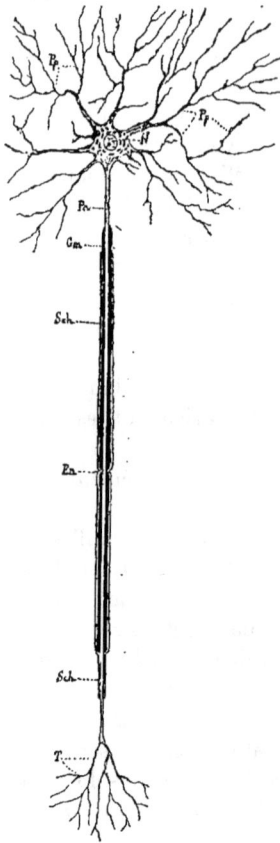

Fig. 541. — Cellule nerveuse.

Figure schématique. — La cellule nerveuse, avec son noyau *N*, émet des prolongements protoplasmiques, *Pp*, et un prolongement cylindraxile ou axone, *Pa*. Ce dernier s'entoure d'une gaine de myéline (*G. m.* noire) et d'une gaine de Schwann, *Sch*; il se termine par une arborisation, *T*. En *Ea*, un étranglement annulaire.

la conduction nerveuse se fait tout à la fois par les neuro-fibrilles et par la substance inter-fibrillaire.

Disons enfin que le corps cellulaire et ses prolongements dendritiques, mais non l'axone, sont entourés par les plexus terminaux des fibres voisines qui forment tout autour de ces éléments des *arborisations* ou *nids péricellulaires*, et que, dans certaines espèces de cellules, les fibrilles de ces plexus se fixent solidement à la membrane d'enveloppe de la cellule par des *boutons terminaux* piriformes, analogues aux crampons du lierre (*massues* de Cajal). Ce contact plus ou moins intime constitue l'*articulation* des neurones.

Fibres nerveuses. — Les fibres nerveuses sont les prolongements des cellules. Leur élément fondamental, le cylindre-axe, qui continue l'axone, est partout le même; mais suivant ses enveloppes, les fibres se classent en trois groupes, les fibres nues, les fibres à myéline, les fibres de Remak.

Les *fibres nues* sont réduites au cylindre-axe. Toute fibre est nue à son origine et à sa terminaison, sur un court segment. Dans les centres nerveux, certaines cellules, dites *cellules d'association* ou de *Golgi*, ont un axone, à court trajet d'ailleurs, qui reste à l'état cylindraxile, sans gaine, sur toute sa longueur.

Les *fibres à myéline*, ou fibres blanches, doivent leur blancheur à leur enveloppe de myéline, substance grasse qui joue un rôle de protection et probablement aussi d'isolateur. Il y en a deux espèces : celles des centres nerveux, qui n'ont qu'une gaine de myéline, sans autre membrane extérieure, et celles des nerfs périphériques dont la gaine de myéline est elle-même entourée d'une seconde enveloppe, la *gaine de Schwann*. Dans cette dernière forme, la myéline est interrompue de distance en distance par un disque de ciment, qui constitue l'*étranglement annulaire*. Les nerfs à gaine de Schwann, nerfs périphériques, se groupent en faisceaux qu'entoure une membrane lamelleuse, le *périnèvre*; et ces faisceaux à leur tour sont enveloppés d'une membrane commune, le *névrilemme*.

Les *fibres de Remak* ou fibres grises ont une gaine de Schwann, c'est-à-dire une mince enveloppe conjonctive, et pas de gaine de myéline. Elles constituent les nerfs olfactifs, la plus grande partie des nerfs du grand sympathique et quelques-unes des fibres des nerfs rachidiens.

Disons un mot des procédés employés pour colorer les fibres nerveuses, et qui sont souvent mentionnés dans les légendes des figures. Dans le procédé de *Weigert* ou de Weigert-Pal, les fibres ont leur myéline colorée en bleu violet par l'hématoxyline. — Dans le procédé d'*Ehrlich*, les nerfs et les cellules sont colorés en bleu par le bleu de méthylène. — Dans le procédé de *Golgi* ou de Golgi-Cajal, les cellules

et les cylindre-axes sont teintés en noir par le chromate d'argent.
— Enfin, dans le procédé tout récent (1903) de Cajal, les neuro-
fibrilles, traitées comme une photographie par le nitrate d'argent
réduit, se détachent en brun plus ou moins foncé.

Théorie du neurone. — Toutes les explications de la structure du
système nerveux et de sa physiologie élémentaire reposent actuelle-
ment sur la théorie du neurone, qui découle des travaux d'un histolo-
giste espagnol, Ramón y Cajal.

Le *neurone* est l'entité nerveuse constituée par la cellule et ses prolongements. On attribue à cette cellule une individualité ou unité
embryologique, anatomique et physiologique, qui la rend assimilable
à un organisme complet. Dans la cellule nerveuse : 1° le corps paraît
avant les prolongements, qui en sont des expansions (unité embryologique); — 2° la cellule est le centre trophique de ses prolongements
(unité physiologique); si on sectionne l'axone, le bout central, attenant
à la cellule, continue de vivre, tandis que le bout périphérique dégénère; cette dégénération a été reconnue depuis longtemps par le
physiologiste Waller; la *dégénération Wallérienne* est d'une importance capitale dans les recherches d'anatomie normale et pathologique;
— 3° les prolongements, qu'ils soient nerveux ou protoplasmiques, se
terminent par des rameaux libres qui s'appliquent sur d'autres éléments : fibre musculaire, cellule épithéliale, cellule nerveuse ou ses
prolongements; il y a contiguïté, adhérence même, mais non continuité
ou pénétration (unité anatomique). Les anastomoses vraies n'existent
nulle part entre deux éléments différents; il n'y a pas de réseaux, et
seulement des plexus, c'est-à-dire des formes buissonnantes.

La cellule nerveuse possède donc l'indépendance extérieure et l'unité
intérieure; ce sont ces propriétés qui lui confèrent l'état de *neurone*.
Dire que la voie sensitive se compose de trois neurones, c'est dire qu'il
y a une chaîne de trois cellules nerveuses, reliées les unes aux autres,
qui se transmettent l'impression sensitive; la conduction étant toujours
cellulipète dans le prolongement protoplasmique, cellulifuge dans
l'axone.

La théorie des neurones, qui a paru un instant ébranlée dans ces
dernières années, reste toujours debout. La dégénération Wallérienne
des fibres sectionnées est indiscutable, ce qui n'empêche pas qu'elle
s'accompagne de phénomènes d'auto-régénération, et d'autre part les
études nouvelles sur les neuro-fibrilles apportent une confirmation
histologique aux idées que nous avons formulées. Cette théorie servira
donc de base à notre exposé de la structure des centres nerveux.

Nous étudierons successivement la structure de la moelle, celle du
cerveau et celle du cervelet; nous nous limiterons aux lignes fonda-

mentales, éliminant de parti pris la description d'une foule de ganglions et de faisceaux dont la signification physiologique et les applications pathologiques nous échappent encore complètement.

STRUCTURE DE LA MOELLE

L'étude de la structure de la moelle comprend : 1° les éléments constitutifs de la moelle; 2° leur agencement.

I. ÉLÉMENTS CONSTITUTIFS DE LA MOELLE

Ces éléments sont : les cellules nerveuses, les fibres nerveuses et le tissu de soutien.

A. **Cellules nerveuses.** — Les cellules nerveuses occupent exclusivement la substance grise. Elles sont toutes de forme étoilée et multipolaire. Leur taille varie d'un extrême à l'autre, depuis les minuscules cellules de Rolando jusqu'aux grandes cellules motrices de la corne antérieure.

Elles sont éparses et solitaires, ou bien groupées. Les principaux *groupes* qui, dans le sens de la longueur, constituent des *colonnes cellulaires*, sont les suivants : 1° le *groupe externe* et le *groupe interne* de la corne antérieure; — 2° le *groupe de la corne latérale* qui est localisé à la région dorsale, comme cette corne elle-même, dépendance de la corne antérieure; ses cellules sont une des principales origines du grand sympathique; — 3° la *colonne de Clarke*, située dans la corne postérieure sur la face interne de sa base; elle fait défaut dans la région cervicale; — 4° le groupe de la *substance de Rolando*. La *substance gélatineuse* de Rolando est une forme spéciale de substance grise qu'on reconnaît à l'œil nu à sa teinte translucide, et qui disposée en croissant coiffe la tête de la corne postérieure.

Solitaires ou groupées, les cellules nerveuses sont de plusieurs natures, suivant la destination de leur axone et les connexions qu'il établit. Nous verrons plus loin qu'on peut distinguer des cellules et des fibres de projection et d'association. Dans les cellules de projection se rangent les *cellules radiculaires* qui donnent naissance aux fibres des racines antérieures; presque toujours de grande taille et pourvues d'abondants prolongements protoplasmiques, elles sont localisées à la corne antérieure. La plupart des cellules d'association sont les cellules dites *funiculaires* ou *cellules de cordon*, éléments petits ou moyens, répandus dans toute la substance grise, dont le cylindre-axe occupe de préférence le faisceau fondamental. Une de leurs variétés est représentée par les *cellules commissurales*, dont l'axone passe dans la moitié opposée de la moelle qu'il réunit ainsi à l'autre moitié.

B. Fibres nerveuses. — Les fibres nerveuses de la moelle constituent les racines antérieures et postérieures, les cordons et les commissures.

1. *Fibres radiculaires*. — On distingue les racines antérieures et les racines postérieures (fig. 506 et 509).

Racines antérieures. Les *racines antérieures* ont leur origine dans les cellules radiculaires de la corne antérieure, cellules qui occupent de préférence les groupes interne et externe de cette corne. Chaque fibre est l'axone d'une de ces cellules, qui est par conséquent son centre fonctionnel et trophique, et le courant qui la traverse est tout à la fois centrifuge et cellulifuge. On comprend qu'une section de la racine antérieure laissera le bout central intact et provoquera la dégénération wallérienne du bout périphérique. Au sortir de la cellule, la fibre nerveuse traverse horizontalement la substance blanche en

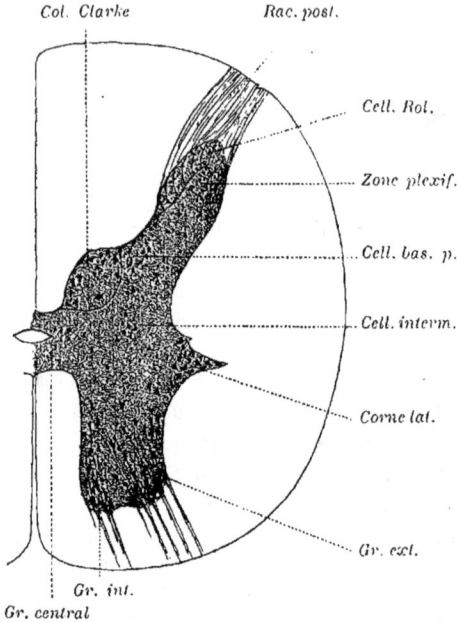

Col. Clarke   Rac. post.

Cell. Rol.

Zone plexif.

Cell. bas. p.

Cell. interm.

Corne lat.

Gr. ext.

Gr. int.
Gr. central

Fig. 542. — Groupement des cellules nerveuses.

Outre les groupes principaux mentionnés dans le texte, on distingue sur cette coupe schématique les cellules périépendymaires ou centrales, les cellules intermédiaires, les cellules basales postérieures et celles de la zone plexiforme de la corne postérieure.

s'entourant de sa gaine de myéline et sort par le sillon collatéral antérieur. Les fibres en se groupant hors de la moelle constituent la racine antérieure ou racine motrice qui va s'accoler à la racine postérieure ou sensitive, au delà du ganglion spinal, pour former le nerf mixte.

Racines postérieures. Ces racines n'ont dans la moelle qu'un très court trajet horizontal; elles se recourbent presque immédiatement pour constituer les cordons postérieurs avec lesquels nous les décrirons.

II. Cordons de la moelle. — Les fibres des cordons naissent : les unes, de cellules d'association ou de projection contenues dans la substance grise de la moelle (*fibres endogènes*); les autres, de cellules situées en dehors de la moelle, dans les ganglions rachidiens, le cerveau, le cervelet (*fibres exogènes*). Elles se groupent pour former les *cordons* antérieur, latéral et postérieur que nous avons déjà décrits (p. 799). A leur tour ces cordons se divisent en *faisceaux* qu'on ne distingue les uns des autres ni à l'œil nu, ni au microscope, mais que l'on a reconnus par des méthodes expérimentales et surtout par leur dégéné-

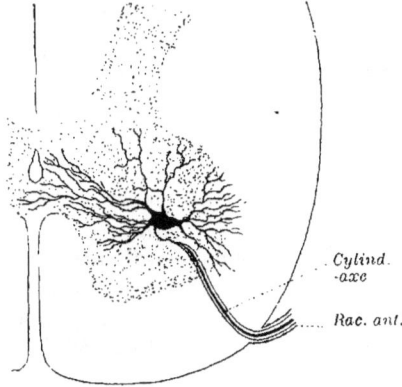

FIG. 543. — Cellule radiculaire.

Schéma montrant une fibre de racine antérieure naissant d'une cellule radiculaire ou motrice et s'enveloppant successivement de ses gaines; la gaine de Schwann ne se constitue qu'au sortir de la moelle.

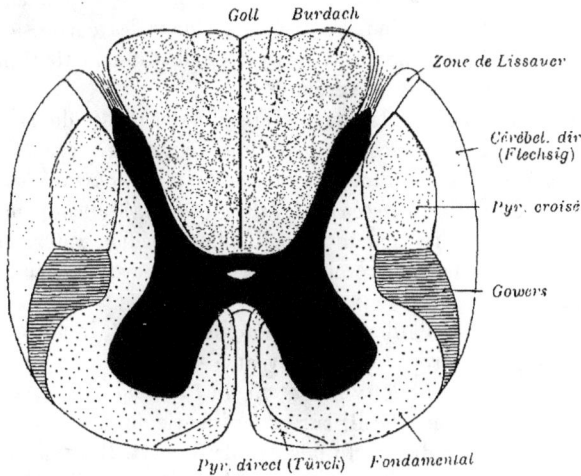

FIG. 544. — Faisceaux de la moelle.

Fig. schématique à rapprocher de la fig. 508. — Topographie des faisceaux à la région cervicale. Le faisceau pyramidal en rouge.

rescence pathologique. Quand le centre anatomique et trophique d'un faisceau est détruit, le faisceau *dégénère* et prend une couleur gris jaunâtre et une structure histologique particulière qui permettent de préciser sa situation et son trajet.

On distingue six faisceaux principaux qui se répartissent de la façon suivante :

Cordon antéro-latéral.. . . $\left\{\begin{array}{l}\text{Faisceau fondamental.} \\ \text{Faisceau pyramidal.} \\ \text{Faisceau cérébelleux direct.} \\ \text{Faisceau de Gowers.}\end{array}\right.$

Cordon postérieur. . . . . $\left\{\begin{array}{l}\text{Faisceau de Burdach.} \\ \text{Faisceau de Goll.}\end{array}\right.$

1° *Faisceau fondamental antéro-latéral.* — Ce faisceau occupe toute la périphérie de la substance grise dans le cordon antérieur et le cordon latéral et lui forme comme une première écorce. Composé de fibres endogènes, qui naissent des cellules de toute la substance grise, et qui ont un court trajet, il constitue un système d'association entre les divers étages.

2° *Faisceau pyramidal.* — Le *faisceau pyramidal* doit son nom à son passage dans les pyramides du bulbe. Il vient de l'écorce cérébrale, occupe dans le bulbe les pyramides antérieures et s'y divise en deux portions : l'une, de beaucoup la plus importante, qui traverse le sillon médian (*entrecroisement des pyramides*) et se porte dans le cordon latéral opposé ; l'autre, qui reste dans le cordon antérieur du même côté. Tous les deux se terminent dans les cornes antérieures, autour des cellules motrices, auxquelles ils transmettent les impulsions volontaires d'origine cérébrale.

On trouve donc, sur la coupe, dans chaque moitié de la moelle les deux faisceaux : le *faisceau pyramidal croisé*, qui occupe la partie la plus postérieure du cordon latéral ; le *faisceau pyramidal direct* ou antérieur, dit encore *faisceau de Türck* (1851), beaucoup moins volumineux, situé sur la face interne du sillon médian antérieur. D'après leur origine, le faisceau croisé droit marche avec le faisceau direct gauche et réciproquement.

Nous décrirons d'ailleurs plus longuement cet important faisceau avec les fibres de projection du cerveau.

3° *Faisceau cérébelleux direct ou de Flechsig.* — Ce faisceau est situé dans le cordon latéral, sur la périphérie de la moelle, en dehors du faisceau pyramidal et du faisceau de Gowers. Il a pour origine les cellules de la colonne de Clarke. Au delà de la moelle, il passe dans les corps restiformes du bulbe, puis par le pédoncule cérébelleux inférieur et se termine dans l'écorce cérébelleuse des vermis. C'est un faisceau endogène, à direction ascendante, appartenant aux voies cérébelleuses.

4° **Faisceau de Gowers.** — Le *faisceau de Gowers* (1880) ou *antéro-latéral* est placé en avant du faisceau pyramidal, entre le faisceau fondamental et le faisceau cérébelleux direct. Il naît de cellules diverses et mal déterminées de la moelle, monte avec le faisceau cérébelleux et s'en sépare au bulbe pour gagner les pédoncules cérébelleux supérieurs et par eux l'écorce du vermis. Très analogue au faisceau de Flechsig, il est comme lui une voie cérébelleuse centripète.

5° **Faisceau de Burdach.** — Le cordon postérieur avec ses deux faisceaux est presque entièrement constitué par les racines postérieures. Il contient en outre un petit *faisceau fondamental postérieur*, accolé à la substance grise et formé de fibres courtes d'association.

Le *faisceau de Burdach* ou f. cunéiforme occupe la partie externe du cordon postérieur et s'étend jusqu'à la commissure grise. Ses fibres sont exogènes, car elles sont constituées par les racines postérieures, qui elles-mêmes naissent des cellules des ganglions spinaux et qui pénètrent dans la moelle par le sillon collatéral postérieur.

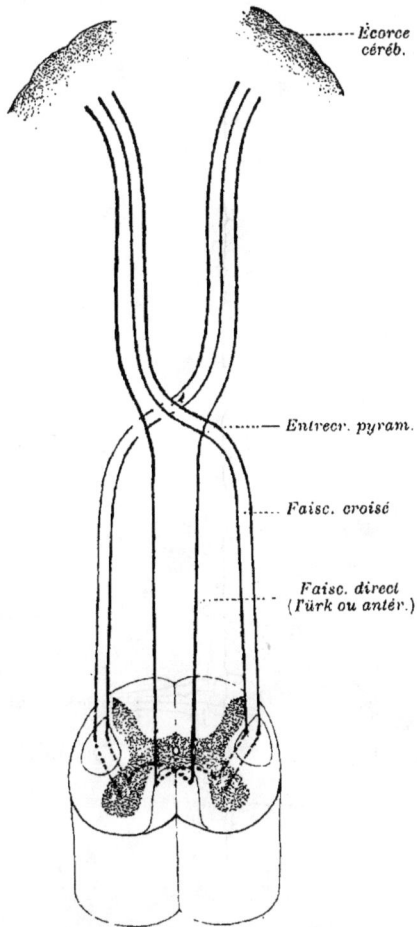

FIG. 545. — Le faisceau pyramidal.

Schéma montrant le croisement des deux portions du faisceau pyramidal.

Les ganglions spinaux ou rachidiens contiennent des cellules dérivées du type bipolaire ; elles possèdent deux prolongements qui d'abord accolés se coudent et divergent en T. L'un de ces prolongements, assimilable à un prolongement protoplasmique, est périphérique ; il arrive de la peau, des muqueuses, des organes ; sa conduction est cellulipète. L'autre, qui est le cylindre-axe, émane de la cellule et se dirige vers la moelle, il est central et cellulifuge; c'est lui qui prend part à la formation des racines postérieures (fig. 547). La cellule étant le centre trophique de son prolongement nerveux, on comprend que si l'on coupe la racine postérieure, le bout périphérique restera intact, puisqu'il garde sa continuité avec la cellule, tandis que le bout central ou médullaire, isolé de ses connexions, subira des phénomènes de désintégration (*dégénération wallérienne*).

Arrivée sur la limite de la corne postérieure, la fibre radiculaire se bifurque et se divise en deux branches : une *branche descendante*, courte, qui se termine dans les étages sous-jacents de la moelle ; une *branche ascendante*, moyenne ou longue, qui, suivant sa longueur, déploie son arborisation terminale dans la corne postérieure de la moelle ou bien dans les noyaux de Goll et de Burdach du bulbe rachidien. Cette branche ascendante est la voie de conduction qui porte au cerveau les impressions sensitives. Les deux branches constituent presque entièrement les faisceaux de Goll et de Burdach du cordon postérieur. Il est important de noter que sur tout leur trajet ces branches émettent des *fibres collatérales*, qui s'enfoncent perpendiculairement dans la substance grise et établissent ainsi des liens multiples. Les plus importantes de ces collatérales sont celles qui, au niveau de la bifurcation, se portent

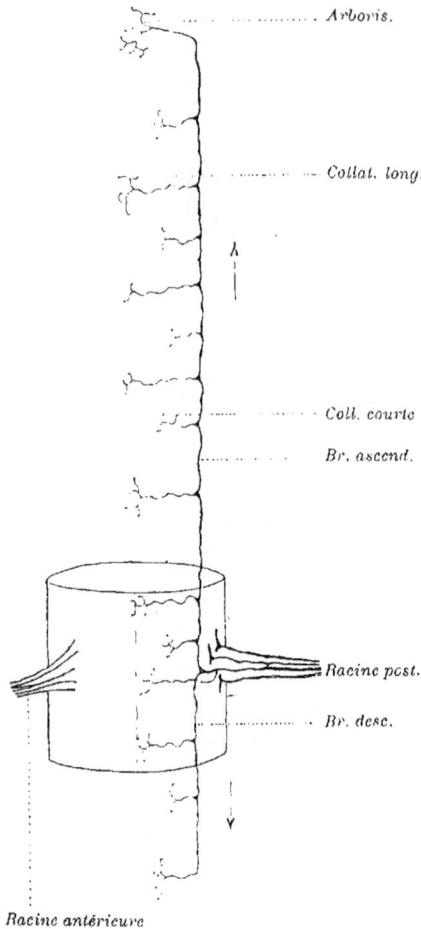

Fig. 546. — Bifurcation des racines postérieures.

Fig. schématique. La fibre d'une racine postérieure, réduite à son cylindre-axe, se divise dans le cordon postérieur en branches ascendante et descendante.

aux cellules motrices de la corne antérieure qu'elles entourent de leurs arborisations ; leur groupement constitue le *faisceau sensitivo-moteur*, par lequel s'accomplissent vraisemblablement les mouvements réflexes.

Les racines postérieures renferment en outre quelques *fibres motrices* provenant de la corne antérieure et qui ne font que les traverser.

En résumé, le faisceau de Burdach contient les fibres courtes et moyennes des racines postérieures, ainsi que les branches descendantes et le commencement des branches ascendantes des fibres longues avec leurs collatérales. Ces fibres se terminent partie dans la moelle, partie dans le *noyau de Burdach*, du bulbe. C'est la grande voie sensitive.

6° **Faisceau de Goll**. — Le *faisceau* ou *cordon de Goll*, cordon *grêle*, apparaît sous la forme d'un triangle, de couleur un peu sombre, sur les bord du sillon médian postérieur. Il est séparé du faisceau de Burdach par le sillon intermédiaire. Comme le faisceau de Burdach, il est formé par les racines postérieures ; seulement il ne contient que des fibres longues. En effet, à mesure qu'une racine nouvelle pénètre dans la moelle, au niveau de la tête de la corne postérieure, elle refoule vers la ligne médiane la racine sous-jacente dont elle vient prendre la place. Ce déplacement successif en dedans et en arrière ne porte que sur les fibres longues, c'est-à-dire celles qui n'ont pas eu le temps de se terminer dans la moelle avant l'arrivée de la racine nouvelle. Les fibres de Goll aboutissent au *noyau de Goll*, situé dans la pyramide postérieure, à côté du noyau de Burdach.

III. *Commissures de la moelle*. — Les deux moitiés de la moelle sont réunies par trois commissures : la commissure blanche antérieure, la commissure grise antérieure placée derrière elle, et la commissure grise postérieure en arrière du canal de l'épendyme. Les fibres qui les traversent proviennent des cellules commissurales disséminées dans la substance grise, mais plus nombreuses dans la corne antérieure ; beaucoup ne sont que de simples collatérales de fibres de cordon, dont la tige mère reste du même côté que sa cellule d'origine. Il faut aussi y ranger quelques prolongements protoplasmiques des grandes cellules antérieures, qui traversent la ligne médiane.

C. **Tissu de soutien**. — Le tissu de soutien est constitué par la pie-mère, de nature conjonctive, par la névroglie, d'origine épithéliale, et par un ciment interstitiel répandu entre les éléments nerveux et la névroglie.

La *pie-mère* entoure la moelle dont elle maintient la forme. Elle se replie dans le sillon médian antérieur. Par sa face interne elle émet des cloisons ou *septa* qui pénètrent dans la moelle en sens radié et constituent la grosse charpente conjonctive. Dans ces cloisons pénètrent les vaisseaux.

La *névroglie* forme la fine charpente, qui s'interpose entre le stroma conjonctif et les éléments nerveux. Signalons comme disposition particulière : la névroglie *marginale*, qui forme autour de la moelle une couche continue ; la névroglie *centrale*, qui entoure le canal de l'épendyme ; le *septum médian postérieur*, lame névroglique épendymaire qui ferme le sillon correspondant.

II. CONSTITUTION DE LA MOELLE

La moelle est à la fois un centre d'action et un centre de transmission. Elle exerce cette double fonction à l'aide de ses fibres et de ses cellules. Les cellules groupées ou isolées obéissent à la loi commune en vertu de laquelle ces éléments s'articulent ou tout au moins s'unissent entre eux, mais ne se fusionnent jamais et conservent leur indépendance. Les fibres sont de deux ordres : les fibres *endogènes*, qui proviennent des cellules de la moelle ; elles constituent le faisceau fondamental, le faisceau cérébelleux direct, le faisceau de Gowers, et les racines antérieures ; — les fibres *exogènes*, qui ont pour origine des cellules situées en dehors de cet organe et qui forment le faisceau pyramidal, les racines postérieures et les faisceaux de Burdach et de Goll, prolongements de ces racines.

Fibres et cellules se groupent en trois systèmes, qui sont les mêmes dans tous les centres nerveux, et qu'on distingue en *système d'association*, *système commissural* et *système de projection*. Les deux premiers se confondent en partie entre eux dans la moelle.

1° **Fibres d'association et fibres commissurales.** — Les *fibres d'association* sont celles qui réunissent deux parties différentes dans une même moitié. Elles sont homolatérales, naissent et se terminent du même côté. Les *fibres commissurales* sont des fibres croisées qui relient les moitiés droite et gauche d'un même organe. Cette distinction n'est pas très nette dans la moelle, car bon nombre de fibres de cordon se bifurquent et fournissent une branche au cordon homolatéral, et l'autre au côté opposé.

Ces fibres d'union sont constituées par le faisceau fondamental antérolatéral que nous avons vu envelopper toute la substance grise, d'autant plus qu'il faut y joindre un petit faisceau fondamental postérieur qui occupe la partie profonde du cordon postérieur au voisinage de la commissure grise. Ce sont des fibres courtes, les unes ascendantes, les autres descendantes, qui relient les uns aux autres les divers segments ou étages de la moelle. Elles ont pour origine des cellules disséminées dans la substance grise, et connues sous le nom de cellules de cordon ou cellules funiculaires. Les cellules commissurales en sont une variété ; de même aussi certaines cellules d'association, appelées *cellules de Golgi*, dont le cylindre-axe très court et ramifié ne dépasse pas le voisinage de la cellule et sert à établir des connexions très localisées.

2° **Fibres de projection**.—Les *fibres de projection* sont celles qui s'étendent hors des limites de l'organe nerveux, et qui le relient à d'autres organes, centres nerveux, viscères, muscles, surface muqueuse ou cutanée. Ces fibres sont de deux ordres : les unes, *centripètes*, apportent à un centre nerveux les impressions extérieures qu'elles projettent en quelque sorte sur son champ cellulaire ; les autres, *centrifuges*, réfléchissent, reprojettent sur les organes l'excitation cellulaire, le plus souvent sous la forme d'impulsion motrice.

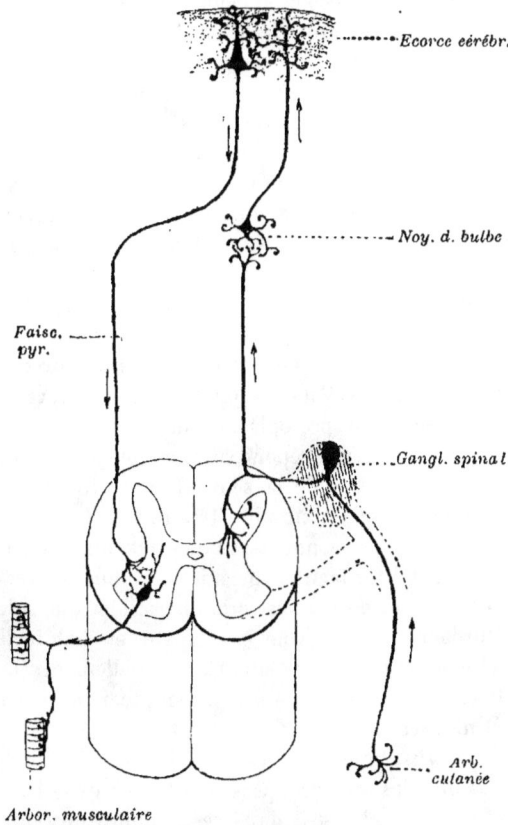

Fig. 547. — Fibres de projection cérébrale.

Voie sensitive en bleu, voie motrice en rouge. — Trajet des impressions sensitives conscientes de la périphérie du corps a l'écorce cérébrale, et des excitations motrices volontaires du cerveau aux muscles.

Leurs cellules (cellules radiculaires motrices, colonne de Clarke, cellules du faisceau de Gowers) appartiennent à la catégorie des *cellules de projection*.

Au système de projection se rattachent tous les faisceaux autres que le faisceau fondamental. Le faisceau de Goll et le faisceau pyrami-

dal sont communs à la moelle et au cerveau qu'ils relient en sens
ascendant et descendant ; nous les décrirons avec le cerveau. Il en est
de même des faisceaux de Flechsig et de Gowers, voies efférentes du cervelet, qui seront mieux comprises avec la constitution de ce dernier organe. Nous n'insisterons donc que sur les fibres du faisceau de Burdach, voie sensitive localisée en grande partie à la moelle, et sur les
racines antérieures, voies motrices.

Les impressions sensitives, provoquées sur les surfaces et dans les organes du corps, arrivent aux cellules des ganglions spinaux, puis
suivent les racines postérieures et par elles pénètrent dans le cordon
postérieur. Tandis qu'une partie monte par les fibres longues du cordon de Goll qui les conduisent aux centres supérieurs et notamment au
cerveau, les autres, passant dans les fibres courtes et moyennes du faisceau de Burdach, restent localisées dans la moelle. Elles actionnent les
cellules de la substance grise, autour desquelles elles se terminent, et
même les cellules motrices. — Dans le sens centrifuge, la moelle par
ses cellules motrices et les racines antérieures met en mouvement les
muscles du système locomoteur, des viscères, des vaisseaux et peut-
être même le protoplasma des cellules glandulaires. *L'arc réflexe*
des physiologistes répond à un couple anatomique sensitivo-moteur.

La conduction de la sensibilité est directe, homolatérale ; les fibres
croisées étant en nombre très restreint. Il est probable aussi que les
fibres sont des conducteurs neutres qui transmettent indifféremment
les sensibilités tactile, thermique et musculaire.

Il faut faire toutefois cette restriction, que si les fibres du faisceau de
Burdach sont la voie principale et habituelle, il existe une voie
accessoire qui peut la suppléer partiellement. On admet que le faisceau
fondamental peut être utilisé pour conduire des excitations sensitives
et motrices.

Localisations motrices. — Les cellules motrices qui commandent
aux muscles sont groupées en *colonnes* dans les cornes antérieures. Mais
chaque muscle a-t-il dans ces colonnes un centre anatomique, comme
c'est le cas pour les nerfs craniens ? On peut aujourd'hui répondre par
l'affirmative. Chaque muscle du tronc ou des membres possède son
groupe cellulaire d'origine plus ou moins spécialisé ; les centres moteurs sont localisés dans la moelle comme ils le sont dans le cerveau.
Les localisations sont musculaires et, par suite, fonctionnelles, la fonction étant inséparable du muscle. Si le muscle est considérable, comme
le diaphragme, le triceps sural, ou s'il est doué d'une autonomie fonctionnelle bien déterminée, ses cellules d'origine forment un noyau distinct ; si au contraire le muscle est de faible volume, ou s'il appartient
à un groupe synergique comme les adducteurs de la cuisse, son centre

est confondu dans une colonne unique. Il faut remarquer en outre que les centres moteurs sont superposés et juxtaposés dans le même ordre que les muscles correspondants (Marinesco).

En résumé, les localisations motrices sont musculaires ou fonctionnelles; elles peuvent d'ailleurs être en même temps segmentaires, puisque les centres sont superposés. Une seule et même racine tire ses filets nerveux de deux ou trois segments.

Il y a donc dans la moelle une projection musculaire. La moelle motrice reflète l'image de la musculature du corps avec ses états de fédération ou d'émancipation, ses formes régressives ou progressives et sa distribution topographique, Il en est de même pour les noyaux moteurs des nerfs craniens.

STRUCTURE DU CERVEAU

Nous prenons le mot *cerveau* dans son sens le plus large, et nous exposerons sa structure dans son ensemble, dans tout ce qui n'est pas la moelle ou le cervelet.

Nous étudierons successivement : les origines des nerfs craniens, — la structure de l'écorce cérébrale, — les systèmes de fibres qui mettent cette écorce en rapport avec les autres organes.

ORIGINE DES NERFS CRANIENS

Il y a 31 paires rachidiennes, il y a 12 paires craniennes. Celles-ci appartiennent à des portions différentes de l'encéphale, ainsi que le montre le tableau suivant :

1re paire. Nerf olfactif.	Hémisphère.
2e — — optique.	Couche optique.
3e — — moteur oculaire commun. . . . . }	Pédoncule cérébral.
4e — — pathétique. . . . . }	
5e — — trijumeau. . . . . }	
6e — — moteur oculaire externe. . . . . }	Protubérance.
7e — — facial. . . . . }	
8e — — auditif . . . . }	
9e paire. Nerf glosso-pharyngien. . . . . }	
10e — — pneumo-gastrique ou nerf vague. . . . . . }	Bulbe.
11e — — spinal ou nerf accessoire. . . . . }	
12e — — grand hypoglosse. . . . . }	

Les nerfs sensitifs ont, comme à la moelle, une origine périphérique. Leur noyau est situé non pas dans l'encéphale, mais dans des ganglions qui sont les équivalents des ganglions rachidiens et qui possèdent le même type de cellules en T. Il en est de même des nerfs sensoriels, avec cette particularité que, pour le nerf olfactif, les cellules sensitives sont

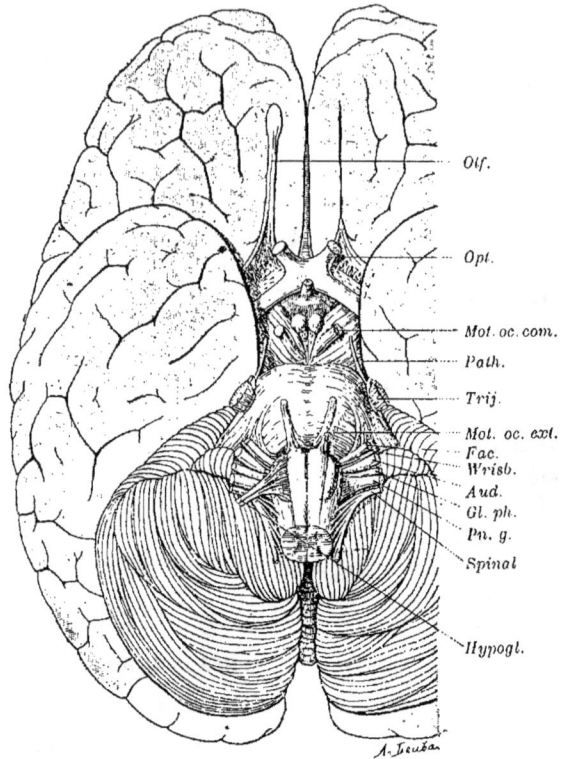

FIG. 548. — Émergence ou origine apparente des nerfs crâniens à la base
de l'encéphale (Hirschfeld).

disséminées dans la muqueuse nasale et, pour le nerf optique, dans la rétine.

Noyaux d'origine.

Nerfs sensoriels ou sensitifs.

Nerf olfactif. — Cellules olfactives de la muqueuse nasale.
Nerf optique. — Cellules bipolaires de la rétine.
Nerf trijumeau. — Ganglion de Gasser.
Nerf auditif. — Ganglions de Corti et de Scarpa.
Nerf de Wrisberg (partie sensitive). — Ganglion pétreux ou d'Andersch
Nerf pneumo-gastrique (partie sensitive). — Ganglions jugulaire et plexiforme.

Les nerfs moteurs ont leur noyau d'origine dans les centres nerveux.
Nous avons vu les racines motrices de la moelle naître des deux *colonnes*

externe et interne de la corne antérieure. Ces groupements se poursuivent dans le tronc cérébral, et s'y segmentent en *noyaux* bien distincts. La colonne interne ou médiane est l'origine du moteur oculaire commun, du pathétique, du moteur oculaire externe et de l'hypoglosse ; la colonne externe ou latérale, de la portion motrice du trijumeau, du facial, de la portion motrice des nerfs mixtes (glosso-pharyngien et pneumo-gastrique) et du spinal (fig. 549).

Remarquons en terminant qu'il ne faut pas confondre l'origine *réelle* des nerfs qui est située dans l'épaisseur des organes nerveux et qui est celle dont nous venons de parler, avec l'origine *apparente* ou émergence qui est le point où ces nerfs apparaissent à la surface des centres nerveux.

I. Nerf olfactif. — 1re paire.

Le *nerf olfactif* est le nerf sensoriel de l'olfaction. Ses cellules d'origine ne sont pas réunies en ganglion ; elles sont disséminées dans la muqueuse nasale entre les cellules épithéliales. Ces *cellules olfactives* émettent de leur pôle périphérique deux ou trois cils qui reçoivent l'impression extérieure, tandis que de leur pôle profond part le prolongement cylindraxile. Les cylindre-axes, en se groupant, forment les *filets* ou *nerfs olfactifs* véritables équivalents d'une racine postérieure spinale, qui rampent sous la muqueuse et par les trous de la lame criblée se rendent dans le *bulbe olfactif*, premier centre interposé sur le trajet des voies sensorielles.

II. Nerf optique. — 2e paire.

Le *nerf optique*, nerf de la vision, n'est pas assimilable aux autres nerfs craniens. Ce n'est pas un nerf véritable ; c'est le pédicule qui reliait chez l'embryon la vésicule oculaire à la vésicule cérébrale, et une fois organisé il est resté un faisceau cérébral, avec la structure caractéristique (fibres sans gaine de Schwann, névroglie interstitielle). Il appartient donc aux voies centrales. La portion périphérique du nerf est réduite à la couche nerveuse la plus extérieure de la rétine, à ses cellules bipolaires, qui reçoivent d'une part l'impression lumineuse des cônes et des bâtonnets, et qui, d'autre part, les transmettent par leur prolongement central aux grandes cellules ganglionnaires sous-jacentes.

III. Nerf moteur oculaire commun. — 3e paire.

Le *nerf moteur oculaire commun* est un nerf exclusivement moteur qui se distribue à tous les muscles de l'œil, y compris le releveur de la paupière, à l'exception du grand oblique innervé par le pathétique et du droit externe auquel fournit le moteur oculaire externe.

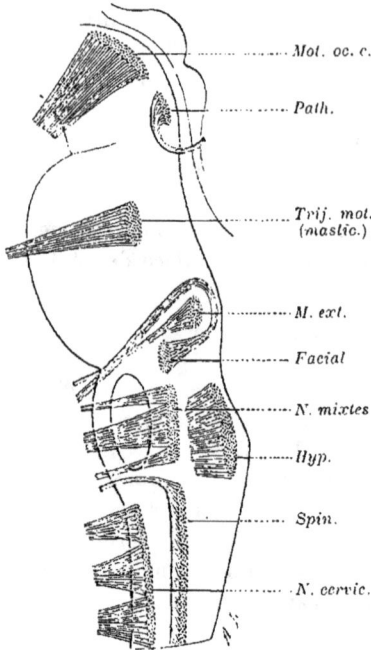

Mot. oc. c.

Path.

Trij. mot.
(mastic.)

M. ext.

Facial

N. mixtes

Hyp.

Spin.

N. cervic.

FIG. 549. — Noyaux d'origine des nerfs crâniens moteurs.

Fig. schématique. Les noyaux sont vus latéralement à travers le tronc cérébral supposé transparent.

Son noyau d'origine est situé au niveau des T. Q. antérieurs, près de la ligne médiane, dans la partie de substance grise qui borde en avant l'aqueduc de Sylvius.

Il se divise en noyaux secondaires ; dans ces noyaux résident, isolés ou groupés, les centres des muscles de l'œil, y compris les muscles lisses de la pupille et de l'accommodation ; ils peuvent être atteints séparément dans les paralysies dites *nucléaires* des muscles oculaires. Les fibres qui naissent des cellules de ces noyaux se dirigent en avant, traversent le noyau rouge, et sortent par 10 ou 12 fascicules dans le sillon de l'oculomoteur commun, sur la face interne du pédoncule cérébral. La plus grande partie de ces fibres est directe, mais une certaine partie est croisée, et cette *décussation partielle* est probablement en rapport avec la synergie bilatérale des muscles de l'œil.

Quant à la synergie des mouvements des yeux avec ceux de la tête et du cou, elle est réalisée par l'intermédiaire du *faisceau longitudinal postérieur*. Cette bandelette s'étend sur toute la longueur du tronc cérébral, depuis l'extrémité supérieure des pédoncules cérébraux jusqu'au collet du bulbe, le long du sillon médian postérieur. C'est une voie d'association qui relie les cornes antérieures de la moelle et ses cellules motrices avec les noyaux moteurs et sensitifs des nerfs crâniens, et ceux-ci entre eux (F. 1, p. fig. 551).

IV. Nerf pathétique. — 4ᵉ paire.

Le *nerf pathétique*, exclusivement moteur, est destiné au muscle grand oblique, lequel porte l'œil en bas et en dehors.

Son noyau d'origine est situé à la suite du noyau du moteur oculaire commun qu'il semble continuer, au dessous des T. Q. postérieurs. La racine qui en émane présente cette double particularité d'être la seule des racines craniennes qui s'entre-croise totalement avec celle du côté opposé, et la seule qui émerge sur la face postérieure du tronc cérébral. Cette racine se dirigeant en arrière et en bas décrit une courbe en fer à cheval, dont la troisième branche se croisant avec la branche de l'autre nerf sort sur les côtés du frein de la valvule de Vieussens (fig. 515).

V. Nerf trijumeau. — 5ᵉ paire.

Le *trijumeau*, nerf mixte, se compose de deux portions, une petite portion motrice et une grosse portion sensitive.

1° Portion motrice ou nerf masticateur. — Cette portion possède

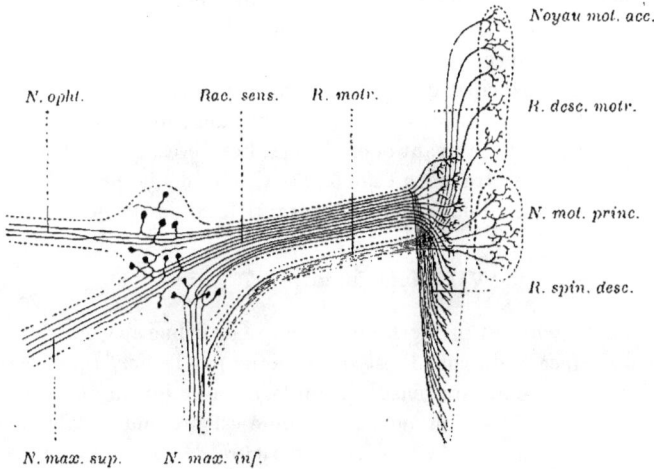

Fig. 550. — Origine et constitution du nerf trijumeau.

Fig. schématique (Van Gehuchten). — Le trijumeau moteur ou masticateur, en rouge. A gauche, le ganglion de Gasser avec ses cellules en *T*.

un double noyau d'origine : un *noyau principal* ou *noyau mastica-teur*, situé latéralement dans la région dorsale de la protubérance; un noyau *accessoire*, qui s'étend comme une longue traînée depuis la bifur-cation du trijumeau jusqu'aux T. Q. antérieurs; c'est de ce noyau que part la racine dite supérieure ou descendante. Les fibres radiculaires issues de ces deux noyaux se réunissent pour former le *nerf mastica-teur*, qui passe sous le ganglion de Gasser et s'accolle à la branche maxillaire inférieure. Il est destiné aux muscles masticateurs.

2° *Portion sensitive; trijumeau proprement dit.* — Son origine est dans les cellules du ganglion de Gasser. Les fibres centrales qui en émanent forment la racine du trijumeau ; elles pénètrent dans la protubérance au niveau de son bord externe, puis, arrivées en dehors du noyau masticateur, elles s'infléchissent à angle droit et descendent le long de la protubérance et du bulbe, jusqu'à l'origine de la moelle. Cette longue série de fibres, qui s'étend sur plus de 3 centimètres, constitue la *racine descendante* ou *racine spinale* du trijumeau. Elle déploie ses arborisations terminales autour des cellules d'une colonne sensitive, appelée le *noyau gélatineux*, qui continue dans le bulbe la tête de la corne postérieure avec sa substance de Rolando.

VI. Nerf moteur oculaire externe. — 6ᵉ paire.

Le *nerf moteur oculaire externe*, uniquement moteur, se distribue au muscle droit externe, qui est abducteur du globe oculaire : d'où son nom de nerf abducens.

Son noyau principal d'origine répond à l'*eminentia teres* du plancher du 4ᵉ ventricule, près de la ligne médiane ; un autre petit noyau accessoire est situé en avant et en dehors. Les fibres, qui sont en grande majorité directes, traversent toute l'épaisseur de la protubérance et émergent dans le sillon bulbo-protubérantiel, au-dessus de l'olive.

VII. Nerf facial. — 7ᵉ paire.

Le *nerf facial* est un nerf moteur qui se distribue aux muscles peauciers de la face et du cou. Il est accompagné par le *nerf intermédiaire de Wrisberg*, de nature sensitive, qui forme avec lui un nerf mixte.

1° *Nerf facial.* — Son noyau d'origine est profond et latéralement situé dans l'épaisseur de la partie inférieure de la protubérance. Les fibres radiculaires qui en proviennent suivent un trajet singulier. Elles se dirigent en arrière, contournent le noyau du moteur oculaire externe et reprennent un parcours antéro-postérieur, pour émerger dans la fossette latérale du sillon bulbo-protubérantiel. C'est donc un trajet en fer à cheval, comme celui du pathétique, mais unilatéral et sans croisement. Le coude que les fibres décrivent en arrière du noyau moteur oculaire externe, et dans la couche superficielle de l'eminentia teres, est le *genou* du facial.

2° *Nerf de Wrisberg.* — Les fibres radiculaires du nerf intermédiaire de Wrisberg naissent dans les cellules du *ganglion géniculé*, qui est situé dans l'aqueduc de Fallope, accollé au nerf facial. Les fibres périphériques de ce ganglion passent dans la corde du tympan. Les fibres centrales ou radiculaires se dirigent vers le bulbe, groupées en un petit cordon nerveux, s'enfoncent dans le sillon bulbo-protubéran-

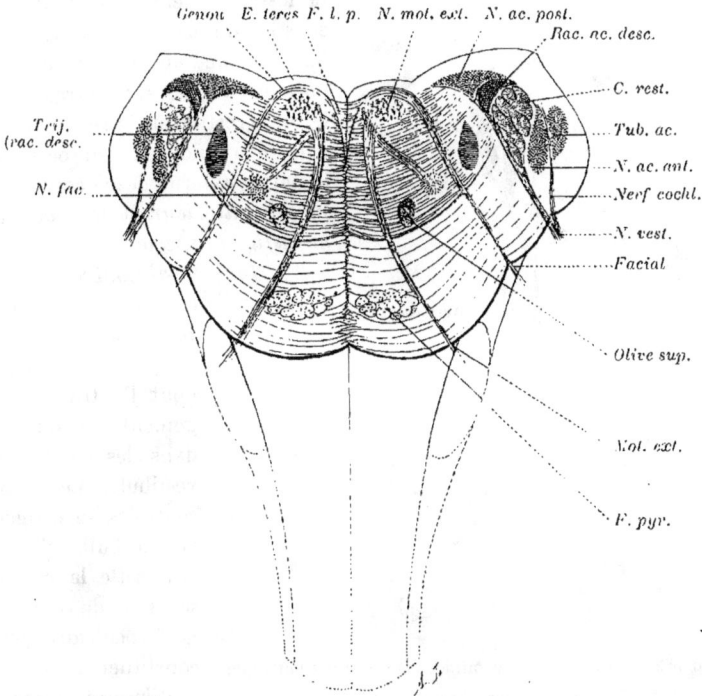

Fig. 551. — Origine du nerf facial et du nerf moteur oculaire externe.

Coupe transversale de la protubérance, passant par l'eminentia teres. On voit sur la moitié gauche le genou du facial.

tiel et se terminent dans une colonne cellulaire, le *noyau du faisceau solitaire*, que nous décrirons avec le nerf glosso-pharyngien.

VIII. Nerf auditif ou acoustique. — 8ᵉ paire.

Le *nerf auditif* ou *acoustique* est un nerf sensoriel qui se distribue à l'oreille interne. Son tronc en apparence unique se dissocie à ses deux extrémités en deux branches, qui sont la branche *cochléaire* et la branche *vestibulaire*.

1° **Nerf cochléaire.** — Le *nerf cochléaire* ou branche limacienne prend naissance dans les cellules nerveuses du *ganglion de Corti* ou ganglion spiral du limaçon. Les fibres périphériques de ces cellules bipolaires se terminent ou mieux commencent dans l'appareil sensoriel du limaçon ; les fibres centrales se dirigent vers le bulbe, constituant

avec le nerf vestibulaire une véritable racine postérieure. Elles se séparent du nerf vestibulaire dans
la fossette latérale du bulbe, et
sous le nom de *racine postérieure*
ou *externe* de l'acoustique se
portent en dehors, pénètrent dans
le corps restiforme et se terminent
dans deux noyaux qui occupent
la partie externe de ce cordon, le
noyau antérieur et le *tubercule
acoustique antérieur*.

2° **Nerf vestibulaire**. — Le
nerf vestibulaire est issu des cellules bipolaires du
ganglion de Scarpa,
dont l'autre prolon-
gement se termine
dans les cavités du
vestibule. Les fibres
centrales se dirigent
vers le bulbe et dans
la fossette latérale se
séparent de celles du
nerf cochléaire pour
constituer la *racine
vestibulaire*, dite en-
core *antérieure* ou

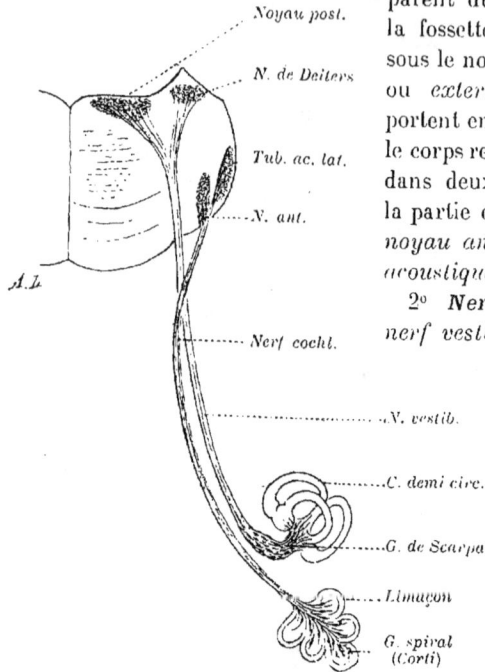

Fig. 552. — Origines et terminaisons du nerf acoustique.
Figure schématique. Voyez aussi la fig. 551.

interne du nerf auditif. Elles s'enfoncent dans la protubérance et se
portent au plancher du 4° ventricule, où se trouve leur vaste territoire
terminal. Ce territoire qui répond à l'aile blanche externe et au-dessus
d'elle à une large surface saillante, connue sous le nom de *tubercule
acoustique postérieur*, et que traversent les stries acoustiques, renferme quatre noyaux (noyau postérieur, noyau de Deiters, de Bech-
terew, et le noyau de la racine descendante). Un certain nombre de
fibres vestibulaires se portent au cervelet en constituant la *racine cérébelleuse* de l'acoustique; on sait que le nerf vestibulaire et le cervelet
appartiennent au système d'équilibration du corps.

IX. Nerf glosso-pharyngien. — 9° paire.

Le *nerf glosso-pharyngien* est un nerf mixte typique; il possède un
ganglion et deux racines; il se distribue au pharynx. Son origine appa-

rente est dans le sillon des nerfs mixtes sur la face latérale du bulbe, au-dessous de l'auditif, au-dessus du pneumo-gastrique.

1° **Portion motrice.** — Son origine est dans un noyau situé au-dessous du noyau du facial, noyau du glosso-pharyngien.

2° **Portion sensitive.** — Les fibres sensitives naissent des cellules du *ganglion d'Andersch* ou ganglion pétreux, situé à la base du crâne. Tandis que les fibres périphériques de ces cellules se dirigent sur la muqueuse de la langue et du pharynx, les fibres centrales, fibres radiculaires, se portent vers le bulbe mêlées aux fibres motrices et se terminent dans le *noyau du faisceau solitaire*. Ce noyau est une longue colonne cellulaire étendue sur toute la longueur du bulbe; autour de ces cellules se terminent les fibres sensitives du nerf de Wrisberg, du glosso-pharyngien et du pneumo-gastrique; ce sont les fibres de ces nerfs qui groupées en bandelette constituent le *faisceau solitaire*, véritable branche descendante de ces racines sensitives (fig. 353).

X. Nerf pneumo-gastrique. — 10ᵉ paire.

Le *nerf pneumo-gastrique* ou nerf *vague* est un nerf mixte, dont le vaste territoire comprend le pharynx, l'œsophage, l'estomac, le cœur et l'appareil respiratoire tout entier. Son origine apparente est dans le sillon collatéral, au-dessous du glosso-pharyngien. Quant à ses origines réelles, il faut distinguer la portion motrice et la portion sensitive.

1° **Portion motrice.** — Les fibres motrices possèdent une double origine dans l'épaisseur du bulbe : le *noyau ambigu* et le *noyau de l'aile grise*. Ce dernier répond à l'aile grise du plancher du 4ᵉ ventricule. Les fibres issues de ces deux noyaux se réunissent et traversent le bulbe d'arrière en avant et de dedans en dehors; celles du noyau ambigu se recourbent d'abord en arrière, en un arc qui rappelle le genou du facial.

2° **Portion sensitive.** — Les fibres sensitives centrales ou radiculaires proviennent des cellules du ganglion jugulaire et du ganglion plexiforme. Elles traversent le bulbe d'avant en arrière à côté des fibres motrices et se terminent dans le noyau du *faisceau solitaire* que nous avons mentionné à propos du glosso-pharyngien.

XI. Nerf spinal. — 11ᵉ paire.

Le *nerf spinal* ou nerf *accessoire de Willis* est exclusivement moteur. On lui distingue deux portions : une portion inférieure ou *médullaire*, une portion supérieure ou *bulbaire*.

1° **Spinal médullaire.** — Le *spinal médullaire* se compose de 6 à

7 filets qui s'échelonnent verticalement sur une hauteur de 5 centimètres, depuis le 5e nerf cervical jusqu'au premier; ils émergent du sillon collatéral postérieur, en avant des racines postérieures. Leur réunion forme la *branche externe* du spinal, destinée aux muscles sterno-mastoïdien et trapèze. Les fibres d'origine naissent des cellules motrices du groupe externe de la corne antérieure. Elles se dirigent en arrière à travers le cordon latéral, en suivant un trajet compliqué, tout à la fois coudé et ascendant, pour sortir, comme nous l'avons dit, en avant des racines postérieures.

2° **Spinal bulbaire.** — Le *spinal bulbaire* prend naissance dans le *noyau de l'aile grise* ou noyau *dorsal*, qui lui est commun avec le pneumo-gastrique. Les fibres traversent le bulbe d'arrière en avant,

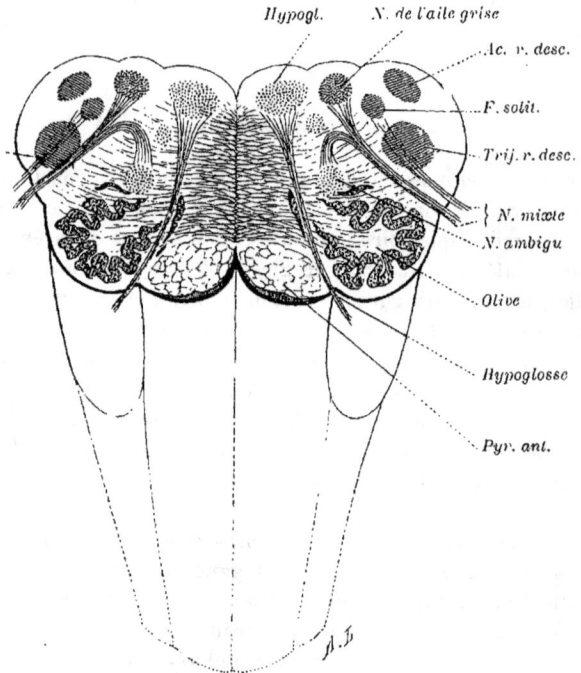

FIG. 553. — Origine du nerf pneumo-gastrique et du nerf grand hypoglosse.

Coupe transversale du bulbe, passant par l'olive. La partie motrice du pneumogastrique naît du noyau ambigu et du noyau de l'aile grise; sa partie sensitive aboutit au noyau du faisceau solitaire. En dehors de ce dernier, on remarque la coupe des racines descendantes de l'acoustique et du trijumeau.

en obliquant en dehors pour sortir dans le sillon des nerfs mixtes. Ses 5 ou 6 filets sont placés au-dessus des racines du spinal médullaire, au-dessous de celles du pneumo-gastrique qui se distinguent par leur bifidité ; ils forment en se réunissant la *branche interne* du spinal qui se fusionne presque immédiatement avec le pneumo-gastrique et lui confère la plus grande partie, pour quelques-uns la totalité, de sa motricité.

XII. Nerf grand hypoglosse. — 12ᵉ paire.

Ce nerf, exclusivement moteur, destiné aux muscles de la langue, émerge du bulbe, dans le sillon de l'hypoglosse, entre la pyramide et l'olive.

Son noyau d'origine est situé sur le plancher du 4ᵉ ventricule, près de la ligne médiane, et répond à ce triangle que nous avons décrit sous le nom d'*aile blanche interne*. Il est là continuation du groupe interne des cellules radiculaires de la corne antérieure. Ses fibres traversent le bulbe d'arrière en avant, sans s'entre-croiser, et sortent par 10 ou 12 filets sur toute la hauteur du bord interne de l'olive.

ÉCORCE CÉRÉBRALE

L'*écorce cérébrale* est une couche de substance grise, épaisse de 2 à 3 millimètres qui recouvre toutes les circonvolutions et leurs sillons. Sur la coupe elle se montre rayée de blanc et de gris ; les *stries* blanches répondent à des plexus de fibres nerveuses. Les cellules nerveuses sont réparties sur quatre couches qui sont, en allant de la surface à la profondeur : 1° la couche *moléculaire* ou *plexiforme* qui doit son premier nom à l'aspect finement granuleux de sa substance fondamentale, et le second à un riche plexus de fibres tangentielles, où aboutissent les prolongements d'un grand nombre de cellules nerveuses sous-jacentes ; — 2° la couche des *petites cellules pyramidales* ; — 3° *les grandes cellules pyramidales* ; — 4° *les cellules polymorphes*, éléments de forme variée, parmi lesquels domine le type fusiforme.

La cellule pyramidale, grande ou petite, étant l'élément caractéristique et fondamental, sera seule décrite ici.

La *cellule pyramidale* ou *pyramide*, ou encore *cellule psychique*, a en effet la forme d'une pyramide, dont le sommet regarde la surface corticale. Son corps est de taille variée ; il en est de très volumineuses, qu'on nomme les *cellules géantes* de Betz. Elle émet de nombreux prolongements protoplasmiques ou dendrites dont les petits rameaux sont hérissés *d'épines*, et un prolongement nerveux ou axone. — Les prolongements protoplasmiques comprennent une *tige ascendante* qui du sommet de la pyramide monte vers la surface en émettant des expansions latérales, et s'y épanouit en un *panache* de ramifications ; et des dendrites basilaires qui émanent du corps même de la cellule. —

L'axone sort de la base de la cellule et descend dans le centre ovale. En traversant les couches inférieures de l'écorce, il émet 6 à 10 collatérales.

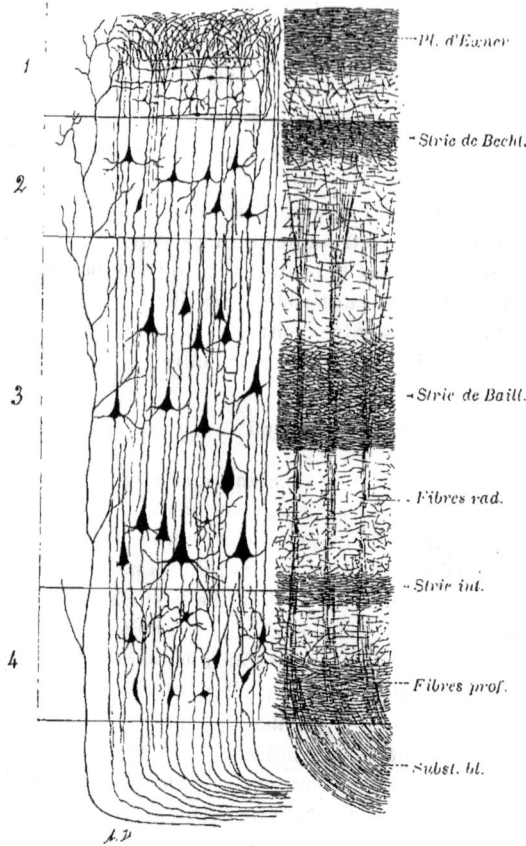

FIG. 554. — Écorce cérébrale.

Division en 4 couches. Dans la couche 1, cellules polygonales et cellules de Cajal, dont les expansions ne sortent pas de la zone. — Dans les couches 2 et 3, petites et grandes cellules pyramidales. — Dans la couche 4, cellules polymorphes.

On voit à gauche, une fibre centripète, ascendante. A droite, sont représentés les plexus de fibres au milieu desquels sont placées les cellules nerveuses.

On a pu supposer que la cellule pyramidale, et la cellule nerveuse en général, était contractile et qu'en étendant ou en rétractant ses dendrites par une sorte d'*amœboïsme*, elle établissait ou interrompait ses contacts avec les arborisations des autres cellules qui lui sont conjuguées. Par la cessation du contact on expliquait le sommeil et certaines paralysies. Mais la motilité des cellules nerveuses est de plus en plus improbable, et comme d'autre part on a reconnu que les boutons terminaux des arborisations péricellulaires sont solidement fixés à la membrane d'enveloppe de la cellule et de ses prolongements, l'articulation de deux neurones ne peut se disjoindre; les hypothèses édifiées sur l'amœboïsme manquent donc de base anatomique.

Le rôle de ces éléments varie sans doute suivant les régions de l'écorce cérébrale. La motricité, la perception sensitive ou sensorielle consciente et toutes les hautes fonctions cérébrales, mémoire, idéation, volonté, lui sont dévolues: c'est la cellule *psychique* par excellence. Ce n'est point qu'elle soit indispensable à l'exercice de l'activité cérébrale ; les vertébrés inférieurs n'ont pas d'écorce nerveuse, elle reste épithéthéliale, et les fonctions psychiques ont pour instruments le corps strié les lobes optiques et le cerveau moyen. Mais à mesure que ces fonctions s'élèvent, l'écorce apparaît et avec elle les cellules pyramidales ; c'est le cas des reptiles. Plus l'animal est élevé en organisation, plus les cellules se différencient, s'enrichissent d'expansions protoplasmiques et de collatérales nerveuses. L'homme possède les cellules corticales les mieux organisées, et dans certaines régions, elles constituent d'immenses associations presque personnelles au cerveau humain ; telle est la vaste écorce du lobe frontal, siège des phénomènes psychiques supérieurs, et la sphère visuelle du lobe occipital.

Les cellules pyramidales ne s'accroissent pas en nombre dans le cours de la vie. Car, de même que les autres cellules nerveuses du cerveau ou de la moelle, elles sont toutes formées dès l'époque embryonnaire, et dès lors ne se multiplient plus. Mais elles compensent leur stérilité par

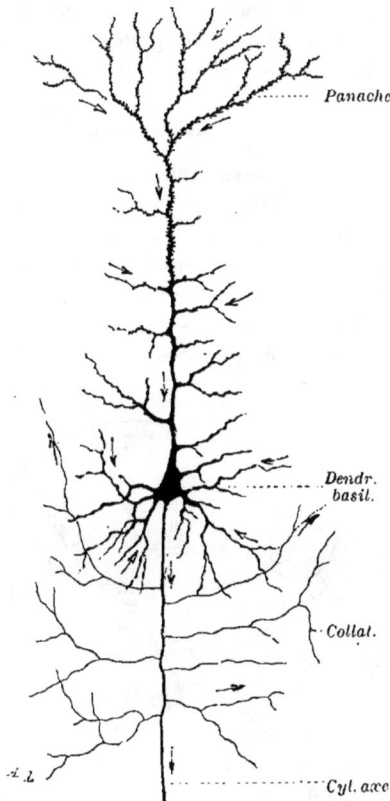

Fig. 555. — La cellule pyramidale.

Les flèches indiquent le sens du courant nerveux, cellulipète dans les dendrites, cellulifuge dans l'axone.

leur longévité, elles durent autant que l'individu, et par leur accroissement en étendue. Leurs expansions protoplasmiques et cylindraxiles s'allongent et se compliquent, l'arbre cellulaire grandit et étend ses branches, à mesure que le cerveau se développe et que l'intelligence se mûrit.

SYSTÉMATISATION DES FIBRES CÉRÉBRALES

Comme nous l'avons expliqué en décrivant la moelle (p. 856), les fibres des centres nerveux peuvent se répartir en trois systèmes, qui comprennent les fibres commissurales, les fibres d'association et les fibres de projection. Les premières naissent de toute l'écorce cérébrale; les autres possèdent des centres spéciaux d'origine.

A. Système commissural.

Les hémisphères contiennent trois commissures : le corps calleux, la commissure blanche antérieure et la lyre du trigone. Ces deux dernières sont affectées presque exclusivement aux centres olfactifs ou rhinencéphale. Quant à la commissure blanche postérieure et à la commissure grise, elles appartiennent aux couches optiques.

1° *Corps calleux.* — Le corps calleux est la grande commissure inter-hémisphérique. Ses fibres prennent naissance dans les petites pyramides et les cellules polymorphes de l'écorce, un certain nombre cependant sont de simples collatérales des fibres de projection ; elles traversent le centre ovale et aboutissent à des points symétriques ou asymétriques de l'hémisphère opposé. La totalité du cerveau, le rhinencéphale excepté, est commissuré par le corps calleux depuis le pôle occipital jusqu'au pôle temporal. Ces fibres n'ont pas de centre spécial ; leur origine est disséminée sur toute la corticalité.

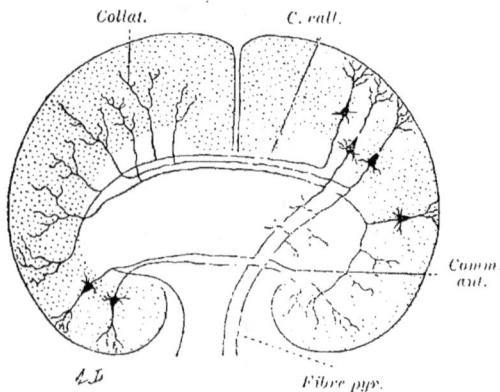

Fig. 556. — Disposition des fibres du corps calleux et de la commissure antérieure (Cajal).

Coupe transversale schématique du cerveau. On voit que les fibres calleuses peuvent être simplement la collatérale d'une fibre de projection. Remarquer aussi la richesse de leurs propres collatérales et les connexions variées qu'elles établissent.

Le corps calleux n'existe que chez les mammifères ; chez les autres vertébrés, il est remplacé par la commissure blanche antérieure. On connaît des cas chez l'homme où son absence congénitale ne s'est révélée par aucun symptôme.

2° *Commissure blanche antérieure*. — Cette commissure de la base, commissure primordiale du cerveau, car elle existe chez tous les vertébrés, naît des parties similaires des centres olfactifs. On lui distingue deux parties : une partie olfactive et une partie temporale.

La *partie olfactive* ou bulbaire, très petite chez l'homme, est formée de fibres arquées à concavité antérieure qui relient les deux bulbes olfactifs et le trigone olfactif. C'est une commissure interbulbaire. La partie moyenne seule passe par la commissure antérieure. — La *partie temporale* ou hémisphérique est arquée à concavité postérieure ; elle constitue presque entièrement la commissure blanche de l'anatomie macroscopique. Elle réunit les deux lobules de l'hippocampe, ainsi que les noyaux amygdaliens. C'est elle qui remplace ou supplée le corps calleux.

3° *Commissure de la lyre*. — Nous avons déjà dit (p. 836) que les fibres transversales de la lyre du trigone s'étendaient d'une corne d'Ammon à l'autre. C'est une commissure inter-ammonienne.

B. Système d'association.

Le *système d'association* est constitué par des fibres qui unissent entre elles les circonvolutions d'un même hémisphère.

Ces fibres naissent des cellules pyramidales moyennes ou petites et des cellules polymorphes, et se terminent d'autre part dans l'écorce de régions plus ou moins éloignées. Leurs cellules d'origine sont, les unes disséminées dans les points les plus variés de la surface corticale, les autres réunies en groupes ou régions qui constituent les *centres d'association*.

A. *Centres d'association*. — L'écorce cérébrale n'est pas une surface homogène dans sa structure ni dans ses fonctions. Flechsig (1894) l'a divisée en deux territoires : celui des centres sensoriels et celui des centres d'association. Les *centres sensoriels* sont les origines ou les aboutissants des fibres de projection des organes des sens, avec lesquelles nous les décrirons. Les *centres d'association* étendus dans les divers lobes occupent les deux tiers de l'écorce ; cet immense développement est caractéristique du cerveau humain. Ils ne sont pas entièrement dépourvus de fibres de projection ; mais celles-ci, peu abondantes, les mettent seulement en relation avec les couches optiques, et non avec le monde extérieur. En revanche, groupés autour des centres sensoriels, ils leur sont unis par de nombreuses fibres d'association. Leur fonction est d'emmagasiner les impressions que leur transmettent ces centres et de réagir sur eux pour les régler et les commander. La réflexion, l'imagination, la volonté, le langage, toutes les hautes fonctions de la vie intellectuelle et morale leur sont réservées et les distinguent des centres sensoriels, affectés à l'activité cérébrale élémentaire. Les vastes circonvolutions frontales représentent la partie la plus noble de ces centres supérieurs.

Il y a donc dans le cerveau une dualité anatomique et physiologique, une division du travail.

Topographie des centres d'association. — Cette large surface corticale d'association comprend sans doute des régions communes aux diverses formes de l'activité cérébrale, et d'autres où sont localisées certaines facultés. Parmi ces dernières se rangent les *centres du langage*, propres à l'homme, les seuls dont on ait pu déterminer la topographie. Ils sont unilatéraux, et siègent à gauche chez les droitiers, à droite chez les gauchers. On en compte trois : le centre de la parole, celui de l'audition verbale et celui de la vision verbale (fig. 558). Quant au centre de l'écriture, dont la destruction produirait l'agraphie, et qu'on a localisé dans le pied de la deuxième frontale, il est très problématique.

Le *centre de la parole* ou centre de Broca, centre du langage articulé, occupe le pied de la troisième frontale gauche, immédiatement en avant du centre des muscles phonateurs qu'il met en jeu. Sa destruction produit l'*aphasie motrice*; la bouche n'est pas paralysée, mais ne sait plus articuler des mots.

Le centre de l'*audition verbale*, par lequel nous comprenons le sens des mots parlés, est situé dans la partie postérieure de la première circonvolution temporale, en arrière du siège de l'audition simple. Sa destruction provoque la *surdité verbale*, le malade ne comprend plus ce qu'on lui dit.

Le centre de la *vision verbale*, qui nous permet de saisir le sens de ce qui est écrit ou imprimé, siège dans le pli courbe (lobule postérieur ou angulaire) de la pariétale inférieure. Sa disparition entraîne la *cécité verbale*; le sujet ne comprend plus le sens de ce qu'il lit.

La réunion de ces trois sens constitue la *sphère du langage*.

Telle est la doctrine classique. Elle n'est pas inébranlable. Récemment P. Marie (*Semaine médicale*, mai 1906, et articles ultérieurs), se basant sur de nombreuses observations avec autopsie, est arrivé à cette conclusion : 1° la troisième frontale, y compris le pied, n'appartient pas à la sphère du langage; le centre de Broca n'existe pas; 2° le centre du langage est localisé dans le *territoire de Wernicke*, lequel comprend le lobule du pli courbe, le pli courbe et le pied des deux premières circonvolutions temporales. Sa destruction produit l'aphasie sensorielle globale, sans qu'on puisse différencier des centres d'audition ou de vision verbale. Quant à la dysarthrie ou difficulté d'articulation, qui peut compliquer l'aphasie sensorielle et qui apparaît dans le type de l'aphasie motrice de Broca, elle est due à des lésions du noyau lenticulaire ou de son voisinage.

La question de l'aphasie s'ouvre donc à nouveau, et avec elle celle de la signification anatomique de la troisième circonvolution frontale.

B. *Fibres d'association*. — Les fibres d'association se rangent en six groupes : les fibres arquées, le faisceau longitudinal supérieur, le faisceau longitudinal inférieur, le faisceau unciforme, le faisceau de l'ourlet et le faisceau occipito-frontal. Il existe en outre dans le lobe frontal et dans le lobe occipital d'autres faisceaux locaux moins importants, et de nombreuses fibres disséminés dans tous les points de l'écorce.

1° *Fibres arquées*. — Les fibres arquées, fibres arciformes ou en U,

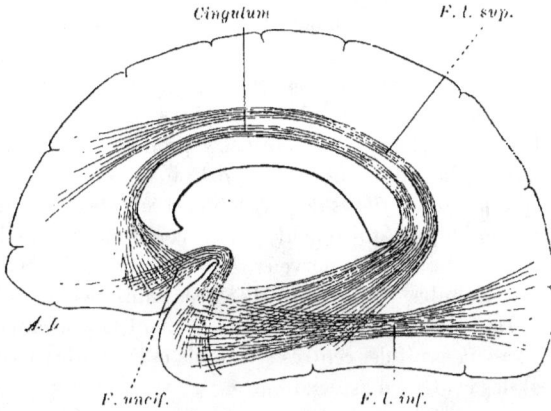

Fig. 557. — Les faisceaux d'association (fig. schématique).

contournent les sillons immédiatement au-dessous de la substance grise et réunissent les circonvolutions adjacentes.

2° *Faisceau longitudinal supérieur* ou faisceau *arqué*. — Il occupe la face externe de l'hémisphère et s'étend des circonvolutions temporales aux circonvolutions rolandiques et à la troisième frontale.

3° *Faisceau longitudinal inférieur*. — Situé sur le bord externe et inférieur de l'hémisphère, il va du pôle occipital au pôle temporal.

4° *Faisceau unciforme*. — Ce faisceau qui unit le lobe temporal au lobe frontal passe par la capsule extrême, entre l'avant-mur et l'insula, et contourne *en crochet* la scissure de Sylvius.

5° *Faisceau de l'ourlet* ou *cingulum*. — Le cingulum (ceinture) est propre à la face interne de l'hémisphère, dont il associe les diverses circonvolutions. Il s'étend du pôle temporal à l'espace perforé antérieur en contournant le corps calleux. On le trouve dans l'épaisseur de la circonvolution du corps calleux.

6° *Faisceau occipito-frontal.* — Parcourant toute la longueur de l'hémisphère, ses fibres suivent l'angle externe du ventricule latéral.

C. Système de projection.

C'est le cerveau qui a servi de type pour la systématisation des fibres dans les centres nerveux Meynert (1872) considéra l'écorce cérébrale comme une sphère creuse dont la face interne reçoit les images des sens et par elles celles du monde extérieur. Cette écorce est une *surface de projection*, comme le verre dépoli d'une chambre photographique. Les fibres centripètes qui s'étendent des organes sensoriels à la surface cérébrale impressionnée sont par excellence les lignes ou les *fibres de projection*. A ce premier système, Meynert, par une assimilation forcée, en ajouta un second, celui des fibres motrices, fibres centrifuges qui réfléchissent sur le système musculaire et y projettent en sens inverse les impressions éveillées dans les centres corticaux.

On appelle aujourd'hui *fibres de projection* cérébrales toutes les fibres centripètes ou centrifuges qui relient l'écorce cérébrale, ou son dérivé le corps strié, aux autres centres nerveux, couche optique, bulbe, moelle. Une de leurs extrémités appartient à l'écorce, l'autre est en dehors du télencéphale. Dans le centre ovale, elles constituent la couronne rayonnante. Ces fibres naissent des centres sensoriels et en petite partie (fibres thalamiques) des centres d'association.

A. *Centres sensoriels.* — Les *centres sensoriels* sont ceux des cinq sens. Le centre tactile, sensitivo-moteur, occupe les circonvolutions rolandiques ; le centre visuel, le lobe occipital ; les centres auditif, gustatif et olfactif le lobe temporal. Ils existent chez tous les animaux ; chez l'homme leurs surfaces réunies ne représente que le tiers de la surface totale du cerveau. Anatomiquement ils sont caractérisés par la prédominance considérable des fibres de projection sur les fibres d'association et par la présence d'un riche *plexus sensitif* que forment dans leur écorce les nombreuses fibres sensorielles qui y aboutissent. Physiologiquement, ils sont sans doute le siège de la perception simple avec réaction motrice élémentaire, telles qu'on les observe chez le tout petit enfant.

Topographie des centres sensoriels. — Le centre *visuel* occupe les deux circonvolutions de la face interne du lobe occipital, le cuneus et le lobule lingual, 0^6 et 0^8. Son point d'élection est la scissure calcarine. — Le centre *auditif*, moins bien déterminé, est situé probablement dans la partie moyenne de la circonvolution temporale supérieure, T^1. — Le centre *olfactif* est localisé à l'extrémité de la cinquième temporale T⁵

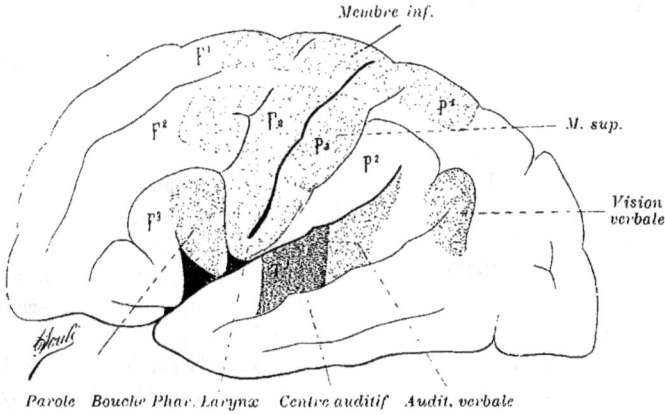

FIG. 558. — Centres moteurs et centres du langage.

Hémisphère gauche, face externe. — Les centres sensitivo-moteurs en rouge ; le centre sensoriel d l'audition en bleu ; les centres du langage en gris.

(lobule de l'hippocampe et corne d'Ammon). — Le centre *gustatif* incertain est attribué à la même circonvolution, en arrière du centre olfactif.

Le centre *tactile*, projection de la vaste surface du corps, occupe une

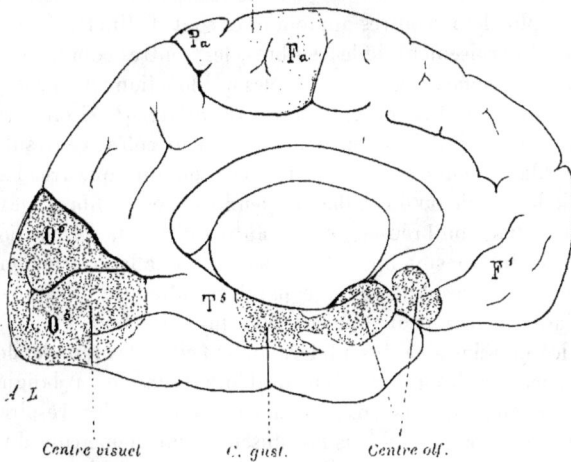

FIG. 559. — Centres moteurs et centres sensoriels.

Hémisphère gauche, face interne. Les centres sensitivo-moteurs en rouge ; les centres sensoriels, en bleu.

grande étendue, toute la zone rolandique. Il se confond avec les centres
moteurs pour former la sphère sensitivo-motrice. Nous commencerons
par l'étude des centres moteurs, mieux connus que les centres sensitifs.

Les *centres moteurs corticaux* sont ceux dont l'excitation produit des
mouvements par l'intermédiaire des nerfs crâniens ou rachidiens. Ils
sont les organes de la volonté mais ils peuvent aussi fonctionner d'une
manière réflexe, notamment dans les mouvements instinctifs. La zone
motrice comprend les deux circonvolutions rolandiques frontale et
pariétale ascendantes dans leur totalité, et s'étend aussi sur le pied de
la première et de la deuxième frontales, et sur celui de la pariétale
supérieure. On y distingue trois territoires principaux, dont on se con-
tente dans la pratique : celui des membres supérieurs, qui occupe le
quart supérieur des rolandiques et le lobule paracentral de la face
interne ; celui des membres inférieurs, dans la partie moyenne de ces
mêmes circonvolutions ; celui de la tête, dans la partie inférieure (opercule rolandique). Le centre des muscles du tronc, mal déterminé, paraît
être intercalé entre ceux des membres. On voit par là que la projection
musculaire du corps est renversée dans la zone motrice, et qu'elle représente le sujet la tête en bas, les pieds sur le bord supérieur de l'hémisphère.

Chaque territoire est lui-même divisé en centres distincts, suivant
qu'il s'agit de mouvements plus ou moins spécialisés. Il y a des centres
pour certains groupes de muscles, ou même pour des muscles uniques,
notament pour ceux du pouce, de l'œil, de la face. Plus les mouvements
sont variés, plus leurs centres anatomiques sont distincts.

En vertu du croisement de leurs fibres, les centres commandent aux
muscles du côté opposé. Mais les muscles qui fonctionnent synergique-
ment des deux côtés à la fois ont un *centre bilatéral*; si on excite un
seul centre, on produit des mouvements des deux côtés ; ce résultat est
dû vraisemblablement à ce que chacun d'eux communique avec les nerfs
moteurs de la moelle ou du bulbe par deux espèces de fibres, les unes
croisées, les plus nombreuses, et les autres directes, disposition qui
rappelle celle du chiasma optique. On conçoit que la destruction d'un
de ces centres ne produit qu'une paralysie atténuée et transitoire,
puisque l'autre centre peut suppléer celui qui fait défaut.

Parmi les muscles à centre bilatéral, il faut citer : les muscles de l'œil,
le facial supérieur, les muscles masticateurs, ceux de la langue, du
voile du palais, du pharynx, du larynx, les muscles respirateurs.
Au fond il est probable que tous les muscles d'un même côté du corps
possèdent un centre sur chaque hémisphère, et que le degré de synergie fonctionnelle des centres corticaux est proportionnelle à celui des
organes moteurs.

Parmi les organes symétriques, ce sont les membres supérieurs et particulièrement les mains qui sont devenues les plus indépendantes l'une de l'autre, et dont par suite le centre cérébral manifeste le mieux son unilatéralité.

Les *centres sensitifs*, avec les divers modes de sensibilité tactile, thermique, douloureuse, musculaire, sont les mêmes que les centres moteurs. En réalité les centres corticaux sont sensitivo-moteurs. La même localisation s'observe dans la zone sensitive. La bilatéralité semble plus constante et plus régulière ; car les anesthésies dues à une lésion corticale unilatérale sont presque toujours légères et fugaces.

Enfin les centres sensitivo-moteurs doivent aussi contenir des fibres vaso-motrices, sécrétrices et autres ; car on connait les troubles circulatoires, glandulaires ou trophiques qui accompagnent un grand nombre d'impressions cérébrales.

B. *Fibres de projection.* — Les centres sensoriels sont reliés aux autres parties du névraxe par des *fibres de projection*, centripètes ou centrifuges, que l'on peut répartir en sept groupes. Nous avons fait remarquer qu'un certain nombre des fibres de projection, particulièrement les fibres cortico-thalamiques, proviennent des centres d'association. Ces groupes sont les suivants :

1° Fibres thalamiques (radiations de la couche optique).
2° Fibres cérébelleuses.
3° Fibres olfactives.
4° Fibres gustatives.
5° Fibres optiques.
6° Fibres acoustiques.
7° Fibres sensitives et motrices (ruban de Reil, faisceau pyramidal et faisceau géniculé).

I. Fibres thalamiques. — Radiations de la couche optique.

La totalité de l'écorce cérébrale est unie à la couche optique (thalamus) par des fibres de projection, les unes centripètes, les autres centrifuges, dont la signification physiologique est d'ailleurs en partie inconnue. Ces fibres, au voisinage de la couche optique, se rassemblent en faisceaux compacts ou *pédoncules*. Le pédoncule antérieur occupe presque entièrement le bras antérieur de la capsule interne. Le pédoncule postérieur constitue les *radiations optiques* qui se portent du pulvinar à l'écorce occipitale; nous étudierons ces radiations à propos des fibres optiques.

II. Fibres cérébelleuses.

Les relations du cerveau avec le cervelet sont très mal connues. Elles sont en tout cas indirectes, c'est-à-dire que sur le trajet des fibres s'intercalent des ganglions.

Les fibres centripètes, venues de l'écorce cérébelleuse ou de son corps dentelé, passent par les pédoncules cérébelleux supérieurs, croisés comme on le sait, les noyaux rouges, la couche optique et les radiations thalamiques.

Les fibres centrifuges constituent le *faisceau temporo-protubérantiel* ou *faisceau pédonculaire de Türck* (qu'il ne faut pas confondre avec un autre faisceau de Türck, le faisceau pyramidal direct). C'est l'ancien faisceau de Meynert (fig. 366). Ses fibres naissent dans la partie moyenne du lobe temporal, descendent dans le pédoncule cérébral où elles occupent la partie externe du pied, en dehors du faisceau pyramidal, et pénètrent dans la protubérance. Elles se terminent dans les noyaux gris protubérantiels, et comme ces noyaux sont unis à leur tour au cervelet par le pédoncule cérébelleux moyen, il est probable qu'on a affaire à une voie cortico-ponto-cérébelleuse, dont la fonction reste inconnue.

III. Fibres olfactives (voies olfactives. — Rhinencéphale).

Le *rhinencéphale* ou cerveau olfactif est la portion du cerveau affectée au sens de l'olfaction. Chez l'embryon, il se sépare de bonne heure du reste de l'hémisphère, et chez la plupart des animaux il forme un vaste lobe annulaire, entourant le corps calleux et terminé par un bulbe olfactif puissant qui reçoit les nerfs olfactifs. Nous avons déjà dit (p. 833) que chez l'homme, dont l'odorat est devenu un sens très inférieur, le lobe limbique a perdu sur la plus grande partie de son trajet le caractère olfactif; les centres olfactifs primaires eux-mêmes, le bulbe olfactif et son pédoncule, ne sont que des organes rétrogradés.

Nous étudierons le cerveau olfactif dans son ensemble, c'est-à-dire avec ses fibres de projection, ses fibres d'association et ses commissures.

A. *Fibres de projection.* — Elles se divisent en fibres afférentes ou centripètes, et fibres efférentes ou centrifuges.

1° *Fibres centripètes.* — Ce sont elles qui conduisent à l'écorce cérébrale les impressions odorantes, que les nerfs olfactifs ont apportées au bulbe olfactif. De même que les fibres sensitives de la moelle ne vont pas directement au cerveau, mais subissent un relai dans les noyaux de Goll et de Burdach, de même les fibres des nerfs olfactifs passent par des stations périphériques ou centres primaires, avant d'atteindre les

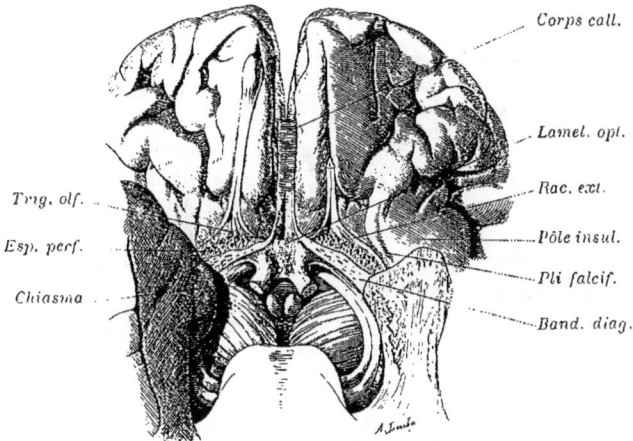

FIG. 560. — Région olfactive ou Rhinencéphale.

Le bulbe et le pédoncule olfactifs aboutissant à gauche au trigone olfactif; à droite, on suit la bandelette diagonale et la racine olfactive externe jusque dans le lobule de l'hippocampe.

centres supérieurs corticaux. Ces *centres primaires* sont : le bulbe olfactif, le trigone olfactif et la substance perforée antérieure.

Le *bulbe olfactif* ou bulbe ethmoïdal est un renflement ovale, long de près de un centimètre, qui repose sur la lame criblée de l'ethmoïde. Par sa face inférieure, il reçoit les 15 ou 20 filets des nerfs olfactifs. Il est creusé d'une cavité, reste du diverticule qui le faisait communiquer avec le ventricule latéral. La substance nerveuse située au-dessous de cette cavité renferme des cellules de grande taille, de forme triangulaire, appelées *cellules mitrales*. Un de leurs prolongements proto plasmiques, prolongement basal, descend dans la couche inférieure du bulbe et s'y épanouit en ramifications, qui s'entrelaçant avec les arborisations terminales des nerfs olfactifs forment avec elles un peloton nerveux, ou *glomérule olfactif*.

Ce glomérule représente l'articulation entre la voie périphérique et la voie centrale. Du sommet de la cellule part l'axone, qui se dirige en arrière dans le *pédoncule olfactif*, tractus de forme prismatique, logé dans le sillon olfactif, et composé d'un mélange de substance blanche et de substance grise atrophiée. Ces fibres nerveuses sont de deux ordres, les unes longues, les autres courtes.

Les fibres longues, arrivées à l'extrémité du pédoncule, s'engagent dans les racines olfactives : la *racine olfactive externe*, racine fondamentale chez l'homme et la seule constante, les conduit au lobule de l'hippo-

campe, centre cortical de l'olfaction ; la *racine interne*, grêle et courte,
aboutit au bec du corps calleux, dans une petite région de la face

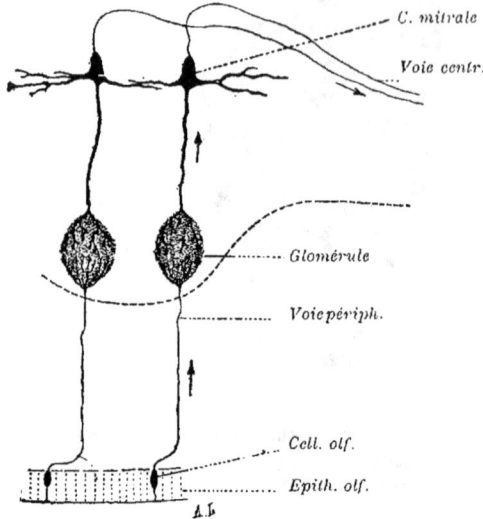

C. *mitrale*

Voie centr.

Glomérule

Voie périph.

Cell. olf.

Epith. olf.

A L

FIG. 561. — Trajet de la voie olfactive.
Voie périphérique et voie centrale. — Fig. schématique.

interne de l'hémisphère
connue sous le nom de
*carrefour olfactif de
Broca;* par elle, il est
probable que les fibres
olfactives pénètrent
dans le trigone céré-
bral. Les fibres longues
ont en résumé un tra-
jet direct qui s'étend
du bulbe olfactif à l'é-
corce.

Les fibres courtes,
avant d'atteindre les
mêmes centres, subis-
sent des interruptions
dans le trigone olfactif
et dans la substance
grise de l'espace perforé
antérieur. Le *trigone
olfactif* ou *tubercule*

olfactif est une petite saillie pyramidale qui termine le pédoncule
olfactif et que longent de chaque côté les racines olfactives. Il représente
le point où s'est faite l'évagination du lobe olfactif sur le plancher de
l'hémisphère. Sa structure est celle d'une écorce cérébrale rudimentaire.

Qu'elles arrivent directement ou indirectement à leurs centres corticaux, les fibres olfactives ne sont pas croisées; s'il y a un croisement,
il doit se faire au delà, dans les voies d'association. De même que les
fibres gustatives, et contrairement à toutes les autres fibres sensitives,
elles ne passent pas par la capsule interne.

Les *centres corticaux*, centres supérieurs de perception consciente,
sont localisés chez l'homme à la circonvolution de l'hippocampe. Ils
comprennent le lobule de l'hippocampe, la corne d'Ammon et le corps
godronné.

Le *lobule de l'hippocampe* qui termine la 5e circonvolution temporale
reçoit la racine olfactive externe. Le noyau amygdalien qu'il contient
n'appartient probablement pas à l'olfaction. La *corne d'Ammon* et
le *corps godronné*, qui est enclavé dans sa concavité, représentent deux
circonvolutions cérébrales simplifiées, que sépare le sillon de l'hippocampe.

Ces centres fonctionnent bilatéralement; leur destruction d'un seul côté ne produit pas d'hémianosmie, ou du moins celle-ci est atténuée et passagère.

2° *Fibres centrifuges*. — Les fibres de projection à direction centrifuge ou efférentes comprennent : 1° des fibres centrifuges indéterminées, que l'on retrouve aussi dans la rétine; 2° des fibres réflexes médullaires qui se dirigent vers le tronc cérébral et la moelle. A ce groupe appartiennent : le *système mamillaire* (trigone cérébral, tubercule mamillaire, faisceau de Vicq d'Azyr), et le *système habénulaire* (ganglion de l'habenula, pédoncule de la glande pinéale ou tænia thalami). Par leurs communications avec les noyaux moteurs des nerfs craniens et de la moelle, ces fibres sont susceptibles de provoquer des mouvements réflexes en rapport avec les perceptions olfactives.

B. *Fibres d'association*. — Ces fibres unissent les centres olfactifs entre eux ou avec d'autres centres corticaux, dans une même moitié du cerveau. Nous indiquerons seulement le faisceau olfactif du trigone, les nerfs de Làncisi avec la bandelette diagonale, et la bandelette demi-circulaire.

C. *Fibres commissurales*. — Ces fibres inter-hémisphériques relient d'un côté à l'autre les centres symétriques et assurent leur bilatéralité. Elles sont représentées : en avant, par la commissure blanche antérieure, dont une partie dite olfactive s'étend d'un lobule de l'hippocampe à l'autre; en arrière par la lyre du trigone, qui est une commissure inter-ammonienne.

Le tableau suivant résume cette organisation du rhinencéphale.

Centres corticaux. . . . . { Lobule de l'hippocampe.
{ Corne d'Ammon.
{ Corps godronné.

Fibres de projection. { centripètes. { Bulbe olfactif.
{ Pédoncule olfactif.
{ Trigone olfactif et substance perforée antérieure.
{ Racines olfactives.

{ centrifuges. { Trigone cérébral et système mamillaire.
{ Système habénulaire.

Fibres d'association. . . { Faisceau olfactif du trigone.
{ Nerfs de Lancisi et bandelette diagonale.
{ Bandelette demi-circulaire.

Fibres commissurales. . . { Commissure blanche antérieure.
{ Lyre du trigone.

IV. Fibres gustatives.

Les fibres *sensorielles* du glosso-pharyngien, qui proviennent du noyau du faisceau solitaire, ont un trajet encore inconnu. Elles ne paraissent pas passer par la capsule interne. Leur *centre cortical* est lui-même mal déterminé, il occupe probablement la circonvolution de l'hippocampe en arrière du centre olfactif. Ce centre est bilatéral, comme celui de l'olfaction et de l'audition ; sa destruction unilatérale ne produit pas de troubles appréciables.

V. Fibres optiques. — Voies optiques.

Les fibres de projection optiques sont presque entièrement centripètes, et c'est par celles-ci que nous commencerons notre exposé.

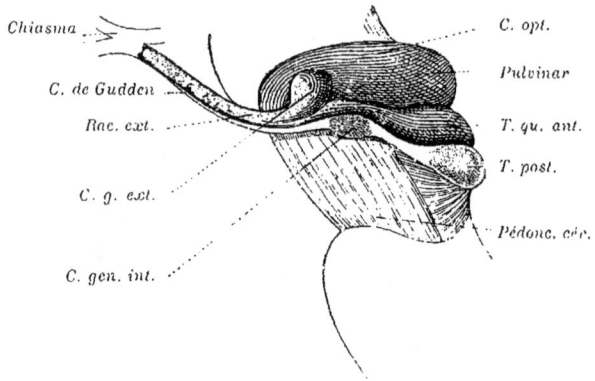

FIG. 562. — Racines optiques et centres ganglionnaires.

Face latérale gauche du tronc cérébral. — La partie optique est teintée en bleu. — Le corps genouillé interne et le tubercule quadr. postérieur appartiennent à la voie acoustique.

Les organes anatomiques que traversent ces fibres sont les uns extra-cérébraux, les autres intra-cérébraux.

Les premiers sont représentés par : la rétine, membrane sensorielle qui contient plusieurs couches de cellules nerveuses ; — le nerf optique qui émerge du globe, en dedans du pôle postérieur, lequel répond à la macula lutea, point central de la vision ; — le chiasma ; — la bande-lette optique, qui contourne la fente de Bichat ; — trois ganglions, le corps genouillé externe, le pulvinar de la couche optique et les tuber-cules quadrijumeaux antérieurs. Ce sont les *centres optiques primaires* ou inférieurs, comparables à ceux que nous avons indiqués sur le trajet des voies olfactives. La bandelette optique à son extrémité postérieure, se divise en deux racines : une *racine externe*, de beaucoup la plus forte, qui se porte aux trois ganglions que nous avons mentionnés ;

une racine *interne* qui est destinée aux T. Q. postérieurs et n'appartient
pas aux voies optiques.

Les voies intra-cérébrales comprennent les radiations optiques et le
centre cortical visuel. Les *radiations optiques* de Gratiolet s'étendent
du centre ganglionnaire au centre cortical. Elles sont constituées par
un large faisceau qui, partant du corps genouillé externe, du pulvinar
et peut-être aussi des T. Q. antérieurs, passe par la capsule interne,
dans le segment rétro-lenticulaire de son bras postérieur, puis se dirige
horizontalement en arrière, à travers le centre ovale du lobe occipital,
en contournant la corne du ventricule latéral et se termine dans la face
interne de ce lobe. — Le *centre visuel* occupe les deux dernières circonvolutions occipitales, cunéus et lobule lingual, avec la scissure calcarine
comme foyer principal. L'écorce de cette région présente comme caractéristique le *ruban rayé de Vicq-d'Azyr*, bande blanche, intercalée au
milieu de la substance grise. Ce ruban est formé par le *plexus optique*,
terminaison des fibres rétiniennes.

Les fibres rétiniennes qui suivent ces voies anatomiques se répartissent dès leur origine en trois faisceaux : un *faisceau interne* ou *nasal*,
qui contient les fibres de la moitié interne de la rétine, un *faisceau
externe* ou *temporal* qui répond à la moitié externe ou temporale et
dont le volume égale seulement le tiers du faisceau nasal; un *faisceau central* ou *maculaire*, qui provient de la macula lutea. Ce dernier faisceau est très réduit, mais son importance est très grande, car la
macula est le point central de fixation et de la vision distincte.

Arrivés dans le chiasma, ces trois faisceaux prennent une direction
différente : le faisceau temporal passe dans la bandelette optique du
même côté, il est *direct*; le faisceau nasal passe du côté opposé, il est
croisé; le faisceau maculaire est en partie direct, en partie croisé. Cet
entrecroisement partiel ou semi-décussation des fibres optiques se retrouve dans presque toutes les voies de conduction cérébrale; c'est
presque une loi, du moins chez les vertébrés supérieurs.

Par la bandelette optique, les fibres rétiniennes arrivent dans les
centres ganglionnaires du corps genouillé externe et du pulvinar et s'y
terminent. Il est probable que les fibres qui se rendent aux T. Q. antérieurs sont les *fibres pupillaires* sensitives, qui provoquent, par l'intermédiaire des nerfs craniens, les mouvements de la pupille et de l'accommodation.

Les axones des cellules ganglionnaires prolongent à leur tour les fibres
rétiniennes à travers les radiations optiques et viennent s'arboriser
dans le plexus optique de l'écorce occipitale, autour des nombreuses cellules étoilées, qui paraissent être des cellules visuelles. On a des raisons
de croire qu'il y a réellement une projection anatomique de la rétine

sur l'écorce cérébrale, la partie supérieure de la scissure calcarine contenant les fibres de la moitié supérieure de la rétine, et la partie inférieure, celle de la partie inférieure de cette membrane; de même pour les quadrants. Il y aurait ainsi une rétine corticale.

On comprend en examinant la figure 563, que chaque centre cortical recevant les fibres de deux moitiés rétiniennes, de la portion externe de la rétine du même côté par le faisceau temporal direct, et de la portion interne de la rétine opposée par le faisceau nasal croisé, la destruction d'un centre provoquera une *hémianopsie homonyme* (hémianopsie, cécité de la moitié d'un œil ; homonyme, c'est-à-dire portant sur les deux moitiés droites ou les deux moitiés gauches des yeux). Pour produire une cécité complète d'origine corticale, il faut que les deux centres soient détruits,

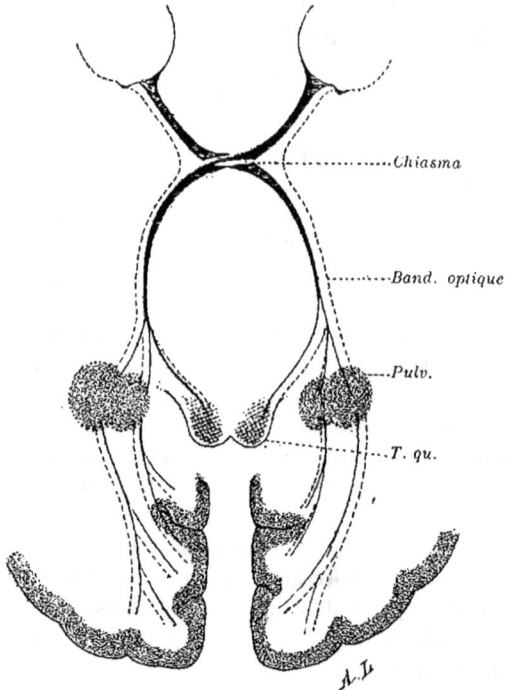

Fig. 563. — Disposition d'ensemble des voies optiques (schéma).

Le faisceau temporal est indiqué par un pointillé ; le faisceau nasal par un trait plein ; le faisceau maculaire qui participe de l'un et de l'autre n'est pas figuré.

Fibres centrifuges. — Comme toutes les voies sensorielles, les voies optiques possèdent des fibres centrifuges. Celles-ci sont de deux ordres : les unes se portent des T. Q. antérieurs à la rétine, mêlées aux fibres centripètes; leur fonction est inconnue ; — les autres proviennent de l'écorce du centre visuel et se rendent aux tubercules quadrijumeaux, unis eux-mêmes aux noyaux des nerfs crâniens et notamment des nerfs moteurs de l'œil. Ces dernières fibres sont les agents des mouvements réflexes que provoque l'impression lumineuse.

Nous ajouterons que les centres corticaux visuels des deux hémisphères sont réunis par des *fibres commissurales* qui passent par le corps calleux. Ils possèdent aussi de nombreuses *fibres d'association* qui les relient à d'autres centres du même hémisphère et surtout aux circonvolutions de la face externe du lobe occipital, affectées peut-être aux souvenirs visuels.

VI. Fibres acoustiques. — Voie acoustique centrale.

Le *centre auditif* ou *acoustique* occupe la partie moyenne de la circonvolution temporale supérieure ou 1ʳᵉ temporale. Comme pour les autres organes des sens, il est bilatéral ; il faut la destruction des deux centres pour produire la surdité.

Nous serons très brefs sur les fibres de projection ; car leur étude compliquée est dépourvue pour le moment d'application pratique. Les fibres centrifuges sont à peine soupçonnées et ont probablement pour centre intermédiaire les T. Q. antérieurs, qui ne sont qu'en partie destinés à la vision.

Les fibres centripètes, *faisceau acoustique*, voie acoustique centrale, naissent dans le bulbe des deux noyaux de la branche cochléaire de l'acoustique ; le nerf vestibulaire est à part, il n'appartient pas à l'audition. De là, passant à travers la protubérance et le pédoncule cérébral, elles se rendent à des centres ganglionnaires intercalaires, les tubercules quadrijumeaux postérieurs et les corps genouillés internes. De ces ganglions partent d'autres fibres qui pénètrent dans le cerveau par la partie tout à fait inférieure de la capsule interne et aboutissent au centre cortical.

Mentionnons ce fait que les *stries acoustiques* ou barbes du calamus représentent une partie superficielle des origines du faisceau acoustique ; de même le faisceau latéral de l'isthme, que nous avons décrit sur la face externe du pédoncule cérébral dans le triangle de Reil (p. 813), est la couche superficielle du faisceau, au moment où il va pénétrer dans les T. Q. postérieurs.

VII. Fibres sensitives et fibres motrices.

A. *Voie sensitive centrale.* — La voie sensitive, de sensibilité générale, est comme les voies sensorielles, une voie indirecte, une chaîne à plusieurs neurones. Elle comprend trois segments : les racines postérieures de la moelle (ou leurs équivalents dans les nerfs craniens), le ruban de Reil et les fibres thalamo-corticales. Les ganglions ou relais interposés sont : les noyaux sensitifs du bulbe et les couches optiques.

1° *Racines postérieures de la moelle.* — Nous avons vu que, dans la moelle, les fibres des racines postérieures, issues des cellules des ganglions rachidiens, constituaient les cordons postérieurs; tandis que les fibres courtes ou moyennes, se terminent dans la moelle et font partie de son système de projection, les fibres longues localisées surtout dans le cordon de Goll s'étendent jusqu'aux noyaux sensitifs qui font saillie sur la face postérieure du bulbe, les noyaux de Goll et de Burdach.— *Premier neurone.*

2° *Ruban de Reil.* — Le *ruban de Reil* (1809) ou *faisceau sensitif*, appelé aussi *médian* pour le distinguer du ruban de Reil *latéral*, qui est le faisceau acoustique, est le deuxième neurone, celui qui s'étend du noyau du bulbe à la couche optique. Ses fibres naissent des cellules des noyaux de Goll et de Burdach, dont elles sont le prolongement cylindraxile; dès leur origine, elles s'entrecroisent (*entrecroisement sensitif*) comme les fibres motrices, et se placent derrière celles-ci dans la partie profonde des pyramides du bulbe, puis constituent le ruban de

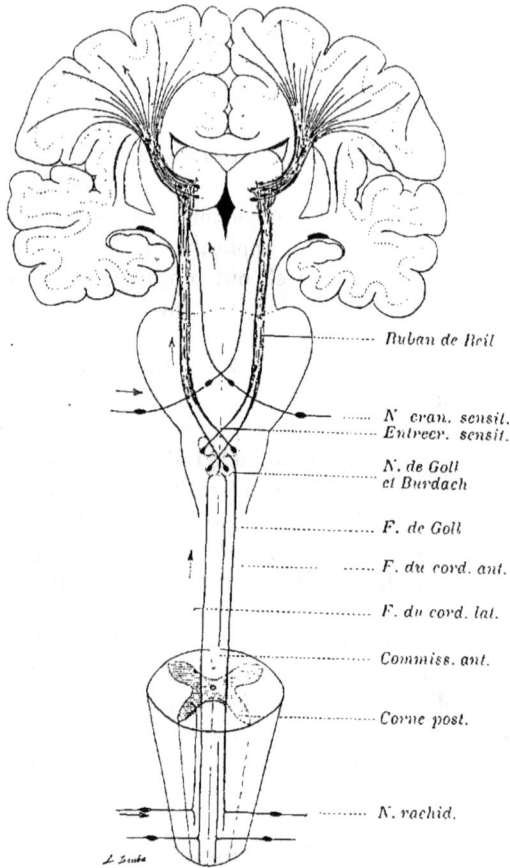

Ruban de Reil

N. cran. sensit.
Entrecr. sensit.

N. de Goll
et Burdach

F. de Goll

F. du cord. ant.

F. du cord. lat.

Commiss. ant.

Corne post.

N. rachid.

Fig. 564. — La voie sensitive. Schéma (en partie d'après Van Gehuchten).

Les flèches indiquent le sens du courant. Remarquer l'interruption des fibres dans les noyaux du bulbe et dans la couche optique.

Reil. Ce faisceau plat traverse successivement la protubérance et le pédoncule cérébral, dont il occupe la région postérieure ou *calotte* (fig. 566) et se termine en totalité dans la partie inférieure de la couche optique. — *Deuxième neurone.*

Sur son parcours, il reçoit comme affluents les fibres sensitives (mais non les fibres sensorielles) des nerfs crâniens, c'est-à-dire celles du pneumo-gastrique, du glosso-pharyngien, du trijumeau, et la partie vestibulaire du nerf acoustique. Nous avons vu (p. 864 et 867) que la plupart de ces fibres naissaient du noyau du faisceau solitaire et du noyau gélatineux du bulbe, et qu'elles se croisaient dès leur origine. La voie sensitive est donc une voie croisée, au moins pour la grande majorité de ses fibres.

3o *Fibres thalamo-corticales.* — Ces fibres proviennent des cellules de la couche optique, de ses noyaux externe et médian, cellules au contact desquelles s'est terminé le ruban de Reil. Elles sortent par la partie externe de la couche optique, traversent la capsule interne, puis le centre ovale dans lequel elles se mêlent à la couronne rayonnante, et aboutissent à la zone rolandique où elles viennent former, par leurs arborisations terminales, le *plexus sensitif* qui enlace les cellules pyramidales et qui est une des caractéristiques des centres sensoriels. — *Troisième neurone.*

Dans la capsule interne, les fibres sensitives occupent le bras postérieur et le genou, mélangées aux fibres motrices. Elles ne sont

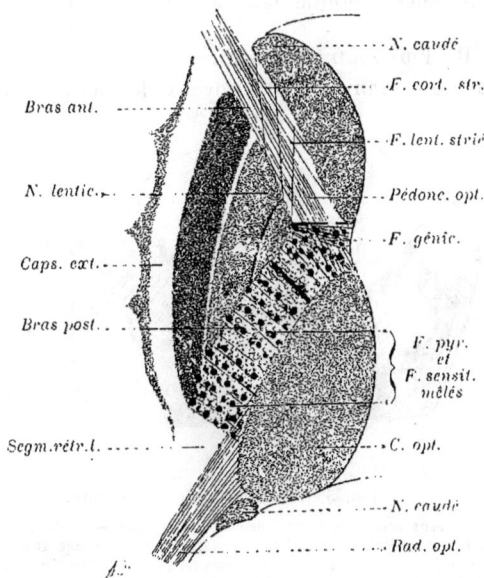

Fig. 565. — La capsule interne du côté gauche.
Coupe horizontale.

Schématisation des fibres. Les fibres motrices en rouges, les fibres sensitives en bleu. Le trait rouge plein indique la position du nerf facial. — Le bras antérieur renferme principalement des fibres cortico-thalamiques (pédoncule antér. de la couche optique), de fonction inconnue. — Dans la partie la plus postérieure du bras postérieur, se voient les fibres optiques ou radiations optiques.

pas condensées en un faisceau étroit, qui serait un carrefour sensitif, comme on le croyait d'abord ; elles sont disséminées. En outre, elles ne sont pas réunies aux fibres sensorielles, car les fibres olfactives et gustatives ne passent pas par la capsule interne, les fibres optiques sont localisées au segment tout à fait postérieur, en arrière du noyau lenticulaire, et les fibres acoustiques occupent la région inférieure, sous-lenticulaire.

Voie sensitive accessoire. — A côté de la voie principale que nous venons de décrire, il existe une ou plusieurs *voies accessoires*, indéterminées en anatomie, mais d'une grande importance en physiologie et en clinique, car on sait que la voie principale détruite peut être rapidement et quelquefois complètement suppléée par d'autres fibres. On présume que l'impression sensitive passe alors dans la moelle par le faisceau fondamental et dans le tronc cérébral par les fibres de la substance réticulée, réseau de fibres et de cellules qui s'étend de la moelle à la couche optique dans la partie postérieure de la tige nerveuse.

B. *Voie motrice centrale*. — La voie motrice centrale, voie centrifuge qui transmet aux noyaux des nerfs crâniens ou rachidiens les excitations des centres corticaux, comprend deux faisceaux : le faisceau géniculé, pour les nerfs crâniens, et le faisceau pyramidal, pour les nerfs rachidiens.

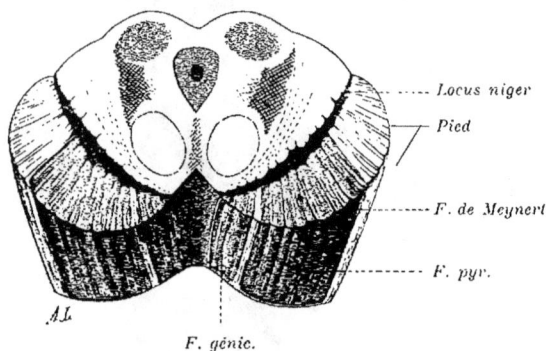

Locus niger
Pied
F. de Meynert
F. pyr.
A.L.
F. génic.

Fig. 566. — Pédoncules cérébraux.

Faisceaux schématisés sur une coupe perspective. — Le faisceau sensitif ou ruban de Reil, en bleu. Les faisceaux moteurs en rouge. Dans la partie externe du pied, en gris, le faisceau temporo-protubérantiel (faisceau pédonculaire de Türck, faisceau de Meynert).

Faisceau géniculé. — Le *faisceau géniculé*, ainsi nommé parce qu'il passe par le genou de la capsule interne, s'étend de la partie inférieure de la zone rolandique aux noyaux moteurs de la protubérance et du bulbe. Né dans les cellules pyramidales des centres moteurs de la tête, il se dirige transversalement à travers le centre ovale, pénètre dans la capsule interne dont il occupe le genou (fig. 565), et au-dessous d'elle dans le pied du pédoncule cérébral où il répond au quart interne de cette région, en dedans du faisceau pyramidal. Il se termine dans les noyaux moteurs des nerf crâniens, facial, hypoglosse, etc. On ne connaît pas encore les fibres destinées aux noyaux des muscles de l'œil.

Les fibres géniculées sont croisées; elles traversent en effet le raphé médian au voisinage de leur terminaison. Nous savons toutefois qu'il y a aussi des fibres directes homolatérales, qui jouent un rôle important dans les mouvements synergiques.

Faisceau pyramidal. — Le *faisceau pyramidal*, appelé ainsi parce qu'il constitue les pyramides antérieures du bulbe, est la voie corticale motrice des nerfs rachidiens. Il a pour origine toute la zone rolantique motrice, à l'exception de la partie inférieure réservée au faisceau géniculé. Ses fibres sont les cylindre-axes des cellules pyramidales; sa direction est centrifuge. Interrompu dans sa continuité par une lésion, un foyer hémorragique, il dégénère en sens descendant jusqu'à l'extrémité inférieure de la moelle.

Dans son trajet, il traverse successivement le centre ovale, la capsule interne, le pédoncule cérébral, la protubérance, le bulbe et la moelle.

Dans le centre ovale, ses fibres dispersées font partie du grand éventail de la couronne rayonnante; elles convergent vers la capsule interne. — Dans la capsule interne, elles occupent le bras postérieur, en avant des fibres optiques situées dans le segment le plus reculé, en arrière du faisceau géniculé qui remplit le genou. Quant au bras antérieur, nous avons vu qu'il renferme surtout des radiations de la couche optique, fibres thalamo-corticales. Les fibres motrices sont mélangées aux fibres sensitives et il s'y adjoint des fibres des corps striés, qui sont sans doute des fibres vaso-motrices et sécrétrices, ou même des fibres de mouvements réflexes. Une lésion même très localisée produit habituellement une hémiplégie complète dans ce territoire si condensé. — Dans le pédoncule cérébral, le faisceau pyramidal répond à toute la partie moyenne du pied, au-dessous du locus niger, entre le faisceau géniculé qui est en dedans et le faisceau temporo-protubérantiel qui est en dehors. — Il traverse la protubérance au-dessous des fibres superficielles de l'étage antérieur (fig. 551). — Il redevient superficiel dans le bulbe, comme dans le pédoncule cérébral, et constitue les pyramides antérieures. C'est ici qu'a lieu son entre-croisement partiel. On voit en effet que ces pyramides, à leur extrémité inférieure, se divisent en deux parties inégales, l'une qui s'entre-croise avec celle du côté opposé, *faisceau pyramidal croisé*; l'autre, qui reste du même côté, *faisceau pyramidal direct*.

La partie croisée, de beaucoup la plus volumineuse, se dissocie en 5 ou 6 fascicules qui s'intersèquent avec ceux de l'autre moitié dans le sillon médian, sur une hauteur de près de 1 centimètre; c'est *l'entre-croisement* ou *décussation des pyramides*, croisement moteur qui se fait au-dessous du croisement sensitif du ruban de Reil. Ces fibres traversent l'épaisseur de la moelle en décapitant la corne antérieure et se réunissent en un faisceau qui se place dans la partie postérieure du cordon latéral (fig. 544): *faisceau pyramidal croisé*. Il descend jusqu'à la partie inférieure de la moelle, diminuant peu à peu de volume en raison des fibres qu'il abandonne à la substance grise de la corne antérieure. Les fibres terminales en effet viennent enlacer les cellules motrices, auxquelles elles apportent les excitations de l'écorce cérébrale.

Le *faisceau pyramidal direct* ou faisceau de Türck poursuit son trajet dans la moitié de la moelle qui correspond à la pyramide antérieure. Il occupe la lèvre interne du sillon médian dans le cordon antérieur. Ce faisceau est toujours, sauf anomalie, beaucoup moins gros que le faisceau croisé. Il s'étend jusqu'à la partie inférieure de la moelle; mais peut-être les fibres inférieures, dorsales et lombaires, ne sont-elles que des fibres surajoutées et provenant des ganglions du pédoncule cérébral et de la protubérance. Il aboutit lui aussi aux cellules radiculaires de la corne antérieure, après s'être croisé ou non, car les auteurs sont divisés à ce sujet, dans la commissure blanche de la moelle.

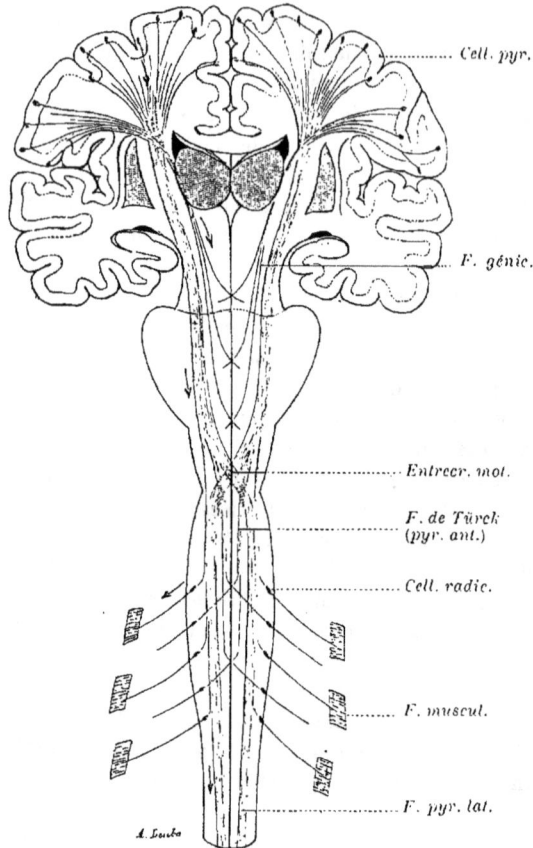

Fig. 567. — La voie motrice. Schéma (en partie d'après Van Gehuchten).

On a indiqué au niveau de l'entrecroisement les fibres homolatérales.

Indépendamment de ces deux faisceaux, on connaît des fibres peu nombreuses et non groupées, dites *fibres homolatérales*, qui se séparent du faisceau pyramidal avant l'entre-croisement et qui restant du même côté, comme le faisceau direct, vont rejoindre le faisceau pyramidal et se mélangent à lui. De toutes façons, il existe donc pour la voie motrice, comme pour les voies sensitives, des fibres croisées, qui sont la majorité, et des fibres directes moins nombreuses. Nous avons dit à plusieurs reprises que cette disposition est en rapport avec la synergie bilatérale des muscles.

Voie motrice accessoire. — Il existe une *voie motrice accessoire* distincte du faisceau pyramidal, ainsi que le montre l'expérimentation et de nombreux faits pathologiques. Elle peut suppléer la voie principale, et c'est ce qui arrive en fait chez la plupart des hémiplégiques. On sait peu de chose sur son trajet. On présume que son centre est en partie dans l'écorce, en partie dans les corps striés qui sont d'ailleurs une formation corticale, et que ses fibres passent par la substance réticulée du tronc cérébral et le faisceau fondamental de la moelle. Le trajet le mieux connu est celui du *faisceau rubro-spinal* ou *faisceau de v. Monakow*, qui du noyau rouge (pédoncule cérébral), descend dans la protubérance, le bulbe et la moelle, où il se mêle au faisceau pyramidal. Il se termine probablement dans les cornes antérieures.

D'ailleurs le faisceau pyramidal est un faisceau d'évolution récente, il n'existe que chez les mammifères, et chez beaucoup d'entre eux il est rudimentaire. Il n'atteint son plein développement que chez les primates. Il est proportionnel à l'activité fonctionnelle des muscles qu'il dessert et à la domination de la moelle par le cerveau.

STRUCTURE DU CERVELET

La substance grise qui contient les éléments cellulaires forme l'écorce cérébelleuse, d'une épaisseur de 1 millimètre, et les ganglions centraux dont le plus important est le corps dentelé. De ces éléments variés, dont quelques-uns sont assez petits pour avoir mérité le nom de *grains*, nous ne décrirons que les cellules fondamentales, les cellules de Purkinje (1837), qui comptent parmi les éléments les plus différenciés des centres nerveux.

Les *cellules de Purkinje* occupent sur une seule rangée la couche intermédiaire de l'écorce cérébelleuse. Elles sont de grande taille. Leur corps ovoïde a la forme d'une grenade. De son pôle supérieur, tourné vers la périphérie, émane une *arborisation protoplasmique* remarquable ; les branches se divisent et se subdivisent en nombreux rameaux épineux, qui s'étendent sur un seul plan, le plan antéro-postérieur, et ressemblent à un arbre en espalier. Le pôle inférieur donne naissance à l'axone qui se dirige vers le corps dentelé ou vers les centres nerveux qui entourent le cervelet.

Les fibres nerveuses du cervelet se rangent en deux catégories : les fibres d'association et les fibres de projection.

Les fibres *commissurales* paraissent faire défaut. Le cervelet n'est pas formé de deux moitiés distinctes; au contraire, ses hémisphères

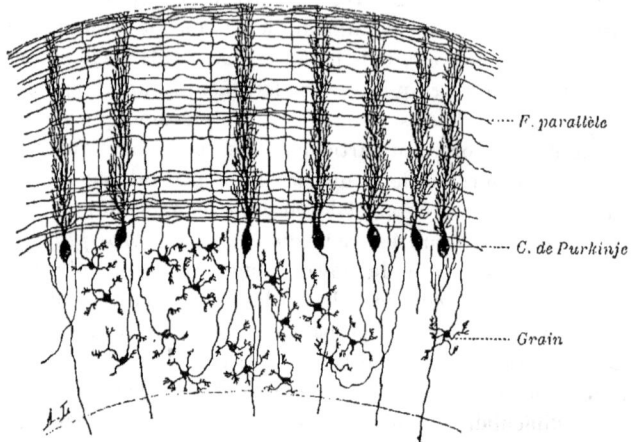

FIG. 568. — Cellules de Purkinje et grains du cervelet.

Coupe frontale d'une circonvolution du cervelet. Les cellules de Purkinje et leur arborisation sont vues de profil. — Grains ou petites cellu'es nerveuses dont l'axone monte vers la surface et s'y bifurque en *T*, formant ainsi les fibres parallèles.

latéraux sont réunis par un lobe médian, le vermis, qui est le lobe originel et qui chez la plupart des vertébrés est le plus considérable.

Les *commissures antérieure et postérieure* que l'on distingue dans l'épaisseur du noyau blanc ne sont probablement que les lieux de croisement des fibres pédonculaires.

A. Fibres d'association. — Les *fibres d'association* unissent deux régions différentes dans une même moitié du cervelet. Elles sont uni ou homolatérales. Elles sont représentées par les *fibres arquées* ou *fibres en guirlande* qui courent à la base de l'écorce en faisceaux assez épais, se moulant sur les sillons interlamellaires et interlobulaires. Elles relient entre elles les circonvolutions du cervelet. '

B. Fibres de projection. — Ces fibres unissent le cervelet aux autres centres nerveux. Le cervelet, organe surajouté au cerveau et à la moelle, n'est en rapport qu'avec ces centres; il n'a pas de relation avec les autres parties de l'organisme. Les fibres de projection passent toutes par les trois pédoncules supérieur, moyen et inférieur, qu'elles constituent. Elles sont, dans un même faisceau, en grande partie croisées, en moindre partie directes; semi-décussation, qui est la règle dans le système nerveux.

Il faut distinguer les connexions cérébrales et les connexions médullaires.

I. **Connexions avec le cerveau.** — Ces connexions ne s'établissent

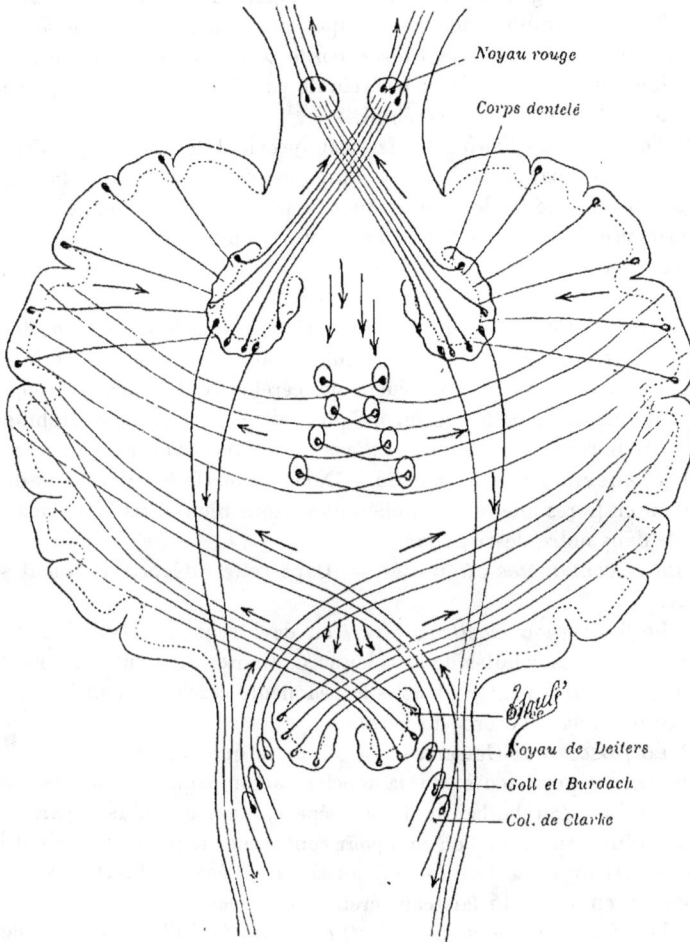

Noyau rouge

Corps dentelé

Noyau de Deiters

Goll et Burdach

Col. de Clarke

FIG. 569. — Connexions du cervelet. Schéma.
Les fibres efférentes ou centrifuges en rouge; les fibres afférentes ou centripètes en bleu. Les petits cercles au centre du dessin indiquent les noyaux protubérantiels.

pas directement, mais se font par l'intermédiaire de ganglions inter-posés, le noyau rouge, les noyaux protubérantiels, l'olive du bulbe, que l'on peut considérer comme de petits *cervelets périphériques*. Elles comprennent des voies afférentes par rapport au cerveau, et des voies efférentes ou centrifuges.

Fibres centripètes ou efférentes.—Les deux principaux systèmes sont :

1° Les pédoncules cérébelleux moyens. Leurs fibres naissent des cellules des noyaux gris protubérantiels, s'étagent dans les couches transversales de la protubérance qui se superposent en *strates*, et se portent à l'écorce des hémisphères (*fibres ponto-cérébelleuses*). Ces noyaux à leur tour sont reliés à l'écorce cérébrale par des fibres qui s'engagent dans le pied du pédoncule cérébral.

2° Le *faisceau olivaire*. Ce faisceau provient des cellules de l'olive bulbaire, sort par le hile de ce ganglion, se croise avec le faisceau opposé et monte dans le corps restiforme pour se terminer dans l'écorce cérébelleuse. De son côté l'olive a des connexions avec le cerveau.

Fibres centrifuges ou efférentes. — Ces fibres constituent la presque totalité des pédoncules cérébelleux supérieurs. On constate même à l'œil nu que ces pédoncules sortent par le hile des corps dentelés, s'entre-croisent sous les tubercules quadrijumeaux et se terminent dans les noyaux rouges des pédoncules cérébraux. Les noyaux rouges sont en relation avec la couche optique, celle-ci avec l'écorce cérébrale, de là des fibres dites *rubro-cérébelleuses*, *rubro-thalamiques*....

II. Connexions avec la moelle. — Nous devons faire ici la même distinction en fibres afférentes et efférentes. Nous réunissons le bulbe à la moelle dans notre description.

Fibres centripètes afférentes. — Dans cette catégorie viennent se ranger :

1° Le *faisceau cérébelleux direct* ou de Flechsig. — Ses fibres ont pour origine les cellules de la colonne de Clarke, contournent la face externe du bulbe, pénètrent dans le pédoncule cérébelleux inférieur et se terminent dans l'écorce du vermis.

2° Le *faisceau de Gowers*. — Ce faisceau, qui provient des cellules de la corne postérieure de la moelle, accompagne le faisceau de Flechsig jusqu'au bulbe; là il s'en sépare, s'engage dans l'épaisseur de la protubérance, puis en sort pour contourner le pédoncule cérébelleux supérieur et se termine lui aussi dans l'écorce du vermis, au-dessous et en avant du faisceau cérébelleux direct.

3° Les *fibres des noyaux de Goll et de Burdach* (?). — Ce sont des noyaux contenus dans le cordon postérieur du bulbe et qui à leur tour sont en relation avec les fibres des racines postérieures de la moelle. Il faut y joindre des fibres du nerf vestibulaire, une des deux branches de l'acoustique. Toutes suivent le pédoncule cérébelleux inférieur.

Fibres centrifuges ou efférentes. — Ces fibres mal connues se portent du cervelet aux noyaux moteurs des nerfs crâniens, et d'autres à la moelle elle-même (*faisceau cérébelleux descendant*, contenu dans le faisceau fondamental antérieur).

Le cervelet est un organe d'une importance considérable dans l'édifice nerveux, car il existe chez tous les vertébrés; il atteint chez l'homme son plus grand développement. C'est un organe homogène, doué de l'unité anatomique et physiologique; il possède partout la même structure, et on n'y a pas reconnu de territoires comme dans l'écorce cérébrale. Enfin c'est un organe moteur, étranger à la vie psychique, à la vie sexuelle, aux phénomènes sensitifs proprement dits. Sa fonction se rapporte à l'équilibration.

ENVELOPPES DES CENTRES NERVEUX
OU MÉNINGES

Préparation. — Les mêmes procédés qui servent à extraire la moelle et le cerveau montreront les méninges. On étudiera les toiles choroïdiennes et les plexus choroïdes en même temps que les ventricules.

Les *méninges* sont des membranes qui enveloppent les centres nerveux. On en compte trois, qui sont de dehors en dedans : la dure-mère, membrane fibreuse; l'arachnoïde, membrane séreuse; la pie-mère, membrane vasculaire. C'est aux dépens de ces deux dernières que se développent les méningites, la dure-mère ne

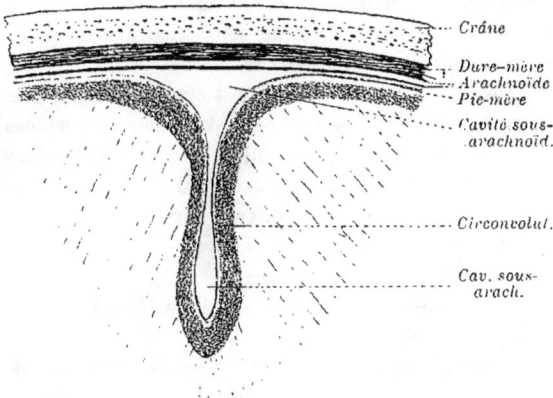

FIG. 570. — Les méninges et les cavités séreuses.
Coupe schématique passant par une scissure de l'écorce cérébrale. — La pie-mère en rouge.

réagissant que dans la forme chronique et rare de pachyméningite.

Elles interceptent entre elles deux cavités ou espaces : la cavité arachnoïdienne ou espace sous-dural, situé entre la dure-mère et

l'arachnoïde; la cavité ou l'espace sous-arachnoïdien, entre l'arachnoïde et la pie-mère, c'est ce dernier espace qui contient le liquide
céphalo-rachidien.

I. DURE-MÈRE

La *dure-mère* est une membrane fibreuse, épaisse, de couleur gris
rosé; elle remplit surtout un rôle de protection. Malgré son aspect
aponévrotique, elle renferme un assez grand nombre de vaisseaux et
de nerfs. Les artères de la dure-mère crânienne sont fournies par les
trois a. méningées, dont la plus importante est l'*a. méningée moyenne*,
branche de la maxillaire interne; leurs principaux rameaux sont d'ailleurs destinés au crâne. Les nerfs qui donnent à cette membrane une
grande sensibilité sont les *nerfs récurrents d'Arnold*, qui proviennent
du trijumeau.

Il y a lieu de décrire séparément, en raison de leur disposition, la
dure-mère rachidienne et la dure-mère crânienne. Cette division
s'applique aussi aux autres méninges.

A. **Dure-mère rachidienne ou spinale.** — La dure-mère rachidienne a la forme d'un tube. Elle commence au trou occipital et finit
au niveau de la 2ᵉ vertèbre sacrée, plus bas par conséquent que la
moelle qui se termine à la 2ᵉ lombaire. Son extrémité inférieure
conique, *cône dural*, donne naissance à un filament, le *ligament
coccygien* qui va se fixer sur le coccyx.

Sa face externe, lisse, libre, est en rapport avec de la graisse et des
plexus veineux qui la séparent du périoste vertébral et remplissent
l'espace épidural (voy. fig. 506); elle n'est pas adhérente comme celle
de la dure-mère cranienne. C'est seulement dans sa partie antérieure
qu'elle émet des prolongements ligamenteux, qui l'attachent au
périoste; très développés dans le canal sacré, ces prolongements constituent le *ligament sacro-dural*.

Sa face interne est également lisse, humide; elle reçoit l'insertion
des ligaments dentelés.

De chaque côté, la dure-mère spinale présente deux orifices pour
le passage des racines antérieures et postérieures; elle se prolonge extérieurement sur ces racines et sur le ganglion spinal, en
leur fournissant une *gaine durale*, et va se confondre avec le névrilème
(fig. 575).

B. **Dure-mère cranienne ou cérébrale.** — La dure-mère cranienne a la forme d'une capsule. Elle se moule d'ailleurs exactement
sur la face interne du crâne auquel elle sert de périoste et auquel elle
adhère partout, particulièrement au niveau de la base où on ne peut

la décoller. Elle se prolonge dans les trous de la base et se continue à leur sortie avec le périoste externe.

Sa face externe émet de nombreux prolongements vasculaires qui pénètrent dans les orifices de la table interne. Sa face interne est lisse, humide; elle limite en dehors la cavité arachnoïdienne. Dans l'épaisseur de la membrane sont creusées des cavités; les unes régulières et

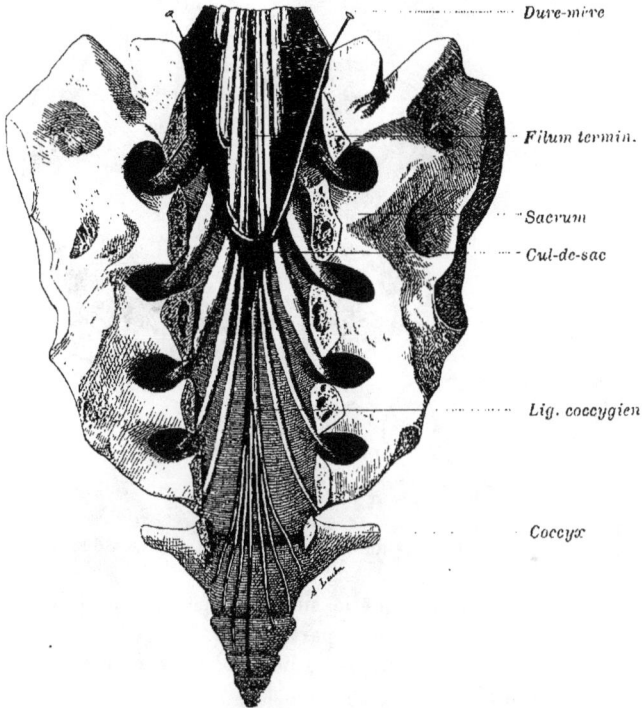

FIG. 571. — Extrémité inférieure de la dure-mère rachidienne.

Le canal sacré et la dure-mère rachidienne sont ouverts par leur partie postérieure. La dure-mère en bleu. Le filum terminale en rouge au milieu de la partie inférieure de la queue de cheval. On voit que le cône dural finit à la 2ᵉ vertèbre sacrée.

constantes sont les *sinus veineux* du crâne; les autres irrégulières, localisées à la voûte, sont les lacs *sanguins*.

La face interne de la dure-mère émet de grands replis qui cloisonnent imparfaitement la cavité crânienne. Ce sont : la faux du cerveau, la tente du cervelet et la faux du cervelet.

Faux du cerveau. — La *faux du cerveau* est une cloison antéropostérieure, tendue entre les deux hémisphères cérébraux. Sa forme est

bien celle d'une faux. Son sommet s'attache à l'apophyse crista-galli et
sa base, fortement inclinée en bas et en arrière, se fixe à la tente du
cervelet ; elle contient le sinus droit. Son bord supérieur, convexe et
large, renferme le sinus l. supérieur ; son bord inférieur, concave et

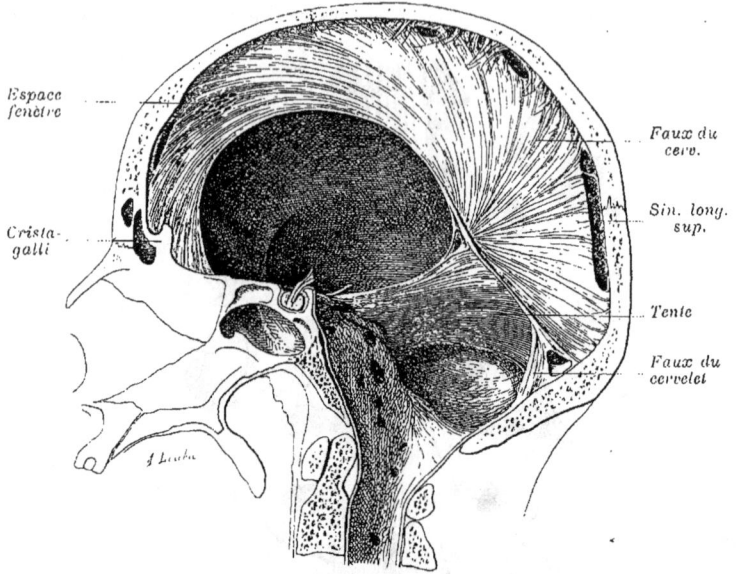

Fig. 572. — La faux du cerveau ; la tente et la faux du cervelet.

mince, contient ou soutient le sinus l. inférieur. Les faces sont ordinairement fenétrées dans leur partie antérieure.

La faux du cerveau soutient les hémisphères cérébraux, surtout dans
le décubitus latéral.

Tente du cervelet. — La *tente du cervelet* est une cloison horizontale qui sépare le cerveau du cervelet. Sa forme est semi-lunaire. Ses
faces sont inclinées en deux versants, dont l'arête reçoit l'insertion de
la faux du cerveau. Le *bord postérieur*, convexe, adhèrent, se fixe sur
la gouttière latérale de l'occipital, le bord supérieur du rocher et les
apophyses clinoïdes postérieures. Il contient une portion du sinus
latéral et le sinus pétreux supérieur. Le *bord antérieur*, concave et
libre, croise en avant l'extrémité du bord postérieur et se prolonge
jusqu'aux apophyses clinoïdes antérieures, constituant ainsi la paroi
externe du sinus caverneux. Il limite avec la gouttière basilaire un
large orifice, le *trou ovale de Pacchioni*, où passent les pédoncules
cérébraux,

La tente du cervelet, osseuse chez beaucoup d'animaux, complète la
loge du cervelet et protège cet organe contre la pression du cerveau.

Faux du cervelet. — La *faux
du cervelet* ou
petite faux est
une cloison ver-
ticale, qui pro-
longe en quelque
sorte la faux du
cerveau et s'insi-
nue entre les hé-
misphères céré-
belleux. Sa base
s'insère sur la
tente du cervelet,
et son sommet
sur le bord du
trou occipital.

Mentionnons
encore d'autres
replis de moindre
importance : la
tente pituitaire

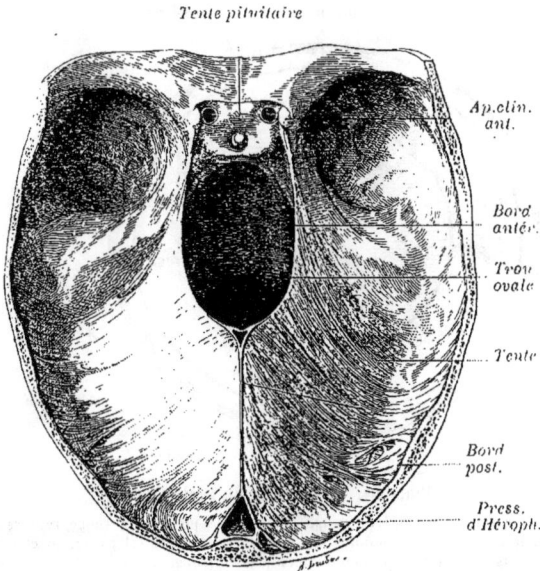

Fig. 573. — La tente du cervelet, vue par sa face supérieure,
et le trou ovale de Pacchioni.

ou diaphragme de l'hypophyse, qui ferme comme un couvercle la
selle turcique et laisse passer seulement la tige pituitaire; — la
tente olfactive, qui recouvre partiellement la gouttière éthmoïdale;
— la *cavité de Meckel*, située près du sommet du rocher, sur sa face
antérieure; elle loge le ganglion de Gasser; — le *sac endolymphatique*,
où se termine l'aqueduc du vestibule de l'oreille interne, au-dessus du
golfe de la veine jugulaire interne.

II. ARACHNOÏDE

L'*arachnoïde* est une membrane séreuse interposée entre la dure-
mère et la pie-mère. Elle est mince, transparente, de teinte blanc
grisâtre; elle ne renferme pas de vaisseaux. Elle se moule sur la dure-
mère, plutôt que sur les centres nerveux qu'elle recouvre en bloc.

Cette membrane représente le feuillet viscéral d'une cavité séreuse,
dont le feuillet pariétal, non isolable et réduit à un simple endothélium,
tapisse la face interne de la dure-mère.

A. Arachnoïde spinale. — Appliquée contre la dure-mère, elle se prolonge comme elle jusqu'au niveau de la 2ᵉ sacrée, entourant la moelle et la queue de cheval. Sa face interne est séparée de la moelle par un large espace, que remplit le liquide sous-arachnoïdien. Elle contient quelquefois dans son épaisseur des *plaques ossiformes*, plus fréquentes chez les vieillards et dans les maladies nerveuses chroniques.

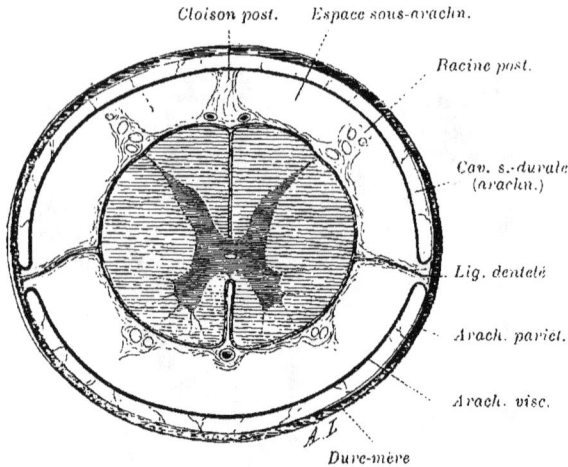

FIG. 584. — Arachnoïde rachidienne.

Coupe transversale. La dure-mère en bleu; la pie-mère en rouge, recouverte par le tissu sous-arachnoïdien. La cloison postérieure est par erreur colorée en rouge, elle est névroglique et non pie-mérienne.

B. Arachnoïde cérébrale. — Recouvrant en masse l'encéphale, elle s'applique sur la pie-mère dans les parties saillantes, mais s'en sépare dans les parties rentrantes et s'étend comme un pont sur les sillons du cerveau, sur les grandes dépressions de la base en avant et en arrière du chiasma optique. Elle forme ainsi le couvercle de cavités pleines de liquide qu'on appelle les *confluents sous-arachnoïdiens*, et que nous étudierons plus loin.

Les vaisseaux et les nerfs, qui arrivent de l'extérieur à la surface du cerveau ou qui en partent, ne perforent pas l'arachnoïde. Cette membrane se réfléchit sur eux et les entoure d'un manchon, connu sous le nom de *gaine arachnoïdienne*, qui, à son autre extrémité, rejoint la face interne de la dure-mère et se confond avec elle. La plus importante de ces gaines est celle qui accompagne dans le conduit auditif interne le tronc commun des nerfs facial et auditif.

Cavité arachnoïdienne. — La *cavité arachnoïdienne* ou *espace sous-dural* est une cavité séreuse comprise entre la dure-mère et l'arachnoïde. Son feuillet viscéral est l'arachnoïde que nous venons de décrire; son feuillet pariétal est réduit à une couche épithéliale aplatie, qui tapisse la face interne de la dure-mère.

Assimilable aux cavités pleurale et péritonéale, elle possède les fonctions complexes des séreuses, fonctions de nutrition, de défense et de mobilité pour les organes qu'elle entoure. On n'y trouve, sur le vivant, que quelques grammes de sérosité, les deux feuillets étant appliqués l'un sur l'autre. Elle est fermée et ne communique pas avec l'espace sous-arachnoïdien.

III. PIE-MÈRE

La pie-mère est la membrane vasculaire des centres nerveux. Intimement appliquée à leur surface, elle en suit toutes les sinuosités et pénètre dans les moindres fissures. C'est en même temps une membrane nourricière et une membrane de contention.

A. **Pie-mère spinale.** — La pie-mère spinale, assez épaisse et résistante, enveloppe comme un fourreau la moelle et le filum terminale. Elle est composée de deux couches conjonctives : une externe dont les fibres montrent une direction longitudinale ; une interne ou profonde, dont les fibres sont circulaires.

Chacune de ses faces émet des prolongements. De sa face externe partent les ligaments dentelés ; de sa face interne, les cloisons médullaires.

Les *ligaments dentelés* sont deux bandes festonnées, qui de chaque côté de la moelle et sur toute sa longueur s'étendent de la pie-mère à la dure-mère. Ils sont placés de champ, dans le plan vertico-transversal, et symétriquement, entre les racines antérieures et les racines postérieures. Chacun d'eux présente : une face antérieure et une face postérieure en rapport avec les racines correspondantes ; — un bord interne, celluleux, continu avec la pie-mère ; — un bord externe, libre, fibreux, découpé en *dents* ou festons dont le sommet s'insère sur la dure-mère dans l'intervalle qui sépare en hauteur deux passages de racines nerveuses. Le nombre des dents, un peu variable, est ordinairement de 21.

Les ligaments dentelés ont pour rôle de fixer la moelle et les racines dans le sens transversal.

Les *cloisons médullaires* sont des lames conjonctives qui de la face interne de la pie-mère s'enfoncent dans les fissures de la moelle en emportant avec elles les vaisseaux nourriciers. Leur disposition est radiée. Il n'y en a pas dans le sillon médian postérieur, occupé uniquement par une lame de névroglie. En revanche, dans le sillon médian antérieur, le septum est formé, au moins originellement, par une invagination complète de la pie-mère avec ses deux feuillets.

B. **Pie-mère cérébrale.** — La pie-mère cérébrale, réduite à la couche interne de la pie-mère spinale, est par là même plus mince, plus molle et transparente. Elle est aussi beaucoup plus vasculaire. parce qu'elle recouvre de la substance grise dont l'activité physiologique est plus considérable et, par sa couleur qui varie du rose pâle au rouge vif, elle est le miroir de la circulation cérébrale. Sur le bulbe et l'espace perforé antérieur, elle a une teinte ardoisée, due à une infiltration pigmentaire.

Elle s'enfonce dans tous les sillons du cerveau, en s'invaginant, en se repliant sur elle-même, comme elle le fait dans le sillon antérieur de la moelle. Sa face externe. adhérente à l'arachnoïde sur les parties saillantes, en est séparée dans les parties creuses par le tissu sous-arachnoïdien imbibé de liquide. Sa face interne se laisse facilement décoller de la substance cérébrale sous-jacente, et toute adhérence est de nature inflammatoire. En décollant lentement, on reconnaît que la pie-mère envoie dans le cerveau une multitude de prolongements coniques, très fins. qui portent les vaisseaux nourriciers et qui se retirent de l'écorce cérébrale sans laisser de traces.

La pie-mère ne pénètre pas seulement dans les anfractuosités des hémisphères; elle entre aussi dans les ventricules, en passant soit par la fente de Bichat, sous le corps calleux, soit par la fente cérébrale

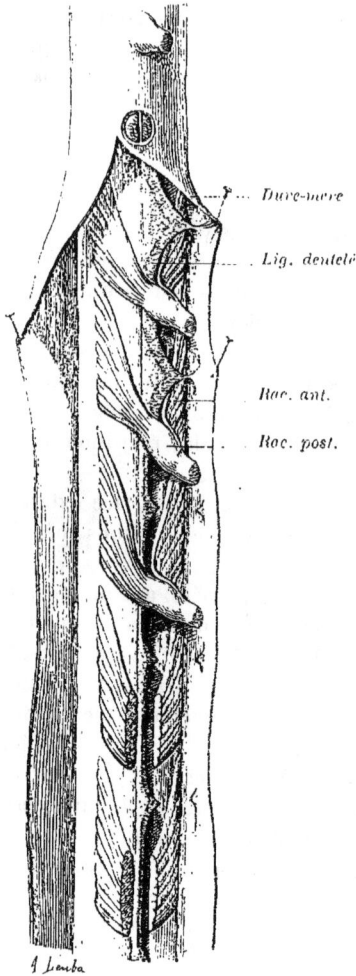

Fig. 575. — Ligaments dentelés.

La dure-mère ouverte laisse voir les ligaments dentelés (rouges) tendus entre les racines antérieures et les racines postérieures.

postérieure sous le cervelet. De là une *pie-mère interne*, invagination de la pie-mère externe qui a refoulé la mince paroi épithéliale des vésicules cérébrales embryonnaires et s'en est coiffée. Cette pie-mère ventriculaire se montre sous deux formes : ou bien elle s'étale en membranes, comme à la surface du cerveau, ce sont les *toiles cho-roïdiennes*; ou bien elle s'épaissit et constitue des cordons gra-nuleux, dans lesquels des touffes vasculaires sont plongées dans un

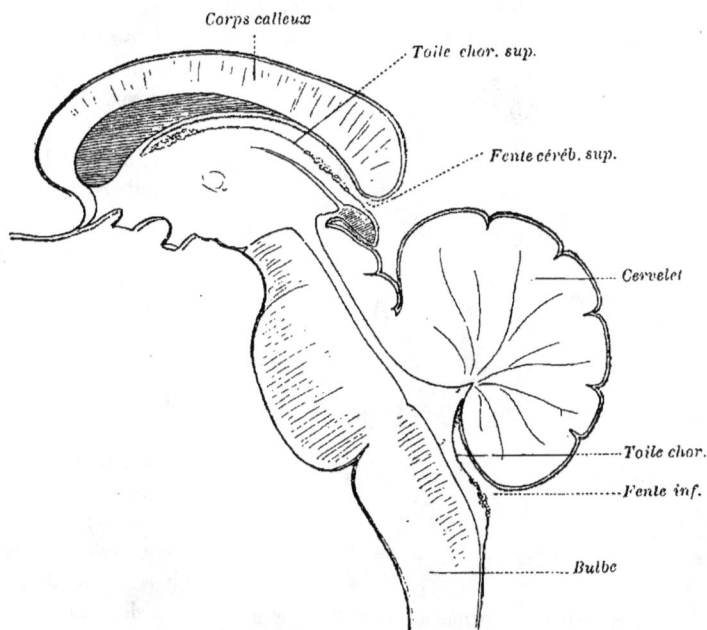

FIG. 576. — Invagination de la pie-mère dans les fentes cérébrales. — Formation des toiles choroïdiennes.

La pie-mère en rouge.

tissu conjonctif lâche et mou, infiltré de sels calcaires, ce sont les *plexus choroïdes*. Choroïdes, par assimilation aux villosités du chorion fœtal. Ces franges vasculaires sont les organes sécréteurs du liquide des ventricules.

Il y a deux toiles choroïdiennes; une dans le ventricule moyen, con-tinue avec les plexus choroïdes des ventricules latéraux; l'autre dans le 4e ventricule, pourvue également de plexus.

Toile choroïdienne du ventricule moyen et plexus choroïdes des ventricules latéraux. — La *toile choroïdienne* est un repli de la pie-mère qui tapisse la voûte du ventricule moyen. Sa forme est triangu-laire. Son sommet bifurqué, dirigé en avant, répond aux trous de Monro. Sa base, qui occupe la partie moyenne de la fente de Bichat, sous le bourrelet du corps calleux et par-dessus la glande pinéale, se continue avec la pie-mère extérieure. Sa face postérieure s'applique sous le trigone cérébral. Sa face inférieure repose de chaque côté sur les couches optiques et franchit comme un pont le ventricule moyen. Elle présente deux petites traînées de granulations rouges, *plexus choroïdes médians*, qui longent les veines de Galien et se réunissent en arrière, derrière la glande pinéale. Ses bords latéraux se renflent pour former les plexus choroïdes qui font saillie dans les ventricules latéraux.

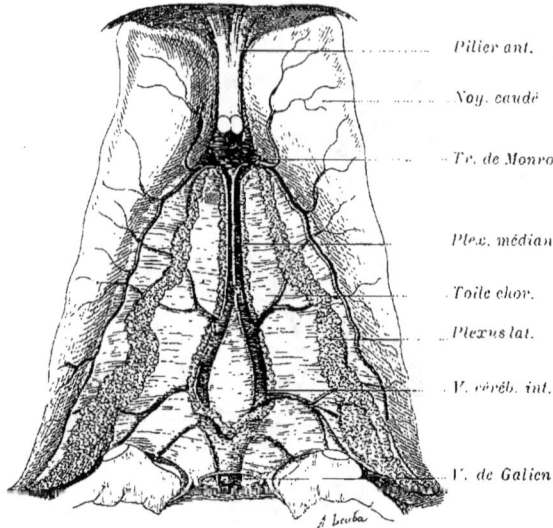

La toile choroïdienne est formée de deux feuillets entre lesquels est située la veine de Galien avec ses deux branches d'origine.

Les *plexus choroïdes latéraux* sont des cordons vasculaires, frangés et ondulés, qui occupent les

Fig. 577. — Toile choroïdienne du ventricule moyen.

Vue par sa face supérieure. Les plexus choroïdes en rouge. Le corps calleux et le trigone ont été enlevés. La toile recouvre les couches optiques et le ventricule moyen.

ventricules latéraux. Dans la corne frontale de ces ventricules, ils commencent au trou de Monro où ils s'unissent aux petits plexus médians, et se dirigent en arrière, en recouvrant la couche optique. Dans cette partie, ils ne sont que le bord épaissi de la toile choroïdienne. Puis ils se réfléchissent pour descendre dans la corne temporale, qu'ils parcourent en s'appliquant sur la corne d'Ammon. Ils ne donnent pas de prolongements à la corne occipitale, mais présentent à son niveau un gros renflement noueux, le *glomus*, souvent infiltré de kystes (fig. 539 et 540). Dans l'étage inférieur du ventricule, les plexus ne sont pas appendus à la toile choroïdienne, mais à la pie-mère de la base qui s'engage dans la partie antérieure de la fente de Bichat.

Toile choroïdienne du 4ᵉ ventricule. — Cette toile est un repli de la pie-mère qui occupe la partie postérieure du 4ᵉ ventricule. Pour la former, la pie-mère s'invagine entre le bulbe et le cerveau, dans la fente cérébrale postérieure. Entre ses deux feuillets circule une artère cérébelleuse.

Sa forme est également triangulaire, mais la base est dirigée en avant, selon la forme que présente la partie postérieure du 4ᵉ ventricule. On remarque sur sa face inférieure deux petits *plexus choroïdes médians*. Son sommet, qui répond au bec du calamus, est perforé et par cette perte de substance, qui est le *trou de Magendie*, la cavité du ventricule communique avec la cavité sous-arachnoïdienne. Sa base se renfle pour constituer les *plexus choroïdes latéraux* qui croisent en forme de T les plexus médians et se dirigent transversalement en dehors. Ils perforent la paroi ventriculaire en produisant le *trou de Luschka* et font saillie à l'extérieur comme une petite touffe vasculaire, près du lobule du pneumogastrique du cervelet (fig. 579).

Répétons en terminant que la pie-mère ne pénètre nulle part dans les cavités cérébrales au sens strict du mot. Elle s'y invagine, comme un organe dans une cavité séreuse. Elle pousse devant elle la mince couche épithéliale qui, dans certains points, constitue toute la paroi de ces cavités et s'en coiffe comme d'un feuillet viscéral.

Espace sous-arachnoïdien.

Entre l'arachnoïde et la pie-mère est la *cavité* ou mieux *l'espace sous-arachnoïdien*. Il ne faut pas, sous ce nom, se figurer un vide uniforme, mais une éponge imbibée de liquide, le *liquide céphalo-rachidien*. Tout cet espace est en effet occupé par le *tissu sous-arachnoïdien*, qu'on ne peut mieux comparer qu'au tissu cellulaire sous-cutané chez un sujet œdémateux.

L'espace sous-arachnoïdien de la moelle est très vaste et la moelle est plongée dans une sorte de bain (fig. 506 et 584). Il finit comme la dure-mère par un large cul-de-sac qu'on appelle l'*ampoule terminale* et qui contient la queue de cheval ; c'est dans cette ampoule qu'on pratique la ponction lombaire pour retirer le liquide ou faire des injections. Les cloisons qui traversent cet espace sont peu nombreuses ; les principales sont les ligaments dentelés et la cloison médiane postérieure.

L'espace sous-arachnoïdien du cerveau est plus irrégulier. Très étroit sur les parties saillantes, il s'élargit dans les anfractuosités, où il est parcouru par les vaisseaux artériels et veineux. Dans certains points, comme les scissures des hémisphères, le sillon basilaire, il prend une forme allongée et constitue les *canaux sous-arachnoïdiens*. Dans d'autres, il s'étale en forme de lacs et devient les *confluents de Magendie* ; on en distingue quatre :

1° *Le confluent antérieur*, situé en avant du chiasma optique, entre le chiasma et le bec du corps calleux.

2° *Le confluent inférieur ou central*, qui s'étend du chiasma au bord antérieur de la protubérance. Ce vaste réservoir contient une partie de l'hexagone artériel ; il est traversé par la tige pituitaire et par le nerf moteur oculaire commun.

3° *Le confluent supérieur*, au-dessus des tubercules quadrijumeaux, à la jonction du bourrelet du corps calleux avec le cervelet. L'ara-

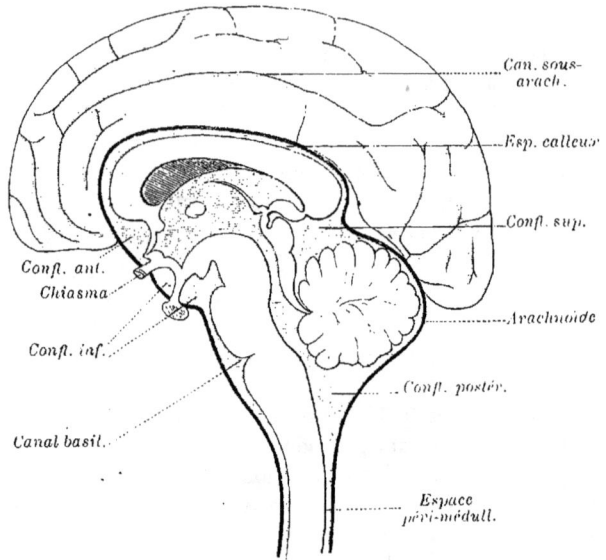

FIG. 578. — Confluents sous-arachnoïdiens (Retzius).

Les confluents et les canaux sous-arachnoïdiens sont injectés en bleu. Coupe médiane antéro-postérieure.

chnoïde qui forme son couvercle est très épaisse. Il contient la veine de Galien.

4° *Le confluent postérieur*, placé entre le bulbe et le cervelet. C'est le plus vaste de tous. Son sommet, qui regarde en avant, est percé du trou de Magendie ; sa base est cette partie de l'arachnoïde qui descend verticalement du cervelet sur le bulbe.

Au tissu sous-arachnoïdien se rattachent les granulations de Pacchioni, qui sont des végétations de ce tissu.

Granulations de Pacchioni. — Les *granulations de Pacchioni* (1721) ou granulations *méningées* sont de petites saillies qui soulèvent par place l'arachnoïde cérébrale.

Grosses ordinairement comme un grain de mil, et au plus comme un grain de blé, de couleur grisâtre, elles sont sessiles ou le plus souvent ovoïdes et pédiculées. Elles sont solitaires ou de préférence groupées en plaques d'un demi-centimètre de diamètre. Elles ne se rencontrent jamais sur la moelle ; sur le cerveau, elles occupent des points d'élection, le bord. supérieur de l'hémisphère, principalement à sa partie moyenne, les régions qui répondent à la fosse frontale et à la fosse temporale, le voisinage de la veine de Galien, la. grande circonférence du cervelet. Elles n'apparaissent que dans la seconde enfance, sont encore très rares dans la jeunesse et l'âge adulte, et ne prennent tout leur développement que chez les vieillards. Il y a d'ailleurs de grandes différences individuelles.

Leur origine est dans le tissu sous-arachnoïdien dont elles représentent une évagination polypeuse. Ce sont des boules spongieuses invasculaires imbibées de liquide céphalo-rachidien. Leur évolution passe par plusieurs phases. Elles sont d'abord de simples taches grisâtres ; puis elles deviennent papillaires, végétantes ; dans une troisième phase elles pénètrent dans les lacunes de la dure-mère, dans le sinus supérieur, le sinus latéral, dans les lacs sanguins. Enfin dans un quatrième degré, émergeant hors de la dure-mère très amincie, elles érodent la face interne du crâne et peuvent même le perforer complètement. Tous les crânes séniles présentent sur la face interne de leur voûte des anfractuosités, des ulcérations, qui montrent tout à la fois l'action des granulations et leur siège d'élection.

La signification des granulations pacchioniennes est encore indécise. Autrefois on les considérait comme des productions pathologiques d'origine irritative, liées aux phénomènes de sénilité. Aujourd'hui on pense que ce sont des formations normales, qui servent à écouler le liquide sous-arachnoïdien dans les veines de la dure-mère.

Liquide céphalo-rachidien. — Le *liquide céphalo-rachidien* remplit le tissu spongieux de l'espace sous-arachnoïdien. C'est lui qui s'écoule quand on extrait le cerveau ; c'est lui aussi qui dans les fractures de la base du crâne s'échappe en quantité abondante par le nez ou l'oreille. Sa quantité totale est de 60 à 100 grammes ; elle atteint 200 à 300 grammes chez le vieillard, en raison de la diminution du cerveau. C'est un liquide très limpide, incolore ou légèrement citrin, de réaction très faiblement alcaline, et ne coagulant pas par la chaleur.

Il a pour origine le plasma sanguin des vaisseaux de la pie-mère, plasma modifié au contact du tissu sous-arachnoïdien, et peut-être le liquide ventriculaire sécrété par les plexus choroïdes. On ignore comment il s'écoule ; car la voie des granulations de Pacchioni est très restreinte et d'ailleurs incertaine. On sait seulement qu'il communique avec la lymphe qui baigne les nerfs périphériques, plus particulièrement avec les espaces lymphatiques sensoriels, labyrinthe, nerf optique, pituitaire olfactive, et que d'autre part des granulations colorées injectées dans l'espace sous-arachnoïdien du cerveau se retrouvent au bout de quelques jours dans les ganglions lymphatiques du cou.

Sa fonction principale est de régulariser la circulation sanguine et par suite la tension intra-crânienne et intra-rachidienne. Le cerveau se dilate à chaque pulsation cardiaque ; la boîte crânienne étant inextensible, les mouvements d'expansion des artères ne sont possibles que par l'évacuation d'une quantité correspondante de sang veineux. Le liquide céphalo-rachidien est le milieu élastique dans lequel s'opèrent ces mouvements simultanés et d'ordre inverse.

Malgré sa faible quantité, il est probable qu'il remplit aussi vis-à-vis des centres, et surtout vis-à-vis de la moelle, un rôle accessoire de coussinet protecteur.

Liquide intra-ventriculaire. — Les ventricules du cerveau et le canal de l'épendyme qui forment un système communicant renferment une très petite quantité de liquide, semblable au liquide céphalo - rachidien. Ce fluide est sécrété par les plexus choroïdes, organes vasculaires et épithéliaux.

Les cavités ventriculaires et l'espace sous-arachnoïdien communiquent en trois points, par où le liquide céphalo - rachidien et le liquide ventriculaire peuvent se mélanger. Ces trois points sont le trou de Magendie et les trous de Luschka.

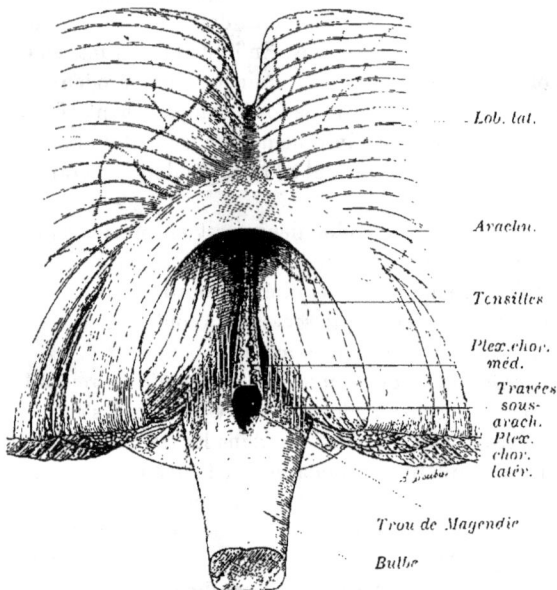

FIG. 579. — Trou de Magendie.

Le cervelet et le bulbe sont vus par leur face postérieure ; l'arachnoïde du confluent postérieur a été excisée. On aperçoit de chaque côté les plexus choroïdes latéraux sortant par les trous de Luschka.

Le *trou de Magendie* est un orifice percé dans la pie-mère au niveau
du bec du calamus du 4ᵉ ventricule ; plus exactement, dans le feuillet
inférieur du sommet de la toile choroïdienne qui s'enfonce dans ce ventricule. Il est constant, mais souvent remplacé par une partie fenêtrée.
Par cet orifice, qui fait communiquer le 4ᵉ ventricule avec le confluent
postérieur, sortent les plexus choroïdes médians.

Cette disposition n'est pas originelle, elle ne s'accomplit que dans le
cours de la vie fœtale. Primitivement en effet le ventricule est complètement fermé, et c'est une véritable perte de substance, de cause atro-
phique, qui détermine la formation du trou.

Les *trous de Luschka*, symétriquement placés l'un à droite et l'autre
à gauche, sont des orifices semi-lunaires situés sur la face inférieure du
cervelet, derrière les racines des nerfs moteurs. Ils répondent à l'angle
latéral du 4ᵉ ventricule. Par cet orifice sortent les plexus choroïdes latéraux de ce ventricule. Leur extrémité saillante à l'extérieur est ordinairement recouverte en partie par des débris de substance nerveuse, qui
forment la *ligula antérieure* et peuvent prendre l'aspect d'une *corne
d'abondance*.

Les trous de Luschka, comme ceux de Magendie, sont le résultat
d'une perforation de la paroi du ventricule et de la pie-mère par la
croissance progressive des plexus choroïdes.

VAISSEAUX DES CENTRES NERVEUX

Préparation. — Les vaisseaux des centres ne demandent aucune préparation
spéciale ; ils restent adhérents aux organes que l'on a extraits. Il suffit d'enlever
avec une pince l'arachnoïde qui les recouvre, surtout pour l'hexagone qui est
enfoui dans les confluents de la base. Une injection noire ou bleue au suif tran-
chant sur le fond blanc du cerveau facilitera beaucoup l'observation.

Les artères spinales s'injectent très difficilement. On se contentera de les voir
telles quelles, et on écartera le sillon médian antérieur pour apercevoir les échelons des artères centrales.

Les centres nerveux possèdent une riche circulation sanguine. Les
capillaires sont beaucoup plus nombreux dans la substance grise, siège
principal de l'activité physiologique, que dans la substance blanche.
Les artères se distinguent par un caractère important : tandis qu'à la
périphérie et dans l'épaisseur de la pie-mère, elles sont très largement
anastomosées et forment comme un immense réservoir, elles deviennent
au contraire indépendantes dès qu'elles ont pénétré dans la substance
nerveuse. Chacune d'elles est un arbre, qui ne communique pas avec
les arbres voisins. C'est ce qu'on exprime en disant: *les artères nourricières sont terminales*.

On ne connaît pas de vaisseaux lymphatiques véritables. Le système lymphatique est représenté par les *gaines lymphatiques périvasculaires* ; ce sont des manchons endothéliaux qui entourent les artères, les veines et les capillaires dans leur trajet intra-cérébral ou intra-spinal et qui sont creusés dans l'adventice même de ces vaisseaux. Le plasma et les globules des vaisseaux peuvent exsuder dans ces cavités. Les gaines lymphatiques s'ouvrent au dehors dans l'espace sous-arachnoïdien.

Nous décrirons successivement la circulation de la moelle, celle du tronc cérébral et celle du cerveau.

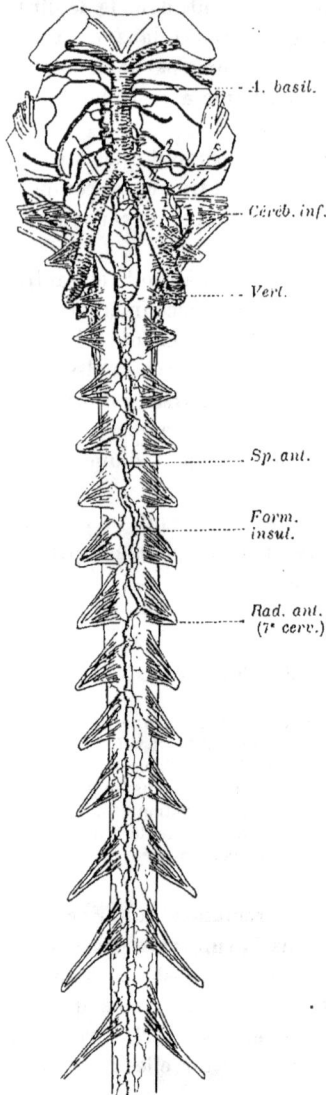

Fig. 380. — Artère spinale antérieure.

L'a. spinale antérieure est renforcée par les a. radiculaires antérieures qui lui arrivent des vertébrales et des intercostales.

ARTÈRES ET VEINES DE LA MOELLE

1° **Artères.** — Les artères de la moelle sont les trois spinales qui proviennent de l'artère vertébrale à son entrée dans la cavité crânienne. On distingue une spinale antérieure et deux spinales postérieures.

La *spinale antérieure*, née par une double origine des deux vertébrales, descend en ondulant le long du sillon médian antérieur sur lequel elle est fixée par une bandelette ligamenteuse que lui fournit la pie-mère. — Les *artères spinales postérieures* descendent en avant des racines postérieures.

Ces artères sont assez grêles à leur origine et n'atteindraient pas l'extrémité de la moelle si elles n'étaient renforcées de distance en distance par des rameaux que leur abandonnent les branches spinales des artères intercostales et lombaires.

Ces trois chaînes artérielles s'anastomosent entre elles dans l'épaisseur de la pie-mère et fournissent les artères nourricières de la moelle.

Celles-ci se distinguent en deux catégories : les artères *périphériques*, qui pénètrent le long des racines et dans les nombreuses fissures de la moelle, — et les *artères centrales*. Sous ce dernier nom on désigne des branches assez grosses qui naissent en échelons de l'artère spinale antérieure, suivent le sillon médian antérieur et s'enfoncent dans la moelle où elles se divisent en rameaux ascendants et descendants. Leur territoire comprend toute la moitié antérieure de la substance grise.

2° **Veines**. — Les veines de la moelle ont la même disposition que les artères, avec cette différence qu'il n'y a qu'une seule veine postérieure. La *veine médiane antérieure* est satellite de l'artère ; la *veine médiane postérieure* suit le sillon médian postérieur. Leurs anastomoses forment dans la pie-mère un réseau qui est assez souvent variqueux chez les vieillards.

Ces troncs collecteurs se déchargent par des branches transversales qui se rendent aux plexus du trou de conjugaison. Ces plexus à leur tour envoient leurs branches efférentes aux veines vertébrales, lombaires et azygos.

VAISSEAUX DU TRONC CÉRÉBRAL (BULBE, PROTUBÉRANCE, CERVELET)

1° **Artères**. — Les artères proviennent toutes du système vertébral. Les deux vertébrales, qui ont fourni les artères spinales, se réunissent pour former le *tronc basilaire*, impair ; celui-ci parcourt le sillon médian de la protubérance et de nouveau se divise en deux branches divergentes, les artères cérébrales postérieures, qui s'enroulent autour des pédoncules cérébraux.

Ces artères fournissent au bulbe, à la protubérance et aux pédoncules cérébraux de nombreux rameaux nourriciers que l'on peut classer comme ceux de la moelle en : artères *centrales*, qui s'enfoncent dans le sillon médian ; — artères *radiculaires*, satellites des racines des nerfs craniens ; — et artères *périphériques*, qui pénètrent en des points variés. Le tronc basilaire étant impair, son oblitération entraîne des accidents bilatéraux ; l'oblitération de sa partie inférieure est la plus redoutable, car elle supprime l'irrigation des noyaux des deux pneumogastriques.

Le cervelet possède trois branches vasculaires importantes, les *artères cérébelleuses*, au nombre de 3 paires : les cérébelleuses *inférieures*, qui viennent des vertébrales ; les cérébelleuses *moyennes* et cérébelleuses *supérieures*, du tronc basilaire.

2° **Veines**. — Les veines ont une disposition semblable dans l'intérieur de la substance nerveuse ; mais il n'en est pas de même de leurs troncs collecteurs, car il n'existe ni veines vertébrales dans le crâne, ni

tronc basilaire veineux. On voit seulement à leur place des plexus irréguliers et assez grêles, dont le mieux dessiné est le *plexus protubérantiel*. Aussi les veines vont-elles se jeter dans le sinus latéral, les sinus
pétreux, et dans la veine de Galien.

VAISSEAUX DU CERVEAU

1° **Artères.** — Les artères du cerveau proviennent de l'hexagone
de Willis. L'*hexagone* ou *cercle artériel* de Willis situé à la base du
cerveau, dans les confluents
sous-arachnoïdiens antérieur
et inférieur qui le baignent
de leur liquide, est formé
par 6 artères : en avant, les
cérébrales antérieures qu'u-
nit la communicante anté-
rieure ; — en arrière, les cérébrales postérieures, branches de bifurcation du tronc
basilaire ; — sur les côtés,
les communicantes posté-
rieures. Aux angles latéraux
et antérieurs débouche de
chaque côté la carotide interne qui, après avoir fourni
comme branches collatérales
la cérébrale antérieure, la
communicante postérieure et la petite choroïdienne antérieure, se
continue directement par la cérébrale moyenne ; celle-ci ne fait partie
de l'hexagone que par son origine.

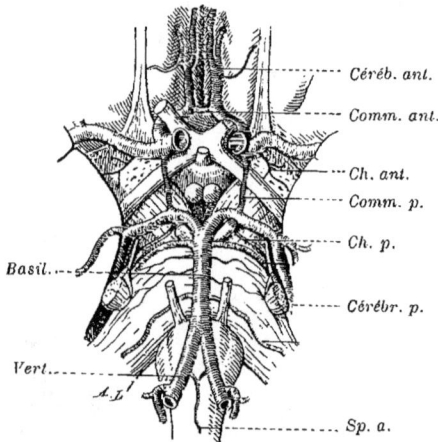

FIG. 581. — Hexagone de Willis.
Ch. artères choroïdiennes.

On voit que le système vertébral et le système carotidien prennent
part tous les deux à la formation de l'hexagone. Le système carotidien
est de beaucoup le plus important. Il représente en surface les deux
tiers du champ artériel ; il a dans son territoire le cerveau moteur et
les centres d'aphasie ; il est par excellence le siège des embolies et des
hémorragies cérébrales.

Les artères qui naissent de l'hexagone ou du prolongement de ses
artères constitutives peuvent être réparties en trois catégories :

Les artères corticales destinées aux circonvolutions ;

Les artères centrales, pour les ganglions intra-cérébraux ;

Les artères choroïdiennes, pour les plexus choroïdes des ventricules.

A. *Artères corticales.* — Les *artères corticales* sont constituées par les ramifications des trois cérébrales, antérieure, moyenne et postérieure.

L'*artère cérébrale antérieure* naît de la partie antérieure de la carotide interne et se dirige en avant et en dedans, en se rapprochant de l'artère du côté opposé à laquelle l'unit une très courte branche transversale, l'*artère communicante antérieure*, puis se recourbe autour du

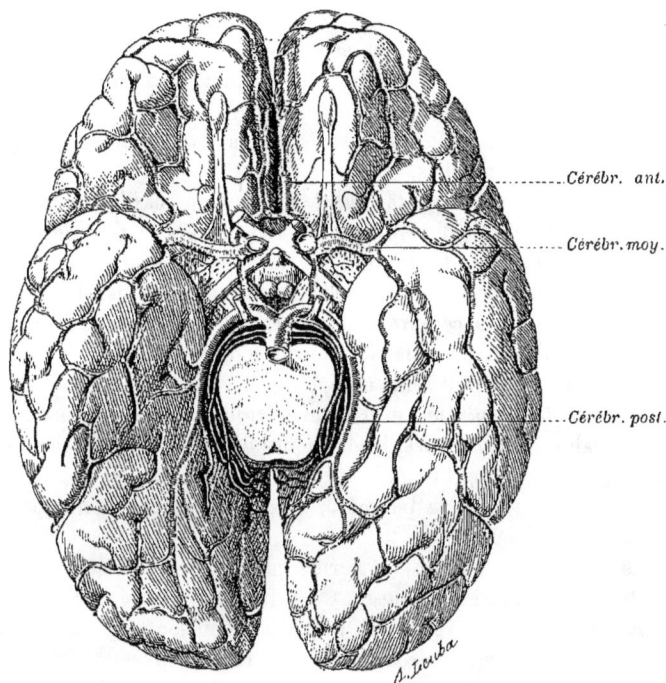

Cérébr. ant.

Cérébr. moy.

Cérébr. post.

FIG. 582. — Artères cérébrales.

genou du corps calleux, d'où son ancien nom d'*artère du corps calleux*. Elle suit le sillon de cette commissure dont elle occupe l'entrée, et arrivée près du bourrelet elle se relève et monte sur le lobule quadrilatère où elle se termine. Elle fournit comme branches collatérales une petite artère olfactive sur la face inférieure, et des branches frontales, rolandiques et pariétales sur la face interne. Son territoire comprend une partie de la face orbitaire et toute la face interne de l'hémisphère jusqu'à la scissure occipitale, et le bord sagittal correspondant.

L'*artère cérébrale moyenne* ou *artère sylvienne*, la plus grosse de toutes, continuation directe de la carotide interne, se porte en dehors dans la scissure de Sylvius, au milieu du canal sylvien sous-arachnoï-

dien. Arrivée au pôle de l'insula, elle se divise en 5 branches qui
longent les sillons de l'insula, en fournissant des rameaux à ce lobule
et de là se portent sur la face externe du cerveau. Ces 5 branches, dont
le nombre est d'ailleurs loin d'être fixe, sont : l'artère de la 3ᵉ frontale;
— l'artère de la frontale ascendante; — l'artère de la pariétale ascendante; — l'artère de la pariétale inférieure; — et l'artère de la première
temporale.

Son territoire, qui embrasse la partie moyenne et antérieure de la
face externe, comprend la plus grande partie des centres moteurs, les
centres du membre inférieur exceptés, le centre du larynx, celui de
l'audition et celui de la vision verbale. L'artère sylvienne est fréquemment le siège d'embolies.

L'*artère cérébrale postérieure*, née du tronc basilaire, contourne le
pédoncule cérébral et se dirige en arrière vers le pôle occipital. Par
plusieurs branches, ordinairement au nombre de trois, elle fournit :
1° à tout le lobe occipital, par conséquent au centre visuel qui reçoit du
tronc même de la cérébrale d'importants rameaux dans la scissure
calcarine; 2° à la presque totalité du lobe temporal, la 1ʳᵉ circonvolution de ce lobe étant seule exceptée.

Réseau de la pie-mère et artères nourricières. — Qu'elles soient
collatérales ou terminales, les branches des artères cérébrales ne pénètrent pas directement dans la substance corticale; elles se fondent dans
un réseau qu'occupe la pie-mère, et c'est de ce réseau que partent les
artères nourricières.

Le *réseau pie-mérien* est formé par les ramifications des artères
corticales et leurs anastomoses. C'est lui qui donne à la pie-mère con-
gestionnée sa teinte rouge vif. Les mailles en sont très serrées. Il constitue un vaste réservoir alimenté par trois sources, les trois artères
cérébrales, et remplissable par une seule. Il régularise tout à la fois la
pression sanguine et la distribution du liquide nourricier. Grâce à lui,
les *territoires artériels* que nous avons indiqués ne sont point fermés
et indépendants; chaque artère a seulement un territoire qu'elle irrigue
plus facilement et plus immédiatement, et si elle est oblitérée par une
thrombose ou une embolie, les chances du rétablissement circulatoire
ou d'un ramollissement nécrobiotique dépendront du fonctionnement
des voies anastomotiques de suppléance.

C'est du réseau de la pie-mère que partent les *artères nourricières*.
Un nombre prodigieux de filaments vasculaires, semblables à des che-
veux et remarquables par leur défaut d'anastomose, pénètrent perpendiculairement dans la substance grise, sur la crète des circonvolutions
comme dans le fond des sillons. Parmi ces artères, les unes sont *courtes*
et sont destinées à la substance grise de l'écorce, dans laquelle elles

forment des buissons touffus; les autres, *artères longues*, traversent
l'écorce pour se
distribue à la
substance blan-
che du centre
ovale. Toutes
sont terminales.

B. *Artères
centrales.*—Les
artères centrales
sont destinées
aux ganglions
du cerveau, cou-
ches optiques et
corps striés.Elles
naissent isolé-
ment et à angle
droit des artères
de l'hexagone et

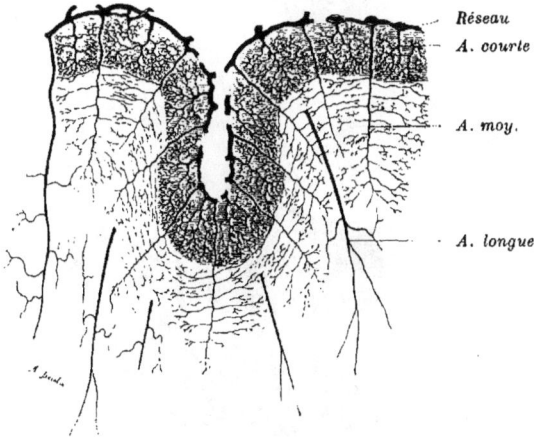

Fig. 583. — Artères nourricières de l'écorce cérébrale.

des troncs vasculaires voisins; presque immédiatement elles perforent
la base du cerveau en prenant un trajet ascendant.

On les répartit en plusieurs groupes : un groupe antérieur qui provient des cérébrales antérieures et des cérébrales moyennes; il donne
des *artères striées*, qui se rendent aux deux noyaux du corps strié;
— un petit groupe intermédiaire, issu de la communicante postérieure,
et qui se distribue au ventricule moyen; — un groupe postérieur,
fourni par les cérébrales postérieures, qui est l'origine principale des
artères optiques ou artères de la couche optique.

Parmi les artères striées, il en est qui montent sur la face externe
du noyau lenticulaire, entre ce noyau et la capsule externe. Une de
ces *artères striées externes*, plus longue et plus volumineuse, a été
appelée par Charcot l'*artère de l'hémorragie cérébrale*, parce qu'elle
est plus fréquemment que les autres le siège de ruptures.

C. *Artères choroïdiennes.* — Les *artères choroïdiennes*, destinées
à la toile choroïdienne du ventricule moyen et à ses plexus choroïdes,
sont au nombre de trois paires :

L'*artère choroïdienne antérieure*, qui naît de la carotide interne et
se porte en arrière sur la partie temporale des plexus choroïdes;

L'*artère choroïdienne postérieure*, branche de la cérébrale postérieure, qui se rend à la partie supérieure des plexus choroïdes
latéraux;

L'*artère choroïdienne médiane*, branche récurrente de la cérébelleuse supérieure, qui se répand dans les plexus choroïdes médians du troisième ventricule.

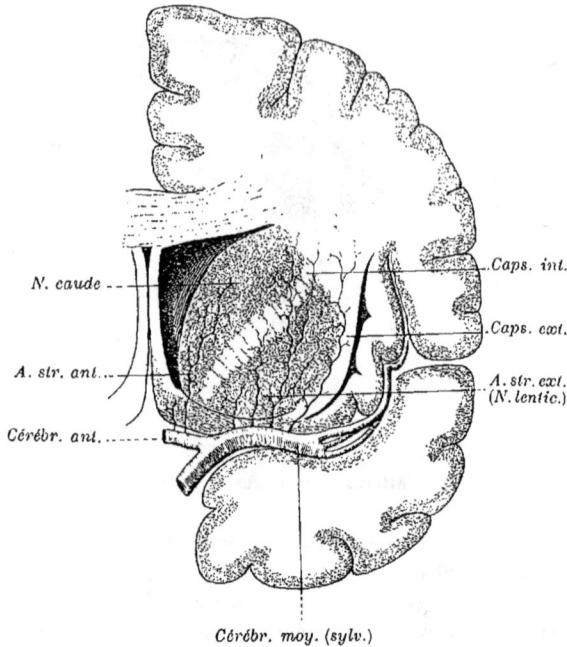

N. caude

Caps. int.

Caps. ext.

A. str. ant.

A. str. ext.
(N. lentic.)

Cérébr. ant.

Cérébr. moy. (sylv.)

Fig. 584. — Artères striées.

Coupe frontale passant par la scissure de Sylvius et l'espace perforé antérieur. On remarque dans la capsule externe, appliquée contre le noyau lenticulaire, l'artère dite *a. de l'hémorragie cérébrale*.

2° **Veines.** — Les veines cérébrales offrent plusieurs particularités : elles n'ont pas de valvules; elles n'ont pas de tunique musculaire à l'exception des gros troncs; leur partie terminale engagée dans la dure-mère ou dans la paroi des sinus est béante sur la coupe. Leur disposition est entièrement différente de celle des artères; ce ne sont point des veines satellites. On distingue des veines superficielles et des veines profondes ou système de la veine de Galien.

A. *Veines cérébrales superficielles.* — Elles ont pour origine les veines *parenchymateuses*, analogues aux artères nourricières, et comme elles terminales, sans anastomose. Ces veinules aboutissent à un *réseau veineux* pie-mérien superposé au réseau artériel. C'est de ce réseau que partent les troncs collecteurs, les veines cérébrales proprement dites. Celles de la moitié supérieure de l'hémisphère se rendent au sinus longitudinal supérieur; celles de la moitié inférieure, aux sinus de la base. Les gros troncs occupent de préférence le dos des circonvolutions. On remarquera que, parmi les veines de la portion supérieure, les antérieures se jettent à angle droit dans le sinus longitudinal, tandis que les postérieures l'abordent à contre-courant, leur portion terminale se dirigeant obliquement en haut et en avant.

Ces deux territoires, supérieur et inférieur, de la convexité de l'hémisphère, sont reliés par la *grande veine anastomotique de Trolard*, qui
coupe obliquement la face extérieure du cerveau vers la scissure de
Rolando et s'étend du sinus longitudinal supérieur aux sinus de la
base. La partie inférieure de cette branche anastomotique est constituée
par la grosse veine sylvienne superficielle.

On voit quelquefois en arrière une anastomose semblable entre le sinus
longitudinal et le sinus latéral; c'est la *petite anastomotique* de Labbé.

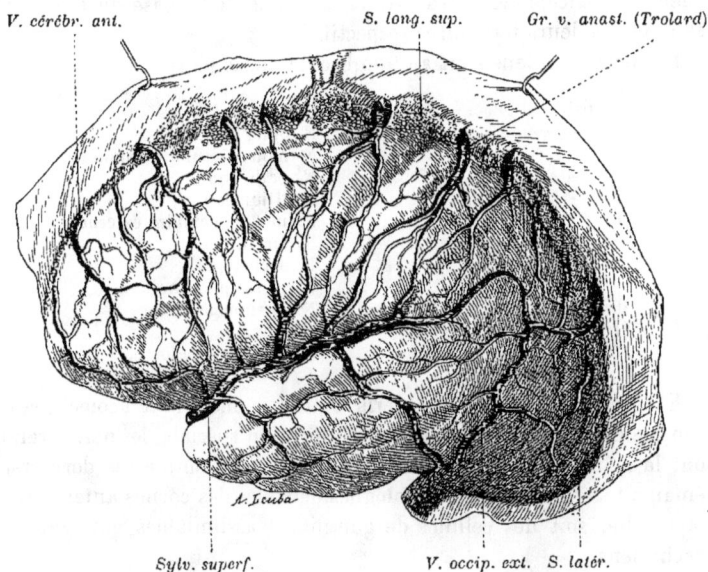

Fig. 585. — Veines de la face externe du cerveau (Poirier).

B. *Veines cérébrales profondes; système de la veine de Galien.*
— La grande veine de Galien a pour origine les deux *petites veines
de Galien*, ou veines cérébrales internes, qui cheminent entre les deux
feuillets de la toile choroïdienne (fig. 577). Celles-ci se réunissent en arrière pour former un tronc commun, la *grande veine de Galien*, volumineux, long de 2 centimètres, situé entre le corps calleux et le cerveau, dans le confluent sous-arachnoïdien supérieur. Cette veine se
recourbe pour aller déboucher dans le sinus droit, tout près de son
extrémité antérieure.

Un grand nombre de veines viennent déboucher dans la veine de
Galien ou dans ses branches d'origine. Mentionnons seulement la veine
du corps strié, la veine choroïdienne, et la veine basilaire qui lui
arrive de la scissure de Sylvius en contournant le pédoncule cérébral.

NERFS CRANIENS

On donne le nom de nerfs craniens aux cordons nerveux qui se détachent de l'encéphale et traversent les trous de la base du crâne pour se rendre à leurs territoires respectifs.

Les nerfs craniens sont au nombre de douze paires :

1re paire.	Nerf olfactif.
2e —	N. optique.
3e —	N. moteur oculaire commun.
4e —	N. pathétique.
5e —	N. trijumeau.
6e —	N. moteur oculaire externe.
7e —	N. facial.
8e —	N. acoustique.
9e —	N. glosso-pharyngien.
10e —	N. pneumogastrique.
11e —	N. spinal.
12e —	N. grand hypoglosse.

Exception faite pour les nerfs optique, olfactif et acoustique qui, comme nous le verrons, ont une signification spéciale, les nerfs craniens ont la même valeur que les nerfs rachidiens. Comme ces derniers, ils émanent soit de cellules homologues de celles des cornes antérieures de la moelle, soit des cellules de ganglions, assimilables aux ganglions rachidiens.

Mais là se bornent les analogies; les nerfs craniens diffèrent en effet des nerfs rachidiens par deux caractères principaux. En premier lieu, ils ne présentent point l'origine caractéristique par deux racines, l'une antérieure motrice, l'autre postérieure sensitive. En second lieu, ils n'affectent pas la disposition métamérique si nette au niveau des nerfs médullaires.

Ces différences sont, il est vrai, plus apparentes que réelles. Le double système des racines antérieure et postérieure existe pour l'encéphale comme pour la moelle; mais, au niveau du premier, ces racines restent indépendantes, alors qu'elles se fusionnent au niveau de la moelle.

Il existe donc parmi les nerfs craniens des nerfs antérieurs ou mieux *ventraux*, homologues des racines antérieures de la moelle, et des nerfs postérieurs ou *dorsaux*, homologues des racines postérieures. Il faut reconnaître que l'origine sur deux lignes bien distinctes n'existe plus chez les vertébrés supérieurs, où les complications morphologiques successives de la portion cranienne du névraxe ont déterminé le déplacement secondaire de certaines racines, et bouleversé, au point de la rendre méconnaissable, l'émergence en deux séries.

De plus, si les nerfs ventraux sont purement moteurs comme les racines antérieures qu'ils représentent, les nerfs dorsaux se distinguent des racines postérieures par ce fait qu'ils possèdent des fibres motrices.

La présence de ces dernières s'explique par l'existence au niveau de l'extrémité céphalique d'une musculature particulière, la musculature branchiale, qui dérive du mésoderme ventral. Or ce dernier, comme on le sait, ne donne point d'éléments musculaires striés au niveau du tronc. Ces muscles, d'origine ventrale, spéciaux à l'extrémité céphalique, demanderont des fibres motrices, qui ne sauraient avoir leurs homologues au niveau de la moelle et qui, pour des raisons encore mal connues, sont annexées aux nerfs du système dorsal,

Quant à la méta-

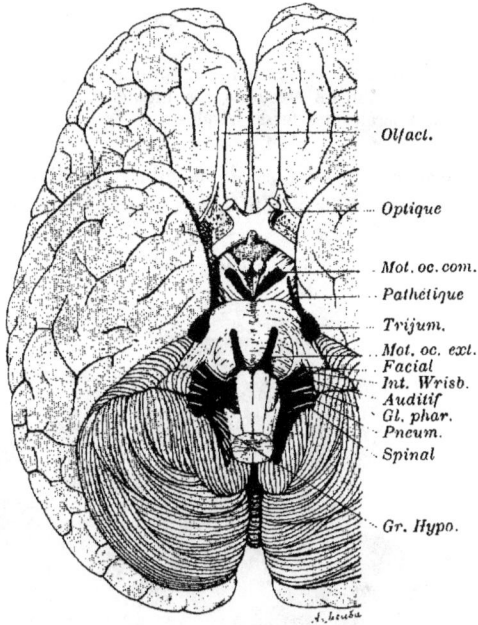

Fig. 586. — Vue inférieure de l'encéphale, montrant l'origine apparente des nerfs craniens.

Les nerfs du système ventral sont en rouge, les nerfs du système dorsal sont en jaune.

mérie des paires crâniennes, si elle est moins évidente que celle des paires médullaires, elle n'en existe pas moins. Mais il y a lieu de distinguer ici les nerfs ventraux des nerfs dorsaux. Les premiers, innervant les muscles dérivés des somites céphaliques ont la même disposition que ces somites eux-mêmes, et l'obscurité de leur ordonnance métamérique résulte de la fusion ou de la régression des somites (Van Wijhe). Les nerfs dorsaux, essentiellement annexés à l'appareil branchial se sérient comme les arcs constituants de cet appareil, auxquels ils sont destinés.

En résumé, il existe deux systèmes de nerfs craniens : des *nerfs ven-*

traux purement moteurs, destinés aux muscles dérivés des somites céphaliques; des *nerfs dorsaux*, mixtes et dont les fibres motrices se distribuent aux muscles dérivés du mésoderme branchial. Le système ventral comprend les 3e, 4e, 6e et 12e paires; le système dorsal, les 5e, 7e, 9e 10e et 11e paires.

Première paire : NERF OLFACTIF (*N. olfactorii BNA*)

Préparation. — Pratiquer une coupe sagittale et médiane de la tête. Enlever avec beaucoup de précaution la muqueuse qui recouvre le tiers supérieur des parois latérales des fosses nasales.

Définition. — C'est l'ensemble des filets détachés de la face inférieure du bulbe olfactif qui traversent la lame criblée de l'ethmoïde, et

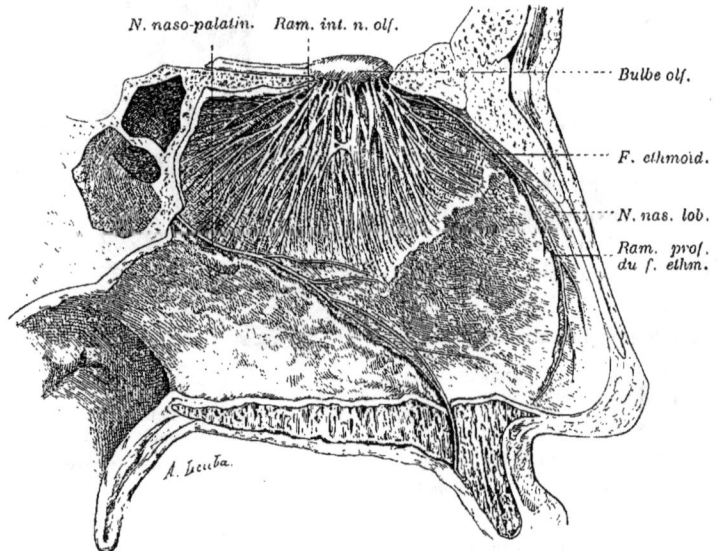

Fig. 587. — Rameaux internes du nerf olfactif, d'après Hirschfeld.

vont se distribuer à la partie supérieure de la muqueuse des fosses nasales.

Ils sont au nombre de 15 à 18, et traversent les trous, proportionnés à leur calibre différent, de la lame criblée de l'ethmoïde.

Dans les fosses nasales, ils forment deux groupes : l'un interne et l'autre externe.

Les branches *internes* descendent contre la lame perpendiculaire de l'ethmoïde, y laissent l'empreinte du plexus qu'elles forment, puis s'étalent en éventail. Les branches *externes* forment un plexus qui s'applique sur la paroi externe des fosses nasales, et descendent, semble-t-il, jusqu'au bord libre du cornet moyen.

Structure. — Ce sont des fibres de Remak, c'est-à-dire amyéliniques, groupées en faisceaux qu'entoure une gaine endothéliale.

Gaines méningées. — La pie-mère forme aux filets olfactifs leur enveloppe propre ou névrilème. Le tissu sous-arachnoïdien leur constitue une gaine lymphatique, bien décrite par A. Key et Retzius. L'arachnoïde se déprime dans la lame criblée en cul-de-sac peu profond. La dure-mère, adhérente à l'os, forme un feuillet profond confondu bientôt avec le périoste, et un feuillet superficiel qui constitue un manchon autour des filets olfactifs [1]

Deuxième paire : **NERF OPTIQUE** (*N opticus BNA*)

Préparation. — Détacher la calotte cranienne. Extraire avec précaution l'encéphale en laissant le chiasma optique. Ouvrir l'orbite en enlevant sa paroi supérieure. Sectionner à leur partie moyenne le releveur de la paupière et le droit supérieur (v. également : préparation des nerfs de l'orbite, p. 930).

Définition. — Le nerf optique est le cordon qui naît de l'angle antéro-externe du chiasma optique. Il pénètre dans le globe oculaire et s'épanouit dans la rétine. Il a la valeur d'un faisceau blanc central extériorisé au cours du développement.

Trajet.— Direction. — Parti du chiasma, il se porte en avant et en dehors, traverse le canal optique et parvient dans l'orbite. Il en forme l'axe et disparaît sensiblement au niveau du pôle postérieur du globe oculaire. Il présente de légères flexuosités liées à la mobilité du globe.

Rapports. — On peut lui considérer trois portions : 1° intracranienne ; 2° intra-canaliculaire ; 3° intra-orbitaire.

Fig. 588 — Schéma de la constitution du nerf optique, d'après Van Gehuchten.

1° *Portion intra-cranienne.* Le nerf O. répond : *en bas* à la tente de

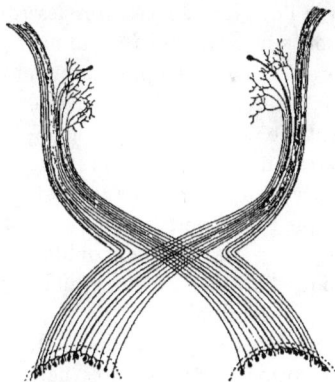

1. Les gaines des filets olfactifs restent indépendantes du réseau lymphatique de la pituitaire ; mais on sait que ces vaisseaux communiquent directement avec les espaces sous-arachnoïdiens.

l'hypophyse, et à la partie externe de la gouttière optique; en haut, à l'espace quadrilatère perforé antérieur, et à la racine blanche externe du nerf olfactif. En dehors, le nerf O. répond à la terminaison de la carotide interne et à l'origine de l'artère ophtalmique.

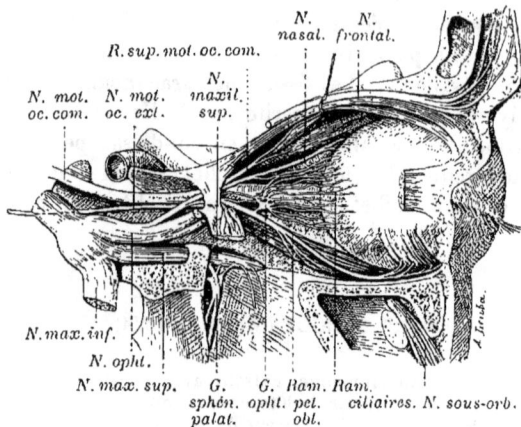

FIG. 589. — Rapports du nerf optique avec les autres nerfs de l'orbite, d'après Hirschfeld.

2° *Portion intra-canaliculaire.* Le nerf O. traverse le canal optique auquel il adhère par sa gaine durale. L'artère ophtalmique est en bas et en dehors de lui.

3° *Portion intra-orbitaire.* Les muscles de l'œil forment une pyramide à claire-voie, dont l'axe est constitué par le nerf. Au sommet de la pyramide le nerf est en rapport intime avec l'origine de ces muscles (droit externe, grand oblique et surtout droit supérieur); il répond encore : à l'artère ophtalmique, aux artères ciliaires, à l'artère centrale de la rétine qui le pénètre en dedans; à la branche supérieure de la veine ophtalmique; au nerf nasal à la 3ᵉ paire; au ganglion ophtalmique et à ses racines; enfin aux nerfs ciliaires.

Structure. — Le nerf O. est formé par des fibres nerveuses et par un appareil de soutien.

Les *fibres nerveuses* sont dépourvues de gaine de Schwann et sont groupées en fascicules, puis en faisceaux.

L'*appareil de soutien* comprend des éléments de nature névroglique

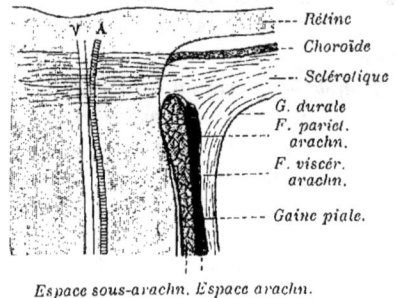

FIG. 590. — Schéma de la coupe horizontale de la région papillaire de l'œil, montrant la portion bulbaire du nerf optique.

Les espaces arachnoïdien et sous-arachnoïdien sont en bleu.

pour la charpente primitive des fascicules, et des éléments de nature conjonctive, dépendance de la gaine piale, pour la charpente secondaire des faisceaux.

Gaines optiques. — Ce sont des émanations des méninges; on doit donc distinguer : une gaine durale; une gaine arachnoïdienne à deux feuillets, viscéral et pariétal; une gaine piale. Deux espaces périoptiques résultent de cette disposition : un espace externe arachnoïdien et un espace interne sous-arachnoïdien; ce dernier est cloisonné.

Ces gaines et ces espaces, comme le nerf optique lui-même, se terminent à sa pénétration au pôle postérieur du globe oculaire. Cette pénétration se fait à travers les membranes propres du globe au niveau de la *lame criblée* formée en ce point par la sclérotique et la choroïde. Le nerf s'épanouit en un point de la rétine qui porte le nom de *papille*.

Vaisseaux du nerf optique. — Les *artères* viennent de la cérébrale antérieure, des artères ciliaires et de l'artère centrale de la rétine.

Les *veines* sont tributaires de la veine centrale de la rétine et des veines ciliaires.

Troisième paire : **NERF MOTEUR OCULAIRE COMMUN**
(*N. oculomotorius BNA*)

Préparation. — Voir : Préparation des nerfs de l'orbite (p. 930).

Définition. — Le nerf moteur oculaire commun se distribue aux muscles de l'orbite, à l'exception du grand oblique et du droit externe.

Origine apparente. — Le nerf M. O. C. émerge des centres entre les pédoncules cérébraux par deux groupes de filets : l'un interne ou interpédonculaire, l'autre externe ou transpédonculaire.

Trajet. — Le nerf M. O. C. se porte d'abord en avant, en haut et en dehors, puis s'engage dans la paroi externe du sinus caverneux, et traverse la fente sphénoïdale au niveau de laquelle il se divise en deux branches terminales.

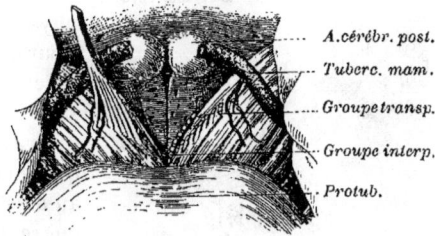

FIG. 591. — Origine apparente au moteur oculaire commun, d'après Zander.

A.cérébr. post.
Tuberc. mam.
Groupe transp.
Groupe interp.
Protub.

Rapports. — Le nerf M. O. C. occupe successivement l'étage postérieur du crâne, l'étage moyen et la fente sphénoïdale,

Au niveau de l'étage postérieur, le nerf se glisse entre les pédoncules en haut, le plan basilaire en bas, et traverse les méninges.

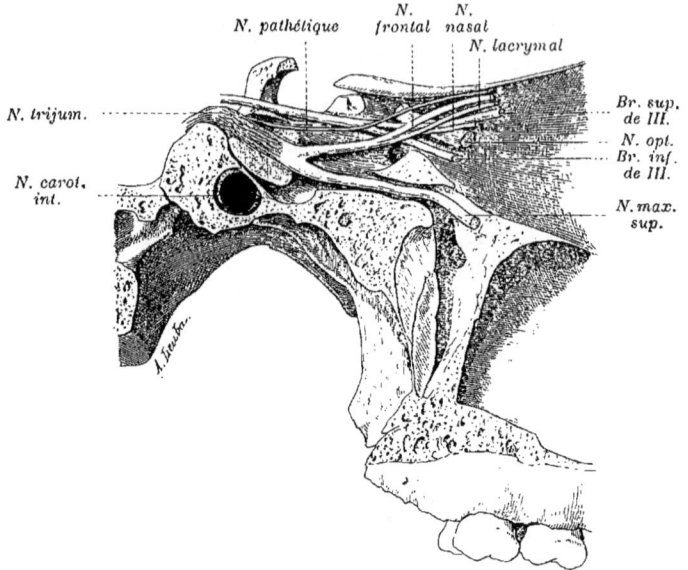

Fig. 592. — Schéma des rapports des nerfs de l'orbite dans la paroi externe du sinus caverneux.

Dans l'espace sous-arachnoïdien, il passe entre l'artère cérébelleuse supérieure placée au-dessous et la cérébrale postérieure qui chemine au-dessus.

Au niveau de l'étage moyen, le nerf passe dans l'aire de l'angle que forment en s'insérant aux apophyses clinoïdes antérieure et postérieure, les deux circonférences de la tente du cervelet. Il chemine ensuite dans la paroi externe du sinus caverneux, où il rejoint le pathétique qui le croise en dehors pour passer au-dessus de lui, et l'ophtalmique qui se divise à ce niveau en ses trois branches terminales. En dedans, le nerf répond à l'artère carotide interne et au moteur oculaire externe.

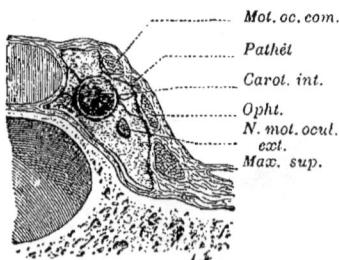

Fig. 593. — Coupe transversale du sinus caverneux, d'après Langer.

Dans la fente sphénoïdale, le nerf, bifurqué, traverse l'anneau de Zinn entre les deux veines ophtalmiques, placées l'une au-dessus, l'autre au-dessous de lui ; le nerf nasal est en dedans, le nerf moteur oculaire externe en dehors.

Distribution. — Le nerf M. O. C. donne deux branches terminales :

1° Une branche supérieure, qui fournit : *a*) un rameau pour le droit supérieur ; *b*) un rameau pour le releveur de la paupière supérieure ;

2° Une branche inférieure, qui se divise en : *a*) un rameau pour le droit interne ; *b*) un rameau pour le droit inférieur ; *c*) un rameau pour le petit oblique. C'est de ce rameau que naît la racine courte ou grosse racine du ganglion ophtalmique.

Anastomoses. — Le nerf M. O. C. reçoit, au niveau du sinus caverneux, une anastomose sensitive de l'ophtalmique et une anastomose sympathique du plexus péricarotidien.

Signification morphologique. — Le nerf M. O. C. est un nerf ventral, suivant la signification donnée à ce mot par van Wijhe : il innerve donc des muscles dérivés des somites céphaliques.

Quatrième paire : **NERF PATHÉTIQUE** (*N. trochlearis BNA*)

Préparation. — Voir : Préparation des nerfs de l'orbite (p. 930).

Définition. — Le pathétique est le nerf du muscle grand oblique de l'œil.

Origine apparente. — Le P. émerge de la face dorsale du mésencéphale au-dessous des tubercules quadrijumeaux postérieurs, sur les parties latérales du frein de la valvule de Vieussens.

Trajet. — Le P. se porte en dehors, puis en avant, atteint la paroi externe du sinus caverneux, y chemine, arrive à la fente sphénoïdale et pénètre dans l'orbite.

Rapports. — Le P. occupe successivement l'étage postérieur du crâne, l'étage moyen, la fente sphénoïdale, et la cavité orbitaire.

Au niveau de l'étage postérieur, il est en rapport : en dedans, avec le pédoncule cérébral ; en dehors, avec la petite circonférence de la tente du cervelet ; en haut, avec la bandelette optique ; en bas, avec le pédoncule cérébelleux moyen.

Au niveau de l'étage moyen, il est placé dans la paroi externe du sinus caverneux. Il croise en dehors le moteur oculaire commun ; sus-jacent au trou de l'ophtalmique, il est situé sur le même plan horizontal que le frontal et le lacrymal.

Au niveau de la fente sphénoïdale, le P. passe en dehors de l'anneau de Zinn et entre en rapport avec le frontal et le lacrymal qui sont en dehors de lui.

Dans l'orbite, le P. se porte en avant et en dedans, passe au-dessus

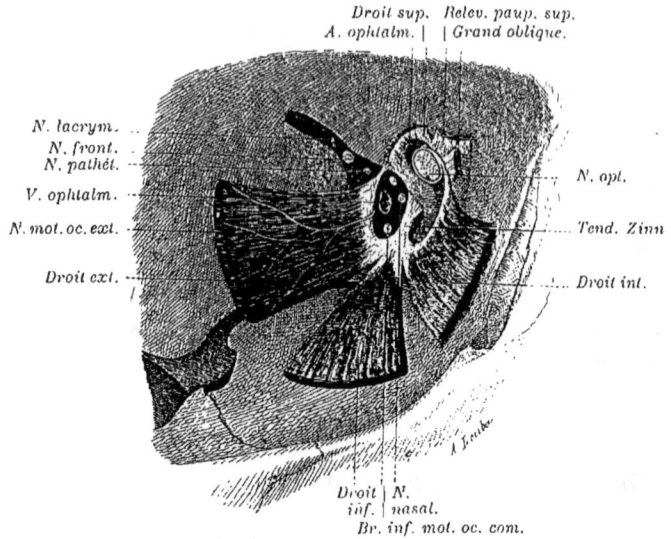

FIG. 594. — Schéma de l'anneau de Zinn et de ses rapports avec les nerfs de l'orbite.

du tendon du releveur de la paupière supérieure, et se divise en trois ou quatre rameaux qui se perdent dans le muscle grand oblique.

Distribution. — Le P. donne ses rameaux terminaux au grand oblique.

Anastomoses. — Il s'anastomose avec le sympathique et l'ophtalmique. Une des collatérales de ce dernier (le nerf récurrent d'Arnold) s'accole intimement au tronc du pathétique qu'il traverse parfois.

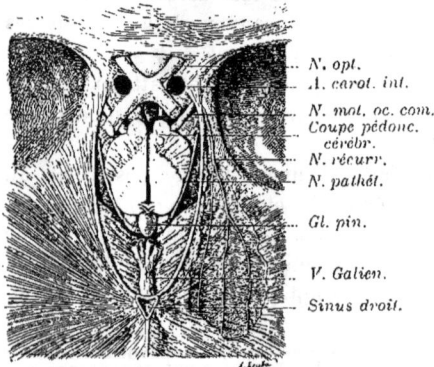

FIG. 593. — Trajet circumpédonculaire du pathétique, d'après Hirschfeld.

Cinquième paire : **NERF TRIJUMEAU** (*N. trigeminus BNA*)

Définition. — Le trijumeau est le plus volumineux des nerfs craniens. Après s'être renflé en un gros ganglion, le ganglion de Gasser, il se divise en trois branches. Son territoire sensitif comprend la face, le globe oculaire, les muqueuses nasale et buccale ; ses filets moteurs innervent les muscles masticateurs.

Origine apparente. — Le T. émerge de la face ventrale de la protubérance, par deux racines : une grosse racine, sensitive ; une petite racine, motrice.

Trajet et rapport des racines. — Elles se dirigent en haut et en avant, pour doubler le bord supérieur de la pyramide pétreuse. La grosse racine devient plexiforme, prend le nom de plexus triangulaire, et marque son empreinte sur le rocher.

La petite racine passe obliquement sous la grosse et s'unit au nerf maxillaire inférieur, une des branches terminales du trijumeau, sans présenter avec le ganglion de Gasser aucune connexion.

Les deux racines cheminent dans la fosse cérébrale postérieure, entre le pédoncule cérébelleux moyen en dedans, et la face endocranienne postérieure du rocher, en dehors. Le sinus pétreux supérieur passe au-dessous d'elles, quand elles croisent le bord supérieur du rocher.

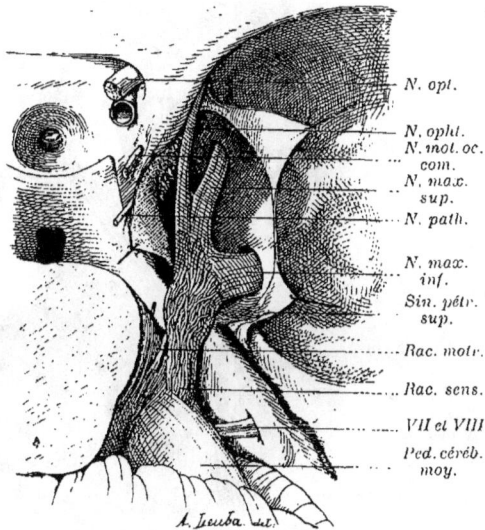

N. opt.

N. opht.
N. mot. oc.
com.
N. max.
sup.
N. path.

N. max.
inf.

Sin. pétr.
sup.

Rac. motr.

Rac. sens.

VII et VIII
Péd. céréb.
moy.

Fig. 596. — Les deux racines du trijumeau et le ganglion de Gasser.

Ganglion de Gasser. — Le plexus triangulaire se renfle et forme le volumineux ganglion de Gasser, qui creuse son empreinte sur la face endocranienne antérieure du rocher ; il est fixé là dans une loge, le cavum Meckelii, constituée par un dédoublement dure-mérien.

Il se met en rapport en bas avec la petite racine, avec les nerfs grand et petit pétreux superficiels, et quelquefois, quand la dépression osseuse va jusqu'à la perforation, avec l'artère carotide interne.

Le ganglion émet trois branches terminales, la branche ophtalmique de Willis, le nerf maxillaire supérieur et le nerf maxillaire inférieur. A chaque branche, dans le même ordre, sont annexés les ganglions, ophtalmique, sphéno-palatin et otique, qui appartiennent au sympathique céphalique.

I. Branche ophtalmique de Willis (*N. ophtalmicus BNA*)

Préparation des nerfs de l'orbite. — Certains nerfs de l'orbite, comme le pathétique, le frontal et le lacrymal, peuvent être abordés et facilement poursuivis par la simple résection de la paroi supérieure de la cavité orbitaire. Mais d'autres, comme le moteur oculaire commun, par exemple, ne pourront être aisément exposés que par la résection simultanée de la paroi supérieure et de la paroi externe.

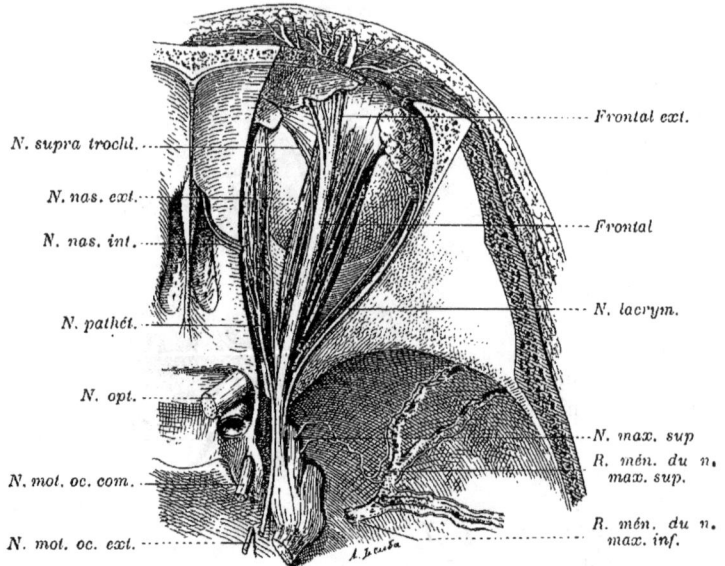

Fig. 597. — Branche ophtalmique, d'après Hirschfeld ; légèrement modifiée.

On exécutera les coupes représentées sur la figure 589. Comme on le voit, la partie interne de la paroi supérieure peut être conservée. On peut, à l'aide de ces coupes, exécuter facilement une préparation d'ensemble des nerfs de l'orbite. La dissection sera facilitée par l'injection préalable du globe. Les nerfs de l'orbite sont grêles et fragiles. Leur dissection est donc assez minutieuse. Il faut enlever peloton par peloton la graisse intra-orbitaire.

La préparation de certains de ces nerfs mérite une mention spéciale. Dans la dissection du nasal, il faudra suivre le nasal interne sur la paroi externe des fosses nasales et poursuivre son rameau naso-lobaire sur le dos du nez. La découverte de ce rameau est délicate. L'échancrure que présente souvent à son émergence le bord inférieur de l'os propre du nez constituera un guide précieux.

La dissection de la portion extra-orbitaire du frontal et du lacrymal s'exécutera de préférence en détachant les parties molles qui entourent la base de l'orbite du squelette sous-jacent et en disséquant les rameaux terminaux de ces nerfs de dedans en dehors.

La découverte du ganglion ophtalmique est difficile. La résection de la paroi externe devient ici indispensable.

La B. O. est la plus interne des trois branches du T.

Trajet et rapports. — La B. O. se porte en haut et en dehors, et pénètre aussitôt dans la paroi externe du sinus caverneux, où elle se place en dehors du pathétique et du moteur oculaire commun, étagés au-dessus d'elle. En dedans, elle répond au sinus, et par conséquent à la carotide interne et au moteur oculaire externe qui y sont contenus. Elle pénètre dans l'orbite par la fente sphénoïdale, en se trifurquant en nerfs nasal, frontal et lacrymal.

Anastomoses et branches collatérales. — La B. O. reçoit des anastomoses sympathiques du plexus caverneux, et envoie trois rameaux aux trois nerfs moteurs de l'œil.

Les collatérales sont des rameaux sinusiens et méningés; le plus important est le *nerf récurrent d'Arnold* (*N. tentorii BNA*) qui présente avec le pathétique des rapports intimes.

Branches terminales. — 1° **Nerf nasal** (*N. nasociliaris BNA*). — Ce nerf pénètre dans l'orbite par la partie interne de l'anneau de Zinn; puis il passe sous le tendon du droit supérieur, apparaît entre le grand oblique et le droit interne, et se termine en se bifurquant au trou orbitaire interne antérieur.

A. *Branches collatérales.* — Il fournit : *a*) la longue racine du ganglion ophtalmique; *b*) les nerfs ciliaires longs; *c*) le filet sphéno-ethmoïdal, pour le sinus sphénoïdal et les cellules ethmoïdales postérieures.

B. *Branches terminales.* — Elles sont au nombre de deux : le nasal externe et le nasal interne :

a) **Nasal externe.** — Il est infra-trochléaire et donne un rameau lacrymal, un rameau nasal et un rameau palpébral;

b) **Nasal interne.** — Encore appelé filet ethmoïdal du rameau nasal, il pénètre dans le crâne par le conduit orbitaire interne antérieur; il chemine au-dessus de la lame criblée, puis s'enfonce dans le conduit ethmoïdal, situé sur le bord externe de cette lame. — Arrivé dans les fosses nasales, il donne un rameau interne pour la cloison et le nerf naso-lobaire, qui double le bord inférieur de l'os propre du nez et se distribue à la peau du lobule.

2° **Nerf frontal.** — Il traverse la partie externe de la fente sphénoïdale, suit le plafond de l'orbite et se divise en deux branches terminales.

A. *Branches collatérales.* — Ce sont des filets périostiques et le nerf supra-trochléaire d'Arnold qui s'anastomose avec le rameau infra-trochléaire du nerf nasal externe.

B. *Branches terminales.* — Elles sont au nombre de deux : le frontal externe ou nerf sus-orbitaire et le frontal interne.

a) **Frontal externe.** — Il passe dans l'échancrure sus-orbitaire, puis il donne des filets profonds périostiques pour le sinus frontal, des filets palpébraux et des filets frontaux.

b) **Frontal interne.** — Il sort de l'orbite en dehors de la poulie du grand oblique, et donne des filets frontaux et des filets palpébraux.

3° **Nerf lacrymal.** — Il est le plus externe des organes qui traversent la fente sphénoïdale. Dans l'orbite, il suit le bord supérieur du droit externe et s'épanouit en rameaux terminaux dans la glande lacrymale.

A. *Anastomoses.* — Le nerf lacrymal contracte deux anastomoses : l'une avec le pathétique, l'autre avec le rameau orbitaire du nerf maxillaire supérieur; cette dernière forme une arcade d'où partent des filets lacrymaux, conjonctivaux palpébraux, et le nerf temporo-malaire.

B. *Branches terminales.* — On les distingue en deux groupes : les filets lacrymaux et les filets palpébraux, ces derniers innervent la partie externe de la paupière supérieure.

II. Nerf maxillaire supérieur (*N. maxillaris BNA*)

Préparation. — Pour disséquer le nerf maxillaire supérieur, diviser la tête par une section sagittale. Enlever la mâchoire inférieure, le zygoma et la paroi externe de l'orbite. Réséquer le muscle temporal. Isoler le nerf au fond de la fosse zygomatique et découvrir le nerf sphéno-palatin. Chercher le sous-orbitaire à son émergence et suivre ses rameaux terminaux à la face profonde de la peau rabattue en dedans vers le nez. Disséquer les nerfs palatins par les fosses nasales et le pharynx (v. fig. 598).

Le nerf maxillaire supérieur, exclusivement sensitif, est la seconde branche du trijumeau.

Trajet et direction. — Le nerf, d'abord horizontal, se porte vers le trou grand rond qui le conduit dans l'arrière-fond de la fosse ptérygo-maxillaire; puis il se porte en bas et en dehors vers la fente sphéno-maxillaire, pour pénétrer dans le canal sous-orbitaire. Il sort de celui-ci par le trou sous-orbitaire. Dans son ensemble, il décrit un trajet en baïonnette.

Rapports. — On peut lui considérer quatre portions :

a) Une portion intra-cranienne, dans laquelle il chemine en bas et dehors du sinus caverneux ;

b) Une portion ptérygo-maxillaire. Sous-jacent au plafond de cette fosse qui prolonge en avant le plan sous-temporal, il est caché en dehors par la crête et le tubercule sphénoïdaux de la grande aile du sphénoïde. Il est en rapport à ce niveau avec l'artère maxillaire interne, flexueuse, qui lui est sous-jacente, et le ganglion sphéno-palatin placé en dedans et au-dessous de lui ;

c) Une portion sous-orbitaire dans laquelle il occupe le canal de ce nom, accompagné de l'artère sous-orbitaire et d'un plexus veineux ;

d) Le nerf s'épanouit enfin dans la fosse canine ; il est recouvert par

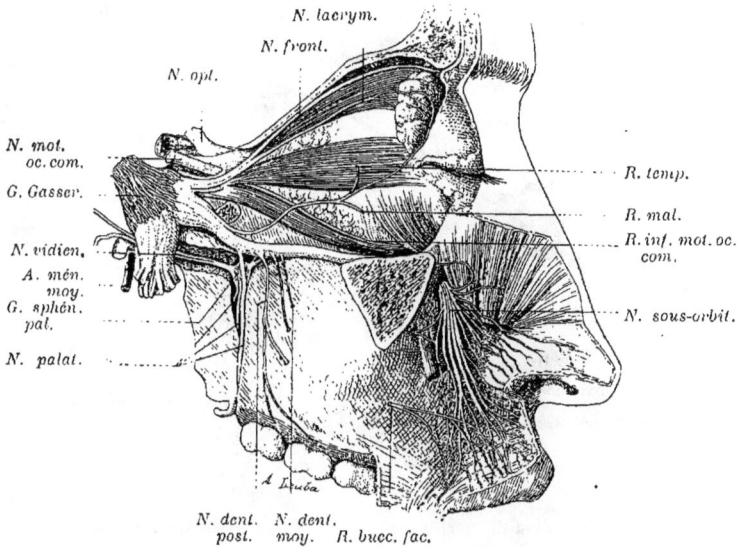

FIG. 598. — Nerf maxillaire supérieur, d'après Hirschfeld.

l'élévateur de la lèvre supérieure et l'élévateur de l'aile du nez, qui le séparent des rameaux du facial, et de la veine faciale.

Branches collatérales. — Le maxillaire supérieur fournit six branches collatérales :

1° Le **rameau méningé moyen**, anastomosé avec le rameau méningé du maxillaire inférieur ;

2° Le **rameau orbitaire** (*N. zygomaticus BNA*), qui forme avec un filet du nerf lacrymal l'arcade orbito-lacrymale. De celle-ci se détachent des filets lacrymaux et palpébraux, et le nerf temporo-malaire qui fournit :

a) Un *filet temporal*, qui traverse l'os malaire et se termine dans la peau de la fosse temporale ;

b) Un *filet malaire* qui traverse également le malaire et se rend à la peau de la pommette ;

3° Le **nerf sphéno-palatin**, qui paraît après un court trajet aboutir au ganglion sphéno-palatin. En réalité, il lui abandonne seulement quelques filets, les racines du ganglion, et s'épanouit au-dessous du ganglion en plusieurs rameaux terminaux qui sont :

a) Les *nerfs nasaux supérieurs* (sphéno-palatins externes de Hirschfeld), qui se portent sur la muqueuse des fosses nasales ; — quelques-uns de ces filets innervent l'orifice pharyngien de la trompe et constituent le vrai *nerf pharyngien* ;

b) Le *nerf naso-palatin* (sphéno-palatin interne de Hirschfeld), qui

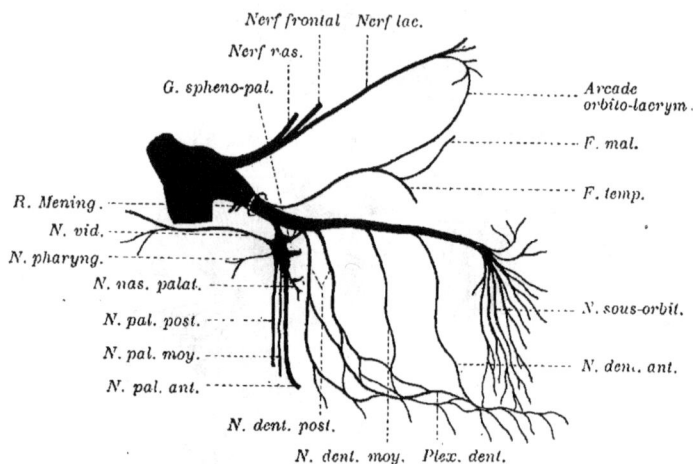

FIG. 599. — Schéma du nerf maxillaire supérieur et de ses branches.

suit la cloison des fosses nasales en innervant sa muqueuse, pénètre dans le trou palatin antérieur, et se termine à la voûte palatine ;

c) Les *trois nerfs palatins* : l'*antérieur* s'engage dans le conduit palatin postérieur principal et se distribue dans la muqueuse du voile du palais et dans celle de la voûte palatine où il s'anastomose avec le naso-palatin. Il donne les nerfs nasaux inférieurs pour les fosses nasales. — Le *moyen* s'engage dans un conduit palatin accessoire et se distribue à la muqueuse du voile. — Le *postérieur* s'engage dans un conduit palatin accessoire, il donne des filets sensitifs à la muqueuse de la face supérieure du voile, et des filets moteurs au péristaphylin interne et à l'azygos de la luette ;

d) Les *filets orbitaires*, qui gagnent l'orbite par la fente sphéno-maxillaire ; ils pénètrent dans le trou ethmoïdal postérieur, dans la suture sphéno-ethmoïdale, ou traversent l'os planum, et innervent les cellules ethmoïdales postérieures ;

4° Les **rameaux dentaires postérieurs**, s'engagent au niveau de la tubérosité maxillaire dans les canaux de même nom ;

5° Le **rameau dentaire moyen** suit la paroi externe du sinus maxillaire ;

6° Le **rameau dentaire antérieur**, passe en avant du sinus maxillaire et fournit un rameau nasal.

Le *plexus dentaire* est formé de la réunion de ces trois groupes de nerfs ; il forme l'*anse nerveuse sus-maxillaire*, et donne des filets dentaires, osseux et muqueux.

Branches terminales. — Le nerf maxillaire supérieur s'épanouit en un bouquet terminal formé par les **rameaux sous-orbitaires** : ceux-ci se répartissent en rameaux palpébraux, rameaux nasaux et rameaux labiaux. Ces filets s'anastomosent avec des filets du facial.

III. Nerf maxillaire inférieur (*N. mandibularis BNA*)

Préparation. — On peut disséquer le maxillaire inférieur par la voie externe ou la voie interne. Dans le premier cas, exécuter les résections osseuses figurées sur la figure 601 (ablation de la partie antérieure de la branche montante, du zygoma, de la paroi externe du canal dentaire) ; on expose bien ainsi les branches du tronc antérieur et le dentaire inférieur. Mais on voit mal le lingual, ainsi que la portion sous-basilaire du maxillaire inférieur. Pour découvrir celle-ci et le lingual, mieux vaut disséquer le nerf par la face profonde sur une tête sectionnée médio-sagittalement (v. fig. 602).

Le nerf maxillaire inférieur, troisième branche du trijumeau, est formé de la réunion d'une racine sensitive, troisième branche du ganglion de Gasser, et d'une racine motrice, petite racine du trijumeau.

Rapports. — D'abord intra-cranien, il croise la suture sphéno-pétreuse, s'engage dans le trou ovale, à côté de l'artère petite méningée, et débouche dans l'espace maxillo-pharyngien.

Le nerf M. I. donne un seul rameau collatéral : le rameau récurrent méningé, qui revient dans le crâne par le trou petit rond et se distribue à la dure mère. Le M. I. se divise ensuite en deux troncs terminaux, antérieur et postérieur.

Branches terminales. — A. Le TRONC ANTÉRIEUR fournit trois nerfs temporaux :

1° Le **nerf temporal profond moyen**, appliqué contre la face inférieure de la grande aile du sphénoïde, franchit la crête sphénoïdale au-dessus du bord supérieur du muscle ptérygoïdien externe ; il se distribue dans

la fosse temporale à la face profonde du muscle temporal, et s'anastomose avec les deux autres nerfs temporaux profonds;

2° Le **nerf temporo-massétérin** suit le plafond de la fosse zygomatique, passe sur la crête sphénoïdale où son passage détermine une
échancrure parfois con-
vertie en trou et donne :
a) le *nerf temporal profond postérieur* pour le
muscle temporal; *b)* le
nerf massétérin, qui assure l'innervation de l'articulation temporo-ma-
xillaire, et parvient au
muscle masséter par l'é-
chancrure sigmoïde du
maxillaire inférieur ;

3° Le **nerf temporo-
buccal** (*N. buccinatorius*
BNA) passe entre les
deux chefs du ptérygoï-
dien externe qu'il in-
nerve et donne :

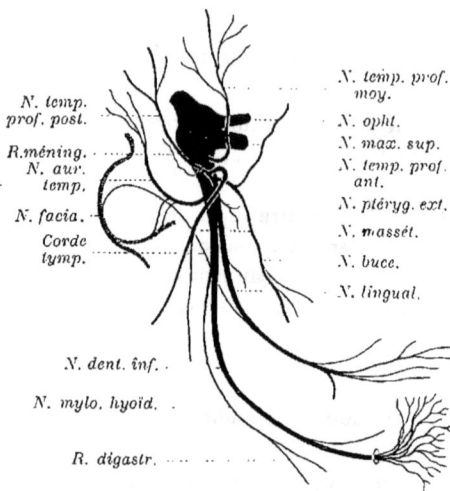

Fig. 600. — Schéma du nerf maxillaire inférieur.

a) Le *nerf temporal
profond antérieur*, destiné au muscle temporal ;

b) Le *nerf buccal*, sensitif, qui glisse sur la tubérosité maxillaire, et
donne des filets à la peau et à la muqueuse de la joue : il s'anastomose
avec le facial.

B. Le TRONC POSTÉRIEUR donne quatre branches :

1° Le **tronc commun des nerfs du ptérygoïdien interne, du péristaphylin externe, et du muscle interne du marteau.** — Ce tronc s'applique
au pôle antérieur du ganglion otique, auquel il envoie quelques filets,
et donne les trois nerfs précités, qui vont chacun à leur muscle respectif;

2° Le **nerf auriculo-temporal**, traversé par l'artère méningée
moyenne, chemine d'abord parallèlement à l'artère maxillaire interne ; il
cravate avec elle le col du condyle du maxillaire, s'engage dans la parotide, où il s'anastomose avec le facial ; il monte alors verticalement en
arrière des vaisseaux temporaux superficiels, au devant du conduit
auditif externe, et se termine en se distribuant à la peau de la tempe.

En dedans du col du condyle, il fournit des racines au ganglion
otique, des filets vasculaires, une anastomose au nerf dentaire inférieur, des filets articulaires pour la temporo-maxillaire.

Au niveau du col du condyle, il envoie une ou deux anastomoses à la branche temporo-faciale du facial, des rameaux parotidiens, des filets anastomotiques au plexus sympathique de la carotide externe, des filets pour la peau du tragus, le pavillon de l'oreille et le conduit auditif externe ;

3° Le nerf dentaire inférieur se porte en bas et en avant, vers l'orifice postérieur du canal dentaire. Il chemine d'abord entre les deux ptéry-

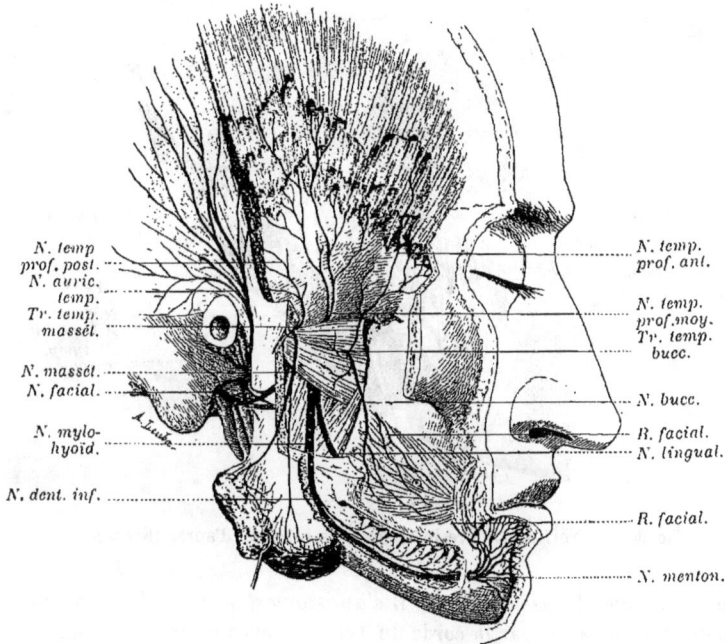

FIG. 601. — Nerf maxillaire inférieur (vue externe), d'après Hirschfeld.

goïdiens, croisé en dedans par la corde du tympan, en dehors par l'artère maxillaire interne. Il parcourt ensuite le canal dentaire jusqu'au niveau du trou mentonnier.

Il fournit des branches collatérales : *a*) le rameau anastomotique avec le lingual ; *b*) le nerf du mylo-hyoïdien et du ventre antérieur du digastrique, qui suit la ligne mylo-hyoïdienne ; *c*) des rameaux dentaires postérieurs.

Il se termine en donnant : *a*) le nerf *incisif*, pour la canine et les deux incisives du même côté ; *b*) le nerf *mentonnier*, qui sort par le trou mentonnier, s'épanouit en bouquet, et se porte vers la muqueuse de la lèvre inférieure et la peau du menton ;

4° Le nerf lingual se porte en avant et en dedans, en décrivant une courbe concave en avant et en haut. — Il est placé d'abord entre les deux ptérygoïdiens, puis il chemine entre le ptérygoïdien interne et la branche montante du maxillaire inférieur et gagne la face latérale de la langue.

Devenu sous-muqueux, il décrit au-dessus du grand hypoglosse une courbe qui embrasse le canal de Warthon ; il atteint ainsi la pointe

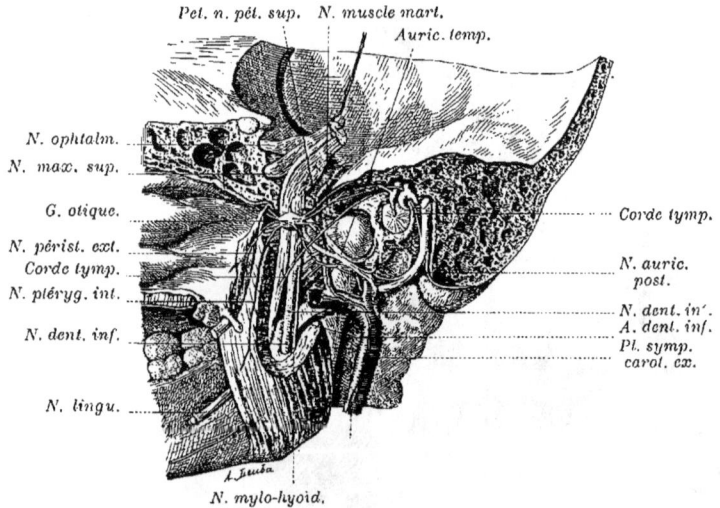

Fig. 602. — Nerf maxillaire inférieur (vue interne), d'après Hirschfeld.

de la langue. Dans son trajet, il s'*anastomose* avec le dentaire inférieur, avec le facial par la corde du tympan, avec le grand hypoglosse et avec le nerf mylo-hyoïdien.

Il donne de nombreux *rameaux collatéraux* : *a*) des rameaux externes, pour la face interne du maxillaire inférieur ; *b*) des rameaux supérieurs, pour les amygdales et la muqueuse linguale ; *c*) des rameaux inférieurs qui constituent les racines du ganglion sous-maxillaire ; *d*) le nerf sublingual, enfin, qui se rend à la glande sublinguale et au ganglion sublingual.

Il se divise en *rameaux terminaux*, destinés à la glande de Nuhn, à la muqueuse de la face inférieure de la pointe de la langue et de la partie antérieure de la face dorsale.

Anastomoses du trijumeau. — Le trijumeau s'anastomose :
a) *Avec les nerfs de l'œil*, c'est-à-dire avec le moteur oculaire com-

mun, le pathétique et le moteur oculaire externe, par l'intermédiaire de la branche ophtalmique;

b) Avec le facial;

c) Avec le pneumogastrique, par l'anastomose de l'auriculo-temporal avec le rameau auriculaire du vague;

d) Avec le grand hypoglosse par le lingual;

e) Avec les nerfs cervicaux, aux confins des deux territoires;

f) Avec le grand sympathique, au niveau du plexus caverneux, et des ganglions du sympathique céphalique.

Distribution générale. — Le trijumeau appartient au groupe des nerfs dorsaux et comprend comme tel : un territoire sensitif et un territoire moteur.

A. Le territoire sensitif est formé par :

a) Un *département ophtalmique,* qui comprend le globe oculaire, la conjonctive, les fosses nasales, le nez et la paupière inférieure;

b) Un *département maxillaire* supérieur, qui comprend les fosses nasales, la voûte palatine, la paupière inférieure, la lèvre supérieure, la joue;

c) Un *département maxillaire inférieur,* qui comprend la langue, la joue, le plancher de la bouche, la lèvre inférieure, le menton, la région temporale et le pavillon de l'oreille.

B. Le territoire moteur est formé par les muscles annexés au premier arc branchial ou arc mandibulaire.

Sixième paire : **NERF MOTEUR OCULAIRE EXTERNE** (*N. abduceus BNA*)

Préparation. — Voir : Préparation des nerfs de l'orbite. (V. p. 930.)

Le nerf moteur oculaire externe est destiné au muscle droit externe de l'œil.

Origine apparente. — Le nerf M. O. E. émerge du névraxe à la jonction de la protubérance et du bulbe, en dehors du trou borgne, en dedans du facial, au-dessus des pyramides.

Trajet. — Le nerf se porte en haut et en dehors, et franchit le sommet de la pyramide pétreuse; il pénètre dans le sinus caverneux, et, traversant l'anneau de Zinn, débouche dans l'orbite.

Rapports. — Dans ce trajet il traverse :

1° *L'étage postérieur du crâne :* à ce niveau il se glisse entre la protubérance et le plan basilaire, en dedans du facial qui s'écarte de lui. Il perfore les méninges et croise le sommet du rocher. Il passe là, au-dessous du sinus pétreux supérieur et du ligament pétro-sphénoïdal de Gruber, qui l'applique intimement à l'os;

2° Le *sinus caverneux* : le nerf est dans la cavité même du sinus. Il croise la face externe de la carotide interne, et reste en dedans de la paroi externe du sinus, qui renferme le nerf moteur oculaire commun, le pathétique et l'ophtalmique ;

3° La *fente sphénoïdale* : il occupe en ce point la partie la plus externe de l'anneau de Zinn ;

4° L'*orbite* : le trajet du nerf y est fort court : il s'applique, en effet, à la face profonde du droit externe et y disparaît bientôt.

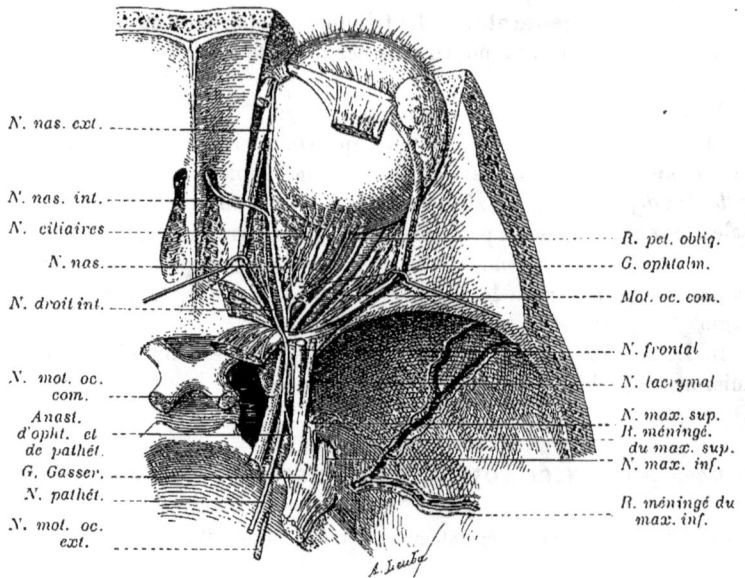

FIG. 603. — Nerf moteur oculaire externe, d'après Hirschfeld.

Anastomoses. — Dans le sinus caverneux, le nerf M. O. E. s'unit au plexus carotidien et peut-être à l'ophtalmique.

Signification morphologique. — Le nerf M. O. E. est un nerf ventral ; comme tel, il est purement moteur et se termine dans un muscle dérivé des somites céphaliques. Son territoire sensitif a été absorbé par la cinquième paire, au cours du développement phylogénique.

Septième paire : **NERF FACIAL** (*N. facialis BNA*)

Préparation. — Pour préparer la portion intra-pétreuse, faire sauter la paroi supérieure du conduit auditif interne ; enlever ensuite avec précaution le *tegmen tympani* et achever la libération du nerf dans la première et la deuxième portion de l'aqueduc de Fallope. Suivre les nerfs pétreux dans leurs canaux en partant du ganglion géniculé. La corde du tympan et le segment vertical de la portion intra-pétreuse du facial pourront être étudiées sous le segment externe d'une coupe antéro-postérieure du rocher, analogue à celle représentée sur la figure 602.

Pour préparer le facial extra-crânien, chercher un des filets terminaux sur la face externe du masséter et remonter ensuite vers le tronc du nerf. Celui-ci découvert, disséquer les différents filets en allant du tronc vers la périphérie. Ménager les anastomoses des deux branches principales avec l'auriculo-temporal et le plexus cervical. Montrer les anastomoses entre les filets terminaux et les branches du trijumeau. Terminer par la dissection des branches collatérales extra-pétreuses.

Définition. — Nerf mixte, le facial se distribue par ses filets moteurs aux muscles peauciers de la tête et du cou; sa racine sensitive, ou intermédiaire de Wrisberg, prend une part importante à l'innervation de la muqueuse linguale.

Origine apparente. — Le nerf F. émerge de la fossette latérale du bulbe par deux racines : l'une interne, motrice; l'autre externe, sensitive.

Trajet. — Le nerf F. se porte en haut, en dehors et en avant, vers l'entrée du conduit auditif interne, dans lequel il s'engage. Il disparaît par le plus antérieur des deux orifices que présente dans son segment supérieur le fond du conduit. Cet orifice est l'entrée du canal de Fallope. Les deux racines ont dès lors une destinée différente :

1° Le facial proprement dit, suit toutes les inflexions du canal de Fallope; d'abord oblique en avant et en dehors, il se coude une première fois à 50 degrés (*genou* du facial), pour se porter en arrière et en dehors; puis il se recourbe une seconde fois, devient vertical et sort du rocher par le trou stylo-mastoïdien.

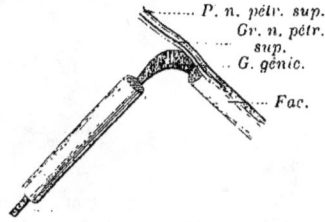

FIG. 604. — Schéma du ganglion géniculé.

Le facial a été supposé coupé au niveau de son genou pour montrer le ganglion.

Devenu extra-crânien, le F. se porte en bas et en avant, pénètre dans la parotide, où il se bifurque en branche temporo-faciale et branche cervico-faciale;

2° L'intermédiaire de Wrisberg suit le canal de Fallope jusqu'à son premier coude, et se jette dans le *ganglion géniculé*.

Ganglion géniculé. — Ce ganglion a la forme d'un triangle isocèle dont la base vient coiffer le genou du facial. Le sommet répond en avant à l'hiatus de Fallope et paraît se continuer par le grand nerf pétreux superficiel. Son angle interne reçoit l'intermédiaire de Wrisberg. Enfin, l'angle externe s'unit au facial moteur par des filets issus du ganglion.

Rapports. — Nous étudierons le facial : 1° dans sa portion intra-

cranienne; 2° dans sa portion pétreuse; 3° dans sa portion extra-
cranienne.

1° **Portion intra-cranienne.** — *En avant*, il croise le corps de l'occipital et répond au sinus pétreux inférieur logé dans la suture pétro-

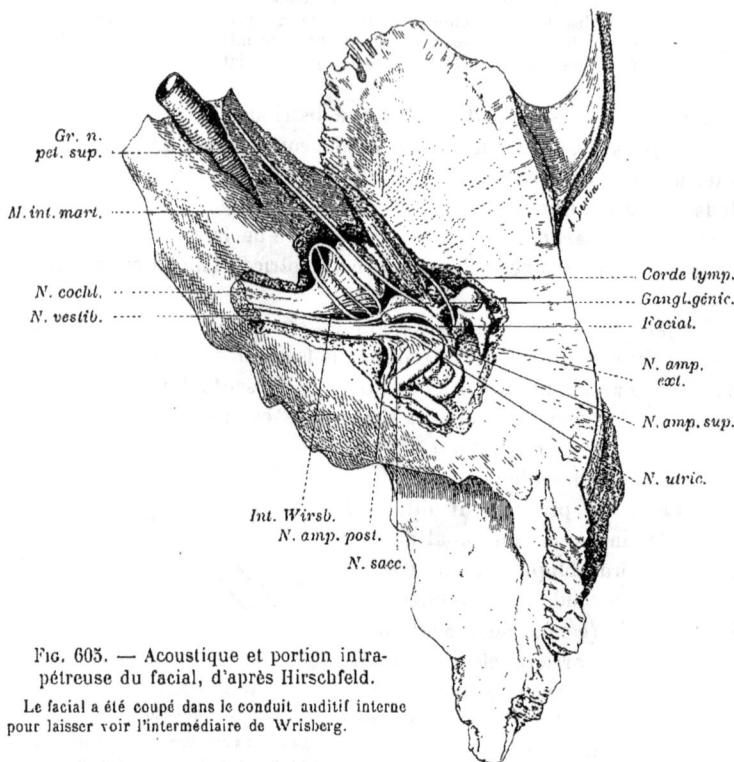

Gr. n.
pet. sup.

M. int. mart.

N. cocht.
N. vestib.

Corde tymp.
Gangl. génic.
Facial.

N. amp.
ext.

N. amp. sup.

N. utric.

Int. Wirsb.
N. amp. post.

N. sacc.

Fig. 603. — Acoustique et portion intra-
pétreuse du facial, d'après Hirschfeld.
Le facial a été coupé dans le conduit auditif interne
pour laisser voir l'intermédiaire de Wrisberg.

occipitale. *En arrière*, il croise le pédoncule cérébelleux moyen, puis
perfore les méninges;

2° **Portion pétreuse.** — On peut étudier les rapports du facial :

a) *Dans le conduit auditif interne.* — Le facial repose avec l'intermédiaire de Wrisberg, qui lui est sous-jacent, dans une gouttière concave en haut que lui forme le nerf auditif. Avec lui cheminent les vaisseaux auditifs compris avec les nerfs dans les gaines méningées;

b) *Dans le canal de Fallope.* — Il est d'abord *labyrinthique* et
chemine entre le limaçon et le vestibule. Puis il devient *tympanique*
et répond à la paroi interne de la caisse du tympan, sur laquelle son
canal fait un relief appréciable; il laisse en dedans le vestibule et sur-

plombe en bas la fenêtre ovale et le bec de cuiller. Le facial, enfin, est *mastoïdien*; il descend alors vertical, en arrière de la caisse du tympan et du conduit auditif externe, en avant des cellules mastoïdiennes. La courbe qui unit sa portion tympanique à sa portion mastoïdienne est placée immédiatement au-dessous de l'entrée de l'antre (aditus ad antrum);

3° **Portion extra-cranienne.** — A sa sortie du trou stylo-mastoïdien, le facial croise l'artère auriculaire postérieure placée en dehors de lui. Le nerf s'engage alors dans la parotide, ayant en dedans de lui l'artère carotide externe et la veine jugulaire externe. C'est au moment où il croise cette veine qu'il se divise en ses deux branches terminales.

Distribution. — Le nerf facial fournit : 1° des branches collatérales

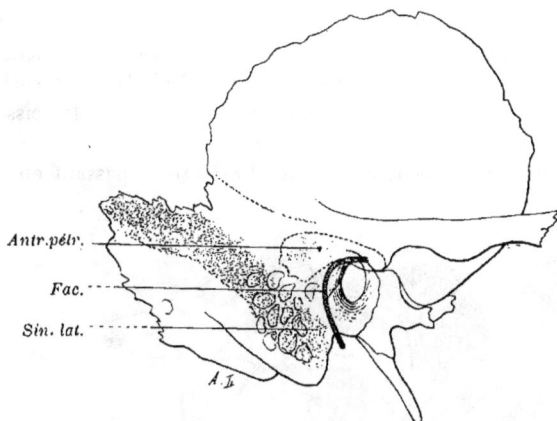

Fig. 606. — Schéma des rapports du facial avec l'antre pétreux, d'après Poirier.

qui sont les unes *intra-pétreuses*, les autres *extra-pétreuses* ; 2° deux branches terminales.

I. Branches collatérales intra-pétreuses.

Dans le canal de Fallope, le facial fournit cinq branches :

1° *Grand nerf pétreux superficiel.* — Il se détache du genou du facial, bien qu'il paraisse naître du sommet du ganglion géniculé. Parallèle à l'axe de la pyramide rocheuse, il émerge sur la face endocrânienne antérieure de celle-ci, par l'hiatus de Fallope; il reçoit à ce niveau le grand nerf pétreux profond, branche du nerf de Jacobson, atteint et traverse l'aire fibreuse du trou déchiré antérieur; après

s'être augmenté de fibres sympathiques venus du plexus péricarotidien, il prend le nom de *nerf vidien*, parcourt le canal de ce nom et
aboutit au ganglion sphéno-palatin ;

2° *Petit nerf pétreux superficiel.* — Il naît du facial et suit, dans
un canalicule osseux, un trajet parallèle et inférieur à celui du grand
pétreux superficiel ; il émerge par un hiatus accessoire à côté de celui-
ci, reçoit le petit nerf pétreux profond, sort du crâne entre les trous
ovale et petit rond et se jette dans le ganglion otique ;

3° *Nerf du muscle de l'étrier* (*N. stapedius BNA*). — Il naît de la portion mastoïdienne du facial ; il arrive par un canalicule dans le canal
de la pyramide, où il se distribue au muscle de l'étrier ;

4° *Corde du tympan.* — Elle naît de la portion mastoïdienne et se
porte en haut et en avant, dans le canal postérieur de la corde : ce
conduit l'amène dans la caisse du tympan ; elle décrit alors une
courbe à concavité inférieure et, appliquée sur a paroi externe de la
caisse, elle vient passer entre la branche verticale de l'enclume en
dedans et le manche du marteau en dehors. Puis la corde sort de la
caisse par le canal antérieur de la corde, au-dessus de la scissure de
Glaser.

Elle traverse enfin l'espace maxillo-pharyngien, passant en dedans

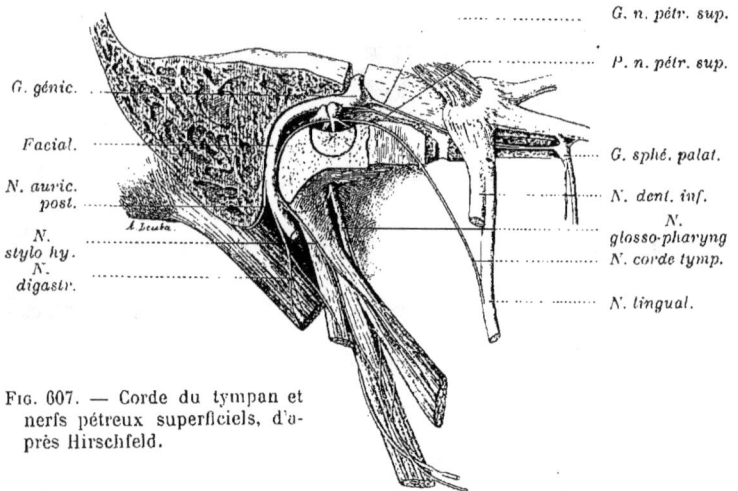

Fig. 607. — Corde du tympan et
nerfs pétreux superficiels, d'a-
près Hirschfeld.

de l'auriculo-temporal et du dentaire inférieur pour se jeter dans le
lingual ;

5° *Rameau sensitif du conduit auditif externe.* — (Rameau auriculaire du pneumogastrique : Arnold). Ce rameau, qui *paraît* émaner du
facial, sort avec lui du trou stylo-mastoïdien ; il contourne l'apophyse

mastoïde et arrive sur la face postérieure du fibro-cartilage du conduit auditif externe: il le perfore et se distribue à la peau de ce conduit.

En réalité, il ne vient pas du facial, mais du pneumogastrique et ne fait que s'accoler pour un temps au facial.

II. Branches collatérales extra-pétreuses.

Hors du crâne, le facial donne quatre branches collatérales :

1° *Rameau anastomotique du glosso-pharyngien.* — Il forme, en avant de la veine jugulaire interne, l'anse de Haller, croise le pneumogastrique en avant, et s'unit au ganglion d'Andersch ;

2° *Rameau auriculaire postérieur.* — Il croise le ventre postérieur du digastrique, atteint le bord antérieur de la mastoïde et forme une boutonnière à l'artère auriculaire postérieure. Il s'anastomose sur la mastoïde avec la branche auriculaire du plexus cervical superficiel, et enfin se divise en :

a) Rameau horizontal ou occipital, pour le muscle occipital, qui s'anastomose avec le grand nerf occipital d'Arnold ;

b) Rameau ascendant ou auriculaire, qui innerve les muscles auriculaires ;

3° *Rameau du stylo-hyoïdien et du [digastrique.* — Il se porte en arrière et en dehors et donne deux filets : l'antérieur, pour le stylo-hyoïdien ; le postérieur, pour le ventre postérieur du digastrique ;

4° *Rameau lingual.* — Souvent absent, ce nerf se porte en bas et en dedans, vers la base de la langue ; il passe en dedans des stylo-glosse et stylo-pharyngien, et s'insinue entre les fibres du constricteur supérieur du pharynx, pour donner des filets *musculaires* pour le stylo-glosse et le palato-glosse, et des filets *muqueux* pour le pilier antérieur et la muqueuse linguale.

III. Branches terminales.

Le facial se divise en deux branches en arrière du bord postérieur de la branche montante, au point où il croise la jugulaire externe ; la branche supérieure, ou temporo-faciale, est horizontale ; la branche inférieure, ou cervico-faciale, est verticale.

1° *Branche temporo-faciale.* — Cette branche se divise très vite en quatre ou cinq rameaux divergents, et reçoit deux filets anastomotiques du nerf auriculo-temporal. Ces rameaux divergents s'unissent par des anastomoses pour former le plexus parotidien.

Enfin, ce plexus irradie sous forme de rameaux terminaux que l'on divise en temporaux, frontaux, palpébraux, sous-orbitaires et buccaux supérieurs :

a) Les *rameaux temporaux* vont au muscle auriculaire antérieur et

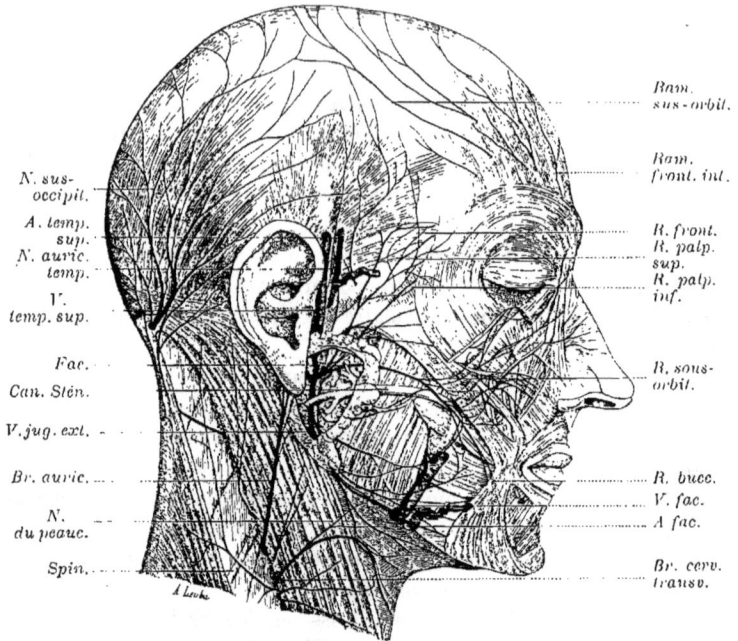

N. sus-occipit.
A. temp. sup.
N. auric. temp.
V. temp. sup.

Fac.
Can. Stén.

V. jug. ext.

Br. auric.

N. du peauc.

Spin.

Ram. sus-orbit.

Ram. front. int.

R. front.
R. palp. sup.
R. palp. inf.

R. sous-orbit.

R. bucc.
V. fac.
A. fac.

Br. cerv. transv.

Fig. 608. — Rameaux terminaux du facial, d'après Frohse.

aux petits muscles du pavillon de l'oreille (muscles de l'hélix, du tragus, de l'anti-tragus);

b) Les *rameaux frontaux* sont destinés au muscle frontal;

c) Les *rameaux palpébraux* innervent l'orbiculaire, le sourcilier et le pyramidal;

d) Les *rameaux sous-orbitaires*, sous-jacents au canal de Sténon, se terminent dans les muscles grand et petit zygomatiques, élévateur commun de l'aile du nez et de la lèvre supérieure et élévateur propre de l'aile du nez, par lesquels ils sont recouverts; ils abordent, au contraire, la face superficielle du canin, de l'élévateur propre de la lèvre supérieure, du transverse et du myritiforme sur lesquels ils sont appliqués;

e) Les *rameaux buccaux supérieurs* se distribuent au buccinateur et à la moitié supérieure de l'orbiculaire des lèvres;

2° **Branche cervico-faciale**. — La branche cervico-faciale reçoit un ou deux filets anastomotiques de la branche auriculaire du plexus cervical superficiel, et se divise en trois groupes de rameaux :

a) Les *rameaux buccaux inférieurs*, parallèles au bord inférieur du maxillaire, atteignent le risorius de Santorni, le buccinateur et la moitié inférieure de l'orbiculaire des lèvres ;

b) Les *rameaux mentonniers* se distribuent au triangulaire, au carré des lèvres, et au muscle de la houppe du menton ;

c) Les *rameaux cervicaux* sont destinés au peaucier.

Anastomoses. — Le facial s'anastomose :

1° *Avec l'auditif.* — Par deux filets, l'un postérieur, l'autre antérieur, dans le conduit auditif interne :

2° *Avec le glosso-pharyngien.* — Il existe une anastomose directe, et des anastomoses indirectes établies par l'union des pétreux du facial avec les pétreux du nerf de Jacobson ;

3° *Avec le pneumogastrique.* — Par le rameau auriculaire du vague ;

4° *Avec les nerfs cervicaux.* — Les anastomoses se font avec la branche auriculaire du plexus cervical superficiel, avec la branche cervicale transverse, avec la branche auriculaire du plexus cervical, et avec le grand nerf sousoccipital ;

5° *Avec le trijumeau.* — Les

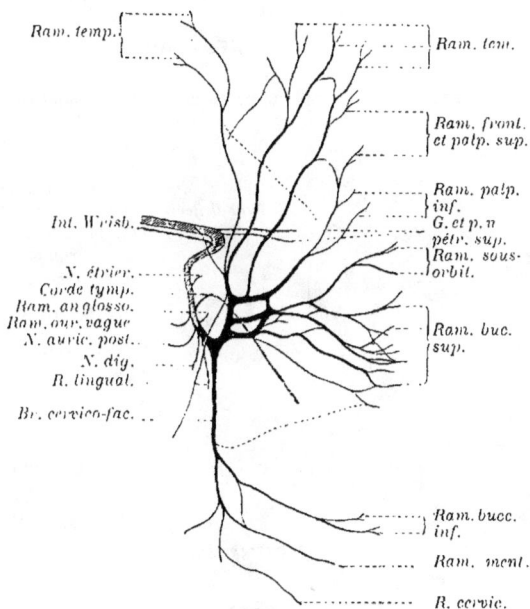

Fig. 609. — Schéma du facial.

Les branches terminales sont en noir plein, les branches collatérales en grise.

anastomoses sont multiples et s'établissent : *a*) Par le grand et le petit nerf pétreux superficiels ; ces nerfs sont de véritables rami communicantes, unissant le facial aux ganglions otique et sphéno-palatin ; — *b*) Par la corde du tympan ; les fibres sont ici les unes centrifuges, les autres centripètes ; — *c*) Par l'auriculo-temporal ; — *d*) Les rameaux terminaux du facial forment avec les rameaux terminaux du trijumeau les plexus sous-orbitaire, mentonnier et buccal. Mais ce sont là plutôt des rapports de contiguité que des rapports de continuité.

Distribution générale. — Le nerf facial est un nerf mixte. Nerf moteur des muscles de l'arc hyoïdien, il est aussi le nerf de l'expression et de la mimique. Nerf sensitif, il assure la sensibilité gustative des deux tiers antérieurs de la langue. Il contient en outre de nombreuses fibres appartenant au système du sympathique céphalique.

Le facial appartient au groupe des nerfs encéphaliques dorsaux. Son émergence ventrale est un phénomène secondaire et tardif, lié à l'apparition et à l'extension des lobes latéraux du cervelet.

Huitième paire : NERF AUDITIF (*N. acusticus* BNA)

Préparation. — Pour préparer le nerf acoustique et ses rameaux terminaux, prendre un rocher, fixé dans la liqueur de Muller et soumis ensuite à l'action d'un réactif décalcifiant. Faire sauter la paroi supérieure du vestibule ; ouvrir le limaçon en enlevant la lame des contours ; isoler et ouvrir successivement les trois canaux semi-circulaires.

Définition. — Le nerf auditif, nerf sensoriel, se distribue au labyrinthe membraneux. Il peut être considéré comme formé de deux nerfs : le nerf vestibulaire et le nerf cochléaire.

Origine apparente. — Le nerf acoustique se détache du bulbe par deux racines que sépare le pédoncule cérébelleux inférieur : l'une est interne ou vestibulaire ; l'autre, externe ou cochléaire, fait suite aux stries acoustiques.

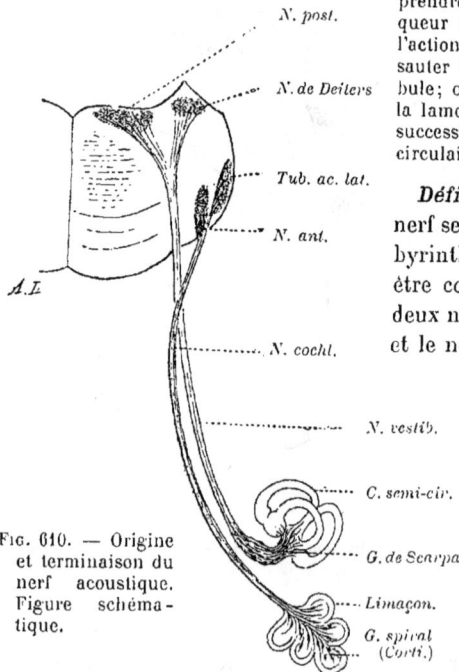

N. post.
N. de Deiters
Tub. ac. lat.
N. ant.
A.L.
N. cochl.
N. vestib.
C. semi-cir.
G. de Scarpa
Limaçon.
G. spiral (Corti.)

Fig. 610. — Origine et terminaison du nerf acoustique. Figure schématique.

Trajet. — Le nerf auditif se porte en haut, en dehors et en avant, vers le conduit auditif interne ; il se divise en deux branches dont l'une se distribue au limaçon, et l'autre au vestibule et aux canaux semi-circulaires.

Rapports — On les étudie dans le crâne et dans le rocher :

1° *Portion intra-cranienne.* — Le nerf acoustique répond en avant au corps de l'occipital, à la suture pétro-occipitale, au sinus pétreux inférieur, et enfin à la face postérieure du rocher. — En arrière, il croise le pédoncule cérébelleux moyen ; au-dessus de lui cheminent l'intermédiaire de Wrisberg et le facial. En bas, les 9ᵉ, 10ᵉ et 11ᵉ paires cheminent parallèlement à lui ;

2° *Portion pétreuse.* — L'auditif forme une gouttière où reposent l'intermédiaire de Wrisberg et le facial. (Voir ce nerf.)

Distribution. — Le nerf acoustique se divise en deux branches : nerf cochléaire et nerf vestibulaire :

1° Le **nerf cochléaire** pénètre dans la fossette cochléaire (ou quadrant antéro-inférieur du fond du conduit auditif interne) et se tamise à travers la lame criblée spiroïde. Il se termine dans l'appareil épithélial de l'organe de Corti ;

2° Le **nerf vestibulaire** se divise en deux branches :

a) La *branche supérieure* se porte vers la fossette vestibulaire supérieure (ou quadrant postéro-supérieur du fond du conduit auditif interne). Elle donne trois rameaux :

1° Le nerf de la tache acoustique de l'utricule ;

2° Le nerf de l'ampoule du canal semi-circulaire supérieur ou sagittal ;

3° Le nerf de l'ampoule du canal semi-circulaire externe ou horizontal ;

b) La *branche inférieure* adhère au nerf cochléaire et se divise en :

1° Nerf de la tache acoustique du saccule ;

2° Nerf de l'ampoule du canal semi-circulaire postérieur ou frontal.

Neuvième paire : **GLOSSO-PHARYNGIEN** (*N. glossopharyngeus BNA*)

Préparation. — Enlever la branche montante du maxillaire et les parties molles qui la recouvrent ; la parotide, le sterno-cléido-mastoïdien. — Conserver le pneumogastrique, le spinal, la carotide interne, le ganglion cervical supérieur du grand sympathique. Chercher la IXᵉ paire à la base du crâne et la suivre jusqu'à la base de la langue. Pour voir le nerf de Jacobson, dont la dissection constitue la partie difficile de la préparation, enlever avec prudence la partie externe du temporal. Suivre les filets du nerf sur la paroi interne de la caisse et sculpter les canaux des deux nerfs pétreux profonds.

Définition. — Le nerf glosso-pharyngien est un nerf mixte, moteur

pour le pharynx et le voile du palais; il concourt également à fournir
la sensibilité au pharynx et à la langue.

Origine apparente. — Le glosso-pharyngien naît du sillon collatéral postérieur du bulbe, ou sillon des nerfs mixtes.

Trajet. — Le glosso-pharyngien, d'abord horizontal, se dirige en
avant et en dehors vers le trou déchiré postérieur. Il s'y engage et sort
du crâne. Il devient alors vertical, puis décrit une courbe à concavité
antéro-supérieure et atteint enfin la langue sur laquelle il s'épanouit.

Ganglions. — Deux ganglions s'étagent sur son trajet :

a) Le *ganglion d'Andersch* (G. *petrosum* BNA), coiffe le nerf à son
passage dans le trou déchiré postérieur et se loge dans la fossette pyramidale ;

b) Le *ganglion d'Ehrenritter* (G. *superius* BNA) est sus-jacent au
précédent auquel il est parfois réuni.

Rapports. — Le nerf glosso-pharyngien est successivement dans le
crâne, dans le trou déchiré postérieur, et hors du crâne :

1° *Dans le crâne*, il répond : en avant, au tubercule occipital; en

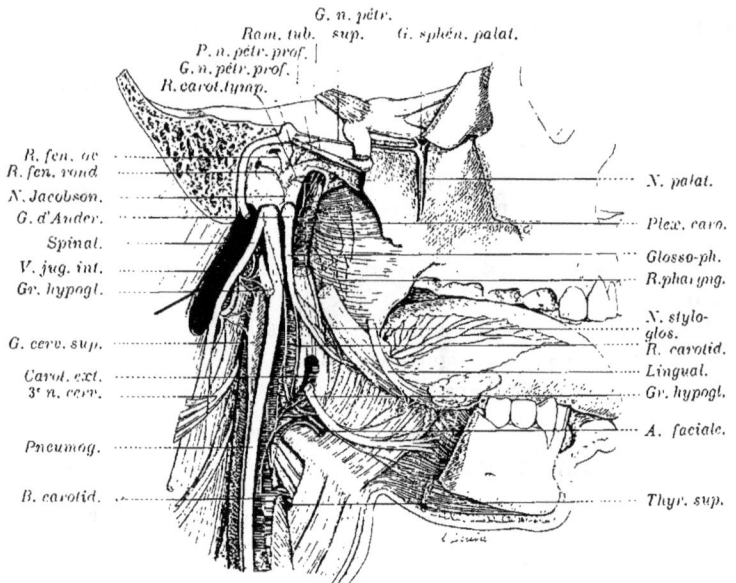

Fig. 611. — Nerf glosso-pharyngien, d'après Hirschfeld.

arrière, au lobule du pneumogastrique; en bas, il est adjacent au pneumogastrique ; en haut, un espace angulaire le sépare du faisceau formé

par le facial et l'auditif. En traversant les méninges, il s'entoure d'un manchon séreux que lui forme l'arachnoïde ;

2° *Au niveau du trou déchiré postérieur*, le nerf occupe avec le sinus pétreux inférieur le pôle antéro-interne de cette fente ; il est séparé par un pont fibreux du pneumogastrique, du spinal et de la veine jugulaire interne ;

3° *Dans sa portion extra cranienne*, le glosso-pharyngien décrit une courbe que l'on peut diviser en deux segments :

a) *Un segment vertical* qui traverse l'espace stylo-vertébral (espace latéro-pharyngien postérieur) ; cet espace est limité en arrière et en dedans par les apophyses transverses et les muscles qui s'en détachent ; en avant et en dehors par les muscles styliens et l'aponévrose stylo-pharyngienne ;

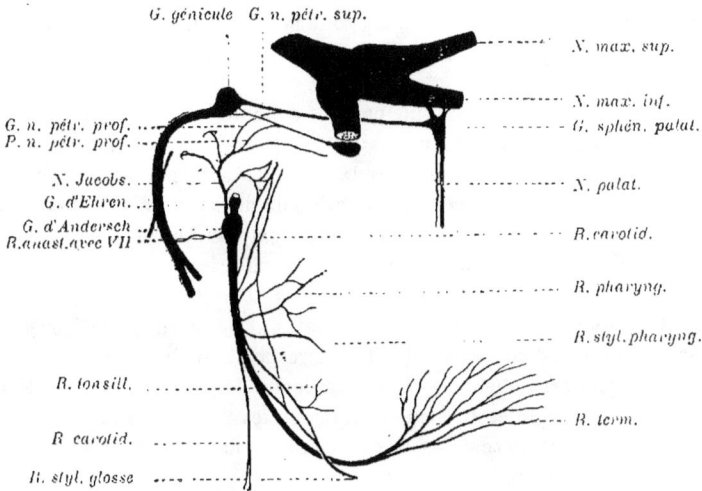

Fig. 612. — Schéma de la distribution du glosso-pharyngien.

il s'avance en dedans jusqu'à l'angle postéro-latéral du pharynx et s'étend en dehors jusque sous la face profonde du sterno-mastoïdien. Le glosso-pharyngien entre donc en rapport avec les nombreux vaisseaux et nerfs de cet espace. Il est d'abord postérieur aux vaisseaux (carotide interne et jugulaire interne), puis il passe entre eux, laissant en dehors la jugulaire et le nerf pneumogastrique, ce dernier logé dans l'angle postérieur que forment les vaisseaux. Le grand hypoglose est à ce niveau nettement postérieur. Le spinal, d'abord voisin du glosso-pharyngien, s'en écarte en dehors pour gagner le sterno-cleïdo-mastoïdien. Le ganglion cervical supérieur du sympathique, en contact avec la paroi postérieure de l'espace, est distant de la 9ᵉ paire de plusieurs millimètres ;

b) Un segment horizontal qui longe le stylo-glosse et arrive à la base de la langue en suivant la face profonde de ce muscle.

Distribution. — Le glosso-pharyngien fournit des branches collatérales et des branches terminales.

A. Branches collatérales. — 1° **Nerf de Jacobson** (*N. tympanicus BNA*). — Il naît du ganglion d'Andersch, et pénètre dans le rocher par le canal tympanique qui le conduit dans la caisse du tympan. Là, il s'épanouit sur le promontoire en six filets terminaux :

a) Deux filets postérieurs : l'un pour la fenêtre ronde, et l'autre pour la fenêtre ovale ;

b) Deux filets antérieurs : l'un pour la muqueuse de la trompe, et l'autre qui, sous le nom de nerf carotido-tympanique se jette dans le plexus carotidien ;

c) Deux filets supérieurs qui, par des conduits osseux, arrivent sur la face antérieure du rocher, où ils s'unissent aux nerfs pétreux superficiels ; ce sont les nerfs petit pétreux profond et grand pétreux profond ;

2° **Rameaux pharyngiens.** — Au nombre de deux ou trois, ils forment avec des filets du pneumogastrique et du sympathique le plexus pharyngien, auquel appartient l'innervation motrice, sensitive, vasomotrice et sécrétoire du pharynx ;

3° **Nerf du stylo-pharyngien.** — Il atteint le bord postérieur du muscle et s'y anastomose avec le filet correspondant du facial ;

4° **Rameaux carotidiens.** — Deux rameaux formant avec des filets du pneumogastrique et du sympathique le plexus péricarotidien ;

5° **Nerf du stylo-glosse.** — Il s'anastomose dans le muscle avec le filet correspondant du facial ;

6° **Rameaux tonsillaires.** — Ils forment sur la face externe de l'amygdale le plexus tonsillaire d'Andersch, et se distribuent à la muqueuse de l'amygdale.

B. Branches terminales. — Le glosso-pharyngien arrive à la langue avec le stylo-glosse ; il s'insinue sous la couche glanduleuse de la muqueuse et s'épanouit en un bouquet de filets terminaux. Ceux-ci s'anastomosant entre eux et avec ceux du côté opposé forment un véritable plexus. Ce plexus est particulièrement riche autour du trou borgne où il prend le nom de plexus coronaire du foramen cæcum. Ces filets contiennent : 1° des fibres de sensibilité générale ; 2° des fibres de sensibilité spéciale gustative ; 3° des fibres sympathiques vasomotrices et sécrétoires.

Le territoire du nerf glosso-pharyngien serait, d'après Zander, à cheval sur le sulcus terminalis de His, et appartiendrait ainsi aux deux ébauches de la langue.

Anastomoses. — Le glosso-pharyngien s'anastomose :

1° Avec le *facial* : *a*) directement par le rameau sensitif du conduit auditif externe; *b*) indirectement par les nerfs pétreux ;

2° Avec le *pneumogastrique*, à sa sortie du crâne ;

3° Avec le *sympathique*, par un filet étendu du ganglion d'Andersch au rameau carotidien du ganglion cervical supérieur.

Signification morphologique. — Le glosso-pharyngien est un nerf mixte. Chez les vertébrés inférieurs, il chemine en avant du troisième arc et se distribue aux muscles qui sont annexés à ce dernier. Chez l'homme, il tend à confondre son territoire avec celui du facial, en l'étendant jusqu'à la première fente.

Dixième paire : **NERF PNEUMOGASTRIQUE** (*N. vagus BNA*).

Préparation. — La dissection du pneumogastrique est longue et difficile. Il est pour ainsi dire impossible de suivre le trajet complexe des différents rameaux de la Xᵉ paire sur une même préparation. L'étudiant pourra cependant étudier sans trop de peine les branches principales sur un nouveau-né où le volume relativement considérable des filets nerveux et l'absence de graisse facilitent beaucoup la dissection.

Pour avoir une préparation d'ensemble de la Xᵉ paire, il faut d'abord découvrir la partie initiale du nerf en réséquant la branche montante du maxillaire et en enlevant la parotide pour disséquer les organes de l'espace stylo-vertébral. Préparer ensuite la région carotidienne et isoler le nerf laryngé supérieur et l'origine des nerfs cardiaques cervicaux. — Enlever les côtes jusqu'au voisinage des apophyses transverses, rejeter le poumon en avant et disséquer la partie médiastinale du nerf, après ablation de la plèvre. On découvre ainsi facilement le plexus pulmonaire et les nerfs cardiaques thoraciques. — Ouvrir l'abdomen, enlever le foie et découvrir la région cœliaque et les ganglions semi-lunaires. En raison de l'asymétrie des deux pneumogastriques droit et gauche, il faut disséquer successivement les deux côtés.

Définition. — Le nerf pneumogastrique, ou nerf vague, est un nerf mixte; il étend son territoire au delà de l'extrémité céphalique, jusqu'aux viscères thoraciques et abdominaux.

Origine apparente. — Interposé au glosso-pharyngien et au spinal, le pneumogastrique émerge du bulbe en arrière de l'olive, dans le sillon collatéral, par 10 ou 15 racines.

Trajet. — Le tronc unique ainsi formé se porte vers le trou déchiré postérieur qu'il traverse pour plonger dans la région cervicale. On le voit alors successivement dans le cou, dans le thorax, puis dans l'abdomen, où il se termine au niveau du plexus solaire.

Ganglions. — Sur son trajet sont placés deux ganglions : le *ganglion jugulaire*, voisin du trou déchiré postérieur; le *ganglion plexiforme*

(*G. nodosum BNA*), sous-jacent au précédent et situé dans l'espace stylo-vertébral.

Rapports. — Ils sont à considérer successivement dans le crâne, dans le trou déchiré postérieur, au niveau du cou, dans le thorax et dans l'abdomen :

I. **Portion intra-cranienne**. — Placé entre le glosso-pharyngien en avant et le spinal en arrière, il partage les rapports de ces nerfs, dans

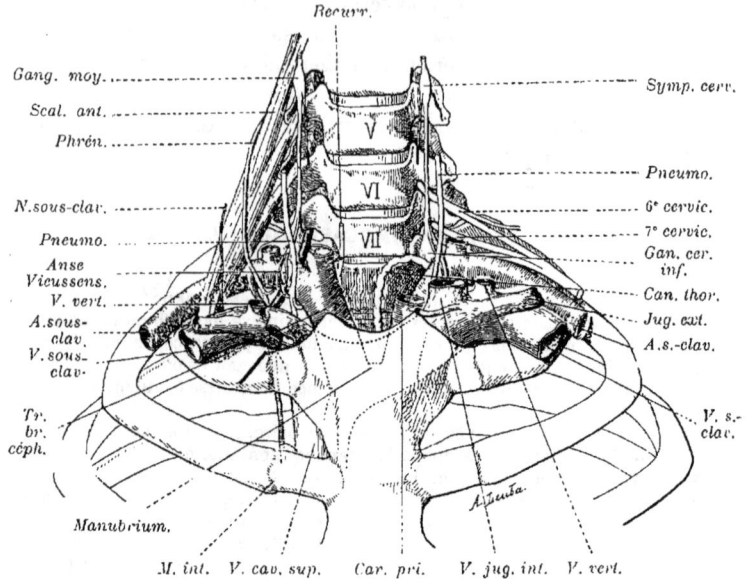

FIG. 613. — Rapports du pneumo-gastrique au niveau de l'orifice supérieur du thorax.

la gouttière qui creuse la face endo-cranienne du tubercule occipital;

II. **Portion intra-pariétale**. — Le nerf occupe la partie interne étroite du trou déchiré postérieur. On trouve en dedans de lui le glosso-pharyngien; en dehors, le spinal, qui le sépare de la veine jugulaire interne. Celle-ci reçoit à ce niveau le sinus pétreux inférieur, qui croise la face antérieure du pneumogastrique;

III. **Portion cervicale**. — On peut la diviser en deux segments :

a) *Dans l'espace stylo-vertébral* (*espace latéro-pharyngien posté-rieur*), le pneumogastrique perd peu à peu ses rapports intimes avec les quatre autres nerfs placés comme lui dans cet espace : le glosso-pharyngien s'écarte de la dixième paire en se portant en avant et en bas; le spinal lui abandonne sa branche interne et, passant en arrière de la jugulaire (ou en avant), se porte en dehors; le grand hypoglosse, d'abord en dedans et en arrière de lui, le croise en arrière et vient contourner la carotide externe; le ganglion cervical supérieur du sympathique, en arrière, le sépare des muscles prévertébraux.

Dans cet espace le nerf possède encore des rapports vasculaires : la carotide interne et la veine jugulaire s'accolent en avant de lui.

b) *Dans la région sterno-mastoïdienne*, le pneumogastrique est placé dans l'angle formé par la carotide et la jugulaire accolées, et est contenu dans la même gaine celluleuse que ces deux vaisseaux. Au niveau de l'apophyse transverse de la sixième cervicale, l'artère thyroïdienne inférieure vient croiser le nerf en arrière.

IV. Portion intra-thoracique. — Dans le thorax, le pneumogastrique occupe le médiastin postérieur :

a) *Au niveau de l'orifice supérieur du thorax*, les rapports varient suivant le côté considéré. *A droite*, le pneumogastrique passe entre la veine sous-clavière qui est en avant et l'artère sous-clavière qui est en arrière. Il émet à ce niveau le nerf récurrent qui va former son anse sous l'artère. Il partage ses rapports avec le phrénique, qui descend en dehors et forme lui aussi une anse anastomotique sous-artérielle allant au ganglion cervical inférieur. En dedans, le sympathique vient former, par plusieurs filets, la partie préartérielle de l'anse de Vieussens. — *A gauche*, le pneumogastrique disparaît dans un quadrilatère formé en avant par la carotide interne, en arrière par l'artère sous-clavière gauche, en dedans par la trachée, et en dehors par la plèvre gauche. Le canal thoracique croise obliquement en dehors le nerf vague ;

b) *Dans le médiastin, au-dessus de la bifurcation de la trachée*, le pneumogastrique droit descend sur le flanc droit de la trachée en arrière du tronc brachio-céphalique et de la veine cave supérieure. Le pneumogastrique gauche croise la face antérieure et gauche de la crosse aortique; il émet le nerf récurrent gauche, qui s'enroule sous la crosse aortique ;

c) *Au niveau de la bifurcation de la trachée*, les deux vagues se dissocient en plexus, qui viennent s'appliquer sur la face postérieure des bronches correspondantes; en arrière ils répondent : à droite, à l'azygos, à gauche, à l'aorte descendante. On trouve à ce niveau les ganglions prétrachéo-bronchiques droits et gauches ;

d) *Au-dessous de la bifurcation de la trachée*, les deux nerfs s'appliquent sur l'œsophage, le droit sur la face postérieure, le gauche, sur la face antérieure, enserrant cet organe dans un véritable réseau nerveux ;

V. Portion abdominale. — Le pneumogastrique gauche, antérieur à l'œsophage, reste antérieur à l'estomac, où il forme le plexus gastrique antérieur.

Le pneumogastrique droit, est placé sur la face postérieure de l'estomac et séparé d'elle par l'arrière-cavité des épiploons. Il suit, en arrière de celle-ci, la face antérieure de l'aorte abdominale et aboutit à la corne interne du ganglion semi-lunaire droit. Avec le grand splanchnique, qui suspend la corne externe de ce ganglion, il forme l' « anse mémorable de Wrisberg ».

Distribution. — Les branches se divisent d'après leur origine, en cervicales, thoraciques et abdominales.

Branches cervicales. — Au niveau du cou, le pneumogastrique fournit : un rameau méningé ; le rameau sensitif du conduit auditif externe ; des nerfs pharyngiens ; les nerfs cardiaques cervicaux ; le nerf laryngé supérieur, et enfin le nerf laryngé inférieur.

1. *Rameau méningé.* — Né du ganglion jugulaire, il entre dans le crâne par le trou déchiré postérieur et se distribue à la dure-mère cérébelleuse.

2. *Rameau sensitif du conduit auditif externe* (Voir facial, p. 944). — Il se détache au-dessous du ganglion jugulaire, pénètre par un canalicule jusqu'au conduit stylo-mastoïdien, et sort par le trou de même nom avec le facial. Il contourne le bord antérieur de la mastoïde, et, perforant le cartilage du pavillon, il se termine dans la peau de la conque et de la moitié postérieure du conduit auditif externe.

3. *Rameaux pharyngiens.* — Les nerfs pharyngiens *supérieur* et *inférieur* naissent du ganglion plexiforme et se portent vers le pharynx où ils s'anastomosent avec les rameaux du glosso-pharyngien et du sympathique : ainsi se constitue le plexus pharyngien, qui assure l'innervation motrice, sensitive et vaso-motrice du pharynx.

4. *Nerfs cardiaques cervicaux ou supérieurs.* — Au nombre de un à trois, ils descendent devant les carotides primitives, et croisent la face antérieure ou gauche de la crosse aortique. Ils aboutissent au plexus cardiaque, où ils s'anastomosent avec les autres nerfs cardiaques du pneumogastrique et au sympathique [1].

5. *Nerf laryngé supérieur.* — Il se détache du pôle inférieur du ganglion plexiforme et s'accole au pharynx. Au-dessus de la grande corne de l'os hyoïde, il se divise en deux branches terminales. Mais, dans son trajet, il a déjà reçu de fines anastomoses du plexus pharyngien et du ganglion cervical supérieur et émis un filet descendant destiné à la glande intercarotidienne.

---

1. *Nerf de Cyon* (*N. depressor* B.N.A). Nerf sensible du cœur, décrit chez le lapin par Ludwig et Cyon, il aurait été retrouvé chez l'homme par Viti. La majorité des auteurs pensent qu'il est représenté par un des nerfs cardiaques cervicaux du pneumogastrique.

Branches terminales. — *a*). La branche inférieure, ou *nerf laryngé externe*, descend verticalement le long de l'insertion thyroïdienne du constricteur-inférieur du pharynx, jusqu'au crico-thyroïdien auquel elle abandonne quelques filets. Elle perfore ensuite la membrane crico-thyroïdienne et se termine dans la muqueuse de la portion sous-glottique du larynx. Dans son trajet, anastomosée au plexus pharyngien, elle a fourni des filets au corps thyroïde et au constricteur inférieur du pharynx;

b) La branche supérieure, accolée d'abord au constricteur moyen,

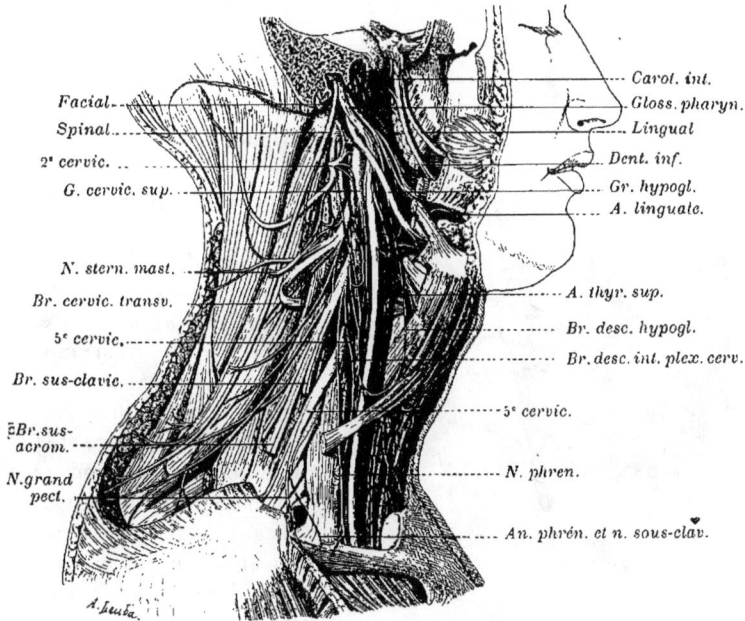

Fig. 614. — Nerfs cardiaques, d'après Hirschfeld.

perfore ensuite la membrane thyro-hyoïdienne avec l'artère laryngée supérieure. Parvenue dans le larynx, elle se divise : en rameaux supérieurs pour la muqueuse de l'épiglotte et de la base de la langue, et en rameaux inférieurs, les uns laryngés pour la muqueuse sus-glottique, et les autres pharyngés pour la muqueuse qui recouvre la face pharyngée des cartilages aryténoïdes et cricoïde.

Un de ces filets anastomosé avec un rameau du récurrent forme l'anse anastomotique de Galien.

6. Nerf laryngé inférieur. — C'est le nerf récurrent qui naît à droite à la base du cou ; à gauche, dans le thorax.

Rapports. — On peut lui considérer deux portions, inférieure et supérieure :

a) *Portion inférieure.* — Elle porte le nom d'anse du récurrent.

A droite, cette portion répond à la face inférieure de la sous-clavière, que contournent plus en dehors l'anse de Vieussens et le rameau anastomotique du phrénique. La convexité de l'anse repose sur le dôme pleural.

A gauche, le nerf récurrent passe sous la crosse aortique. dans le sommet d'un angle formé par la crosse et le ligament artériel. Il croise la face supérieure des veines pulmonaires et de la bronche gauche, et se met en rapport avec les ganglions prétrachéo-bronchiques gauches. Puis le nerf se relève et devient cervical;

b) *Portion supérieure.* — Les deux récurrents, accompagnés par des ganglions lymphatiques, longent alors l'œsophage et la trachée : le droit répond au bord droit de l'œsophage; le gauche est un peu antérieur à cet organe.

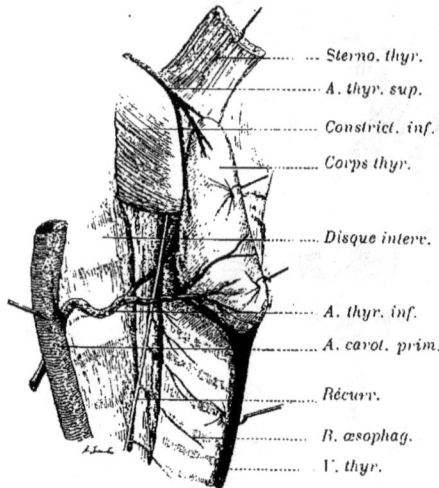

Sterno. thyr.
A. thyr. sup.
Constrict. inf.
Corps thyr.
Disque interv.
A. thyr. inf.
A. carot. prim.
Récurr.
R. œsophag.
V. thyr.

Fig. 615. — Rapports du récurrent et de l'artère thyroïdienne inférieure.

Tous deux frôlent le pôle inférieur des lobes du corps thyroïde et affectent des rapports variables avec l'épanouissement de l'artère thyroïdienne inférieure. Plus haut, les deux nerfs doublent le bord inférieur du constricteur inférieur et s'engagent au-dessous de lui, pour arriver dans la gouttière que forme le cartilage thyroïde avec le tube laryngé. Ils s'épanouissent là en rameaux terminaux.

Distribution. — I. *Rameaux collatéraux.* — Le nerf récurrent fournit :

1° Des rameaux cardiaques (nerfs cardiaques moyens). A droite, ils descendent en avant de la trachée, en arrière du tronc brachio-céphalique et de la crosse aortique, et se terminent dans la partie profonde du plexus cardiaque. A gauche, ils sont courts et aboutissent à la partie superficielle du plexus;

2° Un rameau anastomotique pour le ganglion cervical inférieur ;

3° Des rameaux œsophagiens musculaires et muqueux ;

4° Des rameaux trachéens ;

5° Des rameaux pharyngiens pour le constricteur inférieur.

II. *Rameaux terminaux.* —L'un est anastomotique, les autres musculaires :

1° Le rameau anastomotique forme avec un filet du laryngé supérieur l'anse de Galien ;

2° Les rameaux musculaires sont au nombre de quatre et se perdent dans le crico-aryténoïdien postérieur, l'ary-aryténoïdien, le crico-aryténoïdien latéral ; le quatrième, enfin innerve les thyro-aryténoïdiens externe et interne.

Branches thoraciques. — Dans le thorax, le pneumogastrique fournit des rameaux cardiaques, des rameaux pulmonaires, des rameaux œsophagiens et des rameaux péricardiques.

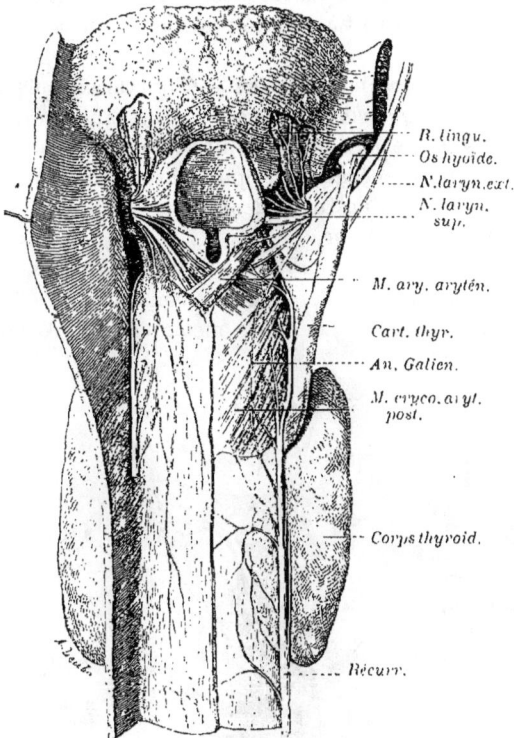

R. lingu.
Os hyoïde.
N. laryn. ext.
N. laryn. sup.
M. ary. aryten.
Cart. thyr.
An. Galien.
M. cryco. aryt. post.
Corps thyroid.
Récurr.

Fig. 616. — Branches terminales du récurrent, d'après Hirschfeld.

1. *Nerfs cardiaques thoraciques ou inférieurs.* — Ils naissent au-dessous du récurrent et leur disposition varie à gauche et à droite. A gauche, ils sont courts et se perdent aussitôt dans le plexus cardiaque. A droite, ils sont longs et descendent derrière l'aorte et devant la trachée, pour aboutir au plan profond du plexus cardiaque.

2. *Rameaux pulmonaires.* — Plusieurs filets anastomosés forment, en arrière des bronches et de la bifurcation trachéale, le plexus pul-

monaire postérieur. Un plexus antérieur est formé au niveau de chaque bronche, par des rameaux issus du récurrent gauche et du tronc du pneumogastrique droit. Ces plexus donnent : des rameaux trachéaux, des rameaux pulmonaires, des rameaux péricardiques et des rameaux œsophagiens.

3. *Rameaux œsophagiens*. — Ce sont des rameaux nés des pneumogastriques pour la portion thoracique de l'œsophage.

4. *Rameaux péricardiques*. — Ils naissent du plexus péri-œsophagien et se portent à la face postérieure du sac péricardique.

Branches abdominales. — Elles varient suivant le côté considéré.

Pneumogastrique gauche. — Il est antérieur, fournit des rameaux à l'œsophage et à la face antérieure de l'estomac, et se termine en : 1° rameaux hépatiques, qui constituent dans le petit épiploon la pars condensa de Toldt; 2° rameaux gastriques, qui forment le plexus gastrique antérieur.

Pneumogastrique droit. — Il fournit quelques rameaux œsophagiens et se termine dans le ganglion semi-lunaire droit, en formant avec le grand splanchnique l'anse mémorable de Wrisberg. Une branche gauche, beaucoup plus grêle, il est vrai, se jette dans le ganglion semi-lunaire gauche et forme avec le grand splanchnique correspondant, une anse homologue et symétrique à l'anse de Wrisberg.

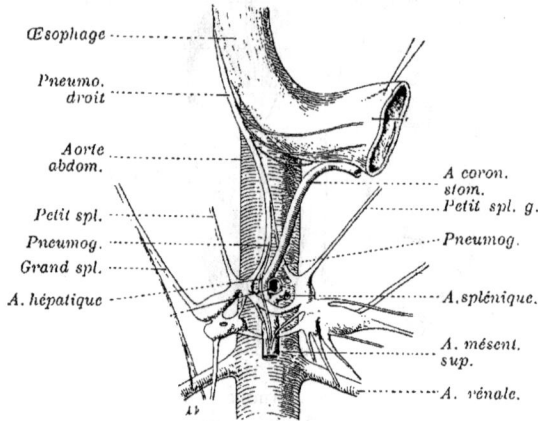

Fig. 617. — Terminaison du pneumogastrique droit, d'après Laignel-Lavastine.

Signification morphologique. — Le pneumogastrique est un nerf mixte, moteur et sensitif. Il se distribue d'une part au tube digestif et à ses dérivés embryologiques, et d'autre part au cœur.

Il appartient aux nerfs craniens dorsaux et en présente tous les caractères : émergence dorso-latérale, distribution aux muscles dérivés des plaques latérales.

Relations du pneumogastrique avec le sympathique. — Ce nerf n'a, contrairement aux autres nerfs crâniens, aucune connexion avec les ganglions du sympathique céphalique. Par contre, il donne la plus importante partie de ses fibres aux ganglions annexés aux branches viscérales du sympathique. Ceux-ci (ganglions de Wrisberg, g. intracardiaques, g. semi-lunaires) constituent les points nodaux de fusion des deux systèmes qui, au delà, sont anatomiquement indistincts.

Onzième paire : **NERF SPINAL** (*N. accessorius BNA*)

Préparation. — Ouvrir]le crâne et enlever la paroi postérieure du segment cervical du canal rachidien pour suivre le trajet de la racine médullaire de la XI⁰ paire. Aborder le nerf à sa sortie du crâne après ablation de la parotide et section des muscles styliens et du digastrique. Suivre la branche externe dans la région carotidienne et sus-claviculaire jusqu'au trapèze. Préparer en même temps le plexus cervical profond.

Définition. — Le nerf spinal est un nerf purement moteur. Il est annexé au pneumogastrique, auquel il abandonne avec sa branche interne, presque la moitié de ses fibres.

Origine apparente. — Les fibres radiculaires du spinal émergent :
a) Les unes du sillon latéral du bulbe, au-dessous de celles du pneumogastrique (*racine bulbaire*).
b) Les autres, de la partie supérieure de la moelle cervicale, au niveau du cordon latéral (*racine médullaire*) : le plus inférieur des filets médullaires répond ordinairement à la 5⁰ paire rachidienne.

Trajet. — Le spinal monte verticalement dans le canal rachidien, pénètre dans]le crâne par le trou occipital et se grossit alors de ses racines bulbaires. Il se porte ensuite en avant, en haut et en dehors, et sort du crâne par le trou déchiré postérieur. Il se divise presque aussitôt en ses deux branches terminales.

Rapports. — Les rapports sont à considérer dans le canal rachidien, au niveau du trou occipital, dans le crâne et au niveau du trou déchiré postérieur.

1⁰ *Dans le canal rachidien.* — La racine médullaire du spinal est verticale et répond : en dedans, au cordon latéral; en dehors, au sac dural; en avant, au ligament dentelé; en arrière, aux quatre premières racines postérieures : elle peut s'accoler même aux deux premières.

2⁰ *Au niveau du trou occipital.* — La racine médullaire du spinal enjambe la première languette du ligament dentelé, puis l'artère vertébrale. Elle répond aussitôt après aux filets radiculaires de l'hypoglosse.

3º *Dans le crâne.* — Les deux racines du spinal réunies croisent en avant le lobule du pneumogastrique, et creusent en arrière du tubercule occipital avec le pneumogastrique et le glosso-pharyngien, la gouttière qui réunit les trois nerfs.

4º *Dans le trou déchiré postérieur.* — Le spinal occupe la partie moyenne de cet orifice, entre la veine jugulaire en dehors et le pneumogastrique en dedans et en avant.

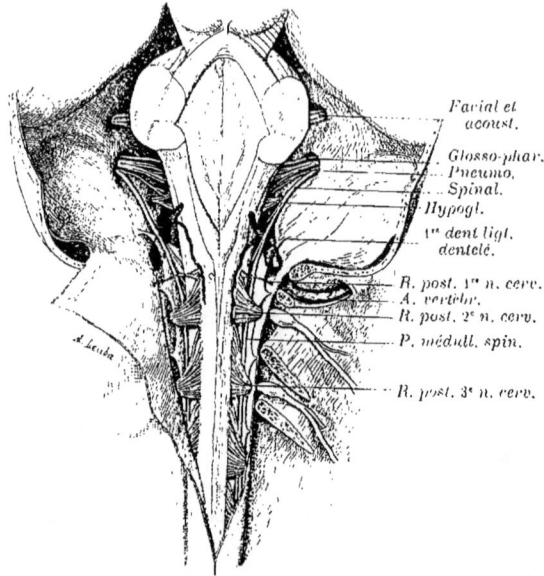

Facial et acoust.
Glosso-phar.
Pneumo.
Spinal.
Hypogl.
1ʳᵉ dent ligt. dentelé.
R. post. 1ʳᵉ n. cerv.
A. vertébr.
R. post. 2ᵉ n. cerv.
P. médull. spin.
R. post. 3ᵉ n. cerv.

A. Leuba

Fig. 618. — Portion médullaire du spinal.

Distribution. — Le spinal se divise en deux branches.

1º La **branche interne**, formée par les filets bulbaires (vago-spinal), se jette dans le ganglion plexiforme du pneumogastrique.

2º La **branche externe**, formée par les filets médullaires, se porte en bas, en arrière et en dehors. Elle répond : en avant, à la jugulaire interne, aux muscles styliens et au digastrique; en arrière, aux apophyses transverses des vertèbres cervicales doublées de leurs muscles.

Elle arrive à la face profonde du sterno-cléido-mastoïdien et perfore son chef profond. Elle apparaît alors dans le creux sus-claviculaire, aborde le bord antérieur du trapèze et s'épuise dans son épaisseur.

1º *Branches sterno-mastoïdiennes.* — Le spinal s'anastomose avec un rameau du 3ᵉ nerf cervical pour innerver le sterno-cléido-mastoïdien. Tantôt il forme avec ce rameau une arcade d'où naissent les filets musculaires (Maubrac); tantôt, les deux nerfs fournissent isolément à chacun des chefs du muscle.

2º *Branches trapéziennes.* — Le spinal s'anastomose d'une façon analogue avec des rameaux des 3ᵉ, 4ᵉ et 5ᵉ nerfs cervicaux, pour innerver le trapèze.

Anastomoses. — Ces anastomoses se font, nous l'avons vu :

1° Avec le pneumogastrique, par la branche interne.

2° Avec les nerfs cervicaux, dans le sterno-cléido-mastoïdien et le trapèze.

3° Avec les deux premières racines cervicales postérieures. Ces dernières anastomoses, qui peuvent varier dans leur disposition, s'expliquent par un accolement temporaire des fibres du système radiculaire pos-

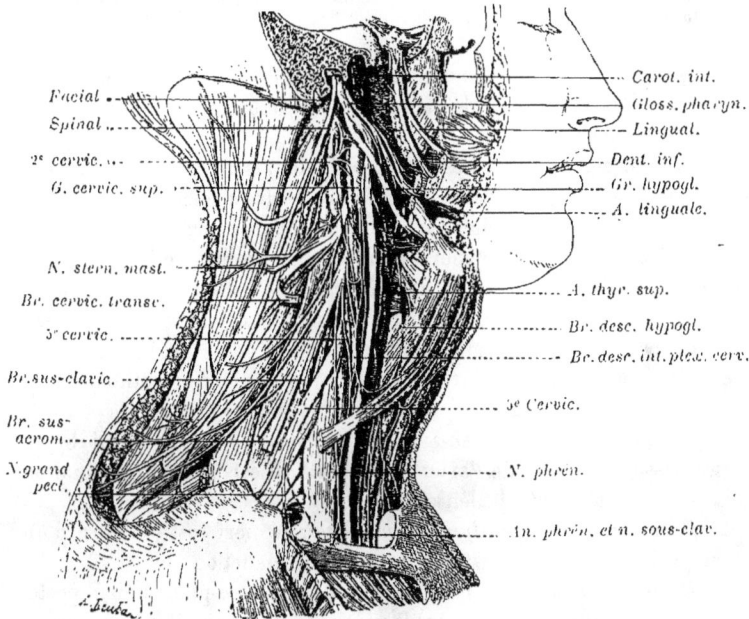

Fig. 619. — Plexus cervical profond (d'après Hirschfeld).

Outre le plexus cervical profond, cette figure montre la branche externe du spinal et l'origine du plexus brachial.

térieur au tronc du spinal, dont elles empruntent momentanément le trajet.

Ganglions du spinal. — On a décrit des ganglions dans la portion rachidienne du spinal : ceux-ci, tantôt appartiennent aux racines cervicales postérieures, tantôt sont annexés à des fibres sensitives erratiques, empruntant anormalement le trajet du spinal.

Signification morphologique. — Le spinal est un nerf moteur, qui appartient néanmoins aux nerfs encéphaliques dorsaux. On doit le considérer comme une annexe du pneumogastrique (vago-spinal).

Douzième paire : **GRAND HYPOGLOSSE** (*N. hypoglossus BNA*)

Préparation. — Réséquer la moitié correspondante du maxillaire inférieur. Enlever la parotide en conservant la carotide externe, isoler le nerf dans l'espace stylo-vertébral, puis le suivre dans la région sterno-mastoïdienne. — Suivre avec soin dans cette dernière, la branche descendante et ses anastomoses avec le plexus cervical. Disséquer ensuite la partie terminale de la XIIe paire sur la face latérale de la langue.

Définition. — Le grand hypoglosse est un nerf purement moteur ; il se distribue aux muscles de la langue, au muscle génio-hyoïdien et aux muscles sous-hyoïdiens.

Origine apparente. — Les fibres radiculaires du grand hypoglosse émergent du sillon préolivaire, au nombre de dix à seize.

Trajet et division. — Les filets radiculaires convergent vers le trou condylien antérieur, et forment dans l'étage postérieur du crâne, la première portion du nerf. La deuxième portion du grand hypoglosse traverse le canal condylien antérieur. A sa sortie du crâne, le nerf décrit une courbe dont la concavité regarde en haut et en avant, et occupe successivement l'espace latéro-pharyngien, la région carotidienne, et la région sus-hyoïdienne.

Rapports. — 1° *Au niveau de l'étage postérieur*, le grand hypoglosse passe en arrière de l'artère vertébrale. Il est séparé du spinal en dehors, par l'artère cérébelleuse inférieure.

2° *Dans le canal condylien antérieur*, le nerf est entouré d'un plexus veineux qui lui constitue une sorte de manchon.

3° *Dans l'espace stylo-vertébral* (espace latéro-pharyngien postérieur), le nerf est appliqué contre la colonne vertébrale : il est par conséquent postérieur et interne aux vaisseaux et nerfs de l'espace. Puis il se porte en bas, en avant et en dehors et vient croiser obliquement la face externe de la carotide interne, du glosso-pharyngien et du pneumogastrique, laissant en dehors la jugulaire interne.

4° Il débouche alors dans la *région carotidienne* où il contourne la carotide externe au niveau de l'origine de l'artère occipitale : il constitue un point de repère important dans la ligature de la carotide.

5° Dans la *région sus-hyoïdienne*, le grand hypoglosse est appliqué contre le muscle hyo-glosse qui le sépare de l'artère linguale, il est recouvert par la glande sous-maxillaire et les plans superficiels du cou.

Le nerf passe alors sous les tendons du stylo-hyoïdien et du digastrique, et forme en avant d'eux le bord supérieur du triangle antérieur de l'artère linguale. Enfin il disparaît au-dessous du mylo-hyoïdien.

Distribution. — Le grand hypoglosse donne des branches collatérales et des branches terminales.

I. Branches collatérales. — On en compte sept : un rameau méningé, des rameaux vasculaires, la branche descendante, le nerf du stylo-hyoïdien, le nerf de l'hyo-glosse, le nerf du stylo-glosse et le nerf du génio-hyoïdien.

1° *Rameau méningé*. — Il naît dans le canal condylien antérieur et

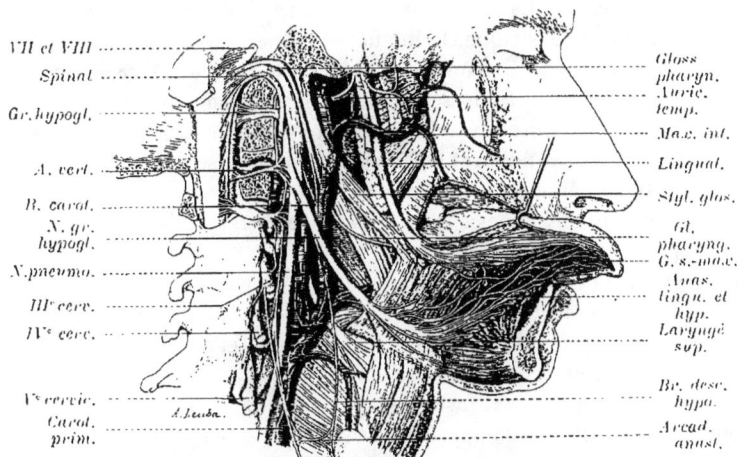

FIG. 620. — Le grand hypoglosse, d'après Hirschfeld.

y chemine pour rentrer dans le crâne par un trajet récurrent. Il se distribue aux sinus voisins et au diploé de l'occipital.

2° *Rameaux vasculaires*. — Ils se perdent sur la carotide interne.

3° *Branche descendante*. — Cette branche prolonge le tronc du nerf quand il décrit sa courbe : elle se porte alors verticalement en avant de la carotide primitive et se recourbe en dehors pour s'anastomoser sur la veine jugulaire interne avec la branche descendante interne du plexus cervical. De la convexité de l'anse ainsi formée se détachent des rameaux pour l'omo-hyoïdien, le sterno-thyroïdien et le sterno-cléido-hyoïdien.

4° *Nerf du thyro-hyoïdien*. — Il naît de l'hypoglosse un peu avant que ce nerf n'atteigne l'hyo-glosse. Il se porte en bas et en avant et pénètre le muscle auquel il est destiné.

5° *Nerf de l'hyo-glosse*. — Plusieurs filets naissent du nerf hypoglosse au sommet où celui-ci croise le muscle.

6° *Nerf du stylo-glosse*. — Ce nerf se porte en haut et en arrière et pénètre dans la partie inférieure du stylo-glosse.

7° *Nerf du génio-hyoïdien*. — Né en avant de l'hyo-glosse, ce nerf se porte en bas et en avant, et se perd dans le génio-hyoïdien.

II. Branches terminales. — Les filets terminaux du grand hypoglosse naissent au moment où le nerf double le bord antérieur du muscle hyo-glosse. Appliqués avec les vaisseaux ranins contre le génioglosse, ils s'anastomosent entre eux et disparaissent dans l'épaisseur des muscles de la langue.

Anastomoses. — La douzième paire s'anastomose : avec le sympathique, le pneumogastrique, le lingual et les nerfs cervicaux.

Les trois premières anastomoses nous sont connues. Avec les nerfs cervicaux, le grand hypoglosse s'unit par deux anastomoses.

1) L'une, supérieure, unit les deux premières paires cervicales au grand hypoglosse, au-devant de l'apophyse transverse de l'axis.

2) L'autre, inférieure, est formée par l'union en anse de la branche descendante, de l'hypoglosse et de la branche correspondante du plexus cervical.

Signification morphologique. — Le grand hypoglosse est un nerf exclusivement moteur. Il appartient aux nerfs encéphaliques ventraux. Comme eux, il présente une émergence ventrale et se distribue à des muscles dérivés des somites céphaliques.

Il paraît formé de la fusion de trois racines ventrales. — Des recherches d'anatomie comparée et d'embryologie ont permis de retrouver les racines postérieures de ce nerf et les ganglions correspondants. Chez l'homme, on constate une régression de ces racines postérieures et leur persistance est exceptionnelle. Cette régression s'étend souvent au premier nerf cervical.

SYMPATHIQUE CÉPHALIQUE.

Le sympathique céphalique est essentiellement formé par les trois ganglions ophtalmique, sphéno-palatin et otique, et par leurs nerfs efférents et afférents.

Rauber défend cette conception d'un sympathique céphalique par des raisons d'ordre macroscopique. Retzius, Apolant, Lenhossek, etc., lui donnent, au moins pour les ganglions ophtalmique et sphéno palatin, l'appui des constatations histologiques.

Disposition générale. — Comme au sympathique du tronc, on peut considérer au sympathique céphalique une partie centrale et une partie périphérique.

1. La partie centrale comprend les trois ganglions, et leurs rami communicantes, connus sous le nom de racines.

2. La partie périphérique est formée par les nerfs efférents des trois centres ganglionnaires. A cette partie périphérique sont annexés de nou-

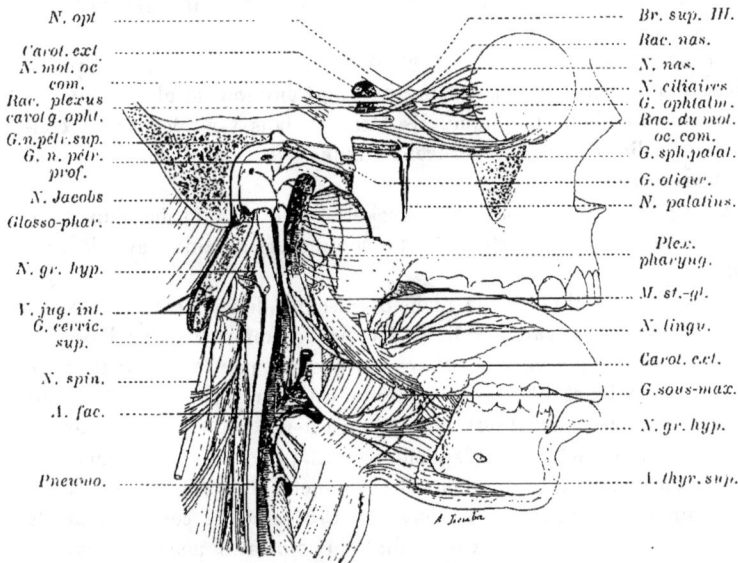

N. opt	*Br. sup. III.*
	Rac. nas.
Carot. ext.	*N. nas.*
N. mot. oc.	
com.	*N. ciliaires.*
Rac. plexus	*G. ophtalm.*
carot g. opht.	*Rac. du mot.*
G.n.pétr.sup.	*oc. com.*
G. n. pétr.	*G. sph.palat.*
prof.	
N. Jacobs	*G. otiqu°.*
Glosso-phar.	*N. palatins.*
	Plex.
N. gr. hyp.	*pharyng.*
V. jug. int.	*M. st.-gl.*
G. cervic.	
sup.	*N. lingu.*
	Carot. ext.
N. spin.	*G.sous-max.*
A. fac.	*N. gr. hyp.*
Pneumo.	*A. thyr. sup.*

A. Jacubs

FIG. 621. — Vue d'ensemble du sympathique céphalique.
Le sympathique est en blanc.

veaux ganglions : ce sont les amas ganglionnaires des nerfs ciliaires, les ganglions sous-maxillaire et sublingual.

Ganglion ophtalmique (Schacher). — En forme de quadrilatère. de un ou deux millimètres, de côté, il est appliqué sur la face externe du nerf optique.

Rameaux af-férents ou ra-cines. — Ils sont au nombre de trois.

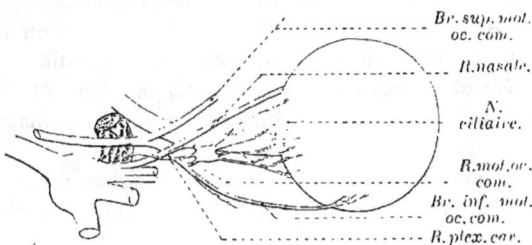

Br. sup. mot.
oc. com.
R.nasale.
N.
ciliaire.
R.mot.oc.
com.
Br. inf. mot.
oc. com.
R.plex. car.

FIG. 622. — Ganglion ophtalmique.

a) Le rameau du moteur oculaire commun aboutit à l'angle postéro-inférieur du ganglion : c'est la racine courte ou grosse racine encore improprement appelée racine motrice.

b) Le rameau du nasal se jette dans l'angle postéro-supérieur du ganglion. On l'appelle racine longue ou grêle, ou improprement ra-. cine sensitive.

c) Le rameau du plexus caverneux forme la racine sympathique des auteurs.

Rameaux efférents. — Ils constituent les nerfs ciliaires, qui se divisent et abordent, au nombre de vingt environ, le globe oculaire, en entourant le nerf optique. Ils forment dans l'œil les plexus choroïdien, ciliaire, irien et cornéen, auxquels ils se distribuent suivant les territoires.

Ganglion sphéno-palatin (Meckel). — Il a la forme d'un cône dont l'axe est antéro-postérieur. Le sommet se continue avec le nerf vidien.

Situation. — Il occupe la niche osseuse que forme l'extrémité antérieure évasée du canal vidien. La partie antérieure, de l'arrière-fond de la fosse ptérygo-maxillaire est occupée par la terminaison de l'artère maxillaire interne. Le ganglion est interne par rapport au nerf maxillaire supérieur. Il est suspendu au nerf par un véritable plexus, sur lequel se détache le nerf sphéno-palatin qui se place tantôt en avant tantôt en dehors du ganglion : il est seulement contigu à ce dernier.

Rameaux afférents, ou racines. — Ces rameaux comprennent le nerf vidien, et les rameaux issus du sphéno-palatin pour le ganglion.

1. Nerf vidien. Ce nerf est formé de la réunion du grand nerf pétreux superficiel, branche du facial ; du grand nerf pétreux profond, branche du glosso-pharyngien, et d'un filet sympathique du plexus carotidien. constitué en un tronc, il traverse le canal vidien et se termine au sommet du ganglion.

2. Fibres du nerf sphéno-palatin. — Elles émanent de ce nerf au moment où il prend contact avec le ganglion.

Rameaux efférents. — Le ganglion envoie un certain nombre de filets aux branches terminales du sphéno-palatin.

Ganglion otique (Arnold). — Ce ganglion a la forme d'un nodule appliqué contre la face interne du nerf maxillaire inférieur, à sa sortie du trou ovale.

Situation. — La face externe du ganglion est contiguë à la portion cartilagineuse de la trompe. En arrière, monte l'artère méningée moyenne.

Rameaux afférents ou racines. — Ils sont au nombre de quatre. Ce sont : 1° le petit nerf pétreux superficiel du facial ; 2° le petit nerf pétreux profond du glosso-pharyngien ; 3° des filets émanés du maxillaire inférieur ; 4° un filet sympathique, issu du plexus de l'artère méningée moyenne.

Rameaux efférents. — Le ganglion émet des rameaux qui vont se

jeter dans. les nerfs voisins. Ce sont : 1º des filets pour les racines
du nerf auriculo-tem-
poral ; 2º des filets
pour la corde du
tympan ; 3º une anas-
tomose pour le ra-
meau méningé du
maxillaire inférieur ;
4º un filet pour le
nerf buccal ; 5º trois
filets pour les nerfs
du ptérygoïdien in-
terne, du péristaphylin
externe, et du muscle
interne du marteau.

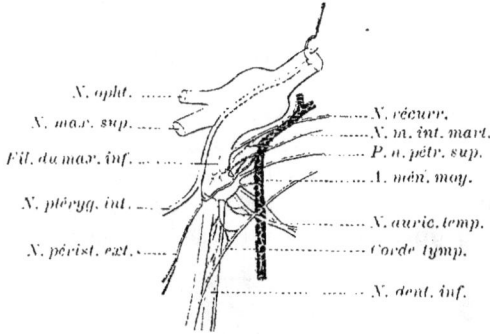

Fig. 623. — Le ganglion otique et ses branches
vus par leur face interne.

**Ganglion sous-
maxillaire**. — Ce ganglion est situé au-dessous de la portion horizontale du nerf lingual. Il a la forme d'un triangle à base supérieure.
Sa face profonde répond au muscle hyo-glosse.

Rameaux afférents. — Ils se détachent du lingual et forment un
plexus au-dessus du ganglion. Un filet sympathique lui vient du plexus
de l'artère faciale.

Rameaux efférents. — Ils se détachent du sommet inférieur et se
distribuent à la glande sous-maxillaire.

Ganglion sublingual (Blandin). Ce ganglion est placé entre la
face interne du maxillaire et la face externe de la glande sublinguale.
Il est situé au niveau du nerf sublingual que le lingual fournit à la
glande.

Le nerf sublingual par ses filets terminaux réunis en plexus forme
les rameaux afférents. Les rameaux efférents se terminent dans
la glande sublinguale.

NERFS RACHIDIENS[1]

CONSIDÉRATIONS GÉNÉRALES

Définition. — Les *nerfs rachidiens* sont les nerfs qui sortent du canal vertébral par les trous de conjugaison ou leurs équivalents.

Nombre. — Ils sont au nombre de 31 paires : 8 cervicales, 12 dorsales, 5 lombaires, 5 sacrées et 1 paire coccygienne.

Origine. — Ils naissent de la moelle par deux racines, l'une antérieure, l'autre postérieure, qui se fusionnent en un tronc unique au moment où elles s'engagent dans le trou de conjugaison.

Les racines postérieures sont plus volumineuses que les antérieures et présentent à leur extrémité externe un renflement ovoïde : le ganglion rachidien (racines *ganglionnaires*).

a) *Origine réelle*.

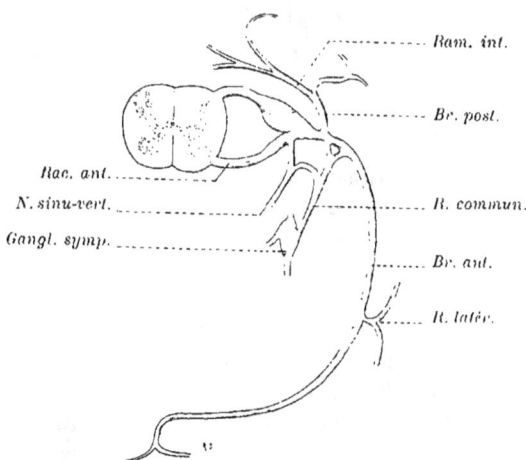

Ram. int.
Br. post.
Rac. ant.
N. sinu-vert.
Gangl. symp.
R. commun.
Br. ant.
R. latér.

Fig. 624. — Disposition schématique d'un nerf rachidien.

Constitution du nerf mixte aux dépens des racines antérieure et postérieure. Sa division en deux branches, l'une antérieure, l'autre postérieure.

— Les racines antérieures sont constituées par les cylindraxes émanés des cellules radiculaires des cornes antérieures (neurones moteurs); les racines postérieures, par les cylindraxes cellulifuges et centripètes émis par les cellules du ganglion rachidien (neurones sensitifs). Il est donc exact de dire que la racine antérieure sort de la moelle, son origine est intra-médullaire, et que la racine postérieure y pénètre, son origine étant périphérique.

La première est motrice, la seconde est sensitive, mais non pas exclusivement. Il existe, en effet, dans la racine antérieure quelques fibres à conduction sensitive, que l'on reconnaît en excitant le bout péri-

---

1. Le chapitre « Nerfs Rachidiens » a été rédigé dans le *Traité d'Anatomie humaine*, par M. le Dr A. Soulié.

phérique d'une racine antérieure sectionnée. Elles proviennent des cellules du ganglion rachidien, soit à l'état de prolongements protoplasmiques, soit comme collatérales d'un prolongement nerveux. Par elles s'expliquent les phénomènes de *sensibilité récurrente* observés par Magendie. On sait, d'autre part, que la racine postérieure possède quelques fibres motrices fournies par des cellules situées à la base de la corne antérieure. On leur a attribué récemment une fonction vasomotrice.

b) *Origine apparente* ou *Emergence*. — Les racines antérieures émergent de la moelle au niveau du sillon collatéral antérieur, sous forme d'un faisceau de fibres assez bien groupées entre elles et séparées des racines antérieures situées au-dessus ou au-dessous par un intervalle très net.

Il n'en est pas ainsi pour les racines postérieures qui s'étalent dans le sens vertical et abordent le sillon collatéral postérieur par une ligne d'implantation assez haute.

Trajet. — Dans leur trajet extra-médullaire les racines rachidiennes, ordinairement indépendantes, se rendent vers le trou de conjugaison correspondant en suivant une direction transversale pour la 1re paire, mais de plus en plus oblique à mesure que l'on considère un nerf situé plus bas. Cette inclinaison est telle que les racines cervicales descendent de la hauteur d'une vertèbre, les racines dorsales de la hauteur de deux vertèbres, que les racines lombaires et sacrées sont presque verticales et forment au-dessous du cône terminal et autour du ligament coccygien un paquet de cordons nerveux auquel on donne le nom de *queue de cheval*.

En conséquence la longueur des racines, dans leur parcours intrarachidien, augmente de haut en bas d'une façon sensible. Cette disposition est le résultat de l'accroissement inégal de la moelle et du canal osseux, pendant la période fœtale, inégalité qui produit l'ascension apparente de la moelle et de ses racines.

Rapports avec les méninges. — Les racines antérieures et postérieures, incomplètement séparées par le ligament dentelé, traversent l'espace sous-arachnoïdien, puis l'espace sous-dural, enveloppées d'une gaine piale et arachnoïdienne. Elles atteignent, non encore fusionnées, la dure-mère qu'elles perforent par un trou indépendant, et chacune d'elles s'entoure d'une gaine durale qui l'accompagne jusqu'à la constitution du nerf mixte. Ces gaines, fort longues dans la région sacrée au-dessous du cône dural, sont fixées par des trousseaux fibreux au périoste du trou de conjugaison.

Ganglion rachidien. — Nous avons dit qu'avant de se fusionner avec la racine antérieure, la racine postérieure présente un renflement appelé ganglion rachidien ou spinal.

Ces ganglions de forme ovoïde, longs de 1 centimètre en moyenne, occupent les trous de conjugaison, où ils sont entourés par des plexus veineux et de la graisse; le premier ganglion cervical et les ganglions sacrés font seuls exception, ces derniers sont logés dans le canal vertébral. Ils sont au nombre de 31 comme les nerfs rachidiens; toutefois le dernier ou ganglion coccygien est inconstant.

Chacun d'eux est un petit centre nerveux et se compose : 1° d'une charpente conjonctive, sans névroglie, qui forme une gaîne extérieure et émet des cloisons vasculaires; — 2° de cellules nerveuses ganglionnaires. Celles-ci, disposées en groupes et abondantes surtout à la périphérie, ont une forme sphérique; elles sont enveloppées d'une capsule endothéliale. Chez l'embryon humain et chez les vertébrés inférieurs, elles sont du type bipolaire; mais de bonne heure, chez l'homme, le rapprochement des deux pôles donne lieu à une forme unipolaire, au moins en apparence, car dans ce pôle et ce prolongement unique, qui va plus loin se bifurquer en T (cellules en T), passent les cylindraxes des deux prolongements primitifs. Une de ces branches, assimilée à un prolongement protoplasmique, arrive de la périphérie, peau, muqueuses, etc., et apporte à la cellule l'impression sensitive extérieure; l'autre, véritable prolongement nerveux, sort de la cellule et se dirige vers la moelle, constituant ainsi la racine postérieure. Celle-ci est donc cellulifuge et centripète. (Voyez les figures des racines à l'article Moelle.)

Outre ces cellules ganglionnaires, élément fondamental, et leurs fibres, on trouve encore dans le ganglion rachidien : de rares fibres motrices issues de la moelle et qui vont au sympathique, — des fibres venues des ganglions sympathiques et qui se mettent en contact avec les cellules en T. — peut-être aussi des cellules d'association, qui relieraient le ganglion rachidien au ganglion sympathique.

Troncs radiculaires ou nerfs mixtes. — Les nerfs mixtes ainsi formés par la fusion des racines antérieures et postérieures sont au nombre de 31 paires.

Leur volume varie suivant le nerf envisagé; leur diamètre atteint en moyenne 6 à 8 millimètres, il peut s'élever à 1 centimètre (5ᵉ lombaire) et descendre au-dessous de 1 millimètre (nerf coccygien).

A la sortie du trou de conjugaison, le nerf mixte se divise en deux branches : l'une antérieure, l'autre postérieure. Mais auparavant il fournit (fig. 624) :

1° Un petit filet nerveux qui présente un trajet fort remarquable : c'est le nerf *sinu-vertébral*. Il pénètre dans le trou de conjugaison en passant en avant des racines antérieures. Arrivé dans le canal vertébral il se bifurque en deux rameaux, ascendant et descendant, qui s'anastomosent avec les filets homologues situés au-dessus ou au-dessous et décrivent ainsi des anses d'où se détachent de fins ramuscules pour les vertèbres, les méninges et les vaisseaux;

2° Un rameau anastomotique destiné au cordon sympathique. Il est connu depuis Haller sous le nom de *rameau communicant*.

BRANCHES POSTÉRIEURES DES NERFS RACHIDIENS

Préparation. — *a) Nerfs occipitaux.* — Coucher le sujet sur le ventre, un billot sous la poitrine, la tête pendante et fixée. Mener trois incisions : l'une, médiane, du sommet de la tête à la vertèbre proéminente (7ᵉ cervicale); une autre, oblique, de l'extrémité supérieure de la première au pavillon de l'oreille; une troisième, transversale, qui suit en bas la racine du cou. Enlever soigneusement la peau en allant de bas en haut où elle devient très adhérente. Chercher près de la ligne médiane, sous la protubérance occipitale externe, l'émergence du rameau ascendant de la 3ᵉ cervicale et un peu en dehors celle du grand nerf occipital. Au-dessous sectionner le trapèze. Suivre les nerfs jusqu'aux points où ils traversent le grand complexus et couper ce muscle au-dessous. On aura sous les yeux la couche profonde et le 1ᵉʳ nerf occipital qui passe dans le triangle limité par le grand droit postérieur, le petit et le grand oblique.

b) L'étude des autres branches postérieures est facile. Conserver les perforants et suivre les rameaux qui les donnent dans les interstices musculaires. Pour cela, détacher la peau de dedans en dehors, puis les grands muscles larges, g. dorsal, trapèze, rhomboïde, et chercher l'interstice qui sépare le transversaire épineux du long dorsal.

Les branches postérieures sont des nerfs mixtes destinés aux masses musculaires de la nuque, du dos et des lombes et aux téguments qui recouvrent ces régions. Cependant le territoire sensitif des branches postérieures est plus vaste que le territoire musculaire; il s'étend en haut jusqu'au vertex, en bas jusqu'au coccyx, sur les côtés jusqu'à la racine des membres.

Les branches postérieures, à l'exception de la 1ʳᵉ et de la 2ᵉ, sont plus petites que les branches antérieures.

Leur direction est ascendante pour les deux premières, à peu près transversale pour la troisième et descendante pour les autres. L'inclinaison en bas s'accentue à partir des nerfs dorsaux inférieurs et des nerfs lombaires; les nerfs sacrés sont presque verticaux.

Dès qu'ils se sont constitués en troncs distincts, ces nerfs se dirigent en arrière, passent entre les apophyses transverses et se divisent en deux rameaux qui s'insinuent dans les espaces celluleux séparant les muscles des gouttières vertébrales. Le rameau externe est surtout moteur, il se perd dans les muscles; l'interne, surtout sensitif, perfore l'aponévrose, s'infléchit en dehors et se distribue à la peau.

On signale enfin sur leur trajet l'existence inconstante de petits ganglions *aberrants*, que l'on trouve surtout au niveau des branches cervicales et dorsales.

Suivant la région où elles se rendent, on répartit les branches postérieures des nerfs rachidiens en quatre groupes : branches cervicales, branches dorsales ou thoraciques, branches lombaires, branches sacrées et coccygienne.

I. Branches cervicales. — Elles sont au nombre de 8 : la première passant entre l'occipital et l'atlas, la 8e entre la 7e vertèbre cervicale et la 1re dorsale.

Les trois premières, que certains auteurs désignent sous le nom de nerfs occipitaux, méritent une description spéciale.

a) Branche postérieure du 1er nerf cervical (nerf sous-occipital). — Le 1er nerf cervical sort du canal rachidien avec l'artère vertébrale, se place dans la gouttière de l'arc postérieur de l'atlas, et, presque aussitôt, se divise en ses deux branches antérieure et postérieure. Celle-ci s'éloigne de l'artère, se porte en arrière et en dehors, traverse le ligament occipito-atloïdien et s'épanouit en de nombreux rameaux au centre du triangle délimité par le grand droit postérieur, le petit oblique et le grand oblique. L'un de ces rameaux est destiné à l'articulation occipito-atloïdienne ; un autre est anastomotique, il passe en avant ou en arrière du grand oblique pour s'unir à un filet ascendant du 2e nerf occipital. Toutes les autres branches de distribution sont musculaires et vont : en dedans, au grand droit et au petit droit postérieurs, en dehors au petit oblique ; en bas, au grand oblique et en arrière, au grand complexus. Le 1er nerf cervical est le seul qui soit exclusivement musculaire ; tous les autres sont mixtes, c'est-à-dire musculo-cutanés.

b) Branche postérieure du 2e nerf cervical (grand nerf occipital). — Pour sortir du canal vertébral, la 2e paire rachidienne passe entre l'atlas et l'axis. Sa branche postérieure est très volumineuse : d'où le nom de *grand nerf occipital* d'Arnold qui lui a été donné. Elle se dirige en dehors et en arrière vers le bord inférieur du grand oblique, autour duquel elle s'infléchit pour devenir ascendante. Oblique en dedans, elle monte sur la face postérieure du grand oblique ; elle traverse successivement et à des hauteurs différentes le grand complexus, puis le trapèze, ce dernier à 2 centimètres environ en dehors et au-dessous de la protubérance occipitale externe. Devenue sous-cutanée, elle s'épanouit en un grand nombre de rameaux divergents, qui s'appliquent à la surface de l'aponévrose épicranienne et se croisent avec les branches de l'artère occipitale. Ces rameaux se distribuent à toute la partie postérieure du cuir chevelu, jusqu'au sommet de la tête.

Au niveau de sa courbe contre le bord inférieur du grand oblique, le grand nerf occipital abandonne un rameau anastomotique ascendant au nerf sous-occipital, et un rameau descendant destiné à s'unir à la branche postérieure du 3ᵉ nerf cervical. Sensitif par ses rameaux terminaux, il est moteur par ses rameaux collatéraux, qu'il fournit aux

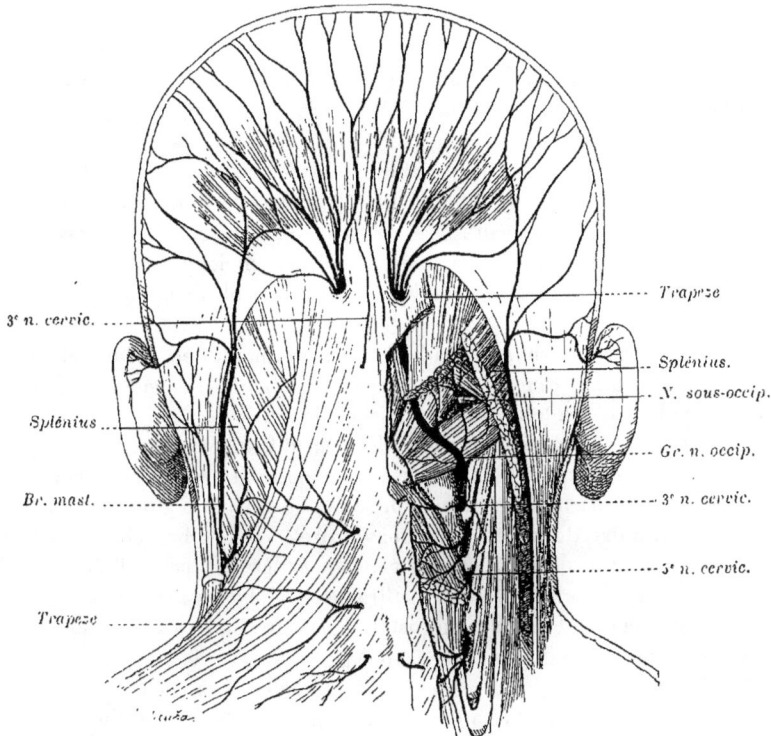

FIG. 625. — Branches postérieures des nerfs cervicaux. Nerfs occipitaux (d'après Hirschfeld).

Le 1ᵉʳ nerf cervical ou n. sous-occipital sort au-dessous de l'a. vertébrale, au-dessus de l'atlas. — Le 2ᵉ ou grand n. occipital sort entre l'atlas et l'axis, au-dessous du m. grand oblique. — Près de la ligne médiane, le plexus cervical postérieur.

muscles grand oblique, grand complexus et trapèze. Il concourt à la formation du plexus cervical postérieur.

c) *Branche postérieure du 3ᵉ nerf cervical.* — Cette branche, qui sort entre l'axis et la troisième cervicale, est remarquable par un long *rameau ascendant* ou *occipital*, qui va à la peau de la région occipitale, près de la ligne médiane. Elle possède aussi un court rameau cutané *horizontal*, et une anastomose avec le grand nerf occipital.

Plexus cervical postérieur. — On appelle ainsi un plexus formé par l'anastomose en arcade des trois premières paires cervicales et par les rameaux nombreux qui naissent de la convexité de ces arcades ; il est situé sous le grand complexus et fournit aux muscles voisins.

d) *Branches postérieures des* 4e, 5e, 6e, 7e *et* 8e *nerfs cervicaux*. — Le parcours et la distribution de ces branches postérieures sont identiques. Les nerfs rachidiens qui les fournissent se divisent à la sortie du trou de conjugaison et tandis que la branche antérieure continue en dehors la direction du tronc radiculaire, la branche postérieure se porte brusquement en arrière, passe entre les apophyses transverses correspondantes, suit un trajet oblique en dedans et en arrière, dans l'interstice qui sépare le transversaire épineux et le grand complexus, et se divise en deux rameaux :

1° Le rameau externe, musculaire, s'infléchit en dehors et en arrière et donne des filets au transversaire épineux, au splénius, au grand et au petit complexus ;

2° Le rameau interne, musculo-cutané, est oblique en dedans et en arrière comme la branche postérieure d'où il vient. Il envoie des filets aux muscles qu'il côtoie, traverse le splénius et le trapèze, et, devenu sous-cutané, se termine par deux filets sensitifs qui ont une direction inverse : l'un d'eux, le plus important se porte assez loin en dehors ; l'autre assez court innerve la peau de la nuque dans la région médiane.

II. Branches dorsales ou thoraciques. — Les branches postérieures des nerfs dorsaux, se dirigent en arrière et passent dans le trou de conjugaison postérieur, entre les apophyses transverses, en dedans du ligament transverso-costal supérieur. Fait caractéristique : elles se divisent aussitôt en deux rameaux :

1° Le rameau externe, *musculaire*, est oblique en dehors ; il se distribue au long dorsal et au sacro-lombaire entre lesquels il chemine ;

2° Le rameau interne, *musculo-cutané*, passe, oblique en dedans, entre le long dorsal et le transversaire épineux, donne des filets à ce dernier muscle et à l'interépineux, traverse les insertions du trapèze en haut, du grand dorsal en bas et se divise en ses deux branches terminales : l'une d'elles s'infléchit en dehors et décrit parfois un assez long trajet, l'autre se porte en dedans, destinée aux téguments qui recouvrent les apophyses épineuses dorsales.

Telle est la disposition typique des 8 premiers nerfs ; les autres ressemblent aux nerfs lombaires.

III. Branches lombaires. — Les 4 dernières branches postérieures dorsales et les 3 premières lombaires présentent un type simplifié, par la disparition du rameau interne. Le rameau externe seul persistant est musculo-cutané. — Les 4ᵉ et 5ᵉ branches lombaires, très grêles, se perdent dans les muscles de la masse commune.

Les filets cutanés des premiers nerfs lombaires descendent jusque sur la fesse, et forment des nerfs fessiers sous-cutanés ou fessiers supérieurs.

IV. **Branches sacrées et coccygienne.** — Ces branches, d'un volume très réduit, émergent du canal sacré par les trous sacrés postérieurs, s'anastomosent en arcades sur les lames du sacrum et constituent ainsi le plexus sacré postérieur d'où naissent de fins rameaux : les uns vont en dedans se distribuer aux muscles qui s'insèrent à la crête sacrée, les autres en dehors innerver la région moyenne de la fesse, en traversant le grand fessier.

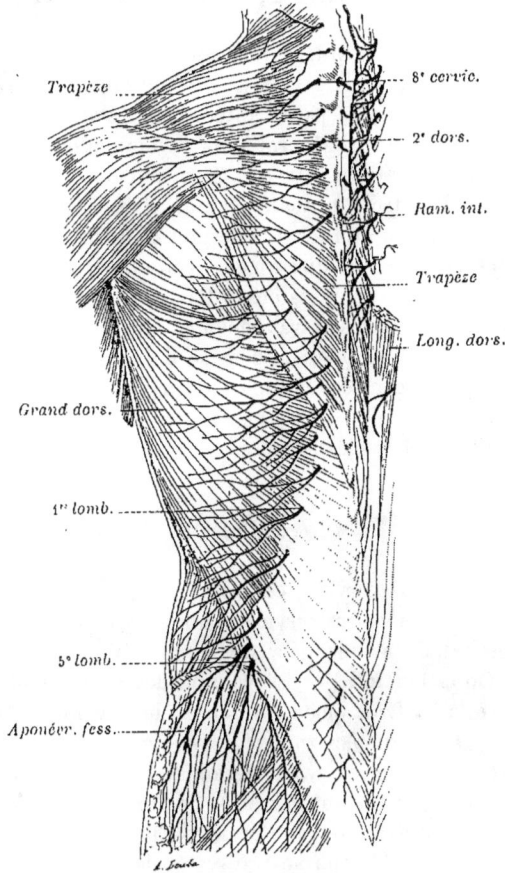

Fig. 626. — Branches postérieures des nerfs dorsaux et lombaires (d'après Hirschfeld).

A droite, plan profond ; émergence des nerfs le long du bord externe du transversaire épineux. — A gauche, plan superficiel ; émergence ces nerfs sous la peau.

Les branches postérieures du 5ᵉ nerf sacré et du nerf coccygien s'arrêtent à la face postérieure du coccyx.

BRANCHES ANTÉRIEURES DES NERFS RACHIDIENS

Les branches antérieures des nerfs rachidiens se dirigent en dehors et en avant — d'où leur nom — et ont pour territoire de distribution les membres et la partie antéro-latérale du cou et du tronc.

Elles sont en général plus volumineuses que les branches postérieures, regardées par quelques auteurs comme des collatérales détachées d'un tronc principal et non comme des branches de bifurcation.

Au niveau du thorax, elles ont conservé leur caractère de nerfs segmentaires, c'est-à-dire qu'elles commandent à un segment transversal du corps, à un métamère. Partout ailleurs, groupées et fusionnées, elles forment des entrelacements plus ou moins compliqués, désignés sous le nom de *plexus*, d'où se détachent des branches collatérales et que prolongent des branches terminales.

Il y a 4 plexus : le plexus cervical, le plexus brachial, le plexus lombaire et le plexus sacré.

PLEXUS CERVICAL

Le plexus cervical est constitué par les branches antérieures des 4 premières paires cervicales qui s'unissent de façon à former, en sens vertical, des arcades nerveuses situées en avant de la région prévertébrale.

Constitution. — Le volume des branches antérieures croît de la 1re à la 5e. Leur mode d'union est le suivant (fig. 628) :

a) *La branche antérieure de la première paire* se sépare de la branche postérieure, au niveau de la gouttière de l'atlas ; elle se porte en avant, en suivant la courbe de l'artère vertébrale, qu'elle abandonne au niveau du trou transversaire. Elle devient ainsi perpendiculaire à la direction de l'apophyse transverse de l'atlas, puis se coude en se dirigeant en bas et un peu en dedans et s'unit avec le rameau ascendant de la 2e paire cervicale.

b) *La branche antérieure de la 2e paire cervicale* se constitue en tronc distinct au-dessous du grand oblique de la nuque et s'infléchit en avant et en dehors. Elle croise dans ce trajet la face supérieure de l'apophyse transverse de l'axis et sa courbe comprend dans sa concavité l'artère vertébrale qui monte vers le trou transversaire de l'atlas. Elle se divise presque aussitôt en deux rameaux :

1° L'un, ascendant, s'anastomose avec la 1re branche antérieure en formant une anse oblique en haut et en dehors, qui embrasse l'apophyse transverse de l'atlas ;

2° L'autre, descendant, s'unit avec le rameau ascendant de la 3ᵉ cervicale; l'anse ainsi décrite embrasse l'apophyse transverse de l'axis.

c) *La 3ᵉ branche antérieure, ainsi que la 4ᵉ*, apparaissent dès que la paire cervicale correspondante émerge du trou de conjugaison. L'une et l'autre cheminent entre les muscles intertransversaires, en arrière de l'artère vertébrale, dans la gouttière que leur offre l'apophyse transverse et se divisent encore en rameau ascendant et en rameau descendant, formant par leurs anastomoses respectives la 2ᵉ et la 3ᵉ anse du plexus.

Rapports. — Ces anses nerveuses constituent le plexus cervical proprement dit ou plexus cervical profond. Ce plexus est situé sur la partie antérieure et latérale des premières vertèbres cervicales. Il est en rapport : en arrière avec l'aponévrose prévertébrale qui l'engaine et le fixe; en avant avec le bord postérieur du sterno-mastoïdien; en dedans avec le paquet vasculo-nerveux, surtout avec la veine jugulaire interne et des ganglions lymphatiques mêlés à de la graisse qui cachent plus ou moins les branches nerveuses.

Anastomoses. — Au niveau des troncs radiculaires, les paires cervicales abandonnent des filets anastomotiques au sympathique, filets qui constituent les rameaux communicants que nous étudierons plus tard.

Le plexus cervical fournit aussi un filet d'union inconstant au pneumogastrique et une anastomose avec le spinal.

Enfin de la 1ʳᵉ paire cervicale se détache une fine branche, qui se dirige en haut et en dedans vers le grand hypoglosse et rencontre ce nerf au niveau de sa courbe d'enroulement autour de la carotide interne et du pneumogastrique. Ces fibres anastomotiques, que l'on s'accorde à considérer comme étant de nature sensitive, suivent un trajet ascendant et sont sans doute continuées dans l'intérieur du crâne par le rameau méningien du grand hypoglosse.

Branches. — Du plexus cervical naissent un certain nombre de branches, les unes superficielles destinées à la peau, les autres profondes motrices.

I. Branches superficielles (Plexus cervical superficiel).

Préparation. — Le sujet est couché sur le dos, un billot sous les épaules; la tête est fixée en extension et inclinée du côté opposé. Sur la ligne médiane inciser du menton à la fourchette sternale, puis transversalement du menton vers l'apophyse mastoïde en suivant les reliefs osseux, et enfin de la fourchette sternale à l'acromion en passant un peu au-dessous de la clavicule. Enlever soigneusement le lambeau cutané, en respectant le peaucier qu'il faut disséquer parallèlement à la direction des fibres. Sectionner ce muscle à la partie moyenne et le rabattre en haut et en bas. Rechercher et poursuivre les nerfs qui sont au-dessous. Conserver la veine jugulaire externe.

On peut diviser les branches superficielles en deux groupes : les unes
se réfléchissent au niveau du bord postérieur du sterno-mastoïdien et
se portent en haut et en avant, les autres se dirigent en bas, sans
changer leur direction primitive, et se répandent sur les téguments qui
recouvrent la région claviculaire depuis le sternum jusqu'à l'omoplate.

Premier groupe. — a) *Branche mastoïdienne.* — Son origine

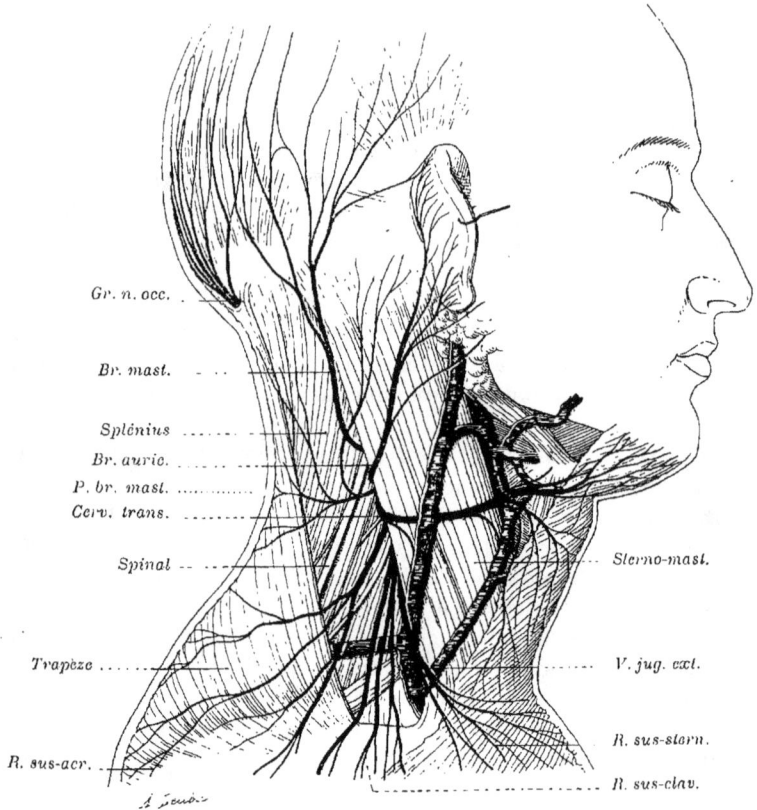

Fig. 627. — Plexus cervical superficiel (d'après Hirschfeld).
Remarquer l'émergence des branches tout le long du bord postérieur du sterno-mastoïdien et le
ayonnement en éventail.

est variable ; elle se détache de la 2e ou de la 3e paire, se coude au
niveau du bord postérieur du sterno-mastoïdien et suit ce bord dans un
trajet ascendant vers la région mastoïdienne, en arrière de laquelle elle
s'épanouit en rameaux multiples. Son nom de mastoïdienne est d'ailleurs impropre, car elle n'a aucun rapport d'innervation avec la région

mastoïdienne qui reçoit la *branche auriculaire*. C'est une branche occipitale, complémentaire du grand nerf occipital, d'où son nom de *petit nerf occipital* (Nomencl. anatom.).

Elle perfore l'aponévrose et devient superficielle à des hauteurs différentes.

Elle s'anastomose au niveau de son coude avec le spinal, et à sa terminaison, en avant avec la branche auriculaire, en arrière avec le grand nerf occipital (fig. 625).

Antérieurement à elle et parallèlement disposée, on trouve souvent une petite branche accessoire (*petite mastoïdienne*).

b) *Branche auriculaire*. — Elle se détache habituellement de la 3e paire cervicale, s'infléchit comme la précédente autour du sterno-mastoïdien, dont elle croise obliquement la face antérieure pour atteindre la région de l'oreille. Dans ce trajet oblique en haut et en avant, elle chemine parallèlement à la jugulaire externe et en arrière d'elle, d'abord sous l'aponévrose, puis entre l'aponévrose et le peaucier. Arrivée à la hauteur de l'angle de la mâchoire, elle émet quelques *filets parotidiens*; certains pénètrent dans la glande, d'autres vont, en traversant le peaucier, s'anastomoser avec les filets de la branche cervico-faciale (7e paire cranienne).

Un peu avant d'atteindre l'oreille, la branche auriculaire se divise en deux rameaux terminaux : 1) l'un, externe, gagne la face postérieure du pavillon, le traverse et se répand à sa face externe; 2) l'autre, interne, suit le sillon rétro-auriculaire, à côté de l'artère auriculaire postérieure mais plus superficiellement placé; il s'épanouit en avant sur la face interne du pavillon, en arrière sur la partie antérieure de la région mastoïdienne.

c) *Branche cervicale transverse*. — Elle naît de la 2e arcade et après son coude se porte transversalement en dedans. Elle croise perpendiculairement la face profonde de la jugulaire externe, perfore l'aponévrose au niveau du bord antérieur du sterno-mastoïdien et se termine en rameaux ascendants pour la région sus-hyoïdienne.

Deuxième groupe. — Le deuxième groupe est formé d'un certain nombre de rameaux nerveux *descendants*, qui naissent par un tronc commun de la 3e anse ou de la 4e paire cervicale. Déjà divisés, ils se dégagent du sterno-mastoïdien à la hauteur du bord supérieur du cartilage thyroïde et continuent leur trajet descendant et divergent.

Les rameaux antérieurs, *rameaux sus-sternaux*, se distribuent à la région sternale supérieure en passant en dehors de la jugulaire externe; les moyens, *rameaux sus-claviculaires*, gagnent la partie moyenne de la clavicule à travers le tissu cellulaire qui comble le triangle sus-claviculaire; les postérieurs, *rameaux sus-acromiaux*, croisent la face externe du trapèze ou le traversent pour se répandre à la région acromiale et au moignon de l'épaule.

Ils restent sous l'aponévrose superficielle dans leur parcours cervical; leurs filets terminaux la perforent pour se rendre aux téguments.

II. Branches profondes (Plexus cervical profond).

Préparation. — Pour la position du sujet et la dissection du premier plan, voir le plexus cervical superficiel. Sectionner assez bas le sterno-mastoïdien. Erigner ce muscle en haut et en dehors. Rechercher les branches profondes et poursuivre le phrénique dans tout son trajet après ouverture de la cavité thoracique; ce nerf est accolé au péricarde.

Toutes ces branches sont motrices. On peut les diviser suivant leur direction en branches internes, externes et descendantes.

1ᵃ *Branches internes.* — Elles sont au nombre de trois.

a) *Le nerf du petit droit antérieur et le nerf du grand droit anté-*

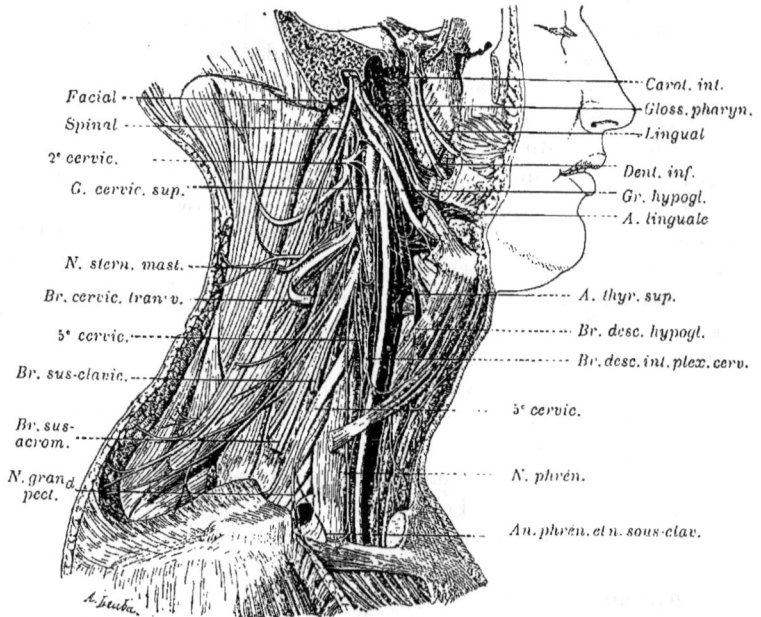

Fig. 628. — Plexus cervical profond (d'après Hirschfeld).

Outre le plexus cervical profond, cette figure montre la branche externe du spinal et l'origine du plexus brachial. En avant, la carotide et le pneumogastrique.

rieur. — Ces filets se détachent de la première anse et, se portant *en dedans*, se perdent dans les muscles auxquels ils sont destinés.

b) *Les nerfs du long du cou.* — Ordinairement multiples, ils viennent des 2e, 3e et 4e paires cervicales, se dirigent *en dedans* et abordent le muscle par sa face antérieure et externe.

2e **Branches externes.** — Ce sont les plus nombreuses ; on en décrit six ; elles se dirigent toutes en dehors.

a) *Le nerf du droit latéral.* — Il est très grêle et fourni par la première anse cervicale.

b) *Le nerf du sterno-mastoïdien.* — Plus volumineux que le précédent, il émane de la 2e anse cervicale, se dirige en haut et en dehors et disparaît presque aussitôt dans le muscle en s'unissant avec un rameau venu du spinal.

c) *Nerfs des scalènes.* — Ces nerfs sont multiples ; on en compte trois, ils abordent les différents scalènes non loin de leur insertion vertébrale.

d) *Nerf du trapèze.* — Il naît de la 3e paire, traverse obliquement la partie supérieure du triangle sus-claviculaire et s'enfonce dans le trapèze où il s'anastomose en plexus avec les branches que le spinal fournit à ce muscle.

e) *Nerf de l'angulaire et nerf du rhomboïde.* — Ces deux nerfs sont habituellement distincts et presque toujours très grêles ; il se détachent de la 3e anse cervicale et atteignent leur muscle respectif après un assez long trajet oblique en bas, en dehors et en arrière.

3o **Branches descendantes.** — Elles sont au nombre de deux :

a) *Branche descendante interne.* — Souvent double à son origine, cette branche naît de la 2e et de la 3e paire cervicale. Ainsi constituée la branche descendante interne se porte en bas, sur la face externe de la jugulaire interne, qu'elle suit jusqu'à la hauteur du tendon intermédiaire du muscle omo-hyoïdien. Elle se dirige alors en dedans, cachée par le sterno-mastoïdien, croise la face antérieure du paquet vasculaire et s'anastomose avec la branche descendante de l'hypoglosse en décrivant une courbe à convexité inférieure dite *anse de l'hypoglosse.* Cette anse est située à 3 ou 4 centimètres au-dessus de la clavicule, en avant du paquet vasculaire. Elle fournit des filets grêles aux muscles sterno-hyoïdien, sterno-thyroïdien et omo-hyoïdien.

Malgré son nom, cette anse ne renferme aucune fibre de l'hypoglosse. Les fibres de la branche descendante du nerf hypoglosse sont en réalité des fibres cervicales ascendantes qui vont s'unir à ce nerf crânien.

b) *Nerf phrénique.* — Le nerf phrénique est un nerf mixte ; moteur par ses rameaux diaphragmatiques, sensitif par ses filets pleuraux, péricardiques et péritonéaux ; c'est la principale branche du plexus cervical. Son apparition phylogénique est tardive. En effet chez les vertébrés

62...

inférieurs le diaphragme peu développé est innervé par les nerfs intercostaux. Mais à mesure qu'on s'élève dans la série animale, ce muscle
prend une grande importance. Aux dépens du pneumogastrique et du
sympathique, il acquiert une innervation nouvelle qui prédomine peu
à peu sur l'innervation primitive, et l'on peut dire que chez l'homme le

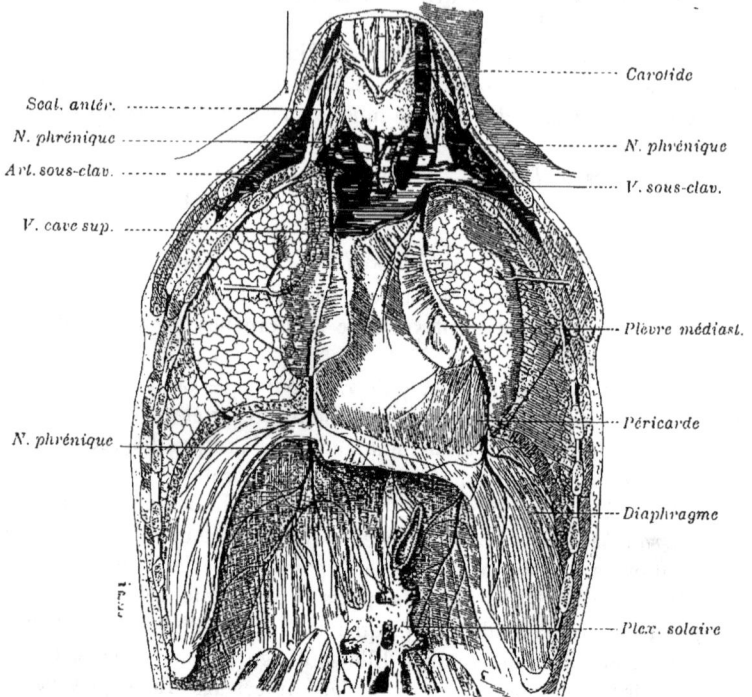

Fig. 629. — Nerf phrénique (d'après Hirschfeld).

Remarquer la différence du trajet des phréniques droit et gauche. Pour leurs origines, se reporter à
la figure précédente

nerf phrénique a sous sa dépendance presque exclusive les mouvements
du diaphragme.

Il se détache ordinairement du plexus cervical par trois racines :
l'une d'elles, volumineuse, est fournie par la 4ᵉ *branche* antérieure cervicale, origine principale et constante; les deux autres, souvent très
grêles, émanent de la 3ᵉ et de la 5ᵉ branche.

Trajet et rapports. — C'est à la hauteur du cartilage thyroïde que
le nerf phrénique est définitivement constitué à l'état de tronc unique,
par la réunion à angle aigu de ses trois racines.

Il descend alors en bas et un peu en dedans sur la face antérieure du scalène antérieur qu'il croise très obliquement et qui est son repère anatomique dans une découverte. Il est logé dans un dédoublement de son aponévrose. Dans ce trajet il est croisé par l'omo-hyoïdien et caché par le sterno-mastoïdien.

Pour pénétrer dans la cavité thoracique il passe, *à droite*, entre l'artère sous-clavière et la veine, laissant en dedans de lui le pneumogastrique et en dehors l'artère mammaire interne. *A gauche*, il longe la face antéro-interne du coude de la sous-clavière ; l'origine du tronc trachio-céphalique veineux gauche est en avant de lui ; le pneumogastrique, lui, est toujours interne.

C'est au niveau de son entrée dans le thorax qu'il reçoit l'anastomose du nerf du sous-clavier et quelques filets venus du sympathique.

La diversité du trajet et des rapports du phrénique droit et gauche s'accentue dans la cavité thoracique et nécessite une étude séparée.

a) *phrénique droit*. — Il se place sur la face externe de la veine cave supérieure, passe en avant du pédicule pulmonaire et descend à peu près verticalement, sur la paroi latérale du péricarde, jusqu'à la face supérieure du diaphragme.

b) *phrénique gauche*. — Il croise la face antérieure de l'aorte, un peu en dehors de l'origine de la sous-clavière. Ensuite il passe en avant et à une certaine distance du pédicule pulmonaire, se place sur la paroi latérale du péricarde et, comme le cœur, se dirige en avant et en dehors pour atteindre la face supérieure du diaphragme. En conséquence le phrénique gauche est plus long que le phrénique droit, et beaucoup plus antérieur, car il passe près de la pointe du cœur.

Dans ce parcours le phrénique fournit de fins rameaux au péricarde et à la plèvre. Celle-ci d'autre part entoure le nerf d'un petit méso qui lui donne une certaine mobilité dans la cavité pleurale.

Branches terminales. — Arrivé au diaphragme, le nerf phrénique donne de nombreux rameaux, dont la plupart sont destinés aux fibres musculaires :

1) Les uns se ramifient à la face supérieure, *rameaux sous-pleuraux*. Leurs anastomoses sont assez rares ; l'une d'elles est importante par sa situation : elle répond à la face antérieure de l'insertion péricardique et unit entre eux les phréniques droit et gauche.

2) Les autres, *rameaux sous-péritonéaux*, s'insinuent entre les fibres du diaphragme ou passent par les orifices connus pour se distribuer à la face inférieure où ils côtoient les branches des artères diaphragmatiques inférieures. Ces rameaux sous-péritonéaux s'anastomosent avec des filets venus du sympathique et forment un véritable plexus auquel aboutissent encore — rarement chez l'homme, constamment chez la

plupart des mammifères — de fins ramuscules qui se détachent des nerfs intercostaux.

Ce plexus présente, à droite du trou quadrilatère, un ganglion unique : le *ganglion phrénique*. Il fournit un grand nombre de filets aux organes voisins et en particulier à la capsule surrénale et au ganglion semi-lunaire gauche.

Résumé du plexus cervical.

	Branches mastoïdienne.
	— auriculaire.
Plexus cervical superficiel. .	— cervicale transverse.
	— sus-sternale.
	— sus-claviculaire.
	— sus-acromiale.

	Nerfs des muscles prévertébraux.
	— de l'angulaire et du rhomboïde.
Plexus cervical profond. . .	— du sterno-mastoïdien et du trapèze.
	Branche descendante interne.
	Nerf phrénique.

PLEXUS BRACHIAL

Préparation. — Placer le sujet comme il est indiqué plus haut (voir Plexus cervical superficiel). Enlever un grand lambeau cutané qui comprend la face antéro-latérale du cou et la moitié supérieure de la face antérieure du thorax. Détacher les insertions thoraciques du sterno-mastoïdien, du grand et du petit pectoral et les rejeter en dehors. Scier la clavicule vers la partie moyenne et porter fortement l'épaule en arrière. On aura devant soi le plexus brachial à sa sortie des scalènes. Enlever le tissu cellulaire, la graisse et les ganglions lymphatiques qui peuvent le recouvrir. Sectionner avec soin l'aponévrose cervicale moyenne et le scalène antérieur pour étudier les origines du plexus, dont on suivra ensuite les anastomoses diverses ainsi que les branches collatérales et les branches terminales.

Le plexus brachial est formé par l'union des branches antérieures des 4 dernières paires cervicales et de la première dorsale.

Forme. — Il se présente dans son ensemble sous la forme d'un triangle à base vertébrale et à sommet axillaire. Les côtés sont inégaux, le supérieur plus oblique et plus long ; aussi ce côté est-il plus fortement tiraillé dans les tractions sur le membre thoracique : d'où paralysie habituelle du circonflexe qui emprunte ses fibres aux deux troncs radiculaires supérieurs.

Constitution. — Le mode d'union des branches est fort variable. La disposition ordinaire est la suivante (fig. 628 et 630) :

Les branches antérieures des 5e et 6e paires cervicales se joignent à angle aigu et forment le *tronc primaire supérieur*. Les branches antérieures de la 8e paire cervicale et de la 1re dorsale s'anastomosent aussi pour donner lieu au *tronc primaire inférieur*.

La branche antérieure de la 7e paire marche isolément et passe indivise entre les deux troncs primaires ; les 5 branches sont par là réduites à trois. Chacune de ces branches se bifurque, puis se fusionne avec les voisines, de façon à constituer trois troncs volumineux d'où partent les 5 branches terminales du plexus brachial qui sont : le nerf musculo-cutané, le brachial cutané interne, le médian, le cubital et le radial.

Rapports. — Il faut distinguer trois portions au plexus brachial : une portion sus-claviculaire, une portion claviculaire, une portion sous-claviculaire.

1o *Portion sus-claviculaire* ou *cervicale*. — A son origine, le plexus est situé entre les muscles scalènes antérieur et postérieur, et recouvert par une lame fibreuse, dépendance de l'aponévrose prévertébrale. Plus bas, il répond au creux sus-claviculaire, séparé de la peau par le peaucier et par les aponévroses cervicales superficielle et moyenne. L'artère sous-clavière est en dedans de lui ; l'artère scapulaire supérieure s'insinue à travers les troncs nerveux. Le premier nerf dorsal contourne le dôme pleural en arrière et en dehors.

2o *Portion claviculaire*. — En arrière de la clavicule, le plexus brachial passe entre la clavicule et le muscle sous-clavier en avant, la première côte et la partie supérieure du grand dentelé en arrière. Le muscle sous-clavier avec sa forte aponévrose le protège dans le cas de fracture de la clavicule.

3o *Portion sous-claviculaire* ou *axillaire*. — Dans la région de l'aisselle, le plexus est recouvert en avant, d'abord par le grand pectoral, puis sur un plan plus profond et immédiatement sus-jacent, par l'aponévrose clavi-pectorale, le petit pectoral et le ligament suspenseur de l'aisselle qui se succèdent de haut en bas. En arrière, il repose sur le sous-scapulaire, le grand rond et le grand dorsal. En dehors, il répond à l'articulation de l'épaule. En dedans, à l'artère axillaire, qui, située d'abord sur un plan antérieur, au-dessous de la clavicule, vient plus bas se placer entre les deux branches d'origine du nerf médian et en arrière d'elles. Quant à la veine axillaire, qui est interne par rapport à l'artère, elle ne se rapproche du plexus qu'à la base de l'aisselle où elle devient interne et postérieure.

A la base de l'aisselle, les branches terminales sont définitivement constituées. Le musculo-cutané, situé sur le côté externe de l'artère axillaire, se porte en avant et un peu en dehors ; il est séparé du médian par le canal collatéral qui prolonge la veine humérale externe. Les deux racines du médian vont à la rencontre l'une de l'autre et se fusionnent sur la face antéro-externe de l'artère. Le cubital, le brachial cutané et son accessoire cheminent en dehors et en arrière de l'artère, recouverts par l'origine de la veine axillaire. Le nerf radial et le circonflexe sont postérieurs à l'artère, appliqués l'un et l'autre en haut sur le muscle sous-scapulaire qui les sépare de l'articulation de l'épaule. Puis tandis que le radial, toujours profond, continue son trajet et se place entre l'artère et les muscles grand dorsal et grand rond, le nerf circonflexe s'infléchit en dehors et en arrière et pénètre dans le trou carré de Velpeau.

Anastomoses. — Le plexus brachial est anastomosé : 1° avec le plexus cervical, par une forte branche qui lui vient de la 4e paire cervicale ; 2° avec le grand sympathique.

BRANCHES

Le plexus brachial distribue ses branches à quelques muscles du cou et du tronc, aux muscles et aux téguments de l'épaule et du membre supérieur.

On les divise en branches collatérales et en branches terminales.

Branches collatérales. — Ces branches sont toutes motrices, à l'exception du circonflexe qui est mixte ; elles se rendent les unes aux muscles postérieurs, les autres aux muscles antérieurs de la ceinture scapulaire. Aussi les sépare-t-on en deux groupes :

I° *Branches postérieures.* — 1) *Nerf de l'angulaire et du rhomboïde.* — Ce nerf fait partie, tantôt du plexus cervical profond où nous l'avons décrit, tantôt du plexus brachial. Dans ce cas, il naît de la 5e paire cervicale et descend obliquement en dehors et en arrière, entre la face postérieure du plexus et le scalène moyen qu'il perfore souvent pour envoyer un rameau à la face profonde de l'angulaire. Il rencontre l'artère scapulaire postérieure, la suit et arrive ainsi à la face profonde du rhomboïde.

2) *Nerf du grand dentelé.* — Ce nerf, remarquable par son long trajet, se détache par deux racines des 5e et 6e paires cervicales et aussi quelquefois de la 7e. Il se dirige presque verticalement en bas et apparaît au niveau du bord inférieur du plexus brachial, dont il a croisé la face postérieure. Il s'applique sur la 1re digitation du grand dentelé, continue son trajet descendant le long de la partie latérale du thorax, et se termine en fournissant un filet à chaque digitation musculaire.

3) *Nerfs du sous-scapulaire.* — Le muscle sous-scapulaire reçoit deux filets nerveux du plexus brachial : ‘

α) Le rameau supérieur provient, ainsi que le nerf du grand dentelé, des 5e et 6e paires, et, après un court trajet, se termine dans la partie supérieure du muscle.

β) Le rameau inférieur naît du plexus au-dessous de la clavicule. Son origine est d'ailleurs fort variable, et parfois il se détache du nerf circonflexe ou du nerf du grand rond. Il se dirige obliquement en bas

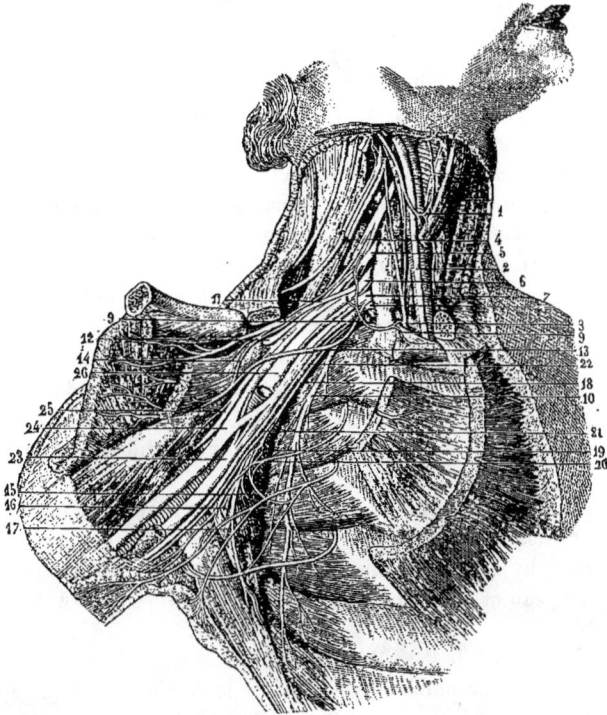

Fig. 630. — Branches collatérales du plexus brachial (d'après Hirschfeld).

1. Anse de l'hypoglosse. — 2. Nerf pneumogastrique. — 3. Nerf phrénique. — 4, 5, 6, 7. Cinquième, sixième, septième et huitième paires cervicales. — 8. Première paire dorsale. — 9. Nerf du muscle sous-clavier. — 10. Nerf du grand dentelé. — 11. Nerf du grand pectoral. — 12. Nerf sous-scapulaire. — 13. Nerf du petit pectoral. — 14. Anastomoses des nerfs du grand et du petit pectoral. — 15. Branche inférieure du sous-scapulaire. — 16. Nerf du grand rond. — 17. Nerf du grand dorsal. — 18, 20, 21. Accessoire du brachial cutané interne. — 19. Son anastomose avec la perforante du 2ᵉ nerf intercostal. — 22. Nerf brachial cutané interne. — 23. Nerf cubital. — 24. Nerf médian. — 25. Nerf musculo-cutané. — 26. Nerf radial.

et en dehors sur la face postérieure du plexus et atteint le muscle sous-scapulaire à la partie moyenne.

4) *Nerf du grand rond.* — Comme les branches précédentes, il naît assez haut des 5ᵉ, 6ᵉ et 7ᵉ paires cervicales. Dans son trajet oblique en dehors, il croise la face postérieure du plexus et la face antérieure du sous-scapulaire, pour venir se placer au-devant du grand rond dans lequel il se termine.

5) *Nerf du grand dorsal.* — Ce nerf, assez volumineux, se détache du plexus à la hauteur de la clavicule et quelquefois au-dessous ; il passe entre le sous-scapulaire et le grand dentelé, parallèle, mais postérieur au nerf de ce dernier muscle, et atteint la face profonde du grand dorsal.

6) *Nerf circonflexe.* — Le nerf circonflexe, ainsi désigné parce qu'il *s'infléchit autour* du col chirurgical de l'humérus, est destiné aux téguments et aux muscles de l'épaule. Aussi doit-on le considérer comme une branche collatérale et non comme une branche terminale, bien qu'il soit souvent aussi volumineux que le musculo-cutané.

Il naît du tronc secondaire postérieur, qui se divise à la partie moyenne du triangle sous-claviculaire en radial et en circonflexe. Après un court trajet sur la face antérieure du sous-scapulaire, il se dirige en dehors et passe avec l'artère circonflexe postérieure, qui est au-dessus de lui, dans le trou carré de Velpeau. Il s'incurve alors en demi-circonférence autour du col chirurgical de l'humérus et se place entre la capsule articulaire et le deltoïde, à la face profonde duquel il se termine par des rameaux divergents. Ces rapports nous expliquent les paralysies du deltoïde qui font suite aux luxations de l'épaule en bas (fig. 635 et 631).

Auparavant, et dans son trajet circonflexe, le nerf a fourni :

α) Des rameaux articulaires ;

β) Le nerf du petit rond qui quitte le tronc principal au niveau du carré de Velpeau et gagne par un trajet ascendant le muscle auquel il est destiné.

γ) Le nerf cutané de l'épaule, qui se place dans l'interstice formé en arrière par la longue portion du triceps et le deltoïde, perfore l'aponévrose et se répand à la peau de l'épaule (fig. 632).

7) *Nerf sus-scapulaire.* — C'est le seul nerf, parmi ceux destinés à la région dorsale, qui naisse de la face antérieure du plexus. Il s'en détache au niveau du tronc primaire supérieur, descend toujours antérieurement placé, mais ne tarde pas à se porter en dehors en suivant le ventre postérieur de l'omo-hyoïdien qu'il accompagne jusqu'au niveau de l'échancrure coracoïdienne. Pour atteindre la fosse sus-épineuse, il passe au milieu du plexus veineux qui remplit en grande partie le trou coracoïdien, abandonne des filets à l'articulation de l'épaule, et envoie au sous-épineux des rameaux qui contournent le bord externe de l'épine de l'omoplate à laquelle ils sont appliqués par une petite bandelette fibreuse.

II° **Branches antérieures.** — 1) *Nerf du muscle sous-clavier.* — Il prend son origine sur les 5e et 6e paires cervicales et descend en avant du plexus sous forme d'un filet très grêle, qui se place bientôt sur la face antérieure du scalène antérieur, en dehors du phrénique avec lequel il s'anastomose derrière la clavicule. Il se termine dans le muscle sous-clavier, qu'il pénètre perpendiculairement à sa direction.

2) *Nerf du grand pectoral.* — Il se détache assez bas du plexus brachial, croise presque aussitôt la face postérieure de la clavicule et atteint le creux sous-claviculaire, Là, il passe en avant de l'artère axillaire, constituant un repère précieux dans la ligature de cette artère, et s'épanouit dans le muscle grand pectoral. Avant de se terminer, il donne un petit filet anastomotique; celui-ci s'unit à un filet venu du petit pectoral, en décrivant une anse à concavité supérieure qui embrasse l'artère axillaire.

3) *Nerf du petit pectoral.* — Il naît du plexus au niveau de la clavicule, passe en arrière de l'artère axillaire et forme avec le filet fourni par le nerf du grand pectoral l'anse anastomotique déjà décrite, d'où s'échappent un certain nombre de rameaux pour le grand et le petit pectoral. Quelques-uns d'entre eux traversent les muscles et vont se ramifier dans la glande mammaire.

BRANCHES. TERMINALES

Les branches terminales du plexus brachial sont, comme nous l'avons dit, au nombre de cinq : le brachial cutané interne, le musculo-cutané, le médian, le cubital et le radial. Le nerf médian naît par deux racines dont l'écartement répond à l'artère axillaire; de sa racine externe part le musculo-cutané, de sa racine interne le cubital et le brachial cutané interne. Le premier plan de ces nerfs représente un M majuscule (fig. 631). Sur le plan postérieur naissent le radial et une branche collatérale du plexus, le nerf circonflexe.

Ces branches sont, par suite, les unes antérieures, les autres postérieures.

Les *branches antérieures* comprennent : le nerf musculo-cutané, le brachial cutané interne et son accessoire, le médian et le cubital. Elles sont destinées à la flexion et à la pronation.

La *branche postérieure*, unique, est le radial, nerf de l'extension et de la supination.

Les études d'anatomie comparée démontrent qu'il faut voir dans cette disposition un fait acquis, et que le grand nombre des branches antérieures résulte sans doute de la prédominance de la flexion sur l'extension et aussi des différenciations nombreuses qui se sont produites dans les fonctions du membre supérieur.

I. Nerf musculo-cutané.

Préparation. — Chercher le nerf, à son origine, dans la partie externe du creux de l'aisselle, le long du coraco-brachial qu'il traverse, — puis sous le biceps — et au pli du coude, sous la peau de la région externe, en dehors du biceps; de là le suivre jusqu'au poignet.

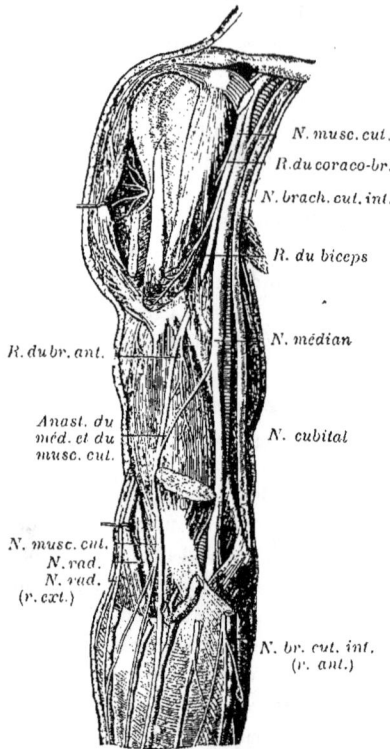

N. musc. cut.
R. du coraco-br.
N. brach. cut. int.
R. du biceps
R. du br. ant.
Anast. du méd. et du musc. cut.
N. médian
N. cubital
N. musc. cut.
N. rad.
N. rad.
(r. ext.)
N. br. cut. int.
(r. ant.)

Fig. 631. — Nerf musculo-cutané (d'après Sappey).

Remarquer sur cette figure la terminaison du nerf circonflexe sous le deltoïde, et le trajet divergent du médian et du cubital.

Le nerf musculo-cutané naît d'un tronc commun avec la branche externe du médian.

Trajet et Rapports. — a) *Au niveau du bord inférieur du grand pectoral,* il se dirige obliquement en bas et en dehors et descend obliquement le long du coraco-brachial, qu'il perfore, d'où son nom de perforant de Cassérius; il s'insinue entre la face antérieure du brachial antérieur et la face profonde du biceps.

b) *A la partie moyenne du bras,* son trajet oblique en bas et en dehors le conduit dans la gouttière externe du biceps, entre ce muscle et le long supinateur.

c) *Au pli du coude,* il traverse l'aponévrose et devient sous-cutané un peu au-dessus du pli du coude, se place en dedans de la v. médiane céphalique et se divise en ses deux branches terminales.

Branches collatérales. — Le musculo-cutané émet dans le cours de son trajet brachial :

1) Un filet qui se rend à la diaphyse de l'humérus par le trou nourricier de cet os;

2) Des branches motrices, souvent doubles, pour les muscles coraco-brachial, biceps et brachial antérieur (nerf fléchisseur de l'avant-bras);

3) Des rameaux articulaires pour la face antérieure de la capsule articulaire du coude.

Branche anastomotique. — A la partie moyenne du bras, le musculo-cutané envoie, une fois sur trois, au médian ou bien reçoit de lui un filet anastomotique.

Dans le premier cas, qui est la règle, le médian présente une racine externe petite, et le cordon anastomotique, dirigé en bas et en dedans, lui apporte un certain nombre de filets qui avaient pris la voie du musculo-cutané.

Dans le deuxième cas, la racine externe est volumineuse et le médian a reçu des éléments destinés au musculo-cutané, qui dès lors parviennent à ce nerf par une anastomose dirigée en bas et en dehors.

Branches terminales. — Aussitôt après avoir traversé l'aponévrose, le musculo-cutané se divise en deux branches terminales destinées aux téguments de la face externe de l'avant-bras :

1) L'une est *antérieure* et se porte très obliquement en avant de la médiane basilique ; elle peut être blessée dans la saignée. Cette branche se ramifie à la moitié externe de la face antérieure de l'avant-bras jusqu'à l'éminence thénar ; elle s'anastomose au niveau de la ligne médiane avec la branche correspondante du brachial cutané.

2) L'autre, *postérieure*, habituellement très grêle, croise la face postérieure de la médiane basilique, se dirige très obliquement vers le bord externe de l'avant-bras et se ramifie à sa face postéro-externe. Dans la généralité des cas, elle ne dépasse pas la tabatière anatomique. Parfois ses rameaux terminaux atteignent la région du premier métacarpien et se croisent ou s'anastomosent avec les filets de la branche antérieure du radial plus profondément placés.

II. Nerf brachial cutané interne.

Préparation. — Chercher ce nerf sur le côté interne du bras, dans le sillon bicipital interne. En haut, il est sous-aponévrotique, en bas sous-cutané et satellite de la veine basilique. De là le suivre sur l'avant-bras. Préparer avec soin ses rapports avec la veine médiane basilique au pli du coude.

La plus petite des branches terminales, ce nerf naît du tronc commun qui fournit un peu plus bas le cubital et la racine interne du médian (fig. 631).

D'abord parallèle au nerf cubital, et placé en dedans de lui, il se porte en bas et en avant et ne tarde pas à lui devenir antérieur ; il est alors recouvert par la veine axillaire, plus bas par la veine humérale profonde.

Dans ce trajet sous-aponévrotique, il reçoit les rameaux perforants des 2e et 3e nerfs intercostaux, et, à son tour, émet un petit filet qui perfore l'aponévrose et se distribue à la partie moyenne de la face antérieure du bras.

Il atteint la face externe de la veine basilique et traverse avec elle l'aponévrose au niveau de la partie moyenne du bras. Il est alors situé dans la gouttière bicipitale interne.

Devenu sous-cutané, il se divise presque aussitôt en deux branches terminales qui ont pour territoire la face interne de l'avant-bras :

1) La branche *antérieure* se partage au niveau du coude en rameaux nombreux, dont les uns passent en avant de la médiane basilique, les autres en arrière. Ils recouvrent la face antérieure et la face interne du bras, en s'anastomosant d'une part avec la branche postérieure de ce nerf, d'autre part avec la branche correspondante du musculo-cutané, ainsi qu'avec un filet venu du cubital. Ils se terminent au niveau de l'éminence hypothénar.

2) La branche *postérieure* ou épitrochléenne, plus petite, se porte brusquement en arrière, en passant tantôt en avant, tantôt en arrière de l'épitrochlée. Elle se répand à la partie postéro-interne de l'avant-bras, où elle s'unit par des anses à concavité supérieure avec le rameau cutané du radial. Elle ne descend pas très bas, laissant l'innervation de la partie inférieure et interne à la branche antérieure déjà décrite et au cubital.

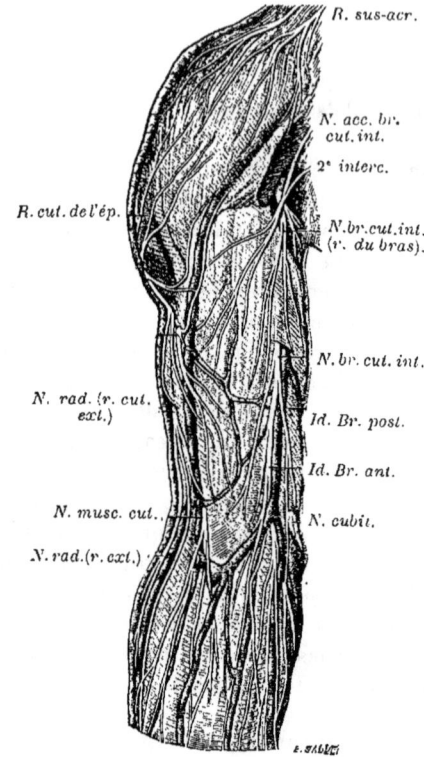

Fig. 632. — Nerf brachial cutané interne (d'après Sappey).

Trajet des nerfs au-dessus de l'aponévrose du bras et de l'avant-bras. Remarquer les rapports des nerfs musculo-cutané et brachial cutané interne avec les veines de la saignée, v. médiane céphalique et v. médiane basilique.

Accessoire du brachial cutané (fig. 630). — Ce rameau très long et très fin a la même origine que son homonyme, mais se détache plus haut du tronc secondaire inférieur. Bien qu'un peu plus interne, il présente les mêmes rapports que le brachial cutané. Il s'anastomose avec les perforants des intercostaux, perfore l'aponévrose et par deux rameaux distincts se distribue à la partie interne du bras. On peut suivre un de ses filets terminaux jusqu'à l'épitrochlée, où il s'unit avec la branche postérieure du brachial cutané.

III. Nerf médian.

Préparation. — Même préparation que celle des artères. — Au bras, le médian est satellite de l'artère humérale. Pas de collatérales notables. Bien montrer sa fourche d'origine. — A l'avant-bras, le chercher sur la ligne médiane et sous la couche musculaire superficielle. Ménager les collatérales qui naissent presque toutes près du pli du coude. — A la main, le nerf est sous l'aponévrose palmaire. Rechercher et conserver son anastomose avec le cubital. Ménager les rameaux nombreux qui naissent des collatéraux des doigts et notamment ceux qui vont à la face dorsale. Chercher les corpuscules de Pacini.

Le nerf médian naît par deux racines d'un volume respectif variable : l'une, externe, venue du tronc secondaire supérieur, l'autre, interne, du tronc secondaire inférieur. Elles se joignent en dessinant un V (fourche du médian), dont la pointe inférieure est placée sur la face antéro-externe de l'artère axillaire. Ce V devient un M avec le musculo-cutané et le cubital.

De là, le médian longe le bord interne du bras, gagne l'axe *médian* de l'avant-bras qu'il suit jusqu'au poignet et passe dans le canal radio-carpien où il se divise en branches terminales.

Rapports. — *a*) *Au bras* (fig. 631). Le nerf médian sort de la cavité axillaire et pénètre dans le bras, en passant avec le paquet vasculaire sous l'arc aponévrotique de Langer. Dès lors, il repose en haut sur la cloison intermusculaire interne et sur le vaste interne, en bas sur le brachial antérieur. Le biceps le recouvre surtout chez les sujets musclés. L'artère humérale est très obliquement croisée par le nerf qui, d'abord externe, passe en avant (parfois en arrière) du vaisseau, pour lui devenir interne au pli du coude.

Le nerf cubital, d'abord postérieur et parallèle, s'en éloigne de plus en plus et passe derrière la cloison intermusculaire.

Le médian est relativement superficiel au bras ; sur les sujets maigres, on peut le faire saillir comme une corde sous les téguments, en plaçant l'avant-bras en extension forcée.

b) *Au pli du coude.* Le médian, recouvert par l'expansion aponévrotique du biceps, répond à la face antérieure du brachial antérieur. Il est en dedans de l'artère, séparé d'elle par le tendon coronoïdien du rond pronateur. Il passe successivement sous deux arcades, sous celle des deux faisceaux du rond pronateur, puis sous l'anneau fibreux qui sépare les deux chefs du fléchisseur superficiel.

c) *A l'avant-bras.* Il chemine entre les deux fléchisseurs, ayant en dedans de lui, et à une certaine distance, l'artère cubitale et le nerf

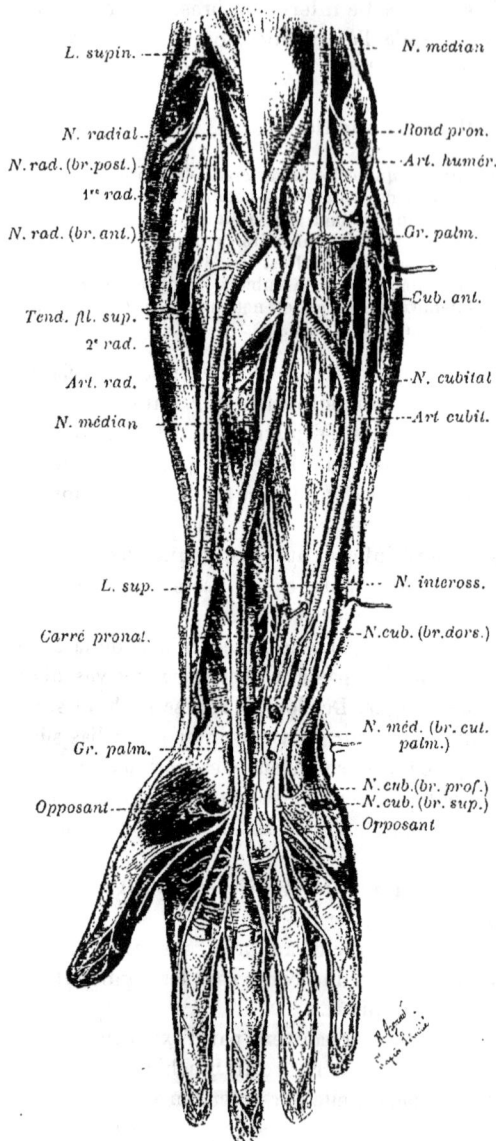

L. supin.

N. médian

N. radial

Rond pron.

N. rad. (br. post.)

Art. humér.

1ʳᵉ rad.

N. rad. (br. ant.)

Gr. palm.

Cub. ant.

Tend. fll. sup.

2ᵉ rad.

Art. rad.

N. cubital

N. médian

Art cubit.

L. sup.

N. inteross.

Carré pronat.

N. cub. (br. dors.)

N. méd. (br. cut. palm.)

Gr. palm.

N. cub. (br. prof.)
N. cub. (br. sup.)

Opposant

Opposant

Fig. 633. — Nerf médian et Nerf cubital
(d'après Hirschfeld).

Pour la partie brachiale de ces nerfs, voir fig. 631. — L'anastomose du médian et du cubital dans la paume de la main a été sectionnée.

cubital ; c'est là seu-
lement qu'il est mé-
dian. Au niveau de la
partie inférieure de
l'avant-bras, le fléchis-
seur superficiel divisé
en tendons ne recouvre
qu'imparfaitement le
nerf qui s'aperçoit, à
travers l'aponévrose,
entre le tendon du
grand palmaire en
dehors et le tendon du
fléchisseur de l'index
en dedans. A ce mo-
ment, le nerf médian
répond en arrière au
carré pronateur.

d) *Au poignet.* Le
médian s'insinue sous
le ligament annulaire
du carpe, puis dans le
canal radio-carpien.
Il est aplati et glisse,
superficiellement pla-
cé, entre la paroi an-
térieure épaissie de la
gaine synoviale des
fléchisseurs et la lame
fibreuse qui la recou-
vre, retenu à droite et
à gauche par de peti-
tes lames conjonctives.

**Branches colla-
térales.** — Le mé-
dian ne fournit au
bras qu'un rameau
destiné à la partie
antérieure et interne
de l'articulation du
coude qu'il atteint en
passant à travers le

brachial antérieur, et son rameau anastomotique, d'ailleurs inconstant avec le musculo-cutané.

Les principales branches de ce nerf naissent au niveau du pli du coude ou à l'avant-bras. La plupart sont motrices; elles se distribuent à tous les muscles de la face antérieure de l'avant-bras, à l'exception du cubital antérieur et des deux chefs internes du fléchisseur profond (nerf de la flexion et de la pronation).

Au moment où le nerf médian va s'engager entre les deux faisceaux du rond pronateur, il abandonne pour le faisceau épitrochléen de ce muscle un filet isolé et très court ; *c'est le nerf supérieur du rond pronateur.*

Devenu profond, le médian fournit, sur une courte distance, un grand nombre de rameaux qui forment un chevelu très long et assez épais :

1° Les uns se dirigent en avant et en bas, et sont destinés aux muscles de la couche superficielle : rond pronateur, petit palmaire, grand palmaire, fléchisseur superficiel.

2° Les autres se portent en bas et en arrière et se distribuent au fléchisseur propre du pouce et aux deux chefs externes du fléchisseur commun profond.

L'un de ces filets profonds mérite une description spéciale, c'est le *nerf interosseux antérieur* ou rameau du carré pronateur. Il est plus volumineux et parcourt un trajet particulier. Il se place à côté de l'artère interosseuse antérieure, dans l'interstice compris entre le fléchisseur du pouce et le fléchisseur commun profond, envoie quelques filets très grêles à ces muscles, longe la face profonde du carré pronateur qu'il innerve, et se termine à la face antérieure du carpe en ramuscules très fins pour les articulations du poignet et de la première rangée du carpe.

Enfin, à la hauteur du tiers inférieur de l'avant-bras, le médian émet à sa face antérieure une petite branche, *le rameau palmaire cutané*, qui traverse presque aussitôt l'aponévrose, se dirige en bas entre le grand palmaire et le petit palmaire, passe en avant du ligament annulaire et se perd dans les téguments de la paume de la main.

Branches terminales. — C'est toujours dans le canal radio-carpien que le médian se divise en deux troncs nerveux ; l'externe est plus volumineux que l'interne ; entre les deux passe, quand elle existe, la branche artérielle radio-palmaire destinée à l'arcade palmaire superficielle.

Ces deux troncs nerveux se subdivisent à leur tour.

1) *Le tronc externe* donne :

a) Des rameaux pour les trois muscles de l'éminence thénar;

b) Le nerf *collatéral palmaire externe du pouce*, qui accompagne dans son trajet le long fléchisseur propre du pouce;

c) Le nerf *collatéral palmaire interne du pouce*;

d) Le nerf *collatéral palmaire externe de l'index*.

Ces deux derniers collatéraux naissent souvent d'une branche commune (branche terminale du tronc externe du médian), qui descend sur la face antérieure de l'adducteur du pouce et du 1er lombrical auquel elle fournit un filet moteur.

2) Le *tronc interne* abandonne, dès son origine, un *rameau anastomotique* pour le cubital; il se divise ensuite en deux branches qui passent sous l'arcade palmaire superficielle et atteignent le côté externe des 4e et 3e artères digitales, qu'elles entourent souvent d'une boutonnière nerveuse. L'une d'elles abandonne un petit filet au 2e lombrical.

Arrivées à la racine des doigts, elles se bifurquent pour donner naissance aux *collatéraux interne de l'index* et *externe du médius*, et aux *collatéraux interne du médius*, et *interne de l'annulaire*.

Les nerfs collatéraux des doigts émis par le médian sont donc au nombre de 7; ils se portent sur les côtés de la 1re phalange en passant sous le ligament interdigital avec le lombrical, mais séparé de ce dernier par une cloison celluleuse. Presque aussitôt, un fin rameau s'en détache, *le rameau dorsal de la 2e phalange*, qui croise la face externe de la collatérale externe et se répand à la face dorsale de la 2e phalange. Quand le nerf collatéral palmaire est arrivé à la base de la 2e phalange, il fournit encore un nouveau filet très grêle, qui par un trajet oblique se porte à la face dorsale de la 3e phalange et s'y ramifie en ramuscules très fins.

Enfin les deux collatéraux palmaires s'anastomosent entre eux et s'épanouissent par des ramuscules dans la pulpe de la 3e phalange.

Il résulte de cette description que le territoire sensitif du médian comprend non seulement la face palmaire des doigts auxquels il se rend, mais aussi la face dorsale des deux dernières phalanges de l'index, du médius et de la moitié externe de l'annulaire.

Par une dissection fine, on peut isoler un certain nombre de *corpuscules de Pacini* ou de Vater sur le trajet des collatéraux, surtout au voisinage des articulations. Ce sont de petits corps piriformes, de couleur blanchâtre, de la grosseur d'un grain de millet ou de chènevis; ils sont appendus sur le trajet des nerfs.

IV. Nerf cubital.

Préparation. — Au bras. Chercher le nerf en arrière de l'artère humérale. Remarquer que dans la moitié inférieure, il passe derrière la cloison intermuscu-

laire. Pas de collatérales. — Au coude, le nerf est au fond de la gouttière épitrochléenne. — A l'avant-bras, même préparation que pour l'artère cubitale; le nerf
est en dedans. Ménager les collatérales qu'il fournit à la partie supérieure, et plus
bas la cutanée dorsale. — A la main, la branche superficielle est sous l'aponévrose
palmaire. Chercher et conserver l'anastomose avec le médian. La branche profonde
est appliquée sur le métacarpe et cachée par l'aponévrose interosseuse. Ménager
les filets des deux lombricaux internes.

Le nerf cubital est la continuation du tronc secondaire inférieur, d'où
se détachent en dehors la racine interne du médian et en dedans le brachial cutané et son accessoire.

Trajet. — Il longe le côté postéro-interne du bras, passe en arrière
de l'épitrochlée et contourne la face interne du cubitus, pour atteindre
la région antérieure de l'avant-bras et l'artère cubitale qu'il accompagne
jusqu'au poignet.

Rapports : *a) Au bras* (fig. 631). — Le cubital est placé d'abord en
avant de la cloison intermusculaire interne, en arrière de la veine basilique, en dedans de l'artère humérale qui le sépare du nerf médian et
dont il s'écarte pour se diriger en arrière et en dedans.

Perforant alors la cloison intermusculaire, il pénètre dans le vaste
interne à l'intérieur duquel il chemine jusqu'à la gouttière épitrochléo-
olécranienne.

b) Au coude. — Dans ce trajet, le cubital, accompagné de l'artère
récurrente cubitale postérieure, est compris entre la capsule articulaire
en avant et l'aponévrose d'enveloppe; celle-ci est renforcée par des
fibres transversales allant de l'olécrâne à l'épitrochlée. Dans cette loge,
où il est facilement contusionné, le cubital glisse au sein d'un tissu cellulaire lâche, partiellement transformé en une bourse séreuse qui faci-
lite le glissement du nerf sur le ligament latéral interne. Il passe sous
le pont formé par les deux tendons d'insertion du cubital antérieur,
contourne d'arrière en avant la face interne du cubitus et rencontre
l'artère cubitale, au moment où celle-ci se coude pour devenir parallèle
à l'axe de l'avant-bras.

c) A l'avant-bras (fig. 633). — Dans les 2/3 supérieurs, le nerf est
situé entre les deux fléchisseurs communs et en dedans de l'artère cubitale; mais à l'extrémité inférieure de l'avant-bras, il se dégage du fléchisseur superficiel devenu tendineux et longe le bord externe du
cubital antérieur. A ce niveau, le cubital est néanmoins, comme l'artère,
recouvert par deux aponévroses qu'il faut sectionner pour le mettre à
nu.

d) Au poignet. — Le nerf cubital, placé en dehors du pisiforme,
glisse avec l'artère cubitale, qui est à son côté externe, dans un canal
formé par un dédoublement du ligament annulaire antérieur, à l'intérieur duquel sont aussi compris de petits pelotons adipeux qui facili-

63.

tent les mouvements du paquet vasculo-nerveux et le protègent contre les pressions extérieures.

Branches collatérales. — Le cubital ne donne, dans son trajet brachial, qu'un petit filet destiné à la face postérieure de l'articulation du coude.

A l'avant-bras, il fournit :

1. Plusieurs branches musculaires pour le cubital antérieur et les deux chefs internes du fléchisseur commun, les chefs externes étant innervés par le médian ;

2. Un filet pour l'artère cubitale qui suit ce vaisseau et donne à un niveau variable un rameau perforant s'anastomosant au poignet avec une branche du brachial cutané interne ;

3. La *branche cutanée dorsale* de la main, assez volumineuse pour être décrite par certains auteurs comme une branche de bifurcation. Elle se détache du tronc d'origine vers le tiers inférieur de l'avant-bras, se dirige en dedans, croise la face profonde du cubital antérieur, apparaît à la face dorsale et perfore l'aponévrose à peu près au niveau de la tête du cubitus.

Devenue superficielle, elle se divise en deux rameaux :

α) L'un interne forme le *collatéral dorsal interne du petit doigt*.

β) L'autre est plus volumineux, il abandonne des filets anastomotiques au radial et fournit ensuite le *collatéral externe du petit doigt*, les deux *collatéraux de l'annulaire* et le *collatéral interne du médius*.

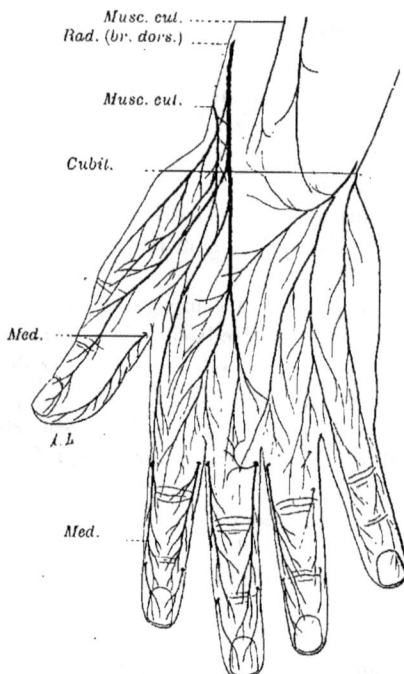

Fig. 634. — Nerfs cutanés du dos de la main et des doigts (d'après Hédon).

En rouge, le cubital; en bleu, le radial; en noir, le médian. — Remarquer en outre sur le dos du poignet, du côté du pouce, la branche postérieure du musculo-cutané. — Observer l'innervation du dos des dernières phalanges, pour les doigts intermédiaires, par le nerf médian.

Ces 5 nerfs collatéraux dorsaux d'origine cubitale arrivent jusqu'à la phalange unguéale du petit doigt, et s'arrêtent à la 1re phalange de l'annulaire et du médius.

Branches terminales (fig. 633). — Au niveau du pisiforme et en dehors de lui, à l'intérieur du canal fibreux décrit plus haut, le nerf cubital se divise en deux branches. L'une d'elles est superficielle et surtout sensitive, l'autre profonde et exclusivement motrice.

1° *Branche palmaire superficielle.* — Elle descend sur le côté interne de l'artère cubitale, se dégage du canal fibreux et se place sur l'aponévrose palmaire, sous une lamelle cellulo-fibreuse. Presque aussitôt après son origine elle fournit un filet moteur, le seul, pour le palmaire cutané et se bifurque en deux rameaux :

α) L'externe reçoit l'anastomose du médian, entoure parfois d'une boutonnière nerveuse la deuxième **artère** digitale et se termine en donnant le *collatéral palmaire interne de l'annulaire* et le *collatéral palmaire externe du petit doigt.*

β) L'interne plus grêle se dirige obliquement en bas et en dedans avec la première artère digitale, croise la face antérieure des muscles de l'éminence thénar et forme le *collatéral palmaire interne du petit doigt.*

2° *Branche palmaire profonde.* — Elle s'enfonce profondément entre les insertions de l'adducteur et du court fléchisseur du petit doigt et innerve les trois muscles de l'éminence thénar. Arrivée sous les tendons fléchisseurs et sous l'aponévrose palmaire profonde, elle s'infléchit en dehors et décrit vers la base des métacarpiens une courbe à concavité supéro-externe ; elle est accompagnée dans ce trajet par l'artère cubito-palmaire, dont elle croise la face antérieure, et par l'arcade palmaire profonde. Elle se termine enfin dans l'adducteur palmaire du pouce.

Dans son trajet, la branche palmaire profonde émet par la concavité de sa courbe des filets très fins pour les articulations du carpe, et par sa convexité des rameaux destinés aux deux lombricaux internes et à tous les muscles interosseux.

V. Nerf radial.

Préparation. — Au bras : le radial est profond au milieu du triceps, dans la gouttière de torsion, avec l'artère humérale profonde. Observer le rameau de l'anconé. — Au coude, ouvrir l'interstice intermusculaire externe. — A l'avant-bras, suivre les branches terminales ; toutes deux sont profondes. — Conserver sur le dos de la main l'anastomose avec le cubital. Remarquer que pour les doigts extrêmes, pouce et petit doigt, les nerfs dorsaux du cubital et du radial arrivent jusqu'à l'extrémité du doigt, tandis que pour les doigts intermédiaires, ils finissent sur la 1re phalange, les deux autres phalanges étant innervées par le médian.

Le nerf radial est souvent la plus volumineuse des branches du plexus brachial ; c'est le prolongement du tronc secondaire postérieur (fig. 630).

Trajet. — Aussitôt après son origine, il se dirige en bas, en dehors et en arrière, puis croise très obliquement la face postérieure de l'humérus. Dès qu'il a franchi le bord externe de l'os, il se porte en avant et donne ses deux branches terminales au niveau de la gouttière bicipitale externe.

Rapports. *a*) *Au bras.* — Le nerf radial est à son origine dans la loge antérieure, il en est de même à sa bifurcation ; il traverse donc la cloison intermusculaire interne pour pénétrer dans la loge postérieure et la cloison intermusculaire externe pour en sortir. Dans son trajet rétro-huméral, où il peut être atteint par une fracture ou un cal, il décrit un demi-tour de spire et se trouve placé, avec l'artère humérale profonde, contre la face postérieure de l'os dans une gouttière parallèle et inférieure à la gouttière dite de torsion.

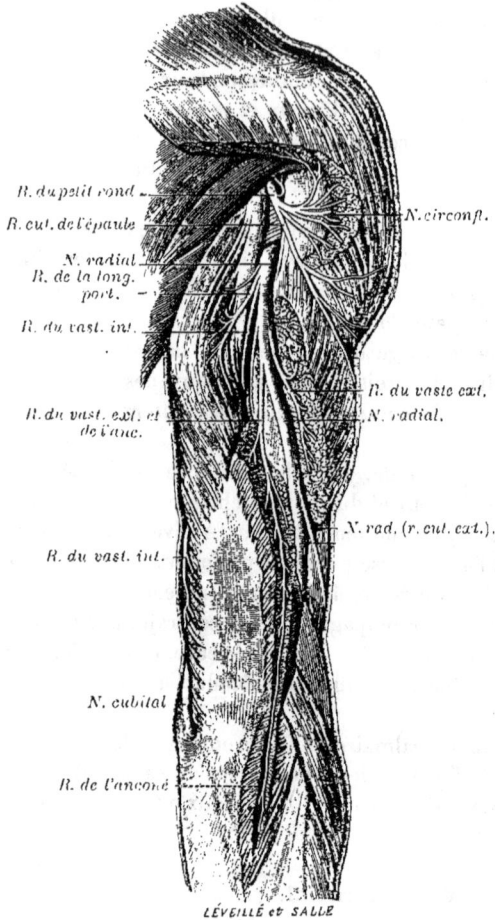

R. du petit rond
R. cut. de l'épaule
N. radial
R. de la long. port.
R. du vast. int.
R. du vast. ext. et de l'anc.
R. du vast. int.
N. cubital
R. de l'anconé
N. circonf.
R. du vaste ext.
N. radial.
N. rad. (r. cut. ext.).

LÉVEILLÉ et SALLE

FIG. 635. — Nerf radial à la face postérieure du bras (d'après Sappey).

Cette figure montre aussi le nerf circonflexe sortant du trou carré de Velpeau.

On peut à son émergence sentir le nerf au travers de la peau et des parties molles.

b) *Au coude.* — Devenu antérieur et externe, le radial est placé dans l'interstice formé par le brachial antérieur et le long supinateur ; quelquefois plus en dedans, sur le brachial antérieur, entre le long supinateur et le biceps. A son côté chemine l'a. récurrente radiale antérieure qui passe souvent entre les deux branches de division du nerf.

Branches collatérales. — Au bras le radial émet un assez grand nombre de rameaux :

1° Quelques-uns se détachent au moment où le tronc nerveux va s'engager dans la gouttière osseuse. L'un d'eux est sensitif : c'est le *rameau cutané interne* qui se porte en avant et en bas, perfore l'aponévrose et se répand à la peau qui recouvre le vaste interne. Les autres sont moteurs ; ils descendent le long du bord interne du bras et se distribuent à la longue portion du triceps et au vaste interne.

2° D'autres branches collatérales sont fournies par le radial pendant son trajet spiroïde. Ce sont :

α) Le *rameau du vaste externe et celui de l'anconé.* Ce dernier est remarquable par son long parcours ; il innerve aussi la portion externe du vaste interne.

β) Le *rameau cutané externe* : il est purement sensitif. Son volume est considérable ; il se sépare du tronc radial à la sortie de la gouttière osseuse, se dirige en arrière et en bas, traverse l'aponévrose un peu au-dessus de l'épicondyle et descendant jusqu'au poignet se distribue aux téguments de la région postéro-externe de l'avant-bras.

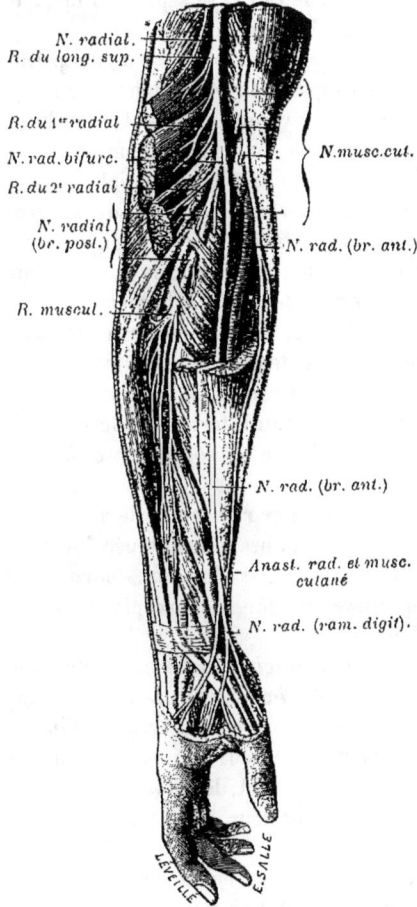

FIG. 636. — Nerf radial à l'avant-bras et à la main.

Comparez avec la fig. 633.

3° Enfin, dans la gouttière bicipitale externe, le radial envoie des filets moteurs au long supinateur et aux deux radiaux.

Branches terminales. — Au niveau du pli du coude ou un peu au-dessus, le radial se sépare en deux branches de volume inégal et de fonctions différentes :

1° *La branche antérieure* plus petite est sensitive ; elle descend sous le long supinateur et en dehors de l'artère radiale qu'elle côtoie jusqu'à la partie moyenne de l'avant-bras. Elle se porte ensuite en dehors sous le tendon du long supinateur dont elle croise la face profonde, et à deux ou trois travers de doigt au-dessus de l'apophyse styloïde du radius elle perfore l'aponévrose et se termine en trois rameaux (fig. 634) :

α) L'un externe, suit l'apophyse styloïde, donne à l'éminence thénar quelques filets et descend le long du bord externe du pouce, constituant ainsi le *collatéral dorsal externe du pouce.*

β) L'autre, moyen, croise les tendons de la tabatière anatomique et se divise en deux filets, qui forment les *collatéraux dorsaux interne du pouce* et *externe de l'index.*

γ) Le rameau interne suit le trajet du précédent, un peu en dedans de lui ; il donne les *collatéraux dorsaux interne de l'index* et *externe du médius.*

De ce dernier rameau se détachent un ou plusieurs filets anastomotiques pour la branche cutanée dorsale du cubital.

Les collatéraux dorsaux, fournis par le radial ne dépassent pas la première phalange, excepté celui du pouce, qui s'étend jusqu'à l'ongle.

2° *La branche postérieure* plus volumineuse est motrice. Dès son origine elle envoie un rameau au 2e radial externe, puis elle se porte en dehors et en arrière, s'insinue le long de la face profonde du court supinateur auquel elle donne quelques filets, contourne alors le col du radius et, devenue postérieure, émerge du muscle au niveau de son bord inférieur ou à quelques centimètres au-dessus de ce bord. Elle est alors placée entre les deux couches musculaires superficielle et profonde de la région postérieure de l'avant-bras. Elle s'épanouit presque aussitôt en nombreux filets moteurs pour tous les muscles de la face dorsale de l'avant-bras, à l'exception de l'anconé. Enfin elle se continue sous forme d'un rameau très grêle, *le nerf interosseux postérieur,* qui chemine contre la membrane interosseuse et que l'on peut suivre jusqu'à la face dorsale des articulations du carpe.

Résumé de l'innervation de la main.

Innervation muscul.
- Médian. . .
  - Éminence thénar.
  - Les 2 lombricaux externes.
- Cubital. . .
  - Éminence hypothénar.
  - Les 2 lombricaux internes.
  - Interosseux et adducteur palmaire.

Innervation sensitive des doigts.
- Face palmaire
  - Médian : 3 doigts et demi.
  - Cubital : 1 doigt et demi.
- Face dorsale
  - doigts extrêmes
    - le pouce, par le radial.
    - le petit doigt, par le cubital.
  - doigts interméd.
    - 1re phalange : radial ou cubital par moitié de la main.
    - 2e et 3e phalanges : médian (sauf l'annulaire interne).

NERFS INTERCOSTAUX

Préparation. — Le sujet est en décubitus dorsal, un billot placé sous les reins. Rechercher avec soin les rameaux perforants antérieurs et latéraux, et l'anastomose du 2e et du 3e perforant latéral avec le brachial cutané interne. Ouvrir la cavité thoracique et sur sa face interne suivre les nerfs intercostaux et leurs branches.

Les nerfs intercostaux sont les branches antérieures des paires dorsales. Ils sont au nombre de 12, comme les artères, bien qu'il n'y ait que 11 espaces intercostaux; c'est qu'en effet nerfs et artères sont en réalité satellites des côtes et devraient être appelés *costaux*.

Ils présentent des caractères généraux et des caractères particuliers.

I. CARACTÈRES GÉNÉRAUX

Trajet et rapports. — Les nerfs intercostaux se constituent en troncs isolés à l'orifice externe du trou de conjugaison (fig. 637). Après avoir fourni des rameaux communicants à la chaîne thoracique du sympathique, ils se portent vers le milieu de l'espace intercostal correspondant et se trouvent situés entre le muscle intercostal externe et le fascia endothoracique qui les sépare de la plèvre. Arrivés à l'angle postérieur des côtes, ils gagnent la gouttière costale au-dessous de laquelle ils sont situés, entre les deux faisceaux d'insertion de l'intercostal interne. A partir de l'angle antérieur des côtes, ils s'inclinent en bas, s'éloignent un peu de la côte supérieure et bientôt cheminent entre l'intercostal interne et la lamelle fibreuse qui prolonge en avant l'intercostal externe. Un peu avant le bord latéral du sternum, ils s'infléchissent en dehors et s'épuisent en filets perforants.

Chaque nerf est accompagné dans son parcours par l'artère intercostale qui lui est supérieure, la veine étant située au-dessus de l'artère, d'où la formule : VAN.

Branches. — Les nerfs intercostaux, assez souvent anastomosés entre eux par des rameaux obliques, émettent à leur origine et pendant leur trajet des branches musculaires et des branches cutanées :

1) *Branches musculaires* : α) Les unes se dirigent en dehors, per-

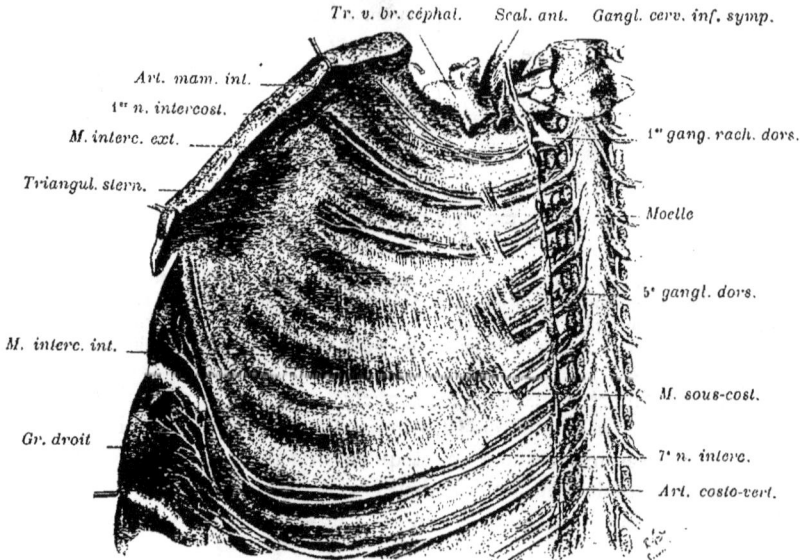

Fig. 637. — Nerfs intercostaux vus sur la face interne de la paroi thoracique (d'après Hirschfeld).

On aperçoit les 9 premiers nerfs intercostaux. Le muscle intercostal interne a été enlevé sur les premiers et les derniers espaces pour montrer le trajet des nerfs.

forent l'intercostal externe et gagnent la face profonde des sur-costaux ou les digitations du petit dentelé postérieur et supérieur.

β) Les autres restent sur la paroi interne du thorax et se rendent aux muscles intercostaux internes et externes et aux sous-costaux.

2) *Branches cutanées* : Elles sont au nombre de deux que l'on désigne sous le nom de perforante latérale et de perforante antérieure :

α) La *perforante latérale* est d'un volume égal au nerf qui continue en dedans la direction de l'intercostal ; elle quitte le tronc d'origine un peu avant l'angle postérieur des côtes et s'infléchit en dehors. Bientôt après elle apparaît à la face externe du thorax après avoir traversé l'intercostal externe et décrit un court trajet sous le grand dentelé en haut ou sous le grand oblique en bas.

Devenue superficielle, la perforante latérale se divise en deux rameaux : l'un se dirige en avant, l'autre en arrière sur la face externe des muscles correspondants. L'un et l'autre de ces rameaux se distribuent aux téguments des parois latérales du tronc et chez la femme à la glande mammaire.

L'émergence des branches perforantes latérales se fait suivant une ligne qui va du creux de l'aisselle à la partie moyenne de la crête iliaque. Cette ligne est légèrement incurvée et sa concavité regarde en arrière.

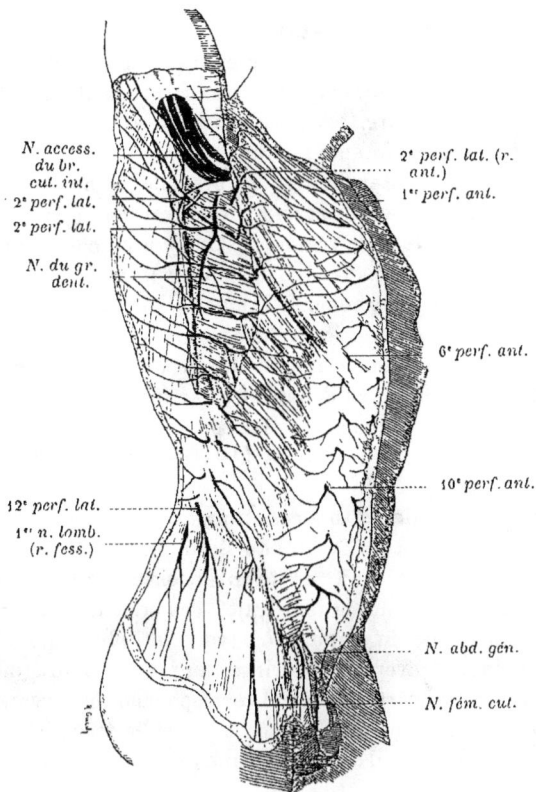

Fig. 638. — Nerfs intercostaux ; leurs branches superficielles (d'après Hirschfeld).

Émergence et trajet des branches perforantes latérales et antérieures.

β) La *perforante antérieure*. On désigne sous ce nom les filets terminaux très grêles du nerf intercostal, qui à droite et à gauche du sternum traversent le grand pectoral en haut, le grand oblique en bas et se divisent en deux rameaux : l'un interne court, l'autre externe plus long et plus volumineux. Ce dernier va à la rencontre du rameau antérieur de la perforante latérale.

II. CARACTÈRES PROPRES A CHACUN DES NERFS INTERCOSTAUX

1er nerf intercostal : D'un volume considérable, la branche antérieure du 1er nerf dorsal se bifurque en deux troncs inégaux : l'un très gros, ascendant, gagne le plexus brachial en passant sur le col de la 1re côte ; l'autre très petit constitue le 1er nerf intercostal, il ne donne jamais de perforante latérale.

2e nerf intercostal : Sa branche perforante latérale reste indivise, se dirige en dehors et en arrière, traverse le creux de l'aisselle, fournit à la peau de cette région et s'unit au brachial cutané interne ou à son accessoire, formant avec lui le *nerf intercosto-huméral* d'Hyrtl.

3e nerf intercostal : Il fournit une branche perforante latérale qui, suivant la description générale, se divise en deux rameaux : l'antérieur se rend à la glande mammaire, le postérieur se porte, comme celui du nerf précédent, en dehors et en arrière pour s'anastomoser avec le brachial cutané interne ou avec son accessoire.

La mamelle reçoit des filets nerveux des 3e, 4e et 5e nerfs intercostaux.

6e et 7e nerfs intercostaux : Ils fournissent à leur terminaison des rameaux au triangulaire du sternum.

8e, 9e, 10e et 11e nerfs intercostaux : Ces nerfs émettent, dans la partie moyenne de leur trajet, des branches musculaires pour la portion costale du diaphragme (voir Nerf phrénique). Leurs rameaux terminaux traversent les insertions du diaphragme, croisent la face interne du cartilage costal correspondant et devenus nerfs abdominaux cheminent entre le petit oblique et le transverse. Par les filets qu'ils abandonnent, ils prennent une grande part à l'innervation motrice de ces muscles.

Ils atteignent ainsi la gaine du grand droit de l'abdomen, la traversent, se placent contre la face profonde du muscle et fournissent deux rameaux perforants antérieurs : l'un côtoie le bord externe du grand droit, l'autre émerge au niveau du bord interne, tout près de la ligne médiane.

12e nerf intercostal : C'est la branche antérieure du 12e nerf dorsal qui sort du canal rachidien entre la 12e vertèbre dorsale et la 1re lombaire. Cette branche antérieure envoie, aussitôt après son origine, un filet d'union à la 1re lombaire. Par rapport aux muscles de l'abdomen, elle se comporte comme les nerfs situés au-dessus. Son rameau *perforant latéral* est remarquable par son volume et par sa direction descendante. Il coupe la crête iliaque et s'épanouit dans la peau de la partie supérieure antérieure de la fesse. C'est le *rameau fessier* du

12e intercostal, ou branche cutanée fessière. Rappelons ici qu'en arrière
de ce rameau, la peau de la partie supérieure et postérieure de la fesse
reçoit les rameaux externes des branches *postérieures* des 3 premiers
nerfs lombaires et même des derniers nerfs intercostaux (page 977). Il y
donc deux catégories de branches cutanées qui se rendent à la partie
supérieure de la fesse : 1° les rameaux fessiers cutanés *supérieurs et
postérieurs*, qui proviennent des branches *postérieures* des derniers
nerfs intercostaux et des premiers nerfs lombaires ; 2° les rameaux fessiers *supérieurs et antérieurs*, qui sont fournis par les branches *antérieures* du 12e nerf intercostal et des deux premiers nerfs lombaires,
ainsi que nous l'indiquerons plus loin.

Les nerfs de la ceinture pelvienne et du membre inférieur sont fournis à la fois par le plexus lombaire et par le plexus sacré. C'est dire
qu'une séparation complète entre ces deux plexus est un peu arbi-
traire, d'autant que, si les branches de distribution se rendent à un
territoire commun, les troncs radiculaires d'origine sont anastomosés
entre eux. Aussi n'est-ce pas sans raison que quelques anatomistes ont
tenté de réunir le plexus lombaire et le plexus sacré en une description
unique, sous le nom de *plexus lombo-sacré*, homologue du plexus brachial. Cependant cette homologie comporte certaines exceptions. En
effet tandis que les branches du plexus lombo-sacré se répartissent
autour de l'articulation de la hanche — en avant, en dedans et en
arrière, — celles du plexus brachial se groupent en cordons qui sont
tous antérieurs à l'articulation de l'épaule. D'autre part les anastomoses
qui unissent à l'origine les troncs radiculaires lombaires et sacrés présentent des variations individuelles si nombreuses qu'on peut, suivant
les cas, réunir ou séparer les deux plexus lombaire et sacré. Aussi, nous
conformant à l'usage classique décrirons-nous un plexus lombaire et
un plexus sacré.

PLEXUS LOMBAIRE

Préparation. — Ouvrir la paroi abdominale en conservant une bande de 4 ou
5 centimètres au-dessus de l'arcade crurale ; enlever avec soin le paquet intestinal
et le péritoine pariétal. On doit utiliser les deux côtés de la préparation ; laisser
d'un côté le muscle psoas pour voir les émergences et étudier les rapports des
nerfs ; de l'autre côté enlever toutes les fibres musculaires, afin de suivre les diverses
anastomoses du plexus. Disséquer les branches abdomino-génitales d'arrière en
avant ; ces branches passent dans la paroi abdominale un peu au-dessus de l'arcade crurale et dans le canal inguinal. Le nerf crural est dans la gaine du psoas ;
dégager ses nombreuses branches terminales. Le nerf saphène interne est sous-
cutané à la jambe et au pied ; il accompagne la veine de même nom.

Le plexus lombaire est formé par les anastomoses des branches antérieures des quatre premiers nerfs lombaires. Ces anastomoses sont loin
de présenter la complexité que nous avons rencontrée dans le plexus
brachial.

Constitution. — 1° La branche antérieure de la 1re paire lombaire,
presque aussitôt après son émergence du trou de conjugaison, reçoit le
rameau du 12e nerf intercostal et se partage en trois cordons. Les deux
supérieurs prolongent en dehors le tronc d'origine et constituent deux
nerfs collatéraux du plexus lombaire : le grand et le petit abdomino-génital. Le cordon inférieur est anastomotique ; il se dirige en bas et s'unit
à la branche antérieure de la 2e lombaire.

2° La branche antérieure de la 2e lombaire se comporte de la même
façon. Les deux cordons supérieurs qui s'en détachent sont le fémoro-
cutané et le génito-crural, nerfs collatéraux du plexus. Le cordon inférieur va s'anastomoser avec la branche antérieure de la 3e lombaire.
C'est de cette anse que se détache la racine supérieure du nerf obturateur.

3° La branche antérieure de la 3e paire se continue par un cordon
volumineux : le nerf crural, branche terminale du plexus. Peu après
son origine, elle fournit aussi un cordon anastomotique qui se dirige en
bas vers la racine moyenne du nerf obturateur.

4° La branche antérieure de la 4e paire se trifurque. Le cordon supérieur ascendant se jette après un court trajet dans le nerf crural, éma-
nation de la 3e paire. Le cordon inférieur, qui se porte en bas, est destiné
à la branche antérieure de la 5e lombaire ; de leur fusion résulte le
tronc lombo-sacré. Quant au cordon moyen, il est d'un volume assez
considérable et représente la racine inférieure du nerf obturateur,
branche terminale du plexus.

Situation et rapports. — La direction des branches antérieures
des nerfs lombaires est de plus en plus oblique en bas, à mesure qu'on
envisage une branche située inférieurement. Leur volume s'accroît
dans le même sens et d'une façon telle que la 4e branche est presque
le double de la 1re. Le plexus qui résulte de leur entrelacement présente une forme triangulaire. Il est situé sur les côtés des vertèbres
lombaires, en arrière et au milieu des fibres du muscle psoas.

Les rameaux communicants fournis par le plexus lombaire se détachent des branches antérieures ou des anses anastomotiques que
celles-ci constituent. Pour se rendre à la chaîne lombaire du sympathique, ils passent avec les vaisseaux lombaires entre les arcades
d'insertion du psoas.

BRANCHES

On peut diviser les branches du plexus lombaire en collatérales et en terminales.

I. Branches collatérales.

Pendant qu'il traverse le psoas, le plexus lombaire abandonne des rameaux musculaires au carré des lombes et au psoas. Les branches collatérales proprement dites, au nombre de quatre, sont en allant de haut en bas : le grand nerf abdomino-génital, le petit nerf abdomino-génital, le nerf fémoro-cutané, le nerf génito-crural.

1° *Grand nerf abdomino-génital.* — Le grand nerf abdomino-génital émane de la 1re paire lombaire ; d'abord très profondément placé à l'intérieur du psoas, il atteint la face antérieure du carré des lombes à la hauteur du disque qui sépare la 2e de la 3e vertèbre lombaire. Il croise la face postérieure du rein dans son tiers inférieur, placé dans le tissu cellulaire parfois graisseux qui est compris entre le carré des lombes et le fascia rétro-rénal. Il se dégage du bord externe du rein, chemine pendant un court trajet sur la face antérieure du transverse qu'il perfore bientôt pour se porter entre ce muscle et le petit oblique, un peu au-dessus du milieu de la crête iliaque. Il abandonne en ce moment un rameau qui traverse aussitôt le petit et le grand oblique, s'infléchit en bas, croise obliquement la crête iliaque et se distribue à la peau de la fesse ; c'est le *rameau fessier* ou branche cutanée fessière.

Le grand nerf abdomino-génital continue son trajet parallèle à la crête iliaque et, avant d'arriver à la hauteur de l'épine iliaque antéro-supérieure, se divise en deux rameaux :

a) *Rameau abdominal.* Il rappelle par son trajet et sa distribution, la disposition des nerfs intercostaux. Il se dirige, en effet, en avant et en dedans, d'abord entre le transverse et le petit oblique, puis entre les deux obliques et atteint le muscle grand droit de l'abdomen, dont il traverse la gaine fibreuse. Il fournit alors un filet perforant qui émerge le long du bord externe du muscle ; très diminué de volume, il croise transversalement la face postérieure du grand droit qu'il innerve, pour se terminer enfin par un deuxième filet perforant qui côtoie le bord interne du muscle et se ramifie à côté de la ligne blanche.

b) *Rameau génital* ou *pubien.* Cette branche traverse le petit oblique, ne tarde pas à recevoir tout ou partie du petit nerf abdomino-génital et s'engage dans le canal inguinal dont elle occupe la région antéro-supérieure. Au niveau de l'orifice externe, elle se divise en filets terminaux pour les téguments du pubis, du scrotum ou des grandes lèvres et pour ceux de la partie interne de l'aine.

2° **Petit nerf abdomino-génital.** — Ce nerf, beaucoup moins volumineux que le précédent, se détache comme lui du 1er nerf lombaire ; il lui est parallèle et semble être son accessoire ; il offre, en effet, les mêmes rapports et la même distribution. Il se divise en deux rameaux :

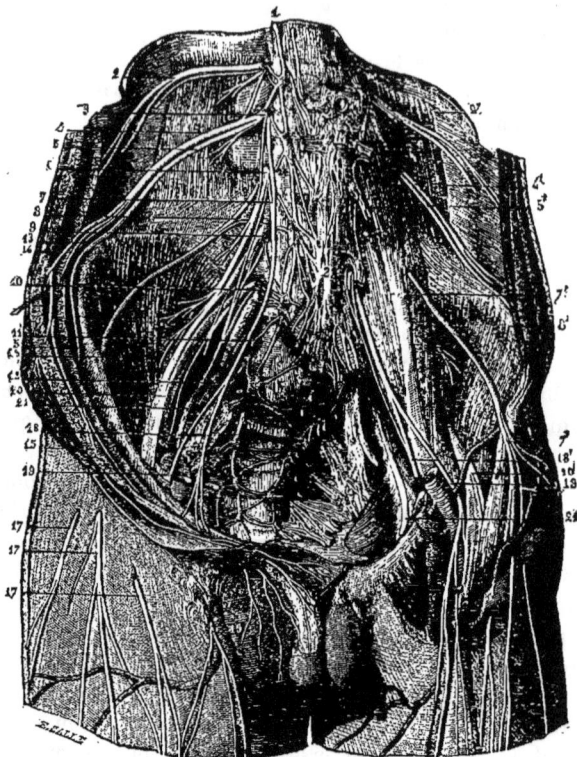

Fig. 639. — Plexus lombaire (d'après Hirschfeld).

1, grand sympathique abdominal et pelvien. — 2, 2', 12e paire dorsale. — 3, 1re paire lombaire. — 4, 4', grand abdomino-génital. — 5, 5', petit abdomino-génital. — 6, 2e paire lombaire. — 7, 7', génito-crural. — 8, 8', fémoro-cutané. — 9, 10, 11, 3*, 4*, 5e paires lombaires. — 12, tronc lombo-sacré. — 13, rameau perforant du grand abdomino-génital. — 14, sa branche abdominale. — 15, sa branche génitale. — 16, 17, 17', le tronc et les branches fessière et fémorales du fémoro-cutané. — 18, branche génitale et 19, 19', branche crurale du génito-crural. — 20, 20', nerf crural. — 21, 21', nerf obturateur.

a) *Le rameau abdominal* se termine ordinairement entre les deux obliques, auxquels il se distribue avant d'atteindre la gaine du grand droit de l'abdomen.

b) *Le rameau génital* se jette dans la branche correspondante du grand nerf abdomino-génital ou, s'il reste isolé, chemine à côté d'elle et présente le même trajet.

3° *Nerf fémoro-cutané.* — Le nerf fémoro-cutané, exclusivement sensitif, naît de la 2ᵉ paire lombaire, traverse le psoas, croise obliquement la face antérieure du carré des lombes et, bientôt après, la partie postérieure de la crête iliaque pour cheminer un peu au-dessous de celle-ci, sur le muscle iliaque, dans un dédoublement de sa gaine aponévrotique. Il passe sous l'arcade crurale et sort du bassin entre les deux épines iliaques antérieures. C'est là qu'on peut le découvrir par une incision verticale, passant immédiatement en dedans de l'épine iliaque antéro-supérieure et ouvrant l'aponévrose fémorale.

Il s'engage ensuite dans un canal que lui fournit l'aponévrose fémorale et se divise presque aussitôt en deux rameaux :

a) L'un, le rameau fessier, s'infléchit en dehors et en arrière, devient sous-cutané et se distribue aux téguments de la fesse et à la partie postérieure de la cuisse.

b) L'autre, rameau fémoral, souvent dédoublé, se ramifie en plusieurs filets secondaires qui innervent la peau de la face antéro-externe de la cuisse et qu'on peut suivre parfois jusqu'au genou.

4° *Nerf génito-crural.* — Ce nerf se sépare comme le précédent du 2ᵉ nerf lombaire que tous les deux prolongent en dehors. Il traverse le psoas et s'en dégage non loin des insertions du muscle, et à la hauteur du disque qui sépare la 3ᵉ de la 4ᵉ vertèbre lombaire. Il se place alors dans un dédoublement de la gaine du psoas, descend presque vertical en dedans de l'uretère et des vaisseaux spermatiques, croise bientôt la face postérieure de l'uretère et se divise en deux rameaux :

a) *Le rameau génital* se rend à l'orifice interne du canal inguinal, parcourt le canal au-dessous et en avant du cordon et s'anastomose dans son intérieur avec les filets qui s'y trouvent. Puis il fournit des rameaux musculaires au crémaster, sort par l'orifice externe et se distribue à la peau du scrotum ou des grandes lèvres.

b) *Le rameau crural* longe les vaisseaux iliaques externes, pénètre avec eux dans l'anneau crural, dont il occupe l'angle externe et, après avoir traversé le fascia cribriformis, se distribue aux téguments qui recouvrent le triangle de Scarpa.

II. **Branches terminales.** — Elles sont au nombre de trois : le nerf crural, le nerf obturateur et le nerf lombo-sacré.

1° *Nerf crural.* — Ce nerf, d'une volume considérable, est formé par trois racines; la moyenne est la plus importante, elle fait suite à la branche antérieure de la 3ᵉ paire; la supérieure, qui est la plus grêle, tire son origine de la 2ᵉ paire, et l'inférieure de la 4ᵉ paire. Ces trois racines se réunissent successivement et à angle aigu dans l'intérieur du psoas. Dès que le tronc nerveux est constitué, il cesse d'être intramusculaire et, à la hauteur de l'aileron du sacrum, se loge dans la gouttière formée par la rencontre du psoas et de l'iliaque. Placé sous le fascia iliaca, il suit cette gouttière, fournit des filets au muscle psoas et à l'iliaque et sort du bassin. Il est alors situé sous l'arcade de Fallope, en dehors de la bandelette iléo-pectinée, dépendance du fascia iliaca. Celle-ci le sépare de l'artère fémorale, à laquelle le nerf a envoyé un petit filet qui se détache plus haut de son trajet pelvien. Pour le découvrir à ce niveau, il faut faire une incision verticale commençant un peu en dehors du milieu de l'arcade crurale, ouvrir l'aponévrose fémorale qui forme ici la gaine du psoas et chercher le nerf au côté interne du psoas.

Enfin, à quelques centimètres au-dessous de l'arcade, le nerf crural se divise en un grand nombre de branches terminales. Elles sont au nombre de quatre et se placent sur deux plans: l'un antérieur comprend les nerfs musculo-cutanés, l'autre postérieur est formé du saphène interne en dedans et du nerf du quadriceps en dehors.

1) *Nerf musculo-cutané externe.* Ce nerf, assez volumineux, ne tarde pas à se diviser en plusieurs rameaux. *Les rameaux musculaires* naissent en haut et en dehors et se perdent dans le couturier après un trajet de longueur variable. *Les rameaux cutanés* sont au nombre de trois:

a) *Rameau perforant cutané supérieur.* Il se dirige en bas, perfore le couturier vers son tiers supérieur et fournit bientôt des filets divergents qui traversent l'aponévrose et se répandent à la peau de la partie moyenne et antérieure de la cuisse, en s'anastomosant avec les ramifications du fémoro-cutané.

b) *Rameau perforant cutané inférieur.* Il s'insinue sous le bord

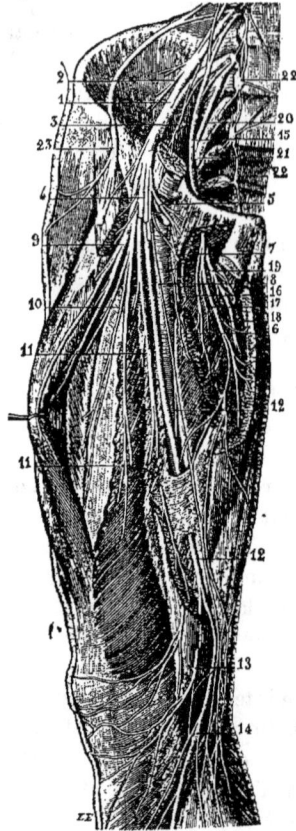

Fig. 640. — Nerf crural et Nerf obturateur (d'après Sappey).

1, nerf crural. — 2, 3, n. du psoas iliaque. — 4, n. musculo-cutané externe. — 5, 6, 7, n. musculo-cutané interne. — 8, rameau de l'artère fémorale. — 9, 10, 11, n. du quadriceps fémoral. — 12, n. saphène interne avec 13, sa branche rotulienne et, 14, sa branche jambière. — 15, nerf obturateur.— 16, rameau du moyen adducteur. — 17, rameau du petit adducteur. — 18, rameau du droit interne. — 19, rameau du grand adducteur. — 20, tronc lombo-sacré. — 21, 1ʳᵉ paire sacrée. — 22, sympathique abdomino-pelvien. — 23, nerf fémoro-cutané.

interne du couturier, qu'il traverse à son tour à la partie moyenne de la cuisse. Les filets terminaux, devenus sous-cutanés, se rendent en s'inclinant en dehors à la partie supéro-interne de la rotule; ils s'unissent du côté externe au perforant cutané supérieur et du côté interne à l'accessoire du saphène interne.

c) *Rameau accessoire du saphène interne.* — Il se divise, non loin de son origine, en deux filets :

α) L'un superficiel, rameau satellite de la veine saphène interne, se jette sur cette veine et la suit jusqu'à la face interne du genou où il s'anastomose avec le nerf saphène interne.

β) L'autre, profond, rameau satellite de l'artère fémorale, aborde cette artère et l'accompagne jusqu'au canal de Hunter, d'où il émerge par un petit orifice, pour former avec quelques ramuscules du nerf obturateur un petit plexus situé sur la paroi antérieure du canal.

2) *Nerf musculo-cutané interne.* — On décrit sous ce nom un ensemble de *filets musculaires* pour le pectiné et le moyen adducteur et de *filets cutanés* pour la partie supéro-interne de la cuisse. Ils sont tous transversalement placés et passent les uns en avant, les autres en arrière des vaisseaux fémoraux.

3) *Nerf du quadriceps.* — Il naît du crural tantôt sous forme de tronc unique, tantôt à l'état de branches isolées qui se subdivisent encore pour se distribuer aux différents chefs musculaires :

a) *Les rameaux du droit antérieur* s'insinuent sous la face profonde du muscle et se partagent en filets ascendants et descendants.

b) *Les rameaux du vaste externe* se portent en dehors sous le droit antérieur et se divisent aussi en filets ascendants et descendants.

c) *Les rameaux du vaste interne* se dirigent en bas et abordent le muscle à des hauteurs différentes. L'un deux envoie de fins ramuscules à l'articulation du genou.

d) *Les rameaux du crural* arrivent directement au muscle ou pour s'y rendre traversent le vaste interne ou le vaste externe.

4) *Nerf saphène interne.* — Ce nerf, exclusivement cutané, représente la plus longue branche du crural.

Il est ainsi désigné à cause de ses rapports avec la veine saphène interne, mais il ne mérite, à proprement parler, son nom qu'au genou et à la jambe où il est vraiment le satellite de la veine. En effet, dans tout son trajet fémoral il est à côté de l'artère fémorale et séparé de la veine saphène par la gaîne des vaisseaux, le couturier, l'aponévrose d'enveloppe de la cuisse.

Satellite de l'artère fémorale, il est d'abord situé en dehors d'elle et de sa gaîne. Vers le tiers moyen de la cuisse, il s'engage dans la gaîne vasculaire et se place en avant de l'artère qu'il accompagne, en continuant à décrire son trajet oblique en dedans. Aussi dans le canal de Hunter est-il à la fois antérieur et interne à l'artère fémorale. Il ne suit pas, comme l'artère, ce canal dans toute sa longueur; après un parcours de 4 à 5 centimètres, il perfore la paroi antérieure et se porte en bas et en arrière, en croisant obliquement la face profonde du couturier. Ce point d'émergence hors du canal de Hunter est intéressant, parce qu'il est utilisé comme repère dans la ligature de l'artère. Le nerf sort à 10 ou 12 centimètres au-dessus du tubercule du condyle interne, le plus souvent en compagnie de l'artère grande anastomotique, quelquefois seul et au-dessous d'elle. Passant enfin entre le couturier et le droit interne, il travers l'aponévrose au niveau du condyle interne et atteint la veine saphène interne dont il va devenir le nerf satellite.

Branches collatérales. — Elles sont au nombre de trois :

a) *Le rameau cutané fémoral* se détache du tronc d'origine à la partie moyenne de la cuisse; il est destiné à la région postéro-interne de la cuisse et du genou.

b) *Le rameau cutané tibial*, parallèle au précédent, naît et se termine plus bas; ses filets terminaux arrivent jusqu'à la face interne de la peau du mollet.

c) *Le rameau articulaire* se sépare du saphène interne aussitôt après sa sortie du canal de Hunter et se rend à la partie interne de l'articulation du genou.

Branches terminales. — Le nerf saphène interne se divise à la hauteur du condyle interne du fémur en deux branches terminales : l'une antérieure, l'autre postérieure.

a) *Branche antérieure ou rotulienne.* — Aussitôt après son origine cette branche se dirige en avant, en décrivant contre la face interne du genou une courbe qui regarde en haut et en avant. Dans ce trajet elle perfore le couturier, constituant ainsi un 3e perforant, et se ramifie en filets divergents destinés à la région interne de la rotule ainsi qu'à la région supéro-interne de la jambe.

b) *Branche jambière ou postérieure* (fig. 644). — Plus volumineuse que la précédente, elle descend avec la veine saphène interne le long de la face postéro-interne du genou, puis de la face interne de la jambe. Elle est un peu plus profonde que la veine et située en arrière d'elle, mais sous-cutanée comme elle. Elle se divise en rameaux terminaux qui vont les uns à la peau de la malléole, les autres sur le bord interne du pied où ils s'anastomosent avec le musculo-cutané.

2° **Nerf obturateur** (fig. 640). — Comme le crural, le nerf obturateur prend naissance par trois racines : l'inférieure est le prolongement de la 4e branche antérieure, les deux autres sont supérieures et viennent de la 2e anse et de la 3e paire lombaires.

Le nerf obturateur descend presque verticalement à l'intérieur du psoas et se dégage du bord inféro-interne du muscle, au niveau de l'articulation sacro-iliaque. Il pénètre alors dans le bassin en passant dans l'angle de bifurcation de l'artère iliaque primitive. Dès lors il incline un peu en avant son trajet descendant et suit la paroi latérale du bassin jusqu'au canal sous-pubien. Dans ce parcours il est en rapport, chez l'homme, avec l'uretère qui croise sa face interne, en avant de l'artère hypogastrique. Chez la femme, le nerf obturateur répond en outre à la face externe de l'ovaire, puis croise l'insertion pelvienne du ligament large et s'engage dans la gouttière sous-pubienne. L'artère et la veine obturatrices, distantes du nerf à la région postérieure du bassin, le rejoignent à angle aigu au moment où il va pénétrer dans la gouttière sous-pubienne. Aussi sur la paroi pelvienne le paquet vasculo-nerveux est ainsi disposé : le nerf est supérieur, l'artère au milieu et la veine inférieure.

A la sortie du canal sous-pubien, le nerf se place entre le pectiné en avant et le muscle obturateur externe en arrière; il est en dehors des vaisseaux.

Branches. — Le nerf obturateur ne fournit aucun rameau pelvien. Dans la gouttière sous-pubienne il émet une fine branche musculaire qui se dirige en dehors et se perd dans l'obturateur externe.

Au moment où il émerge, avec les vaisseaux, du canal sous-pubien il se divise en deux branches terminales : l'une superficielle, l'autre profonde.

a) *Branche superficielle.* — Elle continue le trajet du nerf entre le pectiné et l'obturateur externe, se place bientôt sur la face antérieure du petit adducteur et chemine ensuite entre le moyen et le petit adducteurs. A ce niveau elle se partage en plusieurs rameaux :

α) *Le rameau du droit interne* qui se porte à ce muscle en passant d'abord entre le moyen et le petit adducteur, puis entre le moyen et le grand.

β) *Les rameaux du moyen et du petit adducteurs* qui sont courts et se dirigent l'un en avant, l'autre en arrière vers les muscles auxquels ils sont destinés.

γ) *Le rameau cutané* qui se détache de l'un des rameaux précédents et se distribue à la peau de la partie interne de la cuisse.

b) *Branche profonde.* — Elle se distingue de la branche superficielle par son trajet situé toujours en arrière du petit adducteur. Elle fournit quelques filets à l'articulation de la hanche et se divise à la face antérieure du grand adducteur en plusieurs rameaux, dont la plupart vont au muscle grand adducteur. L'un deux descend parfois jusqu'au niveau du canal de Hunter et s'anastomose sur la paroi anté-

.rieure de celui-ci avec une ou plusieurs ramifications du saphène interne.

En résumé, le nerf obturateur fournit à 5 muscles : le droit interne, les trois adducteurs et l'obturateur externe.

3ᵉ *Nerf lombo-sacré.* — Ce gros nerf, qui est le 5ᵉ nerf lombaire, descend en arrière du nerf obturateur et se jette dans le plexus sacré. Nous le décrirons plus loin.

Résumé du plexus lombaire.

4 branches collatérales
{
Grand abdomino-génital
Petit abdomino-génital
Fémoro-cutané
Génito-crural.
}

3 branches terminales
{
Crural
{
Musculo-cutané externe
Musculo-cutané interne
Nerf du quadriceps
Saphène interne.
}
Obturateur
Lombo-sacré
}

PLEXUS SACRÉ

Préparation. — *Branches collatérales.* — Enlever la masse intestinale en conservant la partie inférieure du rectum et les organes pelviens; scier le bassin d'avant en arrière, un peu en dehors de la ligne médiane; récliner et fixer les organes pelviens du côté opposé à celui que l'on veut disséquer; détacher avec soin le péritoine pariétal; sectionner le petit ligament sacro-sciatique et suivre les branches en allant de dedans en dehors. Pour faciliter la dissection, on peut plonger pendant quelques jours la pièce dans de l'eau acidulée; le trempage dans l'eau a l'avantage de vider les veines.

Branches terminales. — Coucher le cadavre sur le ventre; détacher le muscle grand fessier au niveau de ses insertions sacrées et le rejeter en dehors après avoir disséqué les filets superficiels du nerf cutané postérieur. La dissection des branches terminales n'offre guère de difficultés. Ménager le petit sciatique qui est superficiel à la cuisse. De même pour la jambe, préparer d'abord les nerfs sous-cutanés, en même temps que les veines superficielles.

Le plexus sacré est formé par la fusion des branches antérieures des premiers nerfs sacrés, auxquels se joignent en haut le tronc lombo-sacré et en bas une branche grêle du 5ᵉ nerf sacré.

A l'inverse du plexus lombaire, les branches constituantes du plexus sacré diminuent de volume de haut en bas, surtout à partir de la 3ᵉ sacrée.

Le *tronc lombo-sacré* est un volumineux cordon nerveux qui résulte de l'union de la 5ᵉ paire lombaire avec la branche descendante de la 4ᵉ. Il descend à peu près vertical, en arrière de l'artère et de la veine iliaques internes, sur l'aileron du sacrum où il détermine parfois une gouttière. Il se jette dans le 1er nerf sacré, au niveau de la partie supérieure de la grande échancrure sciatique ; dans l'angle ainsi formé passe l'artère fessière. Il constitue par là une grosse anastomose entre le plexus lombaire et le plexus sacré.

Le 5e nerf sacré apparaît au niveau de l'extrémité inférieure du canal sacré et se bifurque en deux rameaux : l'un est destiné au 4e nerf sacré, l'autre se jette dans le nerf coccygien sur la face antérieure du muscle ischio-coccygien.

Envisagés individuellement, les nerfs sacrés, par une partie ou par la totalité de leurs fibres, convergent et se fusionnent en un gros tronc nerveux, le *grand nerf sciatique*, dont l'origine se trouve placée au bord inférieur du muscle pyramidal. Il en résulte que, dans son ensemble, le plexus sacré se présente sous la forme d'un triangle dont la base répond à la face antérieure du sacrum et dont le sommet est situé un peu au-dessus de l'épine sciatique.

Rapports. — Le plexus sacré est en rapport : en arrière avec le muscle pyramidal, en avant avec les vaisseaux hypogastriques dont il est séparé par une lame fibreuse. Ces vaisseaux le séparent à leur tour du péritoine pariétal et du rectum.

Rameaux communicants. — Chacune des branches du plexus sacré envoie plusieurs filets anastomotiques, rameaux communicants, aux ganglions sacrés étagés sur la face antérieure du sacrum, en dedans de la base du plexus.

Le plexus sacré possède dix branches collatérales et une seule branche terminale, le grand nerf sciatique.

BRANCHES COLLATÉRALES

Les dix branches collatérales peuvent être réparties en deux groupes de nombre égal, suivant qu'elles se dirigent en avant ou en arrière.

Branches antérieures ou ntra-pelviennes	1° Branches viscérales. 2° Nerf de l'obturateur interne. 3° Nerf du releveur de l'anus. 4° Nerf hémorrhoïdal ou anal. 5° Nerf honteux interne.
Branches postérieures ou extra-pelviennes.	6° Nerf du pyramidal. 7° Nerf du jumeau supérieur. 8° Nerf du jumeau inférieur et du carré crural. 9° Nerf fessier supérieur. 10° Nerf fessier inférieur ou petit sciatique.

1° Branches viscérales. — Ces branches nerveuses, grêles, au nombre de trois ou quatre, se détachent des dernières paires sacrées et sont destinées aux viscères pelviens : vessie, rectum, vagin ; tantôt elles restent indépendantes et constituent autant de nerfs hémorrhoïdaux, vésicaux ou vaginaux; tantôt elles se perdent dans le plexus sympathique destiné aux organes contenus dans le bassin.

2° **Nerf de l'obturateur interne**. — Il émerge assez haut de la face antérieure du plexus, prenant naissance par deux racines, l'une sur le tronc lombo-sacré et l'autre sur la 1ʳᵉ sacrée. Il sort du bassin par la grande échancrure sciatique et apparaît sur la face externe de

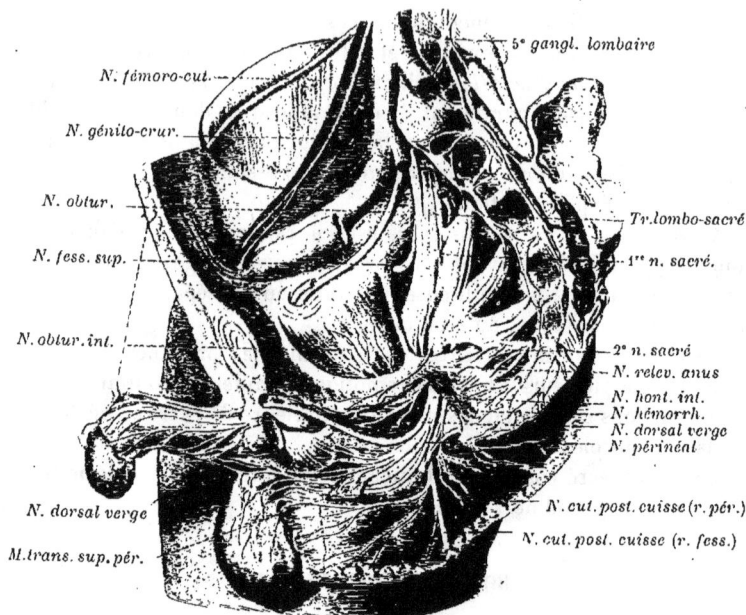

FIG. 641. — Plexus sacré (d'après Hirschfeld).
Constitution du plexus sacré. Ses branches collatérales.

l'épine sciatique, qu'il contourne pour se rendre dans l'espace pelvirectal inférieur. Là, il s'insinue entre l'obturateur interne et l'aponévrose qui le tapisse et pénètre enfin le corps musculaire par des filets divergents.

3° **Nerf du releveur de l'anus**. — Ce nerf tire son origine de la 4ᵉ, parfois de la 3ᵉ sacrée, et se distribue, sous le fascia pelvien, à la face interne du muscle en longeant ses insertions supérieures.

Il donne quelquefois le nerf de l'ischio-coccygien; d'autres fois ce rameau est indépendant.

4° **Nerf hémorrhoïdal ou anal**. — Ce nerf, de dimensions assez grêles, prend naissance sur la 3e et la 4e sacrées, sort du bassin par la partie inférieure de la grande échancrure sciatique, chemine sur la face externe de l'épine sciatique, entre le grand et le petit ligament sacro-sciatiques, et se porte en dedans pour pénétrer dans la fosse ischio-rectale. Il se divise alors en plusieurs rameaux : les *antérieurs* destinés aux parties molles de la région périnéale, les *postérieurs* à la région cutanéo-muqueuse et au sphincter externe de l'anus. C'est donc un nerf mixte.

5° **Nerf honteux interne**. — D'un volume considérable, le nerf honteux interne se détache par plusieurs racines de la 2e, 3e et 4e sacrés. Il se constitue en tronc unique, un peu en dedans du sommet du plexus, et sort presque aussitôt de la cavité pelvienne par la partie inférieure de la grande échancrure sciatique. L'artère honteuse interne qui l'accompagne est placée en dehors. Le nerf passe ensuite sur la face externe de l'épine sciatique, entre le grand et le petit ligament sacro-sciatique, et pénètre dans le creux ischio-rectal par la petite échancrure. Il se place alors contre la tubérosité ischiatique, sur laquelle il est appliqué par l'aponévrose de l'obturateur interne et se divise en ses deux branches terminales, le nerf périnéal et le nerf dorsal de la verge.

a) *Nerf périnéal*. — Le nerf périnéal se dirige en bas et en avant décrivant avec l'artère honteuse interne, qui est en arrière et au-dessous, une courbe peu accentuée qui regarde en haut et en avant. Il atteint ainsi le périnée auquel il est destiné. Un peu avant il a donné naissance à une branche collatérale : *le rameau périnéal externe*, qui traverse l'aponévrose moyenne, fournit quelques filets au sphincter externe de l'anus, suit la branche ascendante de l'ischion, perfore l'aponévrose périnéale superficielle et se termine dans la peau de la région antéro-externe du périnée.

Après avoir émis le rameau périnéal externe, le nerf périnéal, arrivé au contact de l'aponévrose moyenne, se divise en deux branches : la branche superficielle et la branche profonde.

α) *La branche superficielle* (rameau superficiel du périnée) est presque exclusivement sensitive. Aussitôt après son origine, elle traverse l'aponévrose périnéale moyenne, puis l'aponévrose périnéale superficielle avec l'artère de ce nom. Elle devient sous-cutanée au niveau du bord postérieur du transverse. Se portant alors en avant, à peu près à égale distance de la ligne médiane et de la branche ascendante de l'ischion, elle se termine dans les téguments des bourses chez l'homme et des grandes lèvres chez la femme.

β) *La branche profonde* (rameau profond du périnée) est surtout musculaire. Elle traverse l'aponévrose périnéale moyenne avec l'artère bulbaire dont elle va suivre le trajet, puis se dirige en avant, à peu près parallèle à la branche superficielle, mais séparée d'elle par l'aponévrose périnéale superficielle.

Chez l'homme, elle passe sur la face profonde du transverse superficiel du périnée et chemine ensuite entre le bulbo-caverneux en dedans, l'ischio-caverneux en dehors, fournissant des filets moteurs à ces trois muscles. Elle pénètre par plusieurs rameaux dans le bulbe et les corps caverneux, abandonnne de fines branches aux artères hélicines et s'épuise enfin, dans la région balanique, en ramuscules très ténus qui s'anastomosent en arcades avec les derniers filets du nerf dorsal de la verge.

Chez la femme, la branche profonde innerve les muscles du périnée et passe entre le constricteur du vagin et l'ischio-clitoridien pour se terminer dans le bulbe du vagin.

b) *Nerf dorsal de la verge*. — Le nerf dorsal de la verge. est la continuation du nerf honteux interne. Il suit le bord interne des branches ascendantes de l'ischion et descendantes du pubis et fournit dans ce trajet des filets moteurs aux muscles sphincter strié de l'urètre et transverse profond. Arrivé à un ou deux centimètres de la symphyse pubienne, il se porte en avant et perforant l'aponévrose moyenne il passe sur le côté du ligament suspenseur, pour se rendre à l'appareil génital externe.

Chez l'homme, il se place sur le dos de la verge, d'où son nom, chemine avec l'artère dorsale et en dehors d'elle au-dessous du fascia penis et atteint la couronne du gland. Dans ce trajet, il envoie des filets superficiels à la peau des parties latérales de la verge et des filets profonds aux corps caverneux. Il se termine dans la muqueuse du gland par de nombreux filets très déliés qui aboutissent à des corpuscules spéciaux.

Chez la femme, ce nerf — *nerf dorsal du clitoris* — beaucoup plus grêle, présente le même trajet périnéal. Arrivé au-dessous de la symphyse, il se termine dans la muqueuse du clitoris.

6° **Nerf du pyramidal**. — Les filets nerveux destinés à ce muscle se présentent avec une disposition variable. On rencontre tantôt un nerf unique, tantôt deux ou trois rameaux. Émis par la face postérieure des premiers nerfs sacrés, ils restent parfois isolés, d'autres fois s'anastomosent en arcade sur la face antérieure du muscle. D'ailleurs, quelle que soit la variété d'origine, ces filets ont habituellement un trajet assez court et s'enfoncent presque toujours dans la portion intrapelvienne du muscle pyramidal.

7° **Nerf du jumeau supérieur**. — C'est un petit filet nerveux qui se détache de la face antérieure du plexus vers son sommet, se dirige, par la grande échancrure, sur la face externe de l'épine sciatique et presque aussitôt se perd dans la face profonde du muscle auquel il est destiné.

8° **Nerf du jumeau inférieur et du carré crural.** — Assez souvent distinct du précédent et un peu plus volumineux, il présente la même origine et les mêmes rapports, cheminant comme lui entre la paroi osseuse, à laquelle il fournit des filets, et les muscles qui la recouvrent. Ceux-ci la séparent du grand nerf sciatique. Après un court trajet, il se termine dans le jumeau inférieur et le carré crural qu'il pénètre par leur face profonde.

9° **Nerf fessier supérieur** (fig. 642). — Ce nerf prend son origine sur la face postérieure du tronc lombo-sacré et sur le 1ᵉʳ nerf sacré. Les deux racines se réunissent bientôt en un seul tronc qui sort du bassin par la partie supérieure de la grande échancrure sciatique, au-dessus du pyramidal, en dehors des vaisseaux fessiers. Dès lors il s'infléchit pour suivre un trajet ascendant entre le moyen et le petit fessier, d'abord unique puis divisé en deux rameaux qui se subdivisent à leur tour, constituant ainsi des filets divergents pour le moyen et le petit fessier. Son filet le plus externe est destiné au tenseur du fascia lata.

10° **Nerf fessier inférieur** ou **Petit sciatique** (fig. 641 et 642). — Ce nerf, la plus volumineuse des collatérales du plexus sacré, sort du bassin au-dessous du muscle pyramidal, avec le grand nerf sciatique en arrière duquel il est placé et dont il semble être l'accessoire. Il se divise en deux branches terminales, une branche musculaire et une branche cutanée, que quelques auteurs considèrent comme distinctes dès leur origine et décrivent comme deux nerfs différents.

A. *Branche musculaire* (nerf fessier inférieur proprement dit). — Cette branche se décompose en nombreux rameaux qui s'appliquent sur la face antérieure du grand fessier et s'y épanouissent en filets ascendants et descendants qui pénètrent dans ce muscle.

B. *Branche cutanée* (*nerf cutané postérieur de la cuisse*). — Ce tronc nerveux descend verticalement vers la face postérieure de la cuisse et passe entre le grand trochanter et la tubérosité de l'ischion. Dès qu'il n'est plus recouvert par le grand fessier, il s'insinue dans un dédoublement de l'aponévrose fémorale et répond en avant à l'espace qui sépare le demi-tendineux du biceps. Il suit ainsi à peu près l'axe médian de la face postérieure de la cuisse et atteint la région poplitée, où il se divise en ses branches terminales.

Le nerf cutané postérieur est sensitif; il envoie ses branches collatérales aux téguments de la fesse, de la région périnéo-scrotale et de la face postérieure de la cuisse.

a) Les *rameaux fessiers* se séparent du nerf au niveau de son trajet sous-fessier, s'incurvent sous le bord inférieur du grand fessier, suivent un trajet récurrent et se distribuent à la peau de la région fessière.

b) Les *rameaux périnéaux ou génitaux* s'éloignent du nerf au niveau ou un peu au-dessous des précédents. Ils sont en généra au nombre de deux et se dirigent en dedans et en avant, en décrivant autour de la tubérosité ischiatique une courbe à concavité supérieure. Ils atteignent ainsi la région du pli fémoro-périnéal; devenus sous-cutanés, ils s'épuisent en filets destinés aux téguments du périnée, au scrotum ou à la grande lèvre.

c) Les *rameaux fémoraux* se détachent successivement des deux côtés du tronc d'origine, perforent l'aponévrose et vont se perdre dans la peau des parties interne et externe de la face postérieure de la cuisse.

A la hauteur de la partie moyenne de la région poplitée, le nerf cutané postérieur devenu très grêle se divise en 2 branches terminales : l'une traverse l'aponévrose jambière, couvre de quelques rameaux très fins la partie postérieure du mollet; l'autre atteint la veine saphène externe, l'accompagne dans son canal aponévrotique et s'anastomose bientôt avec le nerf saphène externe.

GRAND NERF SCIATIQUE

BRANCHE TERMINALE DU PLEXUS SACRÉ

Le grand nerf sciatique est le plus long et le plus volumineux des nerfs du corps humain; il représente presque toutes les fibres constitutives du plexus sacré fusionnées, condensées en un seul tronc nerveux, aplati à l'origine, arrondi à la face postérieure de la cuisse et dans tout le reste de son parcours. Le tronc lombo-sacré et les 3 premiers nerfs sacrés prennent surtout part à la formation du grand nerf sciatique. Leur réunion en un tronc unique, et par conséquent l'origine du grand nerf sciatique, a lieu au niveau du bord inférieur du muscle pyramidal ; mais parfois le plexus sacré est prolongé par deux cordons nerveux qui restent distincts et que continuent le sciatique poplité externe et le sciatique poplité interne, témoignant ainsi de la disposition embryonnaire primitive et de la constitution radiculaire des branches de distribution.

Le grand nerf sciatique est destiné aux muscles postérieurs de la cuisse, aux muscles et aux téguments de la jambe et du pied. Il présente une légère obliquité en dehors, surtout marquée dans la première moitié de son trajet, et s'étend de la région fessière profonde à la partie supérieure du creux poplité.

Rapports : a) *A la sortie du bassin* : Il passe par la partie la plus inférieure de la grande échancrure sciatique, au-dessous du pyramidal,

en dehors des artères honteuse interne et ischiatique, et se place sur
la face externe de l'épine sciatique et sur le jumeau supérieur.

b) *A la région fessière :* Il se porte verticalement derrière les muscles
pelvi-trochantériens et le
carré crural, entre le
grand trochanter et la
tubérosité ischiatique,
mais un peu plus près de
cette dernière. Une inci-
sion verticale, menée par
le milieu de la gouttière
ischio - trochantérienne,
permet de le découvrir
facilement. Il est recou-
vert par le grand fessier ;
son bord interne est longé
par l'artère ischiatique.

c) *A la région posté-
rieure de la cuisse :* A
la sortie de la région fessière, le grand nerf sciatique s'engage en avant
de la longue portion ten-
dineuse du biceps et vient
se placer sur la ligne médiane, dans l'interstice
musculaire formé par le
biceps d'un côté, le demi-
tendineux et le demi-
membraneux de l'autre.
Bientôt l'écartement de
ces muscles est suffisant
pour que le nerf s'aper-
çoive dès qu'on a incisé
l'aponévrose. Il est en arrière de la ligne âpre du

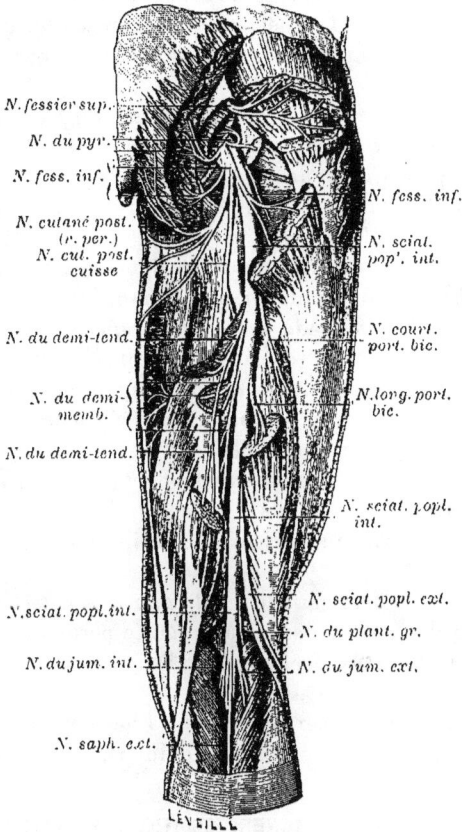

Fig. 642. — Grand nerf sciatique (d'après Sappey).
Le petit nerf sciatique est constitué par les deux branches
indiquées sous le nom de n. fessier inférieur et n. cutané postérieur de la cuisse.

fémur, séparé d'elle par des insertions musculaires. Le long de son
trajet fémoral cheminent les branches anastomosées des artères perforantes, accompagnées des anastomoses veineuses correspondantes.

Au niveau ou un peu au-dessus de l'angle supérieur du creux poplité,
le grand nerf sciatique se divise et donne ses deux branches terminales :
le nerf sciatique poplité externe et le nerf sciatique poplité interne.

Abrégé d'Anat. — II.   65

Branches collatérales. — Dans son trajet le grand nerf sciatique émet un certain nombre de branches destinées aux muscles postérieurs de la cuisse, qui sont tous des fléchisseurs de la jambe, et à l'articulation du genou. Ce sont en allant de haut en bas :

1° *Le nerf supérieur du demi-tendineux*, qui se dirige vers le tendon ischiatique de ce muscle et passe pour l'atteindre sous le tendon du biceps.

2° *Le nerf de la longue portion du biceps*, long et grêle, se détache parfois assez haut du grand nerf sciatique dont il suit le côté externe et se distribue, dans la longue portion du biceps, en rameaux ascendants pour la portion supérieure du muscle et descendants pour la portion inférieure.

3° *Le nerf inférieur du demi-tendineux*, ordinairement distinct, mais parfois confondu avec le rameau de la longue portion du biceps.

4° *Les nerfs du demi-membraneux*, souvent doubles et quelquefois anastomosés entre eux, se rendent à la partie moyenne du muscle.

5° *Le nerf du grand adducteur*, plus grêle que les filets fournis à ce muscle par le nerf obturateur, s'enfonce dans le grand adducteur au niveau de son tiers supérieur.

6° *Le nerf de la courte portion du biceps*, dont l'origine et la distribution sont fort variables; il pénètre habituellement le muscle par sa partie supérieure, mais il peut être suivi jusqu'à l'union des deux chefs.

7° *Le nerf articulaire du genou* se détache du grand nerf sciatique ou du rameau destiné à la courte portion du biceps et se porte, à travers le creux poplité, vers l'articulation du genou dont il innerve la région postéro-externe.

Branches terminales. — Elles sont au nombre de 2 : les deux sciatiques poplités, externe et interne.

I. NERF SCIATIQUE POPLITÉ EXTERNE

Ce nerf se distribue aux muscles et à la peau de la région antéro-externe de la jambe et du dos du pied. Moins volumineux que la branche de bifurcation interne, il se dirige obliquement en bas et en dehors en longeant le bord interne du biceps qu'il accompagne jusqu'à l'insertion du muscle sur le péroné et dont la ténotomie expose à la blessure du nerf. Il s'infléchit alors pour se porter en avant contre le col de cet os, sur lequel il est facile de le découvrir. Dans ce demi-tour d'hélice il croise successivement le jumeau externe, l'insertion du soléaire sur le péroné et s'applique enfin contre le périoste. Parvenu dans la région antéro-externe de la jambe, il s'enfonce dans l'épaisseur du long péronier latéral où il se divise presque aussitôt en ses deux branches terminales.

Branches collatérales : a) *Rameau articulaire du genou.* — Ce filet nerveux, fort grêle, se détache assez haut du sciatique poplité externe et se rend, sous le biceps, à la région externe de la capsule articulaire.

b) *Nerf saphène péronier* (ou accessoire du saphène externe). — Ce nerf tire son origine de la portion supérieure du sciatique poplité externe et se porte presque verticalement en bas, entre le jumeau externe et l'aponévrose jambière qu'il traverse dans la région moyenne du mollet, avec un des affluents de la veine saphène externe. Devenu souscutané, il se ramifie à la région postéro-externe du mollet et du cou-de-pied, en s'anastomosant parfois avec le nerf saphène externe.

c) *Nerf cutané péronier.* — Il se détache isolément du nerf scia-

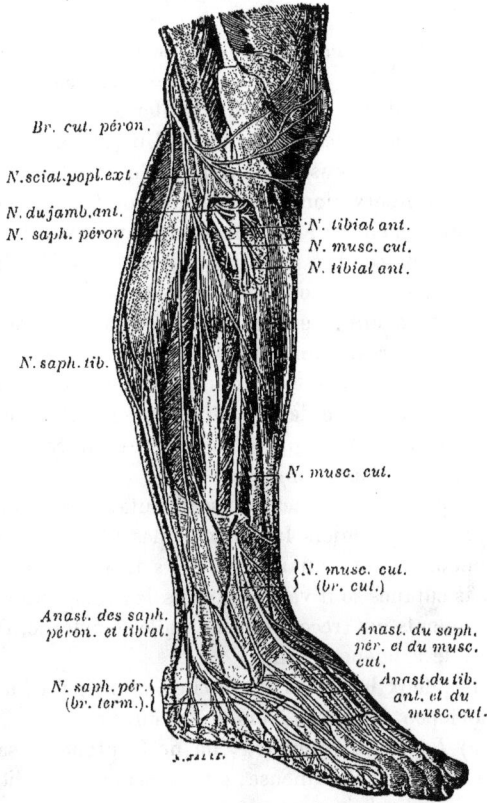

FIG. 643. — Nerf sciatique poplité externe
(d'après Hirschfeld).

Sur le côté gauche, le nerf saphène externe ou saphène tibial.

tique poplité externe, mais quelquefois son origine est commune avec celle du saphène péronier dont il suit le trajet, placé à 1 ou 2 centimètres en dehors. Il fournit d'abord des rameaux aux téguments de la face externe du genou, rameaux qui s'anastomosent avec les ramifications externes du fémoro-cutané, et s'épuise ensuite en distribuant ses filets terminaux à la région externe de la jambe.

d) *Rameaux musculaires.* — C'est un peu en avant sa bifurcation que le sciatique poplité externe abandonne ces rameaux. Ils sont habi-

tuellement au nombre de deux et atteignent l'extrémité supérieure du
jambier antérieur, auquel ils sont destinés, en traversant la cloison
aponévrotique qui sépare la loge antérieure de la loge externe de la
jambe.

Branches terminales. — Le sciatique poplité externe se bifurque en
deux branches terminales : l'une, externe, le nerf musculo-cutané;
l'autre, interne, le nerf tibial antérieur.

A. *Nerf musculo-cutané.* — Un peu plus volumineux que le tibial
antérieur, le musculo-cutané est un nerf mixte. Il a sous sa dépendance l'innervation motrice des muscles péroniers, et d'autre part ses
fibres recueillent les impressions sensitives de presque tout le dos du
pied. Il descend, à peu près vertical, dans l'intérieur du long péronier
latéral; puis, toujours dans un trajet descendant, il se porte légèrement en avant et en dedans et se place contre la cloison intermusculaire, se créant un véritable canal fibreux entre le court péronier
latéral en dehors et l'extenseur commun en dedans. Enfin, vers le
tiers inférieur de la jambe, il traverse l'aponévrose jambière dont il
s'est peu à peu rapproché, et, devenu sous-cutané, il se divise en
deux branches terminales.

Auparavant le nerf musculo-cutané abandonne des filets moteurs
aux deux péroniers latéraux et des filets cutanés qui se détachent du
tronc d'origine, quand celui-ci a traversé l'aponévrose jambière. Ces
filets cutanés sont variables dans leur disposition; ils se répandent aux
téguments qui recouvrent la malléole externe, l'un d'eux s'anastomose
avec le saphène péronier.

Les deux branches terminales se dirigent l'une et l'autre, dans un
trajet peu divergent, vers le dos du pied.

a) *La branche interne,* ou nerf cutané dorsal interne du pied, est
un peu plus volumineuse; elle présente une obliquité assez marquée en
avant et en dedans vers la base du gros orteil. Dans ce trajet elle croise,
toujours sous-cutanée, le ligament annulaire du tarse, les tendons
extenseurs, l'artère pédieuse et le tendon de l'extenseur propre du
gros orteil. Elle se termine en donnant le collatéral interne du gros
orteil. De son côté externe se détachent deux filets qui cheminent sur
le dos du pied : le *rameau externe* au niveau du 2ᵉ espace interosseux
et le *rameau interne* au niveau du 1ᵉʳ espace. Arrivés à la base des
orteils, chacun d'eux se bifurque pour donner les nerfs collatéraux
dorsaux correspondants.

Enfin certains filets anastomotiques fort grêles unissent entre eux
ces divers rameaux nerveux; l'un d'eux, d'une importance relative,
met en relation le nerf cutané dorsal interne avec le nerf cutané dorsal moyen que nous allons étudier.

b) *La branche externe*, ou nerf cutané dorsal moyen du pied, se dirige à peu près verticalement en bas et en avant, envoie d'une façon à peu près constante une anastomose au nerf saphène externe et suit le 3ᵉ espace interosseux, où elle se termine en fournissant le collatéral interne du 3ᵉ orteil et le collatéral externe du 4ᵉ.

En résumé, le musculo-cutané fournit 7 collatéraux aux orteils, comme le médian à la paume de la main.

Assez fréquemment le nerf cutané dorsal moyen se dédouble et émet les collatéraux externe du 4ᵉ orteil et interne du 5ᵉ. Dans ce cas le musculo-cutané fournit presque tous les collatéraux dorsaux des orteils, soit 9 sur 10, laissant seulement au nerf saphène externe l'innervation sensitive du bord externe du petit orteil.

B. *Nerf tibial antérieur.* — Le nerf tibial antérieur continue la direction oblique en bas et en dedans du nerf sciatique poplité externe. Aussi, après un court trajet à travers les fibres supérieures du long péronier, il perfore la cloison aponévrotique inter-musculaire, gagne la loge antérieure de la jambe et descend, avec l'artère tibiale antérieure, entre l'extenseur commun et le jambier antérieur, puis entre ce dernier et l'extenseur propre. Satellite de l'artère tibiale antérieure, elle-même enlacée par ses deux veines comitantes, il l'accompagne dans toute l'étendue de la jambe, placé comme elle au fond de l'interstice musculaire, contre la membrane interosseuse. D'abord externe, le nerf croise l'artère en passant en avant et lui devient définitivement interne, à une petite distance au-dessus du cou-de-pied. Arrivé au niveau du ligament annulaire du tarse, le nerf tibial antérieur glisse sous cette bande fibreuse, au-dessous et non à l'intérieur de la gaine réservée au tendon de l'extenseur propre. Il se divise aussitôt en deux branches terminales.

Dans la première partie de son trajet, le nerf tibial antérieur fournit un certain nombre de filets musculaires au jambier antérieur, à l'extenseur commun des orteils, à l'extenseur propre du gros orteil et au péronier antérieur. Il émet, en outre, des filets vasculaires qui se rendent aux parois de l'artère et des veines tibiales antérieures, ainsi qu'un fin rameau articulaire destiné à la face antérieure de l'articulation tibio-tarsienne.

Les deux branches terminales sont profondément placées, sur le plan osseux :

a) *La branche interne*, plus volumineuse, continue en dedans et au-dessous de l'artère pédieuse le trajet primitif du nerf tibial antérieur. C'est le *nerf profond du dos du pied*, de nos classiques, ou rameau profond interne; elle mérite le nom de *nerf pédieux*, comme l'artère qu'elle accompagne. Elle chemine d'abord entre le tendon de l'extenseur propre et le bord interne du pédieux et parcourt le premier espace inter-métatarsien en passant sous le premier chef du pédieux. A l'extrémité antérieure de cet espace, elle traverse l'aponévrose et se divise en deux rameaux, qui vont s'anastomoser avec les collatéraux dorsaux émis par le musculo-cutané, et peuvent les suppléer si ces collatéraux superficiels font défaut.

b) *La branche externe* ou rameau profond externe se dirige en dehors, croise l'artère pédieuse et s'enfonce d'emblée sous le muscle pédieux, dans la face profonde duquel elle se termine.

L'une et l'autre des branches terminales du nerf tibial antérieur envoient des filets articulaires aux articulations du tarse et du métatarse.

II. NERF SCIATIQUE POPLITÉ INTERNE

Comme le grand sciatique dont il continue le trajet, le nerf sciatique poplité interne descend vertical et médian, traverse en diagonale le losange poplité et s'engage entre les deux jumeaux, puis sous l'arcade du soléaire, et devient nerf tibial postérieur. Il est plus volumineux et plus profondément placé que le sciatique poplité externe. C'est un nerf mixte; il préside à l'innervation motrice des muscles de la face postérieure de la jambe et de la région plantaire, et à l'innervation sensitive de la plante du pied et des orteils.

Rapports : *en avant*. — Dans la première partie de son trajet le nerf est isolé, sans rapports vasculaires, et séparé de l'espace poplité du fémur par un paquet graisseux. Il rejoint bientôt la veine poplitée, qui de l'anneau des adducteurs se porte obliquement en bas et en dehors vers l'axe du losange. Placé en arrière de la veine, le nerf l'accompagne jusqu'à l'arcade du soléaire, mais il n'en cache pas toute la face postérieure; à la vérité, les trois cordons du creux poplité, juxtaposés mais incomplètement recouverts, se disposent en allant de dehors en dedans et de la superficie vers la profondeur de la façon suivante : nerf, veine, artère, d'où la formule NVA. Enfin notons que, dans le champ tibial, le paquet vasculo-nerveux repose sur le muscle poplité.

En arrière. — Le nerf sciatique poplité interne se met en rapport avec une nappe de tissu cellulo-graisseux qui le sépare de l'aponévrose poplitée. Dans la moitié inférieure du losange, cette nappe cellulo-graisseuse est séparée du nerf sciatique par un feuillet lamelleux qui unit les bords internes des deux jumeaux. En outre, au niveau de l'angle inférieur, la veine saphène externe s'engage au milieu de ce tissu graisseux et se jette dans la veine poplitée en décrivant sa crosse vers le côté interne du sciatique poplité interne.

Branches collatérales :

a) *Branche cutanée.* — *Nerf saphène externe ou saphène tibial.*
— C'est la plus importante des branches collatérales du sciatique poplité interne. Elle s'en sé-
pare vers la partie moyenne
du creux poplité, chemine
d'abord en arrière du tronc
d'origine, croisée en dedans
par la crosse de la veine
saphène externe. Puis le
paquet vasculo-nerveux,
formé par la veine et le
nerf saphène externe, s'engage entre les jumeaux et
l'aponévrose poplitée, le
nerf étant antérieur et interne à la veine et séparé
d'elle par le feuillet lamelleux intermusculaire. Plus
bas, vers la partie moyenne
du mollet, le nerf croise
la face antérieure de la
veine et se place en dehors
d'elle dans un dédouble-
ment de l'aponévrose jam-
bière. Au niveau du tiers
inférieur de la jambe il devient sous-cutané, longe le
bord externe du tendon
d'Achille, reçoit la branche
anastomotique du saphène
péronier, s'infléchit autour
de la malléole externe et se
porte sur le bord interne
du pied (nerf cutané dor-
sal externe). Là il se ter-

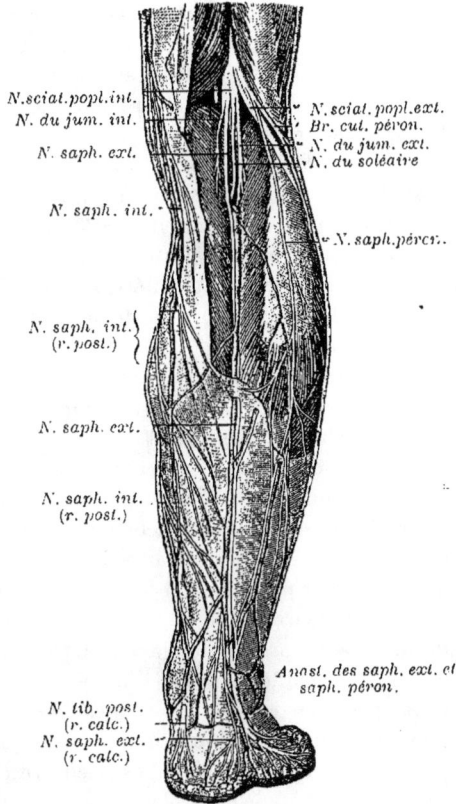

FIG. 644. — Nerf saphène externe
(d'après Hirschfeld).

Sur le côté gauche, rameaux postérieurs du nerf saphène
interne. — Le saphène externe accompagne la veine de
même nom.

mine eu donnant le collatéral interne du petit orteil, et parfois une
autre branche qui suit le 4e espace interosseux pour fournir les collatéraux interne du 5e orteil et externe du 4e.

Indivis jusqu'au tiers inférieur de la jambe, le saphène fournit au
moment d'atteindre la malléole des filets destinés aux téguments de la
région externe du talon ; il abandonne en outre quelques rameaux à

l'articulation tibio-tarsienne et au niveau du dos du pied reçoit l'anastomose du musculo-cutané.

b) *Branches musculaires et articulaires.* — Dans le creux poplité
le sciatique poplité interne émet un certain nombre de branches. Les
unes sont destinées à l'articulation du genou à laquelle elles se portent
en suivant ou non les artères articulaires. Les autres sont des branches
musculaires qui se rendent aux jumeaux interne et externe, au soléaire, au plantaire grêle et au poplité. Cette dernière, après avoir croisé
la face postérieure du muscle poplité et abandonné les filets destinés au
muscle, émet des rameaux vasculaires pour l'artère poplitée et ·ses
branches et un dernier rameau qui se porte en avant avec l'artère
tibiale antérieure. Quand il a atteint la membrane interosseuse, ce
rameau s'engage entre les deux lames qui la constituent et descend
ainsi jusqu'à l'extrémité inférieure de la jambe, où il se termine en
fournissant des filets au périoste du tibia. De lui se détache le nerf diaphysaire du tibia.

Branche terminale : · *Nerf tibial postérieur.* — Aussitôt après
l'anneau du soléaire, le nerf sciatique poplité interne prend le nom de
tibial postérieur. Son trajet est vertical avec une légère obliquité en
dedans. Avec le paquet vasculaire, le nerf tibial postérieur chemine
entre les couches musculaires profonde et superficielle de la face postérieure de la jambe. Plus exactement, dans sa moitié supérieure environ, il répond en arrière au soléaire et en avant à l'insterstice formé
par le jambier postérieur et le fléchisseur commun, tandis que dans sa
moitié inférieure, situé dans l'interstice du jambier postérieur et du
fléchisseur propre, il longe en arrière le bord interne du tendon
d'Achille. Satellite du tronc tibio-péronier, entouré de ses deux veines,
il est placé en arrière du vaisseau artériel, et, à la bifurcation de
celui-ci, le nerf tibial continuant son trajet chemine entre l'artère
péronière et l'artère tibiale postérieure, un peu plus rapproché de cette
dernière. Derrière la malléole interne, le nerf est en arrière et en dehors
de l'artère tibiale-postérieure, dans la même loge que le fléchisseur
propre du gros orteil. Le paquet vasculo-nerveux répond en outre au
milieu de l'excavation rétro-malléolaire ; il est séparé de la peau par
deux aponévroses. Aussitôt après, et parfois derrière la malléole, le
nerf tibial postérieur se bifurque en ses deux branches terminales.

Branches collatérales : Celles-ci sont musculaires, vasculaires,
articulaires ou cutanées.

a) *Les branches musculaires* se détachent du nerf assez haut et
se perdent dans les muscles auxquels elles sont destinées, après un
trajet plus ou moins long sur la face postérieure de ceux-ci. Ce sont : *le
nerf du fléchisseur commun* qui se dirigeant en dedans croise l'artère

tibiale postérieure, *le nerf du fléchisseur propre* qui accompagne l'artère péronière, et enfin *le nerf du jambier postérieur*. Ce dernier souvent double émet un petit filet nerveux qui, suivant la face interne du péroné jusqu'à son extrémité inférieure, se distribue au périoste et fournit le nerf diaphysaire de l'os.

Les branches vasculaires naissent du nerf tibial postérieur ou des branches musculaires déjà décrites et se ramifient sur les vaisseaux tibiaux et péroniers.

c) *Les branches articulaires* se séparent du nerf tout près de sa bifurcation et se rendent à la face postéro-interne de l'articulation tibio-tarsienne.

d) *Les branches cutanées*, au nombre de deux, abandonnent le nerf tibial postérieur un peu avant sa bifurcation.

α) *Le rameau sus-malléolaire interne* se distribue aux téguments de la malléole interne, au niveau de laquelle il s'anastomose souvent avec le rameau jambier du saphène interne.

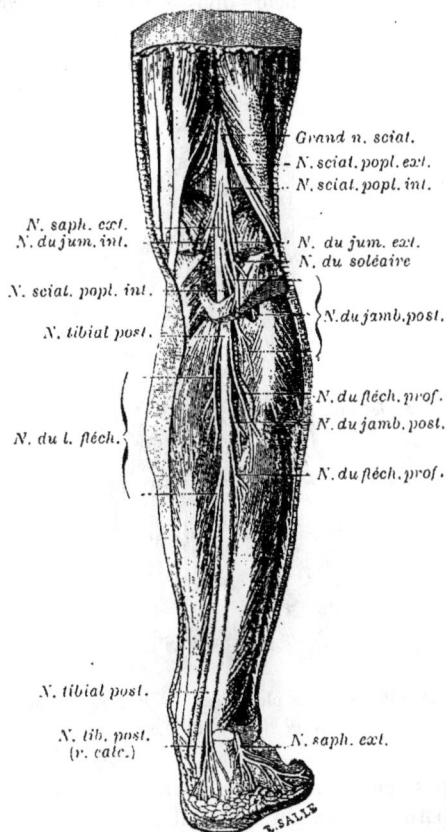

Fig. 645. — Nerf tibial postérieur
(d'après Sappey).

Le n. tibial postérieur est accompagné par l'artère de même nom. — Remarquer le passage du paquet vasculo-nerveux dans l'anneau du soléaire qu'on a ménagé.

β) *Le nerf calcanéen interne* perfore l'aponévrose, croise le tendon d'Achille, en suit le bord interne et se ramifie sur la région postérieure et interne du talon ; certains de ses filets se rendent à la plante du pied.

Branches terminales. — Les deux branches terminales du tibial postérieur sont les nerfs plantaires interne et externe.

a) *Nerf plantaire interne.* — Dès son origine, le nerf plantaire interne, un peu plus volumineux que l'externe, s'infléchit au niveau de la

gouttière astragalo-calcanéenne et se dirige horizontalement en avant.
Il passe avec le nerf plantaire externe et l'artère tibiale postérieure,
souvent non encore divisée, sur la face profonde du court abducteur du
gros orteil qui les sépare des téguments de la plante du pied, vaisseaux
et nerfs étant dans un conduit fibreux spécial situé au-dessous et en

dehors des coulisses ten-
dineuses. Aussitôt après sa
sortie du canal astragalo-
calcanéen, le nerf plan-
taire interne rencontre le
tendon du fléchisseur commun ; il se divise à ce niveau en deux branches
qui continuent le trajet
primitif, légèrement divergentes toutefois et placées
de chaque côté de l'extenseur propre du gros orteil.

α) *Branche interne.* Elle
se porte d'arrière en avant,
et fournit le collatéral plantaire interne du gros or-
teil, d'où se détache un
petit filet qui se rend à la
face dorsale de la phalange
unguéale.

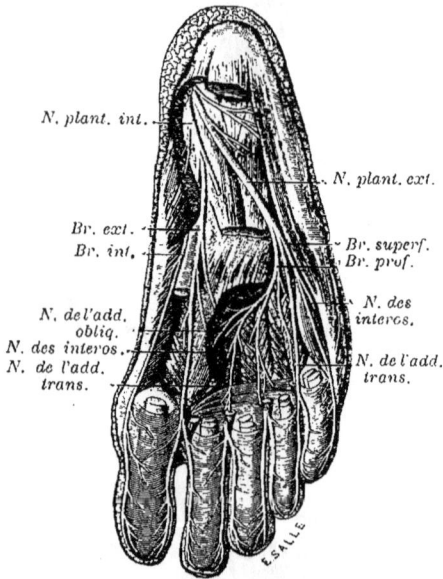

Fig. 646. — Nerfs plantaires. — Région profonde
(d'après Sappey).

β) *Branche externe.* La
branche externe ne reste
pas indivise. Après un parcours de quelques centimètres le long du
bord interne du court fléchisseur commun, elle se divise en trois
rameaux destinés aux 1er, 2e et 3e espaces intermétatarsiens. Ce sont :
les nerfs digitaux plantaires :

1) Le premier se dirige vers le premier espace en continuant le
trajet du tronc d'origine.

2) Les deux autres se portent en dehors et passent, pour atteindre
les espaces intermétatarsiens, sous les tendons du court fléchisseur
commun qu'ils croisent obliquement.

Les uns et les autres se bifurquent au niveau des articulations métatarso-phalangiennes pour donner à chaque orteil les collatéraux plantaires correspondants ; chacun de ces derniers envoie un filet dorsal à
la phalange unguéale.

Comme à la main, les collatéraux plantaires, avant d'atteindre la racine des orteils, cheminent dans une loge spéciale comprise entre les gaines des tendons fléchisseurs. Dans cette loge se trouvent les vaisseaux, et plus profondément les interosseux et les lombricaux.

Dans son trajet du talon aux orteils, le nerf plantaire interne et ses branches terminales émettent un certain nombre de rameaux collatéraux musculaires, cutanés et articulaires.

1) *Les rameaux musculaires* sont destinés au court abducteur, au court fléchisseur du gros orteil, au court fléchisseur commun, à l'accessoire du long fléchisseur et aux deux premiers lombricaux. Ces deux derniers sont fournis par les nerfs digitaux du 1er et du 2e espace.

2) *Les rameaux cutanés* perforent l'aponévrose et se distribuent aux téguments de la région interne de la plante du pied.

3) *Les rameaux articulaires* se rendent aux diverses articulations tarsiennes et tarso-métatarsiennes.

Enfin le nerf plantaire interne reçoit l'anastomose oblique qu'envoie au 3e nerf digital le nerf plantaire externe.

b) *Nerf plantaire externe.* — Au débouché du canal astragalo-calcanéen, le nerf plantaire externe se dirige en dehors et en avant vers le cuboïde. Dans cette traversée oblique de la plante du pied, il passe, avec les vaisseaux plantaires externes, entre le court fléchisseur commun et l'accessoire du long fléchisseur et abandonne des filets moteurs à l'abducteur et au court fléchisseur du petit orteil. Arrivé à la tête du 5e métatarsien, il se divise en trois branches terminales : deux superficielles et une profonde.

α) *Branches superficielles.* Les deux branches superficielles se portent en avant et un peu en dehors.

1) *La branche externe* suit le bord interne du court abducteur et constitue le collatéral externe du petit orteil.

2) *La branche interne* croise les tendons fléchisseurs du petit orteil et atteint le 4e espace intermétatarsien, qu'elle suit jusqu'à son extrémité antérieure où elle se bifurque pour former les collatéraux internes du 5e orteil et externe du 4e. A son origine elle a émis le filet anastomotique déjà décrit qui se rend au 3e nerf digital plantaire.

β) *Branche profonde.* Dès qu'elle se sépare du nerf plantaire externe, la branche profonde se réfléchit sur le bord externe de l'accessoire du long fléchisseur et, décrivant une courbe dont la concavité regarde en arrière et en dedans, elle s'enfonce, accompagnée de l'artère plantaire externe infléchie, entre l'abducteur oblique et la couche musculaire des interosseux. Elle arrive jusqu'à la partie moyenne du premier espace et s'épuise par des rameaux destinés à l'abducteur transverse et à l'abducteur oblique.

De la concavité de la courbe se détachent des rameaux très grêles, destinés aux articulations tarso-métatarsiennes et intermétatarsiennes.

De la convexité s'échappent des filets pour les 3e et 4e lombricaux, pour tous les muscles interosseux, et enfin des ramuscules très ténus pour les articulations métatarso-phalangiennes.

Plexus sacro-coccygien. — Le 5e nerf sacré reçoit, ainsi que nous l'avons décrit, la branche descendante du 4e nerf sacré et, à son tour, envoie un cordon grêle à la rencontre du nerf coccygien.

Le nerf coccygien, ou 6e nerf sacré, le plus fin de tous les nerfs rachidiens, émerge de l'orifice inférieur du canal sacré, puis se portant en avant, passe entre le ligament coccygien et les cornes du coccyx et, sur la face antérieure du muscle ischio-coccygien, s'unit à la branche descendante du 5e nerf sacré.

Ainsi se constitue, dans sa forme la plus simple, le plexus sacro-coccygien.

Ce plexus fournit un certain nombre de filets très ténus et à disposition variable qui se rendent au muscle ischio-coccygien, aux téguments de la région coccygienne et enfin au plexus hypogastrique.

SYSTÈME NERVEUX GRAND SYMPATHIQUE

CONSTITUTION GÉNÉRALE

Le système nerveux grand sympathique, désigné ainsi à cause de ses connexions nombreuses avec les autres nerfs de l'organisme, est formé de deux cordons nerveux interrompus par des renflements ganglionnaires et placés de chaque côté de la colonne vertébrale.

Sa spécialisation fonctionnelle, sa conduction indépendante de la volonté, la particularité qu'il a de se disposer en plexus, d'accompagner presque toujours les vaisseaux et de présenter de multiples ganglions, enfin la constitution anatomique de ses fibres, dont la plupart sont dépourvues de myéline, sont autant de caractères propres au grand sympathique et justifient la description spéciale qui en a toujours été faite jusqu'ici.

Toutefois, il ne faut pas le considérer comme un système absolument autonome et n'offrant que des rapports de voisinage et de contact avec les centres cérébro-spinaux. S'il nous apparaît comme un appareil fortement différencié, soustrait à l'action de la volonté et parfois pouvant agir par lui-même comme dans certains actes réflexes, il est cependant reconnu aujourd'hui que la plupart des phénomènes de la vie végétative et organique auxquels il préside ont pour centre supérieur la moelle ou le bulbe, dont le sympathique est en quelque sorte une dépendance anatomique et physiologique.

Il est d'ailleurs relié aux centres bulbo-rachidiens par des filets nerveux, à existence constante, les *rami communicantes*, et d'autre part il est en rapport avec les divers organes de l'économie par des nerfs périphériques qui se détachent de sa double chaîne. Aussi peut-on lui décrire 3 portions :

1) La chaîne ganglionnaire.
2) Les rameaux communicants.
3) Les nerfs périphériques.

I. — CHAINE GANGLIONNAIRE

Elle s'étend de l'atlas au coccyx, sous forme d'un double cordon d'aspect moniliforme, présentant à étudier des renflements ou *ganglions sympathiques* et des fibres nerveuses qui les relient aux *cordons intermédiaires*.

A. **Ganglions sympathiques.** — Leur *forme* est habituellement celle d'un ovoïde allongé; cependant ils sont parfois étoilés ou bifurqués à leurs extrémités.

Leur *coloration* est gris rosé; ils sont d'une *consistance* assez forte, due à l'enveloppe fibreuse qui les entoure.

Leur *nombre* n'est pas régulier et paraît, dans chacune des portions, en rapport inverse avec leur dimension. Il n'est pas identique à celui des vertèbres, malgré la disposition métamérique que semble indiquer leur situation, disposition métamérique qui a d'ailleurs existé au début de la période embryonnaire. Mais ensuite, dans certaines régions, plusieurs ganglions se sont fusionnés entre eux. Aussi en trouve-t-on ordinairement : 3 à la région cervicale, 11 à la région dorsale, 4 à la région lombaire et 4 à la région sacrée, en tout 22 ganglions.

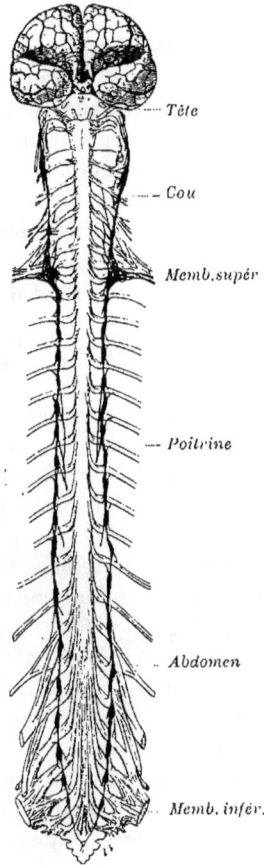

FIG. 647.
Le Grand Sympathique.

Le sympathique (en noir), disposé en chaîne de chaque côté de la moelle. — Remarquer qu'au cou il n'y a que trois ganglions.

Tête
Cou
Memb.supér
Poitrine
Abdomen
Memb. infér.

Au point de vue de leur *structure*, ils sont formés de cellules nerveuses que l'on essayait autrefois de différencier par des caractères morphologiques des cellules nerveuses cérébro-spinales. Mais il semble maintenant que les variétés unipolaires, bipolaires et multipolaires puissent être observées dans le système sympathique comme ailleurs. Toutefois certaines cellules sympathiques se caractérisent par l'existence de fibres spirales disposées autour d'une partie du corps cellulaire. Ces cellules nerveuses — *neurones sympathiques* — envoient leur prolongement cylindraxile dans les nerfs périphériques sympathiques ou dans les rameaux communicants. En outre, quelques-unes d'entre elles jouent sans doute le rôle de neurones d'association, reliant les divers étages de la chaîne ganglionnaire.

B. **Cordons intermédiaires.** — Ce sont des filets simples ou doubles qui unissent entre eux les ganglions; ils sont composés surtout de fibres amyélinées, ce qui explique leur coloration grisâtre.

II. — RAMEAUX COMMUNICANTS

Considérés à tort par les anciens auteurs comme les racines ou les branches efférentes du sympathique, les rameaux communicants sont des filets anastomotiques qui mettent la chaîne ganglionnaire en relation avec le système spinal.

Leur nombre est variable, mais ils présentent pourtant un caractère distinctif : c'est que dans les régions où les ganglions se sont fusionnés, on retrouve habituellement un nombre de rameaux communicants égal à celui des ganglions qui ont existé primitivement.

Ils naissent du nerf rachidien aussitôt après sa sortie du trou de conjugaison, un peu avant sa division en branches antérieure et postérieure. Parfois ils se détachent de la racine médullaire antérieure et de la racine postérieure.

Ils sont toujours unis au nerf sinu-vertébral par un filet très ténu.

Les rameaux communicants sont formés de plusieurs variétés de fibres nerveuses, anatomiquement et physiologiquement différentes :

1° *Fibres myélinées.* — Elles se rendent du système médullaire aux ganglions sympathiques ou les traversent pour aller plus loin. Ce sont : — a) des cylindraxes moteurs ou sécrétoires, émis par les cellules des cornes antérieures et parvenus dans les rameaux communicants par les racines médullaires antérieures ou postérieures, — b) ou encore des filets sensitifs, prolongements cellulipètes myélinés des cellules en T des ganglions spinaux.

2° *Fibres amyélinées.* —Celles-ci sont dix fois plus nombreuses que les précédentes et représentent le contingent fourni par le sympathique au système cérébro-spinal. Ce sont surtout des cylindraxes moteurs ou sécrétoires fournis par les cellules des ganglions de la chaîne, qui par le rameau communicant vont dans les nerfs rachidiens ou crâniens.

Peut-être faut-il y voir aussi des fibres à conduction sensitive, qui auraient pris naissance dans les cellules des ganglions périphériques et apporteraient aux cellules du ganglion spinal l'impression reçue à la périphérie, pour être transmise aux autres centres encéphalo-médullaires ou projetée par voie réflexe.

III. — NERFS PÉRIPHÉRIQUES

Les nerfs périphériques sont constitués par un grand nombre de filets nerveux qui, de la chaîne ganglionnaire, se rendent aux viscères thoraciques, abdominaux et pelviens, aux vaisseaux, aux muscles lisses et à la plupart des glandes du revêtement cutané.

Ils se caractérisent par leur coloration grise, par leurs connexions avec les vaisseaux dont ils suivent constamment le trajet, par leur disposition plexiforme et enfin par la présence, sur leur parcours, de nombreux ganglions variables de forme et de dimensions, situés à l'état libre ou dans l'intérieur des organes.

Les nerfs périphériques, désignés autrefois sous le nom de branches efférentes du sympathique, sont constitués, comme les rameaux communicants, par des fibres myélinées et amyélinées, celles-ci plus nombreuses.

1° *Fibres myélinées.* — Nous les connaissons; ce sont les fibres sécrétoires ou vaso-motrices, venues des cornes antérieures, et qui ont suivi les rameaux communicants, puis traversé les ganglions de la chaîne sans s'interrompre.

2° *Fibres amyélinées.* — Elles sont de deux sortes :

a) Les unes émanent des cellules des ganglions de la chaîne; elles sont centrifuges et par suite motrices ou sécrétoires.

b) Les autres sont centripètes. Leur existence est encore discutée et on ignore tout des neurones périphériques dont elles sont les prolongements. Il est fort probable cependant que le sympathique possède, dans les ganglions périphériques ou au niveau du revêtement cutanéo-muqueux, des neurones sensitifs qui lui sont propres. En effet certains réflexes qui se passent exclusivement dans son domaine témoignent en faveur de cette conception.

DESCRIPTION ANATOMIQUE DU GRAND SYMPATHIQUE

Au point de vue de la description anatomique, d'après la région où sont placés les ganglions et les cordons intermédiaires, on peut diviser le sympathique en :

1) *Sympathique cervical.*

2) *Sympathique thoracique et lombaire.*

3) *Sympathique pelvien.*

Préparation. — 1º *Sympathique cervical* : Même préparation au fond que pour la carotide primitive et la carotide interne. — Le sujet est couché sur le dos, un billot sous les épaules; la tête est tournée du côté opposé à la préparation et fixée en extension. Inciser la peau sur la ligne médiane de la fourchette sternale au menton, puis du menton à l'apophyse mastoïde, en passant au niveau de la saillie de la pommette de façon à découvrir l'arcade zygomatique. Scier la branche horizontale du maxillaire un peu en dehors de la ligne médiane, désarticuler la branche ascendante et extirper l'os avec les muscles ptérygoïdiens. Il est bon, pour avoir plus de jour, de détacher l'arcade zygomatique. Enlever le muscle sterno-mastoïdien avec soin, ainsi que le stylo-hyoïdien et le ventre postérieur du digastrique. Récliner en dedans le paquet artériel qu'il faut conserver, et en dehors la veine jugulaire interne qu'on peut enlever. Aller à la recherche : *a*) du ganglion cervical supérieur, situé au-devant des apophyses transverses des 2ᵉ et 3ᵉ vertèbres cervicales; *b*) des ganglions cervicaux moyen et inférieur après section des muscles sous-hyoïdiens. La dissection de leurs branches est délicate. Chaque filet doit être suivi avec ménagement. Il est utile de se servir de pièces immergées pendant quelques jours dans de l'eau acidulée. La préparation du nerf carotidien et de ses rameaux, surtout à l'intérieur du crâne, est fort difficile et exige une habileté toute particulière.

2º *Nerfs et plexus cardiaques.* — Cette préparation réclame encore beaucoup de soin. Elle doit être faite après la précédente. La position du sujet n'est pas modifiée. Faire sauter le plastron sterno-costal et la moitié interne des clavicules; disséquer les nerfs cardiaques en allant de haut en bas. Étudier leurs rapports avec les vaisseaux et conserver leurs anastomoses.

3º *Sympathique thoraco-abdominal.* — Sur le même sujet ouvrir l'abdomen; enlever le foie en sectionnant le ligament coronaire contre la face postérieure de l'organe et les vaisseaux au ras du hile. Couper le diaphragme à ses insertions. Revenir dans la cavité thoracique; sectionner le hile pulmonaire et enlever les poumons. Détacher avec soin la plèvre pariétale. On aura sous les yeux la chaîne ganglionnaire thoracique et les filets qui s'en détachent. Les suivre jusqu'au niveau de la cavité abdominale. Ils conduisent au plexus solaire, situé autour du tronc cœliaque devant l'aorte. Le petit épiploon a été libéré à son insertion hépatique. Il suffit pour voir le plexus solaire de disséquer le péritoine pariétal de l'arrière-cavité des épiploons.

I. — SYMPATHIQUE CERVICAL

Il comprend la portion de la chaîne ganglionnaire qui correspond à la région cervicale et les nerfs périphériques qui en émanent. Comme précédemment nous décrirons successivement : 1) la chaîne ganglionnaire; 2) les rameaux communicants; 3) les branches périphériques.

A. Chaîne ganglionnaire.

La chaîne ganglionnaire est formée de trois ganglions, désignés sous les noms de ganglion cervical supérieur, moyen et inférieur, et des cordons intermédiaires qui les relient. Elle est continuée en haut par le rameau carotidien. Quant à son extrémité inférieure, elle pénètre dans la cavité thoracique pour s'unir au premier ganglion thoracique.

Le cordon et les ganglions du sympathique cervical sont placés dans un dédoublement de l'aponévrose prévertébrale, un peu en dedans des tubercules antérieurs des apophyses transverses. En avant ils répondent ; en haut à la carotide interne et en bas à la jugulaire ; par suite, la chaîne ganglionnaire cervicale est légèrement oblique en bas et en dehors et croise le pneumogastrique dont elle occupe le côté interne à la partie supérieure du cou, le côté externe à la partie inférieure.

Le ganglion cervical supérieur, le plus volumineux de la chaîne se présente sous forme d'un renflement de 2 à 3 centimètres de longueur, d'une forme ovalaire, parfois bifurqué à ses extrémités. Il est situé devant les apophyses transverses des 2e et 3e vertèbres cervicales et répond à la hauteur de l'angle du maxillaire. Il est croisé à sa face externe par le nerf laryngé supérieur, ainsi que par le grand hypoglosse, mais celui-ci est plus élevé et sur un plan plus externe.

Le ganglion cervical moyen, dont les dimensions ne dépassent jamais un demi-centimètre et sont toujours inférieures à celles des ganglions cervicaux supérieur et inférieur, est placé entre l'apophyse transverse de la 5e vertèbre et celle de la 6e, et par suite un peu au-dessus du tubercule de Chassaignac. Il fait souvent défaut ou reste rudimentaire.

Le ganglion cervical inférieur, est situé au-devant du col de la 1re côte; il a une forme en croissant, dont la cavité embrasse l'artère sous-clavière, placée en avant de lui. Il est en rapport avec la partie postéro-interne du dôme pleural, et répond en dehors à l'artère intercostale supérieure qui s'incline en bas, en dedans à l'artère vertébrale qui se porte en haut (fig. 637 et 649).

Au niveau du ganglion cervical inférieur, le cordon du sympathique cervical présente une disposition particulière. Il se dédouble et le filet antérieur passe en avant de l'artère sous-clavière pour rejoindre le ganglion cervical inférieur ou le 1er ganglion thoracique, décrivant ainsi une anse autour de l'artère : *c'est l'anse de Vieussens*.

B. Rameaux communicants.

Les rameaux communicants sont fournis par les 8 paires cervicales, dès que celles-ci émergent du trou de conjugaison. Les quatre premiers convergent vers le ganglion cervical supérieur qu'ils abordent par la partie externe, les deux autres se rendent au ganglion cervical moyen, qui reçoit assez souvent un filet du 1er nerf dorsal.

En outre, il faut signaler que les filets anastomotiques entre les nerfs crâniens et le sympathique, dont nous étudierons bientôt le trajet, se présentent au point de vue fonctionnel comme de véritables rameaux communicants.

C. Branches périphériques du sympathique cervical.

Les branches périphériques du sympathique cervical naissent toutes des trois ganglions que nous connaissons. Aussi les grouperons-nous suivant leur origine en :

1) Branches du ganglion cervical supérieur;
2) Branches du ganglion cervical moyen;
3) Branches du ganglion cervical inférieur.

Branches du ganglion cervical supérieur. — Elles sont très nombreuses, on les divise suivant leur direction en :

1° *Branches supérieures ou intra-craniennes*, au nombre de deux : le nerf jugulaire et le nerf carotidien.

a) *Nerf jugulaire.* — Ce nerf se dirige vers le trou déchiré postérieur, en passant en arrière de la carotide interne, et bientôt se divise en plusieurs filets, destinés aux ganglions jugulaire et plexiforme du pneumogastrique, au ganglion d'Andersch et au nerf grand hypoglosse.

Les rameaux qui se rendent au ganglion jugulaire et au grand hypoglosse peuvent naître d'une façon indépendante.

b) *Nerf carotidien.* — Ce nerf, plus important que le précédent, naît aussi de l'extrémité supérieure du ganglion cervical supérieur. Il se porte en haut, en arrière de la carotide interne, mais sur un plan un peu plus antérieur que le nerf jugulaire, Il se divise bientôt en deux branches : l'une externe, l'autre interne qui s'accolent presque aussitôt sur les faces correspondantes de la carotide interne et pénètrent avec elle dans le canal carotidien. Là elles échangent un grand nombre de filets anastomotiques qui constituent autour de l'artère un plexus : *le plexus carotidien*. Les deux branches semblent se reconstituer en cordons distincts à la sortie du canal carotidien ; mais elles se disposent à nouveau en plexus dès que la carotide interne s'engage dans le sinus caverneux. *Le plexus caverneux* s'entremêle en outre à un lacis de fines ramifications artérielles et forme une sorte de plexus nervosoartériel. Enfin le nerf carotidien se prolonge en formant de riches plexus aux mailles très ténues sur toutes les branches fournies par la carotide interne au débouché du sinus caverneux.

Dans son trajet le nerf carotidien émet successivement :

Au niveau du plexus carotidien :

1) *Le nerf carotido-tympanique*, qui s'engage dans le canal carotido-tympanique et s'anastomose avec le nerf de Jacobson.

2) *Les filets anastomotiques du grand pétreux superficiel et du*

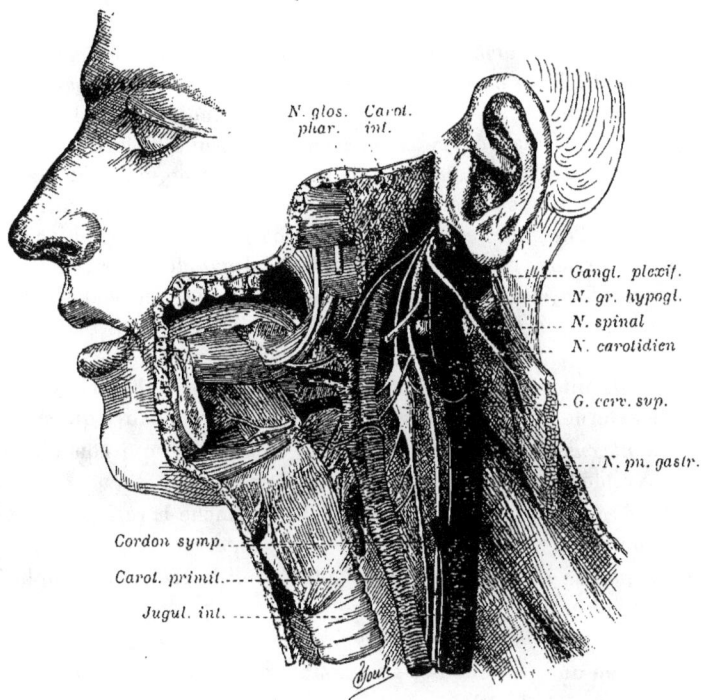

FIG. 648. — Ganglion cervical supérieur du grand sympathique (d'après Buy).
Les gros vaisseaux qui cachent le ganglion ont été écartés. — Cf. fig. 621.

grand pétreux profond, qui se détachent l'un et l'autre du plexus carotidien, au moment où la carotide interne arrive dans la cavité crânienne, et rejoignent les rameaux du facial auxquels ils sont destinés.

Au niveau du plexus caverneux :

1) *Des filets anastomotiques* pour les quatre nerfs qui passent dans la paroi externe du sinus caverneux : nerf moteur oculaire commun,

66.

pathétique, moteur oculaire externe et branche ophtalmique de Willis.

2) *Un rameau pour le ganglion ophtalmique.* — Ce rameau pénètre dans l'orbite par la fente sphénoïdale, et aboutit au bord postérieur du ganglion; il contient les fibres irido-dilatatrices.

3) *Des rameaux*, pour l'hypophyse, pour la partie de la dure-mère située dans le voisinage du sinus caverneux et pour la muqueuse du sinus sphénoïdal.

2° **Branches externes.** — Ce sont les rameaux communicants déjà décrits.

3° **Branches antérieures ou vasculaires.** — Ces branches, au nombre de 2 à 5, se portent en avant et en bas vers la bifurcation de la carotide primitive. A ce niveau elles s'anastomosent avec les filets venus du glosso-pharyngien et du pneumogastrique et forment dans l'angle de bifurcation, et autour de la carotide externe, un riche plexus nerveux désigné sous le nom de *plexus inter-carotidien.* Au centre du plexus, entre l'origine des deux branches de la carotide primitive, ou un peu en arrière, existe un petit renflement ganglionnaire, *le ganglion carotidien,* du volume d'un grain de blé, que l'on tend à considérer aujourd'hui comme un lacis de ramifications vasculaires et nerveuses.

Le plexus inter-carotidien se continue sur toutes les branches de la carotide externe, et forme ainsi autant de plexus secondaires qui sont :

a) *Le plexus de l'artère thyroïdienne supérieure,* qui conduit au corps thyroïde les nerfs vasculaires et sécrétoires.

b) *Le plexus de l'artère linguale,* d'où se détache la racine du ganglion sublingual.

c) *Le plexus de l'artère faciale,* qui fournit la racine du ganglion sous-maxillaire.

d) *Le plexus de l'artère pharyngienne ascendante,* à l'origine duquel existe une petite masse ganglionnaire, le ganglion pharyngien.

e) *Le plexus de l'artère auriculaire postérieure.*

f) *Le plexus de l'artère occipitale.*

g) *Le plexus de l'artère temporale superficielle.*

h) *Le plexus de l'artère maxillaire interne,* qui, au niveau de l'artère méningée moyenne, abandonne un certain nombre de filets à la dure-mère.

4° **Branches postérieures, musculaires ou osseuses.** — Ces branches se dirigent en arrière et se rendent :

a) *Aux muscles prévertébraux,* sans doute pour jouer un rôle vaso-moteur ou conduire le sens musculaire.

b) *Aux corps des quatre premières vertèbres cervicales*, pour les ramifications vasculaires.

5° *Branches internes ou viscérales*. — Elles se portent en bas et en dedans vers le larynx, le pharynx, l'œsophage et le cœur et s'anastomosent avec les plexus fournis par le glosso-pharyngien ou le pneumogastrique sur les parois de ces organes. Les filets cardiaques sont les plus importants; ils se réunissent en un cordon unique : le *nerf cardiaque supérieur* qui sera étudié ultérieurement.

6° *Branche inférieure*. — C'est la partie de la chaîne ganglionnaire qui relie le ganglion cervical supérieur au ganglion cervical moyen.

Branches du ganglion cervical moyen.

1° *Branches externes*. — Ce sont les rameaux communicants.

2° *Branches internes*. — Les unes vasculaires se portent sur l'artère thyroïdienne inférieure autour de laquelle elles forment un plexus. Les autres constituent le *nerf cardiaque moyen*, relativement volumineux.

Branches du ganglion cervical inférieur.

1° *Branches externes*. — Elles sont constituées par les rameaux communicants déjà décrits, et par des filets vasculaires. Ceux-ci se rendent sur l'artère sous-clavière et ses branches collatérales, autour desquelles ils se constituent en plexus. Le plexus important connu sous le nom de *nerf vertébral*, est celui qui accompagne l'artère vertébrale. Il s'engage avec elle dans le canal des apophyses transverses, reçoit dans son trajet un filet anastomotique de chaque nerf cervical, et arrive ainsi dans la cavité crânienne. Au niveau du tronc basilaire et des artères cérébrales postérieures dont il est le nerf vasculaire, il s'unit avec les filets du nerf carotidien, qui ont suivi les branches cérébrales de la carotide interne.

2° *Branches internes*. — Ces branches sont assez nombreuses; les unes se dirigent en dedans et en arrière, se perdent dans le muscle long du cou; les autres se fusionnent en un cordon qui va au plexus cardiaque : il constitue le *nerf cardiaque inférieur*.

Nerfs et plexus cardiaques.

Le pneumogastrique et le sympathique prennent part tous les deux à la constitution du plexus cardiaque. Le sympathique fournit en général trois nerfs dont nous connaissons déjà l'origine : les nerfs cardiaques supérieur, moyen et inférieur, qui, nés des ganglions cervicaux correspondants, convergent vers la crosse de l'aorte, dans la concavité de

laquelle ils s'unissent en plexus : le *plexus cardiaque*. Ils ont en outre
pour caractère commun, de naître du sympathique cervical par plusieurs racines qui se réunissent en un cordon unique ; ils s'anastomosent
presque toujours entre eux, avec le nerf récurrent et les filets cardiaques du pneumogastrique.

1° **Nerf cardiaque supérieur.** — Il se porte en bas et en dedans,
situé comme la chaîne ganglionnaire dans un dédoublement de l'aponévrose prévertébrale. Il s'approche ainsi de la trachée et, pour
atteindre le plexus cardiaque, passe *à droite* sur la face postérieure du
tronc artériel brachio-céphalique et en arrière de la crosse de l'aorte ; *à
gauche*, il suit le bord externe de la carotide primitive et croise tantôt
la face antérieure, tantôt la face postérieure de la crosse de l'aorte.

2° **Nerf cardiaque moyen.** — Le nerf cardiaque moyen est le plus
volumineux (*grand nerf cardiaque* de Scarpa). Né du ganglion cervical moyen, et, à son défaut, du cordon sympathique à la hauteur de
la 5ᵉ vertèbre cervicale, il se rend au plexus cardiaque par un trajet
identique à celui du nerf cardiaque supérieur ; il est cependant placé
un peu en dehors, et parfois au niveau de la sous-clavière il se divise
en deux rameaux, dont l'un descend en avant et l'autre en arrière du
vaisseau artériel.

3° **Nerf cardiaque inférieur.** — Le nerf cardiaque inférieur, issu du
ganglion cervical inférieur et du premier ganglion thoracique, chemine
à côté du nerf cardiaque moyen dont il présente les rapports.

Les nerfs cardiaques fournis par le pneumogastrique et par le sympathique se rencontrent au niveau de la crosse de l'aorte en un plexus,
plexus cardiaque, qui se condense en quelque sorte dans la concavité
de ce vaisseau. Au milieu de ce plexus, au-dessus de la bifurcation de
l'artère pulmonaire et en avant de la trachée, on voit une petite
masse ganglionnaire légèrement aplatie d'avant en arrière : c'est *le
ganglion de Wrisberg*.

De ce plexus se détachent enfin un certain nombre de filets, dont les
uns vont en rayonnant à la paroi des oreillettes et des ventricules,
tandis que les autres plus nombreux se portent vers l'origine des artères
coronaires et se disposent en plexus autour d'elles. Les uns et les autres
donnent naissance aux fibres terminales destinées au myocarde, à l'endocarde et au péricarde.

SYMPATHIQUE THORACO-ABDOMINAL

I.   Chaîne ganglionnaire

Région thoracique. — C'est au niveau de cette région que le sympathique mérite bien son nom de chapelet ganglionnaire. Il est en effet formé d'une série de ganglions régulièrement disposés devant l'articulation de la tête des côtes avec le corps vertébral. Ces ganglions, de coloration gris rosé et de forme ovoïde, sont en général au nombre de onze et non de douze, deux d'entre eux s'étant fusionnés en un ganglion unique souvent plus volumineux. Ils sont réunis par le cordon intermédiaire du sympathique, souvent double. Les vaisseaux intercostaux croisent ce cordon en passant en arrière. Toute la chaîne thoracique est d'autre part recouverte par la plèvre pariétale, et à droite seulement cachée par la grande veine azygos, de la 4e vertèbre dorsale jusqu'à la 10e. — Fig. 637 et 649.

Région lombaire. — La chaîne ganglionnaire comprend 4 ganglions reliés entre eux par un cordon un peu épais. Les ganglions et le cordon qui les met en relation sont situés en dedans des insertions du psoas, sur la face antéro-latérale des corps vertébraux et par suite assez rapprochés de la ligne médiane. Il en résulte qu'ils sont totalement cachés à droite par la veine cave, incomplètement à gauche par l'aorte.

Le cordon intermédiaire qui unit le sympathique lombaire au sympathique thoracique traverse le diaphragme par un orifice particulier situé ordinairement entre les piliers et l'arcade du psoas. Ce cordon est souvent très grêle ; il est fort rare qu'il fasse défaut.

II. — Rameaux communicants

La chaîne ganglionnaire dorso-lombaire est reliée à chaque nerf rachidien par un ou deux rameaux communicants. Il arrive aussi parfois qu'un ganglion est uni par un filet ascendant et un autre filet descendant aux deux nerfs rachidiens placés l'un au-dessus, l'autre au-dessous de lui. A la région lombaire les rameaux communicants passent sous les arcades du psoas avec les vaisseaux lombaires.

III. — Branches périphériques

Les nerfs périphériques qui se détachent de la chaîne ganglionnaire thoracique ont un parcours absolument différent, suivant qu'ils viennent des ganglions supérieurs ou inférieurs. Les uns se rendent aux viscères thoraciques, les autres aux viscères abdominaux. Aussi les décrirons-nous séparément.

A. Rameaux supérieurs. — Ces rameaux se détachent de la partie

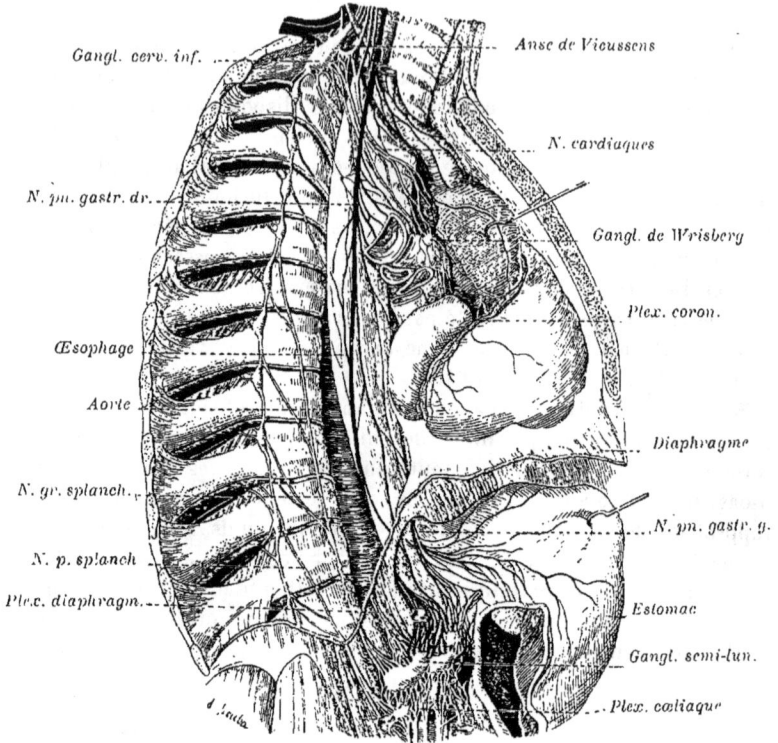

Fig. 649. — Plexus cardiaque, Nerfs splanchniques et Plexus solaire
(d'après Sappey).

Le pneumogastrique en noir. — En bas le plexus solaire ou plexus cœliaque formé par un amas de ganglions, dont les principaux sont les ganglions semi-lunaires. — Rapprocher de cette figure celles du pneumo-gastrique thoracique et abdominal.

antéro-interne des 4 ou 5 premiers ganglions thoraciques. On peut les diviser en :

1) *Filets osseux*, qui se rendent avec les vaisseaux nourriciers dans les corps des vertèbres correspondantes.

2) *Filets œsophagiens* qui vont se joindre au plexus œsophagien du pneumogastrique.

3) *Filets pulmonaires*, qui se jettent, en suivant d'abord les artères

intercostales dans le plexus pulmonaire. Certains d'entre eux émettent des rameaux spécialement destinés à l'aorte et au plexus cardiaque.

4) *Filets aortiques*, qui tantôt indépendants, tantôt fournis par les filets pulmonnaires se portent sur l'aorte thoracique et l'enlacent d'un riche plexus. Quelques-uns de ces filets envoient des ramifications sur la veine azygos et le canal thoracique.

B. **Rameaux inférieurs.** — La partie inférieure de la chaîne ganglionnaire thoracique émet aussi des filets osseux et vasculaires — ainsi que d'ailleurs la chaîne lombaire, — mais elle se caractérise surtout par ce fait quelle donne naissance à deux cordons nerveux remarquables par leur couleur blanche, leur fermeté et leur volume. Ce sont le grand nerf splanchnique et le petit nerf splanchnique.

1° *Grand nerf splanchnique.* — Le grand nerf splanchnique naît par des racines multiples des 6e, 7e, 8e, 9e et 10e ganglions thoraciques et des cordons intermédiaires qui les relient. Ces filets d'origine, dont le nombre est d'ailleurs variable, se dirigent en bas et un peu en dedans et se réunissent successivement de façon à constituer un tronc unique à la hauteur de la 11e dorsale. Le grand nerf splanchnique présente alors un ganglion décrit sous le nom de *ganglion splanchnique* d'Arnold ou de Lobstein, ganglion qui peut manquer sur le splanchnique gauche. Presque aussitôt après le nerf traverse le diaphragme par un orifice spécial et parvient dans la cavité abdominale, où, dès son arrivée, il s'incline en dedans pour se jeter dans l'angle externe du ganglion semilunaire correspondant. A ce niveau il répond en dehors à la capsule surrénale, en dedans à l'aorte. Dans son trajet il s'anastomose parfois avec le petit nerf splanchnique.

2° *Petit nerf splanchnique.* — Le petit nerf splanchnique se détache de la chaîne ganglionnaire thoracique à la hauteur des 3 derniers ganglions. Le petit cordon nerveux qui résulte de l'union des filets d'origine se forme au moment où il traverse le diaphragme, par un orifice situé entre celui du grand splanchnique en dedans et celui de la chaîne ganglionnaire en dehors. Aussitôt arrivé dans la cavité abdominale, il se divise en trois séries de branches qui se rendent : *les supérieures* à l'extrémité externe du ganglion semi-lunaire, *les moyennes* au plexus cœliaque, *les inférieures* au plexus rénal.

Dans la dernière partie de son trajet thoracique le petit nerf splanchnique se renfle en un ganglion, le petit ganglion splanchnique, toujours un peu plus volumineux à droite qu'à gauche.

Le grand et le petit nerfs splanchniques doivent leurs caractères anatomiques, qui les différencient des nerfs sympathiques, au grand nombre de fibres myélinées, d'origine médullaire, qu'ils contiennent.

Plexus solaire.

Le plexus solaire ou plexus cœliaque est formé par un ensemble de ganglions et de nerfs plexiformes, compris les uns et les autres entre la terminaison du grand splanchnique droit et du grand splanchnique

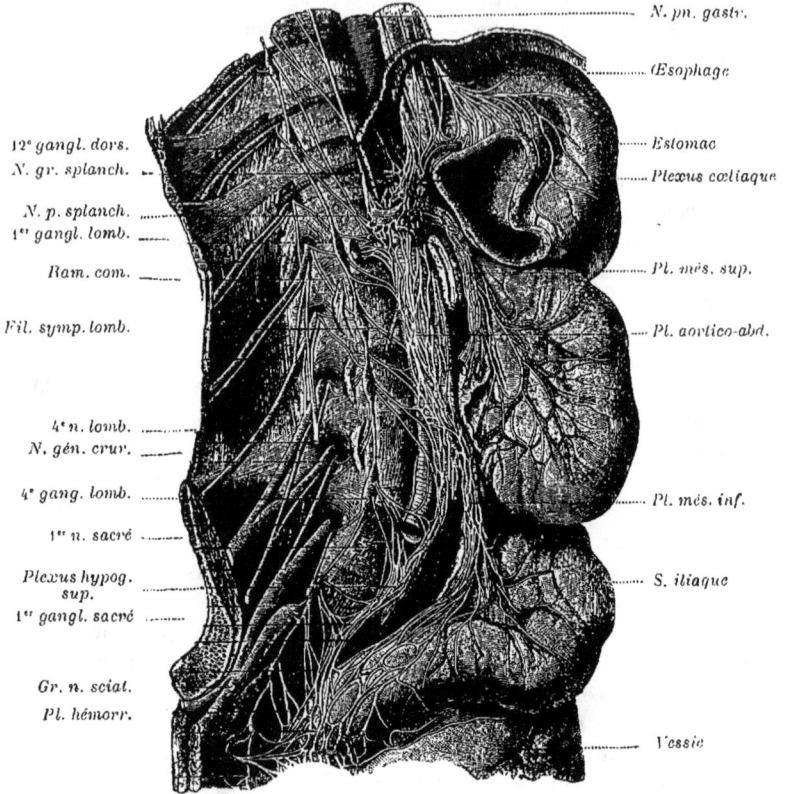

Fig. 630. — Plexus solaire et Sympathique abdominal, chez l'homme (d'après Sappey).

gauche. Ces ganglions et nerfs émettent un grand nombre de ramifications, qui rayonnent dans tous les sens : aussi a-t-on donné à cette disposition anatomique le nom de *plexus solaire*.

Rapports. — Le plexus solaire est placé sur la ligne médiane, au devant de la 1ʳᵉ vertèbre lombaire ; de son centre émerge le tronc cœliaque. Ses limites externes sont les capsules surrénales, sa limite supérieure le diaphragme et sa limite inférieure le bord supérieur du pancréas. Il est recouvert par le péritoine de l'arrière-cavité des épiploons et plus antérieurement par l'épiploon gastro-hépatique.

Constitution. — Le plexus solaire, avons-nous dit, est constitué par des ganglions d'où émanent une multitude de rameaux nerveux.

A. Ganglions. — Parmi les ganglions il faut citer : les ganglions aortico-rénaux et les ganglions mésentériques supérieurs.

1° *Ganglions semi-lunaires.* — En forme de croissant, à convexité tournée en bas, ils sont au nombre de deux, symétriquement disposés et se touchent presque par leurs extrémités internes; ordinairement anastomosées. Leur couleur est gris rosé et leur volume rappelle celui d'un petit haricot. Ils sont à la hauteur du tronc cœliaque et reposent sur l'aorte abdominale, ainsi que sur le pilier correspondant du diaphragme.

Le ganglion semi-lunaire droit reçoit par son extrémité interne le pneumogastrique droit et forme, avec la terminaison du grand splanchnique droit, une anse nerveuse, décrite sous le nom *d'anse mémorable de Wrisberg.* Il peut arriver cependant que le pneumogastrique droit se bifurque en deux branches qui aboutissent aux deux angles internes des ganglions semi-lunaires et constituent deux anses avec les grands splanchniques de chaque côté.

Dans la concavité de chaque ganglion se jettent des filets terminaux du nerf phrénique.

2ᵉ *Ganglions aortico-rénaux.* — Ces ganglions sont aussi au nombre de deux, symétriquement placés au-dessous des précédents et au niveau de l'artère rénale. A leur extrémité externe aboutissent des filets du petit splanchnique et du premier ganglion lombaire. De fines branches nerveuses les mettent en relation avec les ganglions mésentériques situés au-dessous d'eux.

3° *Ganglions mésentériques supérieurs.* — Quelquefois difficiles à séparer des précédents, ces deux ganglions sont à côté de l'origine de l'artère mésentérique supérieure et unis entre eux par un volumineux rameau qui passe en dessous de cette artère.

B. Rameaux nerveux. — Les rameaux nerveux qui naissent du plexus lombaire se portent aussitôt sur les artères du voisinage, les entourent d'anastomoses sans nombre et les accompagnent jusqu'à leurs dernières branches, formant ainsi dans la cavité abdominale une série de plexus secondaires. On divise ces derniers en plexus pairs et impairs.

1° *Plexus pairs.* — a) *Plexus diaphragmatique.* — Ce plexus suit chaque artère diaphragmatique et s'anastomose dans la concavité du diaphragme avec les rameaux du phrénique et des nerfs intercostaux.

Il envoie en outre des filets à l'extrémité inférieure de l'œsophage et au plexus surrénal.

b) *Plexus surrénal.* — Les filets qui le constituent sont remarquables par leur nombre et leur volume ; ils entourent les artères capsulaires d'une véritable gaine nerveuse et pénètrent ensuite dans la glande. Sur leur trajet intra-glandulaire on rencontre de grosses cellules nerveuses.

c) *Plexus rénal.* — Formé de grandes mailles parallèles entre elles où l'on trouve de minuscules ganglions, il s'anastomose avec le plexus surrénal et le plexus spermatique, envoie de fines branches à la veine cave inférieure et s'enfonce avec l'artère dans le hile du rein.

d) *Plexus spermatique ou ovarique.* — Ce plexus suit les artères de ce nom jusqu'aux glandes génitales ; il est surtout constitué de fibres grises, sans doute d'origine sympathique ; il reçoit des filets anastomotiques du plexus hypogastrique.

2° **Plexus impairs.** — a) *Plexus coronaire stomachique.* — Il se répand avec l'artère sur les deux parois de l'estomac, et s'y met en relation avec les filets du pneumo-gastrique.

b) *Plexus hépatique.* — Il entoure le tronc de l'artère hépatique et se divise ensuite en autant de nouveaux plexus que celle-ci présente de branches. Dans les gaines glissonniennes, il s'anastomose avec les filets nerveux qui ont suivi la veine porte, ainsi qu'avec les rameaux terminaux du pneumo-gastrique gauche.

c) *Plexus splénique.* — Ce plexus accompagne l'artère de ce nom sans se modeler sur toutes ses sinuosités ; il s'enfonce dans le hile de la rate avec les branches terminales de l'artère splénique, mais auparavant il a fourni des rameaux au pancréas et s'est anastomosé avec les filets nerveux qui cheminent sur la paroi gastrique postérieure.

d) *Plexus mésentérique supérieur.* — Il suit l'artère jusqu'à ses ramifications terminales, en ne formant cependant qu'une série d'arcades nerveuses. Il présente dans son parcours un certain nombre de ganglions.

e) *Plexus lombo-aortique ou aortico-abdominal.* — Ce plexus est placé à la face antérieure de l'aorte abdominale, entre les origines des artères mésentériques, où il reçoit un certain nombre de filets qui se détachent de la chaîne ganglionnaire lombaire. Il se continue d'une part sur l'artère mésentérique inférieure, d'autre part sur les artères iliaques primitives et leurs branches de bifurcation, descendant ainsi dans la cavité pelvienne où il vient rejoindre le plexus hypogastrique.

SYMPATHIQUE PELVIEN

A. Chaîne ganglionnaire. — Elle est représentée par quatre ganglions, situés en dedans des trous sacrés antérieurs et reliés entre eux par un cordon presque toujours dédoublé (fig. 641). Les chaînes ganglionnaires convergent vers le coccyx, au-devant duquel se trouve un ganglion, impair et médian : le *ganglion coccygien*, remplacé quelquefois par une arcade nerveuse, l'*anse coccygienne*.

B. Rameaux communicants. — Chaque ganglion reçoit deux rameaux communicants du nerf sacré correspondant; au 4e ganglion aboutissent les rameaux du 4e et du 5e nerf sacré.

C. Branches périphériques. — La chaîne ganglionnaire pelvienne fournit :

1º *Des rameaux internes ou vasculaires*, qui s'anastomosent entre eux et se disposent en plexus autour de l'artère sacrée moyenne.

2º *Des rameaux antérieurs*, qui constituent le plexus hypogastrique.

Plexus hypogastrique. — Le plexus hypogastrique est situé dans l'excavation pelvienne, entre le muscle releveur de l'anus et les côtés du rectum, sous le péritoine. Il s'étend jusqu'à la vessie et chez la femme tapisse les parois du vagin et du col de l'utérus. Les ganglions lombaires lui envoient de nombreuses anastomoses, ainsi que le plexus aortico-abdominal et le plexus mésentérique inférieur. En outre, sur le trajet de ses fibres on trouve un certain nombre de renflements ganglionnaires. Aussi est-il un des plus complexes de l'organisme. Il innerve tous les viscères pelviens, en fournissant des plexus secondaires disposés symétriquement de chaque côté du corps.

On peut diviser la description de ces plexus secondaires en plexus communs aux deux sexes et en plexus génitaux.

1º *Plexus communs aux deux sexes*. — Ils comprennent les plexus de l'artère hémorroïdale moyenne et le plexus vésical.

a) *Plexus de l'artère hémorroïdale moyenne*. — Il suit l'artère et se termine dans les tuniques du rectum, après s'être anastomosé en haut avec le plexus de l'artère hémorroïdale supérieure et en bas avec les rameaux du nerf honteux interne.

b) *Plexus vésical*. — Il se rend aux parois de la vessie en suivant les artères vésicales postérieures et inférieures. Les nerfs qu'il fournit à la vessie sont d'origine sympathique et viennent en grande partie du plexus aortique.

2º *Plexus des organes génitaux : Homme*. — a) *Plexus déféren-*

tiel. — Il entoure d'abord les vésicules séminales et se prolonge ensuite sur le canal déférent jusqu'à l'orifice inguinal externe, où il se met en relation avec le plexus spermatique.

b) *Plexus prostatique.* — Ce plexus est placé sur les parois latérales de la prostate où il s'unit avec les branches du plexus sacré. Il se continue en avant autour de l'urètre et traverse avec ce canal l'aponévrose périnéale moyenne, pour gagner les corps caverneux et le corps spongieux, et se terminer enfin en grande partie sur les artères hélicines.

Femme. — a) *Plexus vaginal ou utéro-vaginal.* — Ce plexus atteint les parois des organes génitaux de la femme en suivant les artères utérines et vaginales. Il présente de nombreux ganglions au niveau du col et de l'isthme de l'utérus.

b) *Plexus caverneux du clitoris.* — Constitué par des filets qui viennent des parois antérieure et latérales du vagin, il est l'analogue du plexus caverneux décrit chez l'homme.

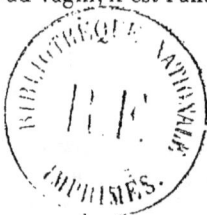

TABLE DES MATIÈRES

DU TOME II

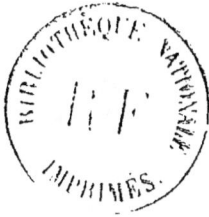

DU COEUR

DES ARTÈRES

VAISSEAUX CAPILLAIRES

VEINES

LES LYMPHATIQUES

NÉVROLOGIE

NERFS CRANIENS

NERFS RACHIDIENS

SYSTÈME NERVEUX GRAND SYMPATHIQUE

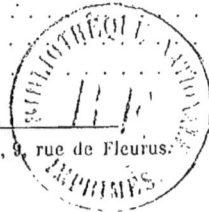

57 728. — Paris, Imprimerie LAHURE, 9, rue de Fleurus.

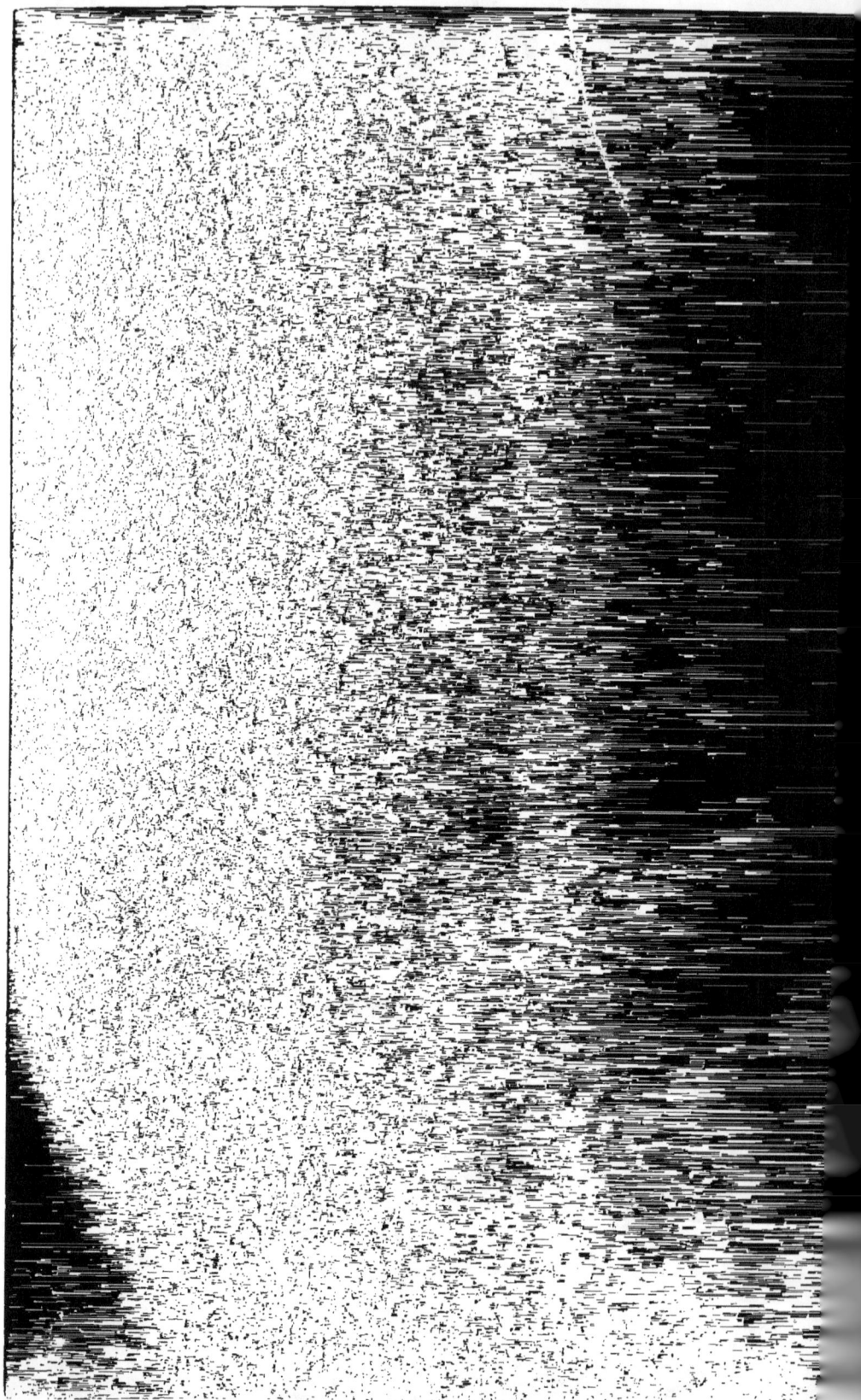